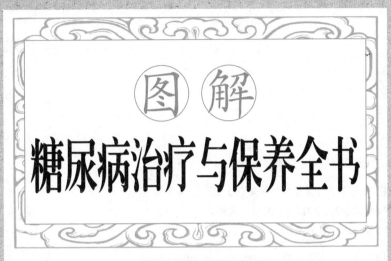

图解

糖尿病治疗与保养全书

张彩山 编著

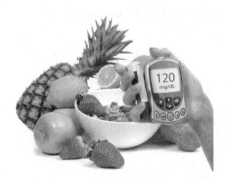

天津出版传媒集团

天津科学技术出版社

图书在版编目（CIP）数据

图解糖尿病治疗与保养全书 / 张彩山编著 . -- 天津：
天津科学技术出版社，2017.5（2024.1 重印）

ISBN 978-7-5576-2533-7

Ⅰ.①图… Ⅱ.①张… Ⅲ.①糖尿病 – 中西医结合疗
法 – 图解 Ⅳ.① R587.105-64

中国版本图书馆 CIP 数据核字（2017）第 056176 号

图解糖尿病治疗与保养全书
TUJIE TANGNIAOBING ZHILIAO YU BAOYANG QUANSHU

策划编辑：杨　䫆
责任编辑：孟祥刚
责任印制：兰　毅
出　　版：天津出版传媒集团
　　　　　天津科学技术出版社
地　　址：天津市西康路 35 号
邮　　编：300051
电　　话：（022）23332490
网　　址：www.tjkjcbs.com.cn
发　　行：新华书店经销
印　　刷：河北松源印刷有限公司

开本 720×1 020　1/16　印张 29　字数 580 000
2024 年 1 月第 1 版第 2 次印刷
定价：68.00 元

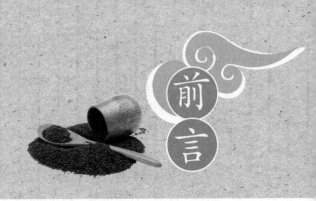

前言

近年来，全世界糖尿病的发病率日益上升，已成为继癌症、心脑血管疾病之后危害人类健康的第三大杀手。据国际糖尿病联合会公布的最新数据显示，目前全球有超过2.8亿人患有糖尿病，我国则是糖尿病的"重灾区"，仅成年人的患病人数就达9200多万，成为糖尿病第一大国。毫不夸张地说，糖尿病这个"杀手"，有可能威胁到每一个人。

糖尿病是由于胰岛素不足引起的糖、脂肪、蛋白质的代谢紊乱，主要特点是高血糖。糖尿病对人体的危害是多方面的，在血糖长时间得不到控制的情况下，可进一步对全身各个器官及其功能造成严重的损害，引发一系列的急慢性并发症如中风、高血压、脑梗死、失明、肾衰竭、神经损伤等，重者导致残废或死亡，甚至是猝死，因此糖尿病又被人们形象地称为"甜蜜杀手"。尽管这个杀手威力巨大，但大多数人对它的了解还停留在望文生义的水平，或者认为这种所谓的"富贵病"离自己很遥远。而事实却是，随着人们生活水平的提高，糖尿病已离我们越来越近稍不注意，人们就有可能陷入糖尿病的雷区。

为什么糖尿病的患病率越来越高？糖尿病到底是怎样发生的？哪些因素诱发了糖尿病？什么人容易患病？这些问题，不仅是普通读者，甚至一些患者也不明所以。正因为如此，很多人在不经意间患病，自己却浑然不觉，并且贻误最佳治疗时机。糖尿病的发生与遗传、生活方式、肥胖、妊娠、感染、精神等因素关系密切，其中不良生活方式和肥胖已成为公认的糖尿病高发的主要诱因。

由于生活水平的普遍提高，人们逐渐趋向于享受型的生活方式：大量高脂肪、高蛋白、高热量的食物被摆上餐桌，三餐外还有各种各样的零食，出门开车或坐车取代了步行和骑车。人们吃得好了，吃得多了，运动却少了，身体越来越重，由此加重了胰岛的负担，导致胰岛素分泌不足，进而促使糖尿病高发或一些带有糖尿病基因的人提早发病。而心理压力过大、不良情绪也会扰乱机体内分泌系统而诱发糖尿病。可以说，多数糖尿病都是"吃"出来、"闲"出来和"烦"出来的。

糖尿病是一种终身疾病，但并非不治之症，而是一种可防、可控制的疾病。只要积极主动地改变生活方式，在平时通过"五驾马车"即饮食、运动、医药、教育、检测全面治疗，减少糖尿病诱发因素，严格控制血糖水平，完全可健康地享受生活。

《图解糖尿病治疗与保养全书》是一本写给大众读者的关于糖尿病防治的普及读本，旨在帮助广大读者和糖尿病患者认识糖尿病，有效防控，减少糖尿病及其并发症的发生。本书结合中西医对糖尿病的研究和临床治疗经验，全面系统地阐述了糖尿病的发病原因和特点，主要危害，诊断依据，临床分型，各类并发症的预防及治疗，饮食、运动、药物、教育、心理等各种治疗和保养手段等，这些方法简单易行，精心收集的降糖验方、秘方实用有效，不同类型的糖尿病患者均能找到适合自己的治疗方法，且一学就会，一用就灵。

全书分为六个部分，第一部分详细介绍了糖尿病的发病机理、分型、易患人群、早期征兆、检查、诊断标准等基本知识和糖尿病的认识误区；第二部分分析了西医针对糖尿病的防治原则和措施，如降糖药治疗和胰岛素治疗等；第三部分是中医对糖尿病的研究，包括糖尿病病因、分类、治疗措施和各类中药方剂的使用；第四部分阐释了糖尿病各类并发症的发生原因和中西医治疗措施；第五部分介绍糖尿病的自然疗法，包括营养素疗法、饮食疗法、中草药疗法、药膳疗法、运动疗法等，读者可从中找到适合自己的营养素、蔬菜、水果、菜肴、常用降糖中草药以及中医治疗糖尿病的古方、验方、秘方等；第六部分介绍患者在日常生活中应注意的方面和保健方法。

本书通过通俗易懂的讲解与分析，帮助糖尿病患者早发现、早治疗，正确管理自己，趋利避害，减少并发症的发生；为患者家属提供更多关于糖尿病急症的处置措施，同时给予患病亲人更多的理解和有效的科学帮助；即使是健康的人也可以对这一疾病有一个全面的了解，提早改变不健康的生活方式，避免引"糖"上身。

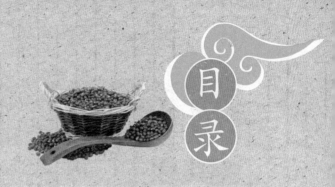

目录

第一篇 | 认识糖尿病

第一章　糖尿病的基础知识

第二章　糖尿病的实验室检查与诊断

第二篇 | 糖尿病的西医防治

第三篇 | 糖尿病的中医防治

第一章　中医预防糖尿病

第二章　中医对糖尿病的分型、诊断与治疗

第四篇 糖尿病常见并发症的防治

第五篇　糖尿病的自然疗法

第一章　自然医学和糖尿病

第六章　糖尿病的运动疗法

第七章　糖尿病的针灸疗法

第六篇 | 糖尿病的保健与护理

第一章　糖尿病患者的保健原则

第二章　糖尿病患者的日常生活

第三章　女性糖尿病患者的日常保健

第四章　自我检测病情

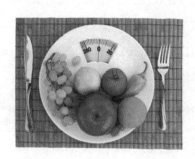

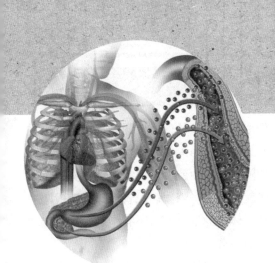

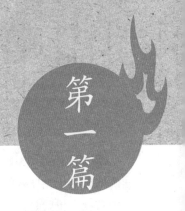

第一篇

认识糖尿病

　　●糖尿病是一种由于胰岛素分泌缺陷或胰岛素作用障碍所致的以高血糖为特征的代谢性疾病。持续高血糖与长期代谢紊乱等可导致全身组织器官，特别是眼、肾、心血管及神经系统的损害及其功能出现障碍和衰竭。严重者可引起失水、电解质紊乱和酸碱平衡失调等急性并发症酮症酸中毒和高渗昏迷。

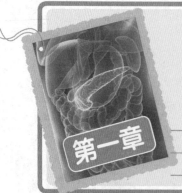

糖尿病的基础知识

第一章

糖尿病是一种严重的代谢性疾病，如果长时间得不到治疗或控制，就会导致肾、眼、神经、心脏和血管等组织、器官病变。

❤ 糖尿病的概念

糖尿病名副其实，其名称精练科学，准确地概括出糖尿病的具体特征，那就是尿中有糖。也就是说，只要患有糖尿病的病人，尿中一定含有糖分。

关于糖尿病的记载出现得很早，古代埃及、希腊、印度和中国，都留下过有关糖尿病的记载。经过漫长的探索和研究，直到20世纪，医学家才彻底揭开了糖尿病的神秘面纱。

现代医学认为，糖尿病是一种以糖代谢失常为主要特征的常见的慢性内分泌代谢疾病，其表现特征为体内胰岛素分泌或作用异常，致使体内代谢紊乱，血糖水平不断升高。当人体内的血糖水平超过一定的阈值，尿中就会出现糖分。这样，糖尿病就发生了。糖尿病患者，除了糖代谢失常，体内的蛋白质，还有脂肪，都会出现代谢失常。

糖尿病是一种严重的代谢性疾病，如果长时间得不到治疗或控制，就会导致肾、眼、神经、心脏和血管等组织、器官病变，进一步发展，便会发生失明、肾衰竭、下肢坏疽、中风或心肌梗死，最终危及生命。糖尿病患者的死亡率很高，它与

世界上糖尿病患者最多的10个国家（2009年10月）							
国家	人数	国家	人数	国家	人数	国家	人数
印度	5080万	中国	4320万	美国	2680万	俄罗斯	960万
巴西	760万	德国	750万	巴基斯坦	710万	日本	710万
印度尼西亚	700万	墨西哥	680万					

心脑血管疾病和癌症并称为危害人类健康的三大杀手。

国际糖尿病联盟（IDF）2007年在全球性的"争取联合国通过糖尿病决议"运动中公布出的惊人数字——在地球上，每10秒钟就有1位糖尿病患者因糖尿病的并发症而死亡，在同一个10秒钟内，就有两例新的糖尿病病例发生。据此推算，在一年内，全球就有300万人死于糖尿病，600万新的糖尿病患者加入日益壮大的"糖尿病大军"之中。流行病学调查显示，在全球范围内，每年死于糖尿病的人数已经和死于艾滋病的人数相当。

♥ 血糖与胰岛素的关系

糖进入人体后，其中大部分通过血液被送往全身各处组织细胞，以维持正常的生理功能。但血液中的葡萄糖并不是可以随意进入细胞的，因为在每个细胞的细胞膜上存在着葡萄糖进入的"特别通行证"，这个结构叫作"胰岛素受体"。胰岛素在这里起着关键的作用，只有当胰岛素和胰岛素受体结合时，通道才能打开，葡萄糖才可以进入细胞被利用。所以，胰岛素是葡萄糖进入人体细胞的钥匙。胰岛素既可以促进血糖进入肌肉、脂肪组织细胞，促进血糖转化为能量等，也可以抑制肝脏葡萄糖的异生，降低血糖的浓度。

血糖对胰岛素的分泌也有制约作用，当血糖升高时，胰岛就会接受"命令"——多制造胰岛素，降低血糖；而血糖过低时，胰岛也会减少或停止制造胰岛素，血糖就不再下降了。所以健康的人不论进食与否，一般血糖含量都比较稳定。

而糖尿病患者因为胰岛发生病变，不但不能生产足够的胰岛素降低血糖，而在高血糖的刺激下又需不断地分泌胰岛素。这样一来糖尿病患者的胰岛就长期处于疲劳的状态，胰岛的分泌功能会变得很差，而血糖也无法通过胰岛素的作用进入细胞，细胞因为缺乏营养而逐渐衰弱，最终导致人体受到严重损坏。

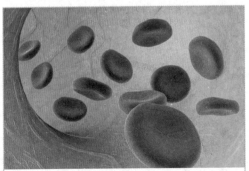

◎进入人体的大部分糖用以维持全身血液细胞的生理功能。

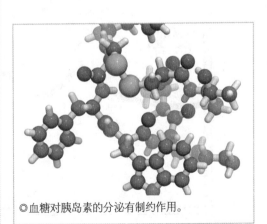

◎血糖对胰岛素的分泌有制约作用。

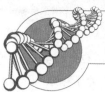

胰岛素出问题，血糖居高不下

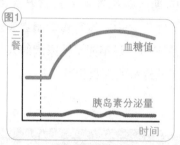

胰岛素分泌量很低

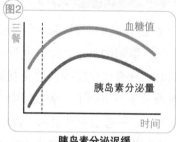

胰岛素分泌迟缓

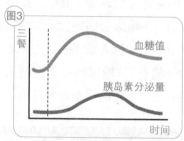

胰岛素效果不明显

图1 每当我们进餐的时候，由于胰岛素分泌不足，导致血糖居高不下。

图2 由于胰岛素分泌的"时间点"向后推迟，导致血糖居高不下。

图3 胰岛素虽然正常分泌，可它不能100%发挥出调节血糖的作用，所以血糖久久不能下降。

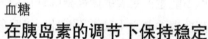

▍血糖
▍在胰岛素的调节下保持稳定

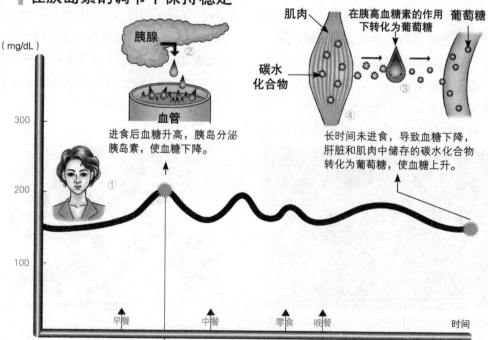

进食后血糖升高，胰岛分泌胰岛素，使血糖下降。

长时间未进食，导致血糖下降，肝脏和肌肉中储存的碳水化合物转化为葡萄糖，使血糖上升。

糖尿病的发病原因

糖尿病是由遗传因素、免疫功能紊乱、微生物感染及其毒素、自由基毒素、精神因素等各种致病因子作用于机体导致胰岛功能减退、胰岛素抵抗等而引发的糖、蛋白质、脂肪、水和电解质等一系列代谢紊乱综合征。

但是大部分患者的发病原因目前并不清楚。根据临床研究证明，糖尿病的发生主要与以下因素有着密切的关系。

遗传因素

早在20世纪30年代，糖尿病研究的学者们就发现糖尿病具有明显的遗传倾向。如果一个家族有糖尿病患病史，则家族的血统亲属患病率高达34.3%，是普通人的26倍。此外，如果一对双胞胎其中一个是糖尿病患者，那另外一个也有50%的发病概率。所以现在很多专家认为部分糖尿病患者是基因遗传。糖尿病的发生与否不是由个别基因决定的，而是其基因量达到或超过其阈值时才有发病的可能。

肥胖

诱发糖尿病的一个重要原因就是肥胖。肥胖者体内的血糖含量比较高，胰岛长期"超负荷"工作，功能就会出现损害，陷入一种恶性循环，如果不采取措施，就会发生糖尿病。据统计，60%~80%的成年糖尿病患者在发病前都是肥胖者，而且糖尿病的发生与肥胖的程度也有很大关系。

饮食习惯

糖尿病是个"富贵病"，据调查，越是富裕的地方，患糖尿病的人就越多，像我国的发达地区，如广州及珠三角地带是糖尿病发病率最高的地方，约为6%，是全国平均水平的1.5倍。现代社会不合理的饮食结构，特别是甜食或高脂肪、高蛋白、高热量食物的过多食

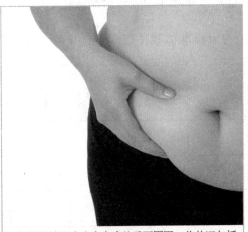

◎肥胖是糖尿病患者发病的重要原因，此外还包括遗传因素、饮食习惯、妊娠及感染这几大类因素。

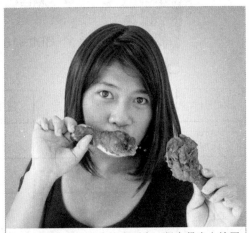

◎在日常生活中经常饮食不当，很容易患上糖尿病，特别是经常食用高脂肪食物的人。

引起糖尿病的诸多诱因

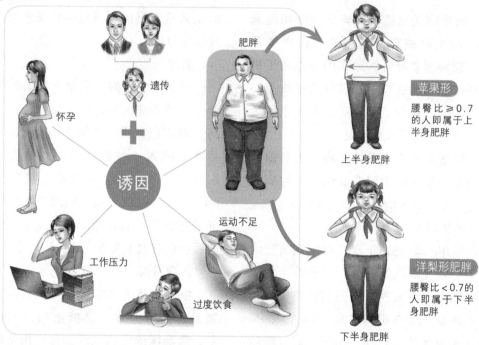

遗传

怀孕

肥胖

诱因

工作压力

过度饮食

运动不足

上半身肥胖

苹果形
腰臀比≥0.7的人即属于上半身肥胖

下半身肥胖

洋梨形肥胖
腰臀比＜0.7的人即属于下半身肥胖

体重计算式——给自己吃个定心丸

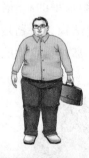

BMI计算式和肥胖的标准

- BMI=体重（kg）÷身高（m）÷身高（m）

- BMI=18.5~23.9为标准体重（仅限中国）

BMI 分类	偏瘦	正常	超重	偏胖	肥胖	重度肥胖	极度肥胖
WHO标准	<18.5	18.5~24.9	≥25	25.0~29.9	30.0~34.9	35.0~39.9	≥40.0
亚洲标准	<18.5	18.5~23.9	≥24	24~26.9	27~29.9	≥30	——
中国参考标准	<18.5	18.5~22.9	≥23	23~24.9	25~29.9	≥30	——
相关疾病发病的危险性	低（但其他疾病危险性增加）	平均水平	——	增加	中度增加	严重增加	非常严重增加

用，进食没有节制，加上运动又少，容易发胖，种种因素致使胰岛B细胞的负担过重，诱发糖尿病。而且现在的糖尿病已经开始从老年糖尿病向中青年，甚至儿童转移，应该引起大家的重视。

妊娠

妊娠过程中，孕妇妊娠后期由于生理原因对血糖浓度的调节能力下降，少数人就易患妊娠糖尿病。

感染

许多糖尿病发生于病毒感染后，例如风疹病毒、流行性腮腺炎病毒、柯萨奇病毒、腺病毒等，但病毒感染是不是糖尿病发病的原因，目前没有明确的结论。

糖尿病的发病机理

糖尿病典型病例可出现多尿、多饮、多食、消瘦等表现，即"三多一少"症状，糖尿病（血糖）一旦控制不好会引发并发症，导致肾、眼、足等部位的衰竭病变，且无法治愈。

糖分主要是以谷物类、薯类、砂糖和水果等食物形式进入人体的，经人体消化吸收后转化为糖原，储存在肝脏和肌肉中，或是转化为葡萄糖进入血液，然后被运送到全身各处的细胞，以备肌肉运动所用。

人们常说的"血糖"，其实就是血液中葡萄糖的含量的简称。在正常情况下，人体血液中血糖的水平是经常变化的，一般在饭后，血糖的含量会明显上升。健康人在饭后血糖上升时，胰岛素的分泌量就会自动增加，促进葡萄糖的吸收，使其作为热量被消耗。因此，在饭后一小时左右，经过人体紧张地工作，血糖的水平就开始下降，饭后约两小时，血糖的水平就能基本恢复正常。当然，这都是针对一切正常（包括器官的功能和我们的饮食量、饮食结构）的情况下来说的。

然而，如果我们摄入体内的糖分过多，无法被身体及时消耗的葡萄糖就会存留在血液中。这样，过多的葡萄糖就需要

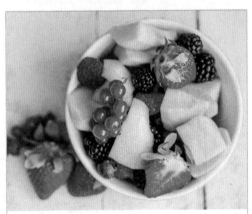

◎长期食用含糖分过多的食物，如各种水果，会让胰腺分泌胰岛素功能衰退，久而久之就会患上糖尿病。

大量的胰岛素促进吸收，短期内对胰腺功能的影响可能不是很明显，但若长期如此，胰腺就会逐渐疲劳以至功能衰退，逐渐变得无法顺利分泌胰岛素、无法自动调节胰岛素的分泌量或者所分泌的胰岛素质量欠佳，不能有效促进葡萄糖的吸收。于是，血液中的葡萄糖含量就会上升，在空腹的时候或者吃饭两小时之后仍然居高不

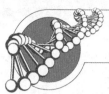

了解糖尿病的病理

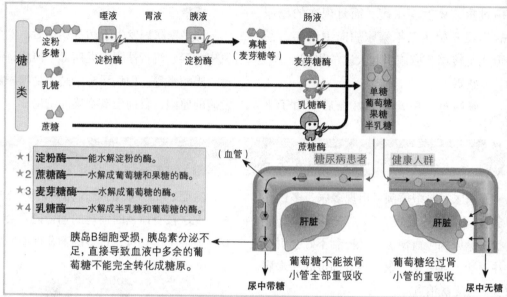

糖类		唾液	胃液	胰液		肠液	
	淀粉(多糖)	淀粉酶		淀粉酶	寡糖(麦芽糖等)	麦芽糖酶	
	乳糖					乳糖酶	单糖 葡萄糖 果糖 半乳糖
	蔗糖					蔗糖酶	

★1 淀粉酶——能水解淀粉的酶。
★2 蔗糖酶——水解成葡萄糖和果糖的酶。
★3 麦芽糖酶——水解成葡萄糖的酶。
★4 乳糖酶——水解成半乳糖和葡萄糖的酶。

（血管）

糖尿病患者　　　健康人群

胰岛B细胞受损，胰岛素分泌不足，直接导致血液中多余的葡萄糖不能完全转化成糖原。

肝脏　　　肝脏

尿中带糖　　葡萄糖不能被肾小管全部重吸收　　葡萄糖经过肾小管的重吸收　　尿中无糖

糖尿病患者
居高不下的血糖值

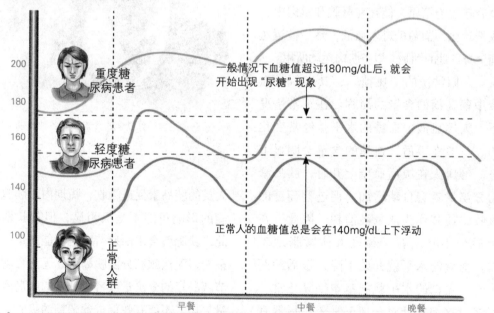

200
180
160
140
100

重度糖尿病患者

轻度糖尿病患者

正常人群

一般情况下血糖值超过180mg/dL后，就会开始出现"尿糖"现象

正常人的血糖值总是会在140mg/dL上下浮动

早餐　　　　中餐　　　　晚餐

注　一般人的血糖在三餐过后，都会出现一次急速的升高，但是随着葡萄糖的转化、各大器官对它的吸收和利用，血糖又会开始逐渐下降。但是，糖尿病患者却不被这个"规律"所左右，一旦血糖升高，是怎么也不会下降到正常值范围内的。

下，并且一直持续，形成比较"稳定"的高血糖状态。

在血糖上升的初期，如果得不到及时的控制（目前，大多数人都不能及时发现，因为他们在健康的时候很少去进行全面的身体检查），饮食结构和生活方式等方面也未加以纠正与改善，任由这种状况持续下去，那么高血糖就会发展成为糖尿病——血糖水平正常时，血液中的葡萄糖会被肾脏的肾小管再吸收，而不会进入到尿液中。但是，当到达肾脏的葡萄糖太多的时候，肾小管就无法将它们完全吸收，未被吸收的葡萄糖就会进入尿液，形成"糖尿"而排出，被人们发现。前面已经谈到，糖尿病是因为血液中多余的葡萄糖通过尿液排出体外而得名。

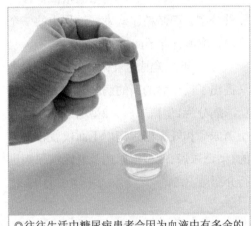

◎往往生活中糖尿病患者会因为血液中有多余的葡萄糖，才会通过尿液排出体外。

糖尿病的分类与分型

1965 年，根据糖尿病的不同病因及临床表现，世界卫生组织（WHO）糖尿病专家委员会建议将糖尿病分为原发性和继发性两大类。原发性糖尿病占发病的大多数，其病因尚未完全明了；继发性糖尿病占发病的极少数，发病原因较明确，大都继发于胰岛细胞的广泛损害，如胰腺炎、胰切除术后等，或继发于分泌拮抗胰岛素作用的激素（如生长激素、糖皮质激素）过多的疾病，如肢端肥大症、皮质醇增多症等。

随着对糖尿病认识的加深，1980年世界卫生组织糖尿病专家委员会，在第二次会议报告中又发表了关于糖尿病分类的新建议，1985 年还做了某些修改。

下表就是1985年进行修改后的糖尿病及其他类型糖耐量异常的分类。

1996 年，美国糖尿病学会（ADA）专家委员会认为下表的分类尚不够全面，遂对其进行了修改，取消了基于治疗的胰岛素依赖型糖尿病（IDDM）和非胰岛素依

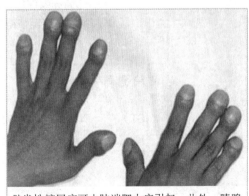

继发性糖尿病可由肢端肥大症引起，此外，胰腺炎、胰腺切除、皮质醇增多等疾病也能引起继发性糖尿病。

赖型糖尿病（NIDDM）的医学术语，保留了1型和2型糖尿病的名称，用阿拉伯数字，不用罗马数字；不将糖耐量减低作为一种分型，而是糖尿病发展过程中的一个阶段；取消营养不良相关性糖尿病。

1997年，美国糖尿病学会专家委员会又提出了糖尿病的新的病因分型方案，将糖尿病分为1型糖尿病、2型糖尿病、特异型糖尿病和妊娠糖尿病。下面仅就较常见的1型糖尿病、2型糖尿病及妊娠糖尿病进行介绍。

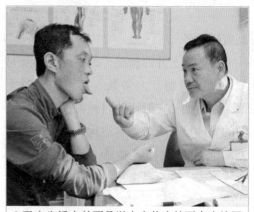

◎现实生活中并不是说人身体瘦就不会患糖尿病，IDM，Ⅰ型里就有非肥胖人士。

糖尿病的类型			
临床类型	糖尿病	胰岛素依赖型糖尿病（IDM，1型）	
		非胰岛素依赖型糖尿病（IDM，2型）	非肥胖 肥胖
		营养不良相关性糖尿病（MRDM）	胰腺纤维钙化性糖尿病（FCPD） 蛋白质缺乏胰腺性糖尿病（PDPD）
		其他类型（包括伴有其他情况或综合征的糖尿病，即继发性糖尿病）	胰腺疾病 内分泌疾病 药源性或化学制剂引起者 胰岛素或其受体异常 某些遗传综合征 其他
	葡萄糖耐量异常（IGT）	非肥胖 肥胖 伴有其他情况或综合征，同上述类型	
	妊娠糖尿病（GDM）		
统计学危险性类型（糖耐量正常）	曾有糖耐量异常（Prev AGT） 潜在性糖耐量异常（Pot AGT）		

常见的1型糖尿病、2型糖尿病及妊娠糖尿病

1型糖尿病

1型糖尿病又称为胰岛素依赖型糖尿病（IDDM）。它的基本病理是胰岛B细胞遭到大量破坏，胰岛素分泌严重缺乏，导致高血糖、高酮血症和酸中毒及由此引发的各种临床表现。这类糖尿病可发生在任何年龄段，尤其以儿童多见，也有少部分成人患病。

1型糖尿病主要是由于遗传以及环境因素所致。研究发现遗传因素赋予个体的仅是1型糖尿病的易患性，它还受环境因素的影响，只有二者共同作用，个体才能发生糖尿病。环境因素涉及面较广，有物理性因素、化学性因素，其中主要有病毒感染、营养食品和化学食品等。这些因素可以直接或间接破坏胰岛B细胞，使胰岛素分泌缺乏。

1型糖尿病发病快，来势凶猛，大多数患者在很短的时间内体内的胰岛B细胞

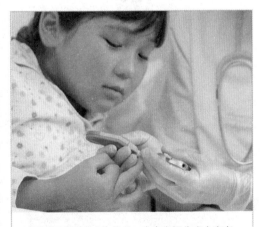

◎1型糖尿病患者多为儿童，也有少部分成人患者。

就被彻底破坏了。部分患者会有一个缓冲期——几个月后，胰岛B细胞才会被彻底破坏。

1型糖尿病发病后会在短时间内急剧恶化，甚至会出现糖尿病性昏迷的危险，必须引起足够的重视。

妊娠糖尿病

所谓妊娠糖尿病就是指妊娠前没有糖尿病，妊娠以后出现了糖尿病。

妊娠糖尿病常在妊娠的第24周左右出现，因为这一阶段的胎盘会分泌出一种减弱胰岛素作用的激素。不过，大部分妊娠糖尿病患者随着妊娠分娩的完成，血糖水平会很快回到正常水平。也有一部分患者血糖会持续较高水平，成为真正的糖尿病患者。那些血糖回到正常水平的妇女，在5年内发生糖尿病的危险会比常人高很多，因此，要经常做体检，做到早发现早治疗。

遗传因素和肥胖症是发生妊娠糖尿病的重要因素，有家族糖尿病史的或肥胖的孕妇，在妊娠期间就应该注意糖尿病的检查。从这点看，怀孕后吃得越多对孩子越好这样的观点其实是不科学的。

2型糖尿病

2型糖尿病即非胰岛素依赖型糖尿病（NIDDM），它包括胰岛素抵抗和胰岛功能损伤两个方面。

所谓的"胰岛素抵抗"，就是人体的肝脏、肌肉、脂肪等组织细胞抵抗胰岛素的作用，使胰岛素不能正常发挥它的作用，使其转送血糖的能力降低，不能顺利地打开葡萄糖通道，血糖不能进入细胞

中。另外，胰岛素对肝脏葡萄糖的输出具有调控作用，当存在胰岛素抵抗时，胰岛素就不能有效地抑制肝脏葡萄糖的输出。胰岛素抵抗的特点就是人体对胰岛素的需要异常升高。如果长期存在胰岛素抵抗，胰岛储备功能就会耗竭，由胰岛B细胞所分泌的胰岛素也就不能满足人体对胰岛素的需求，出现"胰岛素相对缺乏"，血糖也随之升高。

胰岛功能损伤是一个逐渐加重的过程，也就是说，胰岛B细胞分泌胰岛素的能力是逐渐下降的，所以，2型糖尿病患者发病比较缓慢。随着病情的加重，胰腺的B细胞进一步严重受损，所分泌的胰岛素不能满足人体各种状态下的需要，人体所需的胰岛素就会严重缺乏。这个时候，如若得不到及时的补充，就会危及生命。

2型糖尿病属于生活方式病，它与过量饮食、缺乏运动及过量饮酒等不良的生活方式密切相关。所以，如被诊断为2型糖尿病，首先应该检查一下自己的生活方式。2型糖尿病患者占糖尿病患者总人数的90%以上。

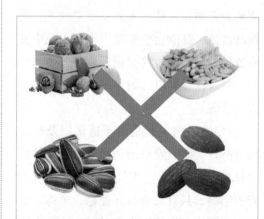

◎2型糖尿病患者在日常生活中不能用核桃、瓜子、杏仁、松子等坚果类食物充饥。

糖尿病的临床症状

糖尿病患者由于体内胰岛素不足，不能把摄入体内的葡萄糖有效地组织氧化利用，从而导致血糖升高，尿糖呈阳性，随之出现代谢紊乱。为了能及早地做好预防工作，我们有必要了解一些糖尿病典型的临床症状。

并不是所有糖尿病患者都会出现"三多一少"症状，尤其成年非肥胖型糖尿病患者或者老年糖尿病患者，这些患者的典型症状就不明显。因此，这就要求我们在日常生活中多关注自己的身体信号，以便及早发现糖尿病，及时就医治疗。

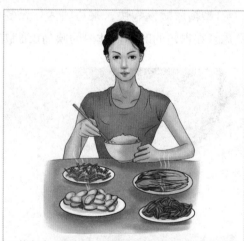

◎控制自己的饮食，遏制经常多食循环，减轻胰腺的负担，有利于疾病的治疗。

"三多一少"的典型临床表现

多食	多食是由于糖尿病患者体内胰岛素绝对或相对不足,食物在肠胃消化后转为葡萄糖,而葡萄糖还没能被充分利用,就从尿中流失了。机体没有足够的能量来维持正常的生命活动,短缺的部分需要从体外得到补充,患者的饥饿反应加强,故出现多食,多食是为了补充尿中失去的糖分,而多食又导致血糖升高,高血糖又致多尿,尿糖又会增加,饥饿感加强,如此形成恶性循环。所以,糖尿病患者即使多食易饥,也应该控制自己的饮食,遏制这种恶性循环,减轻胰腺的负担,有利于疾病的治疗
多尿	多尿即尿的频次和尿量增多。由于糖尿病患者的血糖过高,大量的葡萄糖从肾脏中排出,肾小球滤液中的葡萄糖又不能完全被肾小管再吸收,以致形成渗透性利尿,故出现多尿症状。一般尿量与尿糖成正比,尿糖越高尿量越大。糖尿病患者每日的尿量可以达到3000~5000毫升,甚至超过10000毫升。随着尿糖增加,尿量增大,肾囊膨胀,患者可出现腰酸背痛等症状
多饮	多饮是由于多尿引起的。多尿使体内流失大量水分,引起口干舌燥,皮肤脱水而失去弹性。患者每日饮水量几乎与尿量相同,且饮不解渴
体重减轻	体重减轻是糖尿病患者最常见的临床表现。由于糖尿病患者体内胰岛素不足,不能充分吸收和利用葡萄糖,而身体就会用自身的蛋白质和脂肪来补充能量,加速了蛋白质和脂肪的分解速度,再加上水分丢失,患者体重急剧下降,形体消瘦

♥ 糖尿病的病症信号

糖尿病是一种慢性病,国内外医学界目前尚无根治的方法。一旦患上,必须终身治疗。因而为了避免它对我们健康的侵袭,对其进行积极预防是非常有必要的。一般来说,在糖尿病形成的过程中,每个人身体都会出现一些异常情况,如果能及时发现异常情况,并及时采取相应的措施,就会大大降低患上糖尿病的可能性。

通常情况下,如果在平常的自我监测中发现身体出现下列异常症状,就要警惕糖尿病地发生了。

•口渴。每天总是感觉很口渴,虽然已喝了不少水,但仍不能解渴。

•饥饿。尽管每餐吃得不少,但总有饥饿感,体重不仅没有增加,反而开始逐渐减轻。

•小便次数大大增加。小便排出量比平常多了2倍左右,而且一旦喝了水,大约一刻钟后就想立即上厕所。

•身体疲乏、耐力下降。这是由于血液中的葡萄糖虽然增多,但仍然不够供应机体的需要。

•消瘦、虚弱:没来由的人就变得消瘦,体重下降,或胖人变瘦,易感疲乏、虚弱无力等，这些都是糖尿病的特异表现。

•餐前或餐后数小时出现饥饿、心慌、乏力且四肢颤抖的现象。

•出现肌肉痉挛，小腿肚抽筋等现象。

•上楼梯时突然一侧腿膝关节乏力有欲跪倒现象。

•无其他原因出现视物模糊、视力下降的现象。

•无明显原因地出现性功能障碍现象，如女性月经紊乱，男子性欲减退或阳痿。

•老年人出现性欲亢进现象。

•齿槽溢脓，这是糖尿病的常见表现和重要征兆。

•手足时常出现麻木，甚至有剧烈疼痛感、热感、虫爬感。

•反复发作低血糖，也是糖尿病的一个征兆。

•舌面上出现没有舌苔覆盖的菱形缺损区（菱形舌炎）。

•出现排尿困难现象，可能是膀胱括约肌功能障碍所致，应引起注意。

•皮肤上经常反复出现毛囊炎、疖、痈、癣等。

•出现发展迅速的白内障。

•每日大便2～3次至5～6次不等，呈稀糊状，这是功能性腹泻，可能与糖尿病有关。

•手足发凉，全身发抖，有时还出冷汗。

•受到创伤的地方，伤口的愈合速度大大低于从前。

•血压和血脂突然出现不明原因的增高。

•感觉神经出现一些异常情况，如不明原因的疼痛、麻痹等症状。

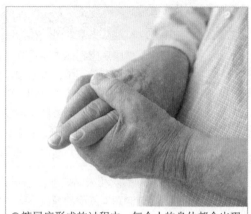

◎糖尿病形成的过程中，每个人的身体都会出现一些异常情况。例如，手脚麻木。

•耳道经常发炎，或是耳垢突然增加。

•尿液检查中，曾查出尿中含有糖分。

•血糖检查中，曾查出血糖水平稍微偏高。

•偶尔出现不明原因的恶心、呕吐，乃至昏迷症状。

•尿道、胆道、肺部、皮肤等部经常出现反复感染症状。

糖尿病发病前的症状是多种多样的。它可能有典型的症状，也可能毫无征兆，或者因糖尿病并发症而出现的症状。有相当一部分患者是在体检时或者发生并发症时才被发现。大家可以参考上面的表现及时去医院进行全面诊治。

另外，受女性特有的生理特点影响，女性糖尿病患者会在早期出现一些有别于男性的症状：

•阴部瘙痒。这是尿糖刺激局部所致。

•出现白念珠菌等真菌性阴道炎，并伴以白带分泌。

•性功能障碍。

•腰臀比例过大（正常的腰围与臀围

比值为0.7～0.85）。

•孕妇产下巨大婴儿。糖尿病孕妇有15%～25%的人分娩出巨大胎儿（体重超过4000克）。

再有，小儿糖尿病不同于成人。小儿糖尿病一般起病比较急，发病比较快，若不及时治疗，很容易发展为糖尿病酮症酸中毒，出现呕吐、腹痛、脱水、呼吸困难、昏迷等，严重者可能引起死亡。下面是小儿糖尿病的几个表现：

•多食、多尿、多饮，体重明显下降，精神萎靡，经常性地遗尿。

•起病急，发病前常伴有呼吸道感染、尿路感染，皮肤反复起疖肿或湿疹，而且不易痊愈。

•腹痛、腹泻，这类患儿常被误诊为肠炎、急性阑尾炎。

•频繁呕吐，这是糖尿病酮症酸中毒的典型症状。

•排尿困难，患儿体内糖代谢障碍，能量来源不足，导致神经、肌肉等功能障碍，出现排尿困难、排尿不尽。

因此，家长一旦发现孩子有以上症状，应立即到医院进行全面体检和血糖检测，以免延误病情造成误诊。

糖尿病的严重危害

当糖尿病发展到一定程度之后，首先出现的症状就是排尿量增加，上厕所的次数更加频繁，口渴的感觉很明显，于是便大量饮水。因为当血糖上升时，血液的渗透压会随之增大，身体细胞里所含的水分就开始向血管转移，尿的正常代谢过程受到影响，产生大量尿液，进而出现脱水症状。

与此同时，由于胰岛素的分泌量下降，葡萄糖无法被身体吸收，从而为身体提供能量，所以会觉得全身乏力，肚子的饥饿感增强，于是食量逐渐增加。然而，虽然吃得更多，但结果却只见血糖值上升，身体并未发胖，相反体重却不断减轻（其原理前文已经提到）。

随着病情的进一步发展恶化，就会引发一系列的症状，波及身体各处。相继出现的症状有手脚麻痹、疼痛、冰凉（以上三种情况常常左右对称发生，夜里感觉尤为明显）、小腿抽筋、站立时出现抽筋等神经功能异常的症状。如果未能得到及时的治疗和控制，就会出现更加严重的病症，如糖尿病性视网膜病变、白内障、牙周疾病、肺炎等感染性疾病，以及高血压、脑梗死、体位性眩晕、心绞痛、心肌梗死、糖尿病性肾病、肾盂肾炎、胆囊炎、畏寒症、膀胱炎、便秘、腹泻、性欲减退、勃起功能障碍、全身肌力减退、闭塞性动脉硬化症、全身性皮炎、足部坏疽（严重时甚至需要截肢）等。这就是糖尿病的巨大危害，就是由于血糖上升所造成的严重后果。

在糖尿病的这些并发症中，发病率最高的是糖尿病性神经病变、糖尿病性视网膜病变和糖尿病性肾病，它们被称为糖尿病的三大并发症。更要命的是，糖尿病有时会和高血压、高脂血症合并出现，造成难以控制的后果。

其中，糖尿病性神经病变是由于持续的高血糖造成的神经纤维传递能力下降引起的。这样，末梢神经、自主神经等的功能发生障碍，就会表现出种种症状。而糖尿病性视网膜病变是由于眼部的毛细血管受到高血糖的损伤所引起的，将会导致视力下降，严重者甚至可能失明。

❤ 糖尿病易患人群

糖尿病早已经成为严重影响人们身体健康的一种病症，那么都有哪些人容易患糖尿病呢？

有糖尿病家族史者

糖尿病是具有遗传性的，但它所遗传的并不是糖尿病本身，而是它的易感性，当然这并不意味着父母有糖尿病，子女就一定会患糖尿病。糖尿病的遗传涉及多个基因，这些基因变异后使人更容易患上糖尿病。因此，有糖尿病家族史的人要努力做到饮食均衡、合理运动，保持乐观的精神状态。积极地预防对于那些易患糖尿病的人来说是非常有意义的。同时，有家族病史的应及早开始定期做定期检查，防患于未然。

长期精神紧张、心理压力大者

精神紧张会使对抗胰岛素的肾上腺素、甲状腺素等激素的分泌增多，使血糖升高。临床中还发现，易怒、脾气暴躁、爱生闷气、肝火旺盛的人，血糖容易升高。同时，精神紧张使中枢神经系统发生紊乱，也会引起内分泌失调。最近，医学家还发现大脑皮层紧张时可分泌一种物质，促使血糖升高，这可能是2型糖尿病的诱因之一。因此，无论是健康的人还是糖尿病患者都应该保持健康乐观的心态，注意调节放松自己的情绪。

肥胖者

首先，肥胖者往往同时伴有高脂血症和高血压，而且胖人多不爱活动，使糖代谢减慢，造成体重进一步增加，形成恶性循环。其次，肥胖的人摄食量过高，脂肪细胞变得肥大，对胰岛素需求增多，胰岛细胞负荷过重，刺激胰岛B细胞过度分泌，导致胰岛功能衰竭而发生糖尿病。所以，为了预防糖尿病的发生首先应该预防肥胖，建立有规律的生活制度，合理饮食，积极参加体育锻炼和文娱活动。肥胖带来的健康损害有哪些？

①脂肪代谢紊乱；②高血压；③2型糖尿病；④冠状动脉疾病：心绞痛、心肌梗死；⑤脂肪肝；⑥脑血管疾病：脑血栓、暂时性脑缺血；⑦骨科疾病：变形性关节炎、腰椎间盘突出；⑧高尿酸血症（或痛风）。

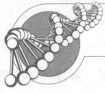

当心糖尿病并发症敲你的门

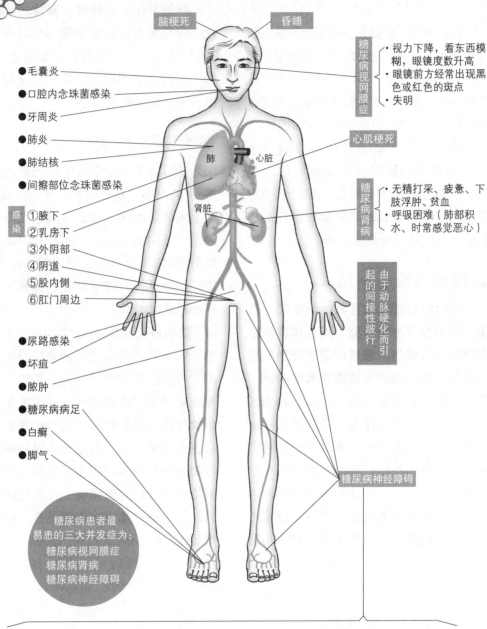

脑梗死　　　　昏睡

糖尿病视网膜症
· 视力下降，看东西模糊，眼镜度数升高
· 眼镜前方经常出现黑色或红色的斑点
· 失明

●毛囊炎

□口腔内念珠菌感染

●牙周炎

●肺炎

●肺结核

●间擦部位念珠菌感染

肺　　心脏

心肌梗死

肾脏

糖尿病肾病
· 无精打采、疲惫、下肢浮肿、贫血
· 呼吸困难（肺部积水、时常感觉恶心）

感染
①腋下
②乳房下
③外阴部
④阴道
⑤股内侧
⑥肛门周边

由于动脉硬化而引起的间接性跛行

●尿路感染

●坏疽

●脓肿

●糖尿病病足

●白癣

●脚气

糖尿病神经障碍

糖尿病患者最易患的三大并发症为：
糖尿病视网膜症
糖尿病肾病
糖尿病神经障碍

自律神经障碍

●便秘、拉肚子

●头晕目眩、站立时重心不稳

●如果是男性的话，则会出现精力减退、性器官勃起不全等症状

●如果是女性的话，则会出现生理期不准、提前闭经等现象

末梢神经障碍

●手脚尖发冷、身体发麻，疼痛呈袜套、手套样分布

●肌张力减弱和肌肉萎缩

妊娠期妇女

在妊娠期，胎盘会分泌出一种减弱胰岛素作用的激素，这种激素有可能引发糖尿病。在大多数情况下，这种糖尿病只是暂时性的，生产之后会自然恢复，不过也存在康复数年之后再患糖尿病的可能性。

此外，有食欲正常而体重明显下降，却找不到原因，妇女分娩巨大婴儿，年龄超过50岁，肢体溃疡经久不愈等情形者，也应及时到医院进行检查，以确定自己是否患有糖尿病。

爱喝酒的瘦弱男性

我们都知道胖人容易得糖尿病，可是，根据相关专家研究，瘦人同样面临着糖尿病的威胁。通过调查研究他们发现比较瘦的男性如果饮酒量增多的话，患糖尿病的概率也会随之增高。首先，胰岛素可以抑制人体血糖值的增高，而在身体瘦弱的人当中，多数人分泌胰岛素的功能都比较弱；其次，现有的科学研究已经证明，长期饮酒也会导致体内分泌胰岛素的能力减弱。所以，体质瘦弱的人再饮酒的话，分泌胰岛素的功能

就会变得更差。

野田主任因此建议，身体较瘦的男性一定要注意保持良好的生活习惯，并控制饮酒量——每天最好不要超过180毫升（酒精含量不超过20克），这样才能减少罹患糖尿病的风险。

每天睡眠不够者

美国波士顿大学医学院副教授丹尼尔·戈特列布，在美国《内科学档案》周刊上发表了他的一项研究成果：与每天睡7~8小时的人相比，那些睡眠时间不足5小时的人患糖尿病的比例要高出2.5倍，也就是说，经常熬夜、睡眠不足可以导致糖尿病。

这项研究成果是在对1486名年龄在53~93岁的成年人进行调查时得出的。由于研究已经排除了性别、年龄、种族等因素对于实验者的影响，因此戈特列布教授认为睡眠时间长短与糖尿病之间有直接因果关系，但是什么因素使睡眠时间过短与糖尿病产生联系尚不清楚。戈特列布教授进而强调，无论是什么原因，这项研究都再次表明了充足睡眠的重要性。

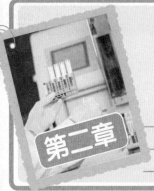

糖尿病的实验室检查与诊断

第二章

糖尿病初期没有明显症状，大多数患者是通过体检才发现自己患有糖尿病的。糖尿病最明显的标志就是血糖升高，如果血液中的血糖含量出现了异常，就应该马上去医院做详细的检查。

❤ 确诊糖尿病需做哪些检查

确诊糖尿病需做的检查包括：尿糖检查、血糖检查和葡萄糖耐量测试等。通过检查确认患有糖尿病后，还应该做更详细的检查来确认糖尿病的类型以及是否出现了并发症，如血糖日差变动、糖化血红蛋白、血清胰岛素、尿微量白蛋白等。

血糖检查

血糖检查包括空腹血糖检查、餐后两小时血糖值检查和葡萄糖耐量试验3项检查。

•空腹血糖值。空腹血糖值是指早上起床后到早饭前空腹状态时的血液血糖值。检查前一天晚饭后不能再进食。血糖值为6.1～7.0毫摩尔/升为空腹血糖异常，大于7.0毫摩尔/升便可以诊断为糖尿病。

•餐后两小时血糖值检查。餐后血糖检查与空腹血糖检查是相对应的。空腹血糖值正常范围是3.9～6.1毫摩尔/升，健康人在进餐后，身体会自动将血糖值控制在10毫摩尔/升以下。糖尿病患者的空腹血

糖值会超过7.0毫摩尔/升，餐后两小时血糖值会达到11.1毫摩尔/升以上。

•葡萄糖耐量测验。清晨空腹口服75克无水葡萄糖，并于服用前和服用后30分钟、60分钟、120分钟、180分钟抽取血液进行血糖测定。在葡萄糖耐量测验中，如果口服葡萄糖两小时内，血糖值超过11.1毫摩尔/升，通常可以确诊为糖尿病。

这三项检查中如果有一项检查结果超过了标准值，就可以确诊为糖尿病。

但有一点需要注意，血糖检查前一天

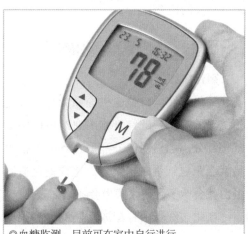

◎血糖监测，目前可在家中自行进行。

检查糖尿病的流程	
问诊	在检查之前医生会询问患者是否有糖尿病家族史、血糖值高不高等
BMI（体重指数）检查	测量身高、体重，判断肥胖度
空腹尿检	空腹状态下，检查尿液中的葡萄糖、蛋白质、白蛋白含量
空腹血糖检查	空腹状态下，测量血糖值以及糖化血红蛋白
葡萄糖耐量测验	口服75克葡萄糖，2 小时后测定血糖浓度。每30分钟采血、采尿一次，同时测定胰岛素的分泌情况
眼底和眼压检查	检查视网膜病变，糖尿病性视网膜病变是糖尿病的三大并发症之一
血压脉搏检查	检查动脉硬化的发展程度
跟腱反射检查	检查神经功能障碍，糖尿病性神经功能障碍是糖尿病的三大并发症之一

应避免饮酒，注意饮食，尽量保持平常的状态去接受血糖检查。同时，为了检查结果更加准确，至少要做两次检查。

如果血糖检查结果是糖尿病，还需要做进一步的检查。

糖化血红蛋白和糖化血清蛋白

糖化血红蛋白

糖化血红蛋白是血中葡萄糖与红细胞相结合的产物，即红细胞的血红蛋白中糖基化部分。当血糖值升高后，葡萄糖很容易就会跟血红蛋白相结合，这样糖化血红蛋白就会增多，糖尿病也会随之加重。

糖化血红蛋白在糖尿病监测中有很大的意义，它能够反映过去2～3个月血糖控制的平均水平，它不受偶尔一次血糖升高或降低的影响，与采血时是否空腹也没有关系，因为血红蛋白一旦与葡萄糖结合就

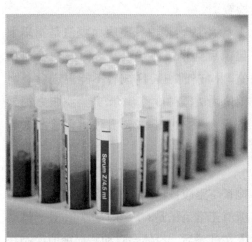

◎在正常血液检测中，糖化血红蛋白能够反映过去2～3个月血糖控制的平均水平。

不会再分开，直到血红蛋白死去（一般血红蛋白的寿命为3～4个月）。

糖化血红蛋白值不同于血糖值，血糖值在进餐前后有很大的变动，而糖化血红蛋白值在进餐前后变化并不明显。因此对糖化血红蛋白进行测定，可以比较全面地了解过去一段时间的血糖控制水平，是目前评价糖尿病患者血糖控制状况的最佳指标。国际糖尿病联盟推出的新版亚太糖尿病防治指南明确规定，糖化血红蛋白在总血红蛋白中所占比例是国际公认的糖尿病监控"金标准"。

世界权威机构对于糖化血红蛋白有着明确的控制指标，美国糖尿病学会建议糖化血红蛋白控制在小于7%，国际糖尿病联盟建议糖化血红蛋白控制标准为小于6.5%，目前，我国将糖尿病患者糖化血红蛋白的控制标准定为6.5%以下。

糖化血红蛋白的多少与血中葡萄糖的

血糖控制的目标值	
控制情况	糖化血红蛋白
优	<5.8%
良	5.8%～6.4%
中	6.5%～7.9%
差	8.0%以上

含量高低成正比关系，临床采用糖化血红蛋白占总蛋白的百分比来反映糖化血红蛋白的高低，其正常值为4%～6%。糖化血红蛋白越高表示血糖与血红蛋白结合越

多，而糖化血红蛋白的增高对糖尿病患者有很大的危害，它会加速心脑血管并发症的发生，是心脑血管病的一个高危因素；还会使眼睛内的晶状体被糖化，可引发白内障；它还可引起肾小球基底膜增厚，诱发糖尿病肾病等。

测定糖化血红蛋白的临床意义有以下几点：

•糖化血红蛋白可作为糖尿病患者长期血糖控制的指标。糖化血红蛋白的测定目的在于消除波动的血糖对病情控制观察的影响，因而对血糖波动较大的1型糖尿病患者是一个很有价值的血糖控制指标。对于2型糖尿病患者也可作为长期的血糖控制指标。若糖化血红蛋白值小于6%，表示血糖控制理想，若大于10%，说明患者存在着持续性高血糖。

•糖化血红蛋白可用于糖尿病的诊断。有研究证明，大多数空腹血糖高于正常值的糖尿病患者及糖耐量降低的患者糖化血红蛋白也增高，因此，糖化血红蛋白也可作为糖尿病筛选时应用，但也有人认为糖化血红蛋

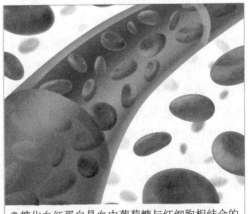

◎糖化血红蛋白是血中葡萄糖与红细胞相结合的产物，即红细胞的血红蛋白中糖基化部分。

白对诊断糖尿病不是一个敏感指标，不能取代现行的糖耐量试验和血糖测定。

•糖化血红蛋白有助于对糖尿病慢性并发症的认识。糖化血红蛋白越高，发生并发症的危险性就越大。

•糖化血红蛋白有助于制订降糖治疗策略。有研究表明，当糖化血红蛋白小于7.3％时，餐后血糖在总体血糖中所占比重较大，治疗时应着重控制餐后血糖；当糖化血红蛋白大于8.4％时，则空腹血糖在总体血糖中所占比重较大，治疗时应着重控制空腹血糖；当糖化血红蛋白在7.3％～8.4％时，在控制血糖时应两方面并重。

糖化血清蛋白

糖化血清蛋白是血清葡萄糖与白蛋白及其他血清蛋白分子N末端的氨基上发生非酶促糖化反应形成的高分子酮胺结构。由于人血清白蛋白的半衰期为21天，因此它可以反映糖尿病治疗近期的效果，同时也可以反映患者过去1～2周的平均血糖水平。它和糖化血红蛋白一样，不受当时血糖浓度的影响，可用作监测糖尿病病人过去一段时间内血糖控制情况的指标。对于急性代谢失常的糖尿病患者，如酮症酸中毒、非酮症高渗综合征，以及糖尿病合并妊娠、胰岛素强化治疗等尤为适用。糖化血清蛋白不能作为筛查糖尿病患者的依据，但它对于追踪病情、观察疗效有一定的参考价值。

糖化血清蛋白的正常值为1.9（±0.25）毫摩尔/升。

尿液分析

糖尿病病人的尿液含糖量要比一般人高出很多，每天排出尿中的糖超过150毫克称为糖尿。不过尿糖值的个体差异性较大，即使是同一个人，他的尿糖值也会因为前后两天所吃食物不同而有所不同。因此，只通过一次的尿液分析是诊断不出是否患有糖尿病的。

正常情况下，一天内通过尿排出的糖应为30～130毫克。如果血糖值超过10.0毫摩尔/升，尿糖值就会随之升高。

在进行尿液检查时，需要按照一定的方法进行取尿，否则可能会导致化验结果不准确，影响糖尿病的确诊。

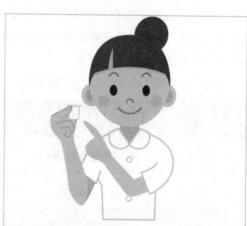

◎尿液检查项目不同，尿标本留取的要求和处理也不一样。比如女性患者应避免在月经期内留取尿液标本。

血脂质分析

血液里的脂肪叫作血脂，它来源于食物经肠胃消化吸收的脂肪，一般包括甘油三酯、胆固醇、高密度脂蛋白和低密度脂蛋白等。脂肪组织是机体的能量仓库，脂肪被消化吸收后，将多余的"燃料"储存起来，等到饥饿时则动员脂库分解，用来满足身体所需的能量。

脂质代谢紊乱在糖尿病的病理过程中有着极为重要的作用，因此测定血脂含量对了解病情、分析和判断药物治疗情况有很大的意义。

糖尿病患者由于体内胰岛素不足，机体脂肪合成减少，分解加速，引起脂质代谢紊乱，使血液中的胆固醇、甘油三酯和载脂蛋白的浓度超出正常范围，我们称之为糖尿病性高脂血症。糖尿病性高脂血症是一种综合征，它的特点是乳糜微粒、极低密度的脂蛋白在血浆中大量堆积，血浆甘油三酯常在22毫摩尔/升以上。

血脂异常与胰岛素抵抗、高胰岛素血症有着密切的关系。糖尿病患者不仅有血脂、脂蛋白和载脂蛋白异常，而且脂蛋白成分也可能发生改变。还有糖耐量减低者和2型糖尿病患者在餐后血脂代谢也会发生异常，乳糜微粒和乳糜微粒残骸增加，大而漂浮的低密度脂蛋白颗粒经肝三酰甘油酯酶处理而转变为小而致密的低密度脂蛋白，促进动脉粥样硬化的发生和发展。

查血脂应注意的事项：

•禁食10~12小时后抽取静脉血化验。

•抽血前数天最好停用血脂调节药物、降压药、激素等影响血脂的药物，如服用则记录用药情况。

•抽血前至少两周保持平时的饮食习惯，禁止抽血前大吃大喝。抽血前最后一餐忌用高脂食物，不饮酒，以免导致化验结果出现误差。

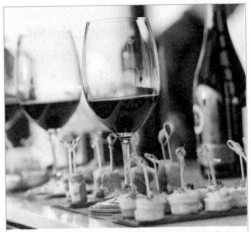

◎糖尿病患者在医院抽血前至少两周要保持平时的饮食习惯，禁止大吃大喝，以免影响正确结果。

•抽血前避免剧烈运动。

•保持近期体重稳定，无急性病、外伤和手术等情况。

胰岛B细胞功能测定

胰岛素释放试验

胰岛B细胞的功能变化与各型糖尿病的发生、发展、病理改变及病情转归均密切相关，故B细胞功能检查对于糖尿病的诊断、鉴别诊断、判断病情和指导治疗具有重要意义。

应用以猪胰岛素为抗原取得特异抗清组成放射免疫试剂，可以有效地测定人血清中胰岛素的含量。根据胰岛素释放的曲线，对糖尿病的分型和鉴别诊断、判断胰岛B细胞的功能、药物对糖代谢的影响等均有重要的意义。

正常人在饮葡萄糖后30~60分钟出现胰岛素释放高峰，以后逐渐下降，血中胰岛素和血糖浓度呈平行关系。

糖尿病患者胰岛素释放包括以下3种

类型：

胰岛素释放障碍型：较正常人胰岛素水平略低，且饮葡萄糖后胰岛素分泌值呈低水平状态，峰值低于正常值。表明胰岛素障碍导致迟缓反应。多见于2型糖尿病患者。

胰岛素分泌不足型：较正常人胰岛素水平略低，口服葡萄糖后没有明显反应，部分患者高峰值出现在60～120分钟后，表明胰岛素分泌迟缓，称为胰岛素分泌不足型，多见于1型糖尿病患者。

胰岛素分泌增多型：空腹胰岛素水平高于正常，口服葡萄糖后，胰岛素峰值明显高于正常，表明胰岛素分泌功能偏高。多见于2型糖尿病患者，尤其是肥胖者。

C肽释放测定

C肽是胰岛素分泌过程中产生的一种物质，B细胞分泌C肽与胰岛素的分泌有密切的联系。一般情况下，如果C肽分泌量较多，那么胰岛所分泌的胰岛素也较多，反之，C肽分泌较少胰岛素的分泌也会较少。

因糖尿病患者C肽水平与临床分型及病情的严重程度是一致的，所以通过测定糖尿病患者C肽的分泌水平可以准确反映出胰岛B细胞的分泌功能，进而判定糖尿病的类型以及其严重程度。

应用放射免疫法，分别测定空腹及葡萄糖耐量后1小时、2小时、3小时血清C肽的含量。C肽清除率为5.1（±0.6）毫升/分钟，较胰岛素1.1（±0.2）毫升/分钟为高，C肽每日含量相当于胰岛素的5%，占胰岛素分泌总量的0.1%。

胰岛素抗体和血清胰岛细胞抗体测定

糖尿病患者在胰岛素治疗过程中，随着治疗时间的加长、用药剂量的增加，加之外源性胰岛素不纯，部分患者会产生胰岛素抗体。还有一种出现于从未接受过胰岛素治疗的病人，称为胰岛素自身抗体。

如果糖尿病患者胰岛素用量不断增加而病情却日益加重难以得到很好的控制，

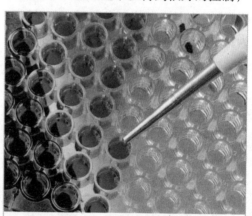

◎1型糖尿病患者在发病过程中与免疫关系密切，在血清中可测出胰岛素细胞抗体。

就应该检测胰岛素抗体。检查结果若呈现阳性，表明已经产生了胰岛素抗体。

胰岛素细胞抗体在1型糖尿病患者中阳性率高达65%～85%，随着病情的延长而降低。2型糖尿病患者中胰岛素细胞抗体阳性率为10%，但这些患者最终会发展成1型糖尿病。胰岛素细胞抗体阳性的非糖尿病患者60%～70%会发展成1型糖尿病。

应用完整的胰腺组织或分离的胰岛细胞作为抗原，可以测定胰岛素细胞抗体，具体方法有免疫组化法、荧光免疫法、酶免法3种。

糖尿病的诊断标准

糖尿病是一种常见病，严重影响着人们的身体健康。近年来，随着科学技术的进步，对糖尿病的研究有了进一步的发展，对它的诊断、分型有了进一步的认识，产生了许多实验室标准。

1997年世界卫生组织（WHO）推荐的糖尿病诊断标准如下：

1997年，世界卫生组织"糖尿病专家委员会"提出了糖尿病诊断新标准，我国医学界大多也引用此标准，其具体内容如下：

（1）有糖尿病典型症状（口渴、多饮、多尿、体重减轻等），任何时候血糖≥11.1毫摩尔/升（200毫克/分升）或空腹血糖≥7.0毫摩尔/升（126毫克/分升），不需做糖耐量试验即可诊断为糖尿病。

（2）有糖尿病症状，但血糖值未达到上述指标者，应进行OGTT（葡萄糖耐量试验：成人口服75克葡萄糖，儿童每千克体重用1.75克、总量不超过75克），2小时血糖≥11.1毫摩尔/升（200毫克/分升）可诊断为糖尿病。

（3）无糖尿病症状者要求OGTT，2小时及1小时血糖均≥11.1毫摩尔/升（200毫克/分升），或另一次OGTT 2小时血糖≥11.1毫摩尔/升（200毫克/分升），或另一次空腹血糖≥7.0毫摩尔/升（126毫克/分升），方可诊断为糖尿病。

凡符合上述标准之一者均可诊断为糖尿病。

1999年WHO推荐标准如下：

（1）随机血糖≥11.1毫摩尔/升，有口渴、尿液增加、体重减轻或反复感染等症状，如空腹血糖≥7.0毫摩尔/升（126毫克/分升）或2小时血糖≥11.1毫摩尔/升（200毫克/分升）时。

（2）空腹血糖<6.1毫摩尔/升（110毫克/分升）。

（3）IGT（糖耐量受损），空腹血糖<7.0毫摩尔/升（126毫克/分升）和2小时血糖≥7.8毫摩尔/升（140毫克/分升）且<11.1毫摩尔/升（200毫克/分升）。

（4）IFG（空腹血糖调节受损），空腹血糖≥6.1毫摩尔/升（110毫克/分升）且<7.0毫摩尔/升（126毫克/分升）。所有人均应做OGTT以排除糖尿病。

（5）OGTT要求：过夜空腹（10小时）后进行；早晨采空腹血标本；喝75克葡萄糖溶于250毫升水中；采葡萄糖负荷后2小时血标本（只需一次标本）。

2004年美国糖尿病医学会糖尿病诊断基准如下：

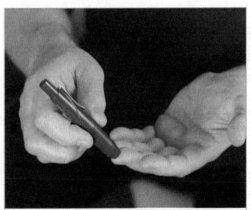

◎一次空腹血糖≥7.0毫摩尔/升（126毫克/分升），方可诊断为糖尿病。

（1）有糖尿病的症状，加上任意时间测得血糖值大于或等于200毫克/分升（11.11毫摩尔/升）。

（2）空腹血糖值大于或等于126毫克/分升（7毫摩尔/升）（空腹的定义为至少8个小时未进食含有热量的食物）。

（3）在葡萄糖耐受试验（OGTT，受试者必须口服75克葡萄糖）中，2小时血糖值大于或等于200毫克/分升（11.11毫摩尔/升）。

符合前三项任意一项即可诊断为糖尿病。

诊断注意事项

要准确无误地诊断糖尿病，患者必须详细告诉医生现病史、家族史、既往史，并进行详尽的身体检查和化验室检查，才能确诊，而不至于漏诊、误诊。

诊断注意事项	
遗传因素	在诊断糖尿病时患者应详细陈述有无家族病史
是否有既往病史	如冠心病、肢体动脉粥样硬化、末梢神经炎等
有无糖尿病常见的"三多一少"症状	即有无多食、多饮、多尿、体重下降、形体消瘦等这些症状。但这些症状并不是所有患者都会有，也许有但未引起足够的重视和警觉，比如食量增加，好多人会认为是好事而忽略了
妇女患者要注意	有无异常分娩（流产、早产），生产巨大婴儿，外阴瘙痒等症状
是否有内分泌疾病	如巨人症、肢体肥大症等
尿酮阳性不一定是酮症酸中毒	一般情况下，健康人和糖尿病患者在极度饥饿、呕吐频繁时也会出现酮尿，此时酮尿程度相对较轻，且血糖不高或降低

糖尿病检查之前注意事项	
饮食和体力	检查前正常饮食和体力活动至少3天
饮食和服药	检查当天早晨勿进食、饮水、服降糖药及注射胰岛素
药物	检查前停用激素、利尿剂、避孕药3~7天
情绪和感染等	近期无急性感染、创伤、酮症酸中毒及情绪的剧烈波动
小便和抽血	早8：30前携带当天零点后第一次小便10~20毫升到医院进行检查，抽4次血，中午12：00之前做完检查

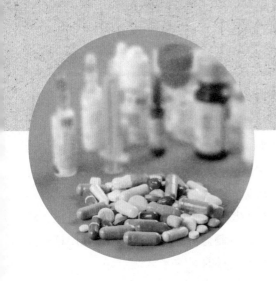

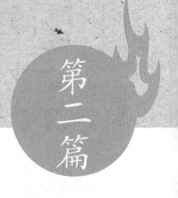

第二篇

糖尿病的西医防治

●糖尿病的西医治疗方法主要包括：纠正代谢紊乱，消除症状，维护患者的正常学习、生活和工作的能力；预防各种急性或慢性并发症和伴随症的发生，延长寿命，降低病残率和病死率。总的来说在治疗原则上要：持之以恒、综合管理。

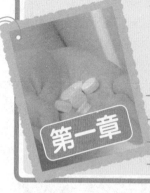

第一章

口服降糖药治疗

口服降糖药主要有五类，分别是磺胺类：适用于2型糖尿病，消瘦的患者。双胍类：适合2型糖尿病，肥胖的患者。苯甲酸衍生物：适合基础血糖正常的患者。α-糖苷酶抑制剂：适合饭后血糖高的患者。噻唑烷二酮类：适合肥胖患者。

♥ 药物治疗基本常识

并不是所有的糖尿病患者都要服用降糖药。糖尿病早期的患者，血糖或尿糖升高，在还没有了解血糖真实水平的情况下，如果盲目地使用降糖药，常常不能收到应有的疗效。

糖尿病患者必须使用降糖药吗

大多数糖尿病患者在发现病情之前，并没有意识到自己有糖尿病，没有控制饮食，有时甚至还会暴饮暴食。也有的患者是受感染、创伤、手术、精神刺激等应激因素的影响而诱发糖尿病。因此糖尿病发病初期的血糖，并不是患者真实的血糖水平，也不能正确地反映病情的轻重，只有在通过一段时间的饮食治疗之后才能看到真实的病情。

而不同的患者对降糖药的敏感性不同，有些患者在发病初期如果使用大量的降糖药，可能会造成血糖迅速下降，经常会出现低血糖，甚至是低血糖后反复性地出现高血糖，这很容易混淆病情，不利于治疗。一部分身体较为肥胖的糖尿病患者，能通过饮食治疗和体育锻炼减轻体重，改善体内环境，使胰岛素受体的数目增加，提高胰岛素的敏感性。每天减少热量的摄入，会减轻胰岛B细胞的负担，较好地控制血糖，从而达到不使用降糖药降血糖的目的。

初次确诊为糖尿病的患者，无论血糖有多高，只要不伴有酮症、酮症酸中毒等急性并发症，没有感染、创伤、强烈精神刺激等，多数情况是2型糖尿病患者，可首先控制饮食，经过2~4周的治疗后，再按照血糖水平，进行下一步的治疗。

饮食控制2~4周后，空腹血糖低于8.33毫摩尔/升的患者，要继续进行饮食治疗，不建议使用降糖药，但要定期检测空腹血糖及餐后2小时血糖。空腹血糖在8.33~9.99毫摩尔/升的患者，在饮食治疗的基础上，适当配合服用中药降糖制剂。空腹血糖在9.99~13.88毫摩尔/升的患者，就应开始服用小剂量的口服降糖药。

若糖尿病早期患者伴有急性并发症，如糖尿病酮症、酮症酸中毒、高渗性非酮症性昏迷等应激情况，应当在给予胰岛素治疗的同时补充液体。

一些确诊为初次糖尿病的患者，血糖只有轻度增高，没有临床症状，这时可单纯采取饮食疗法和运动疗法，观察1～3个月后，根据血糖的变化决定是否适宜降糖药及何种类的降糖药。特别是2型糖尿病患者，确诊后首先要进行单纯的饮食疗法和运动疗法。对于1型糖尿病的治疗，要同时进行饮食治疗、运动治疗、胰岛素治疗。这两种类型的患者在饮食治疗和运动治疗后，如果仍然没有控制好血糖，要考虑口服降糖药治疗。当然，对那些症状明显、血糖很高的患者，应该及早使用口服降糖药。

需要注意的是，饮食治疗一定要持之以恒，不能间断性地无节制饮食，也不能采用饥饿疗法，而应根据患者自身的体形、活动强度来确定热量的摄入。

药物治疗糖尿病须知

对糖尿病患者来说，药物治疗仍是主要治疗方法，因此药物治疗时，一定要了

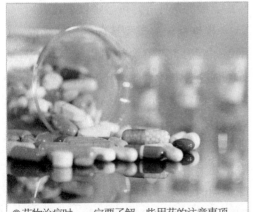

◎药物治疗时，一定要了解一些用药的注意事项。

解一些用药的注意事项。

•关于降糖药的应用。常规的选用方法是肥胖型的糖尿病患者使用双胍类药，消瘦型糖尿病患者使用磺胺类药。空腹血糖低于10毫摩尔/升时，用双胍类药，高于10毫摩尔/升时，用磺胺类药。近年的研究表明，磺胺类药受体除存在于胰岛细胞外，也存在于心脑血管细胞中。格列本脲优降糖能与心脑血管的磺胺类药受体结合，促使血管收缩，导致缺血加重。而格列齐特（达美康）则只和胰岛细胞的磺胺类药受体结合，刺激胰岛素的分泌。因此，糖尿病合并心脑血管病患者，要使用达美康而不是优降糖。

•关于胰岛素的使用。存在以下任何症状的2型糖尿病患者要尽早使用胰岛素治疗：空腹胰岛素小于0.2毫摩尔/升；胰岛素分泌指数小于20；空腹C肽小于1.4纳摩尔/升；病史超过10年，空腹血糖长期高于10毫摩尔/升；反复出现酮症；有心、肝、肾、眼方面的并发症。成年晚发型或肥胖型糖尿病患者尤其要尽早使用胰岛素。

•如何做到对症用药。都知道血糖高时要服用降糖药，但服用的药物是否对症却常常被忽视，从而造成治疗过错。如磺胺类药物可刺激胰腺细胞分泌更多的胰岛素，而本来体内的胰岛素就多，如果继续服用分泌胰岛素的药物，就会加重胰岛的负担，长期下去就会导致胰腺功能衰竭。假如胰岛细胞分泌胰岛素的功能已经丧失，使用磺胺类药已毫无作用。因此在决定使用或已经使用磺胺类药时，要检测空

腹胰岛素水平。若检测的结果显示，糖尿病患者有胰岛素抵抗、高胰岛素血症时，就要选用胰岛素增敏剂。

•如何减少副作用。为了减少副作用，避免中毒，多数药物标明的都是服用最大剂量。患者每天的服用量，如果没有医生的特别叮嘱，不能超过药物标明的剂量。有些患者自行增加每日服用剂量，以致超过最大剂量，这只会增加药物对身体的副作用，而不会增加疗效。因此，糖尿病患者尤其要注意所服药物的剂量。

•关于联合用药。联合用药是同时服用几种单药，可使每种单药的服用剂量减少，副作用也相对减少，同时有些单药之间有互补性，能更好地适应患者复杂的病情。通常说的联合用药是"一种药加倍，不如两种药搭配"，但两种药不宜选择同类降糖药，否则增加的就不是疗效，而是副作用了。通常采用的联合疗法主要有：磺胺类联合双胍类或α–葡萄糖苷酶抑制剂；双胍类联合α–葡萄糖苷酶抑制剂或胰岛素增敏剂。

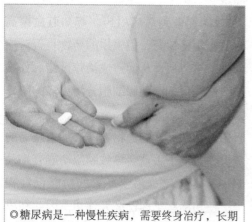

◎糖尿病是一种慢性疾病，需要终身治疗，长期服药。

•关于用药时间。糖尿病是一种慢性疾病，需要终身治疗，长期服药。漏服或忘服都会导致血糖水平的不稳定，影响病情。容易遗忘或事务繁忙的2型糖尿病患者，可服用新一代磺胺类口服降糖药瑞易宁，只需每日服用一次就可控制全天的血糖，比较方便，利于长期治疗。

使用口服降糖药的糖尿病患者，需要定期检查血糖。控制血糖较好的糖尿病患者，也要至少3个月做一次比较全面的检查。口服降糖药最常见的副作用就是低血糖。一旦出现这种现象，应该及时处理，需找原因，确定是不是要调整药物的剂量。

如何选择口服降糖药

糖尿病患者从确诊的那一天起，就开始和各种降糖药相伴，为较好地控制病情，如何选择口服降糖药就显得尤为重要。选择口服降糖药之前首先要全面了解自己的病情，然后了解各类降糖药的特点，还要结合每位患者的具体情况，如血糖特点、肝肾功能、服药依从性、体行、年龄、经济条件等。可参考以下几点：

•根据糖尿病类型选药。一般来说，1型糖尿病患者要终身使用胰岛素治疗，但如果血糖控制不理想，则可在此基础上加用α–葡萄糖苷酶抑制剂或双胍类药物。2型糖尿病患者通常采用药物治疗，但当患者药物治疗效果不佳，出现急慢性并发症，处于手术、严重感染等应激状态以及妊娠期时，须使用胰岛素治疗。另外，2型糖尿病在病情的不同阶段，所使用的药物也有所不同，早期要适应改善胰岛素抵抗或延缓葡萄糖吸收的药物，胰岛素分泌功能开始减退时，须选用胰岛素促泌剂，病情晚期，胰岛功能趋于衰竭，就要采用胰岛素联合治疗。

•根据患者的体形选药。男性的标准体重=［身高（厘米）－80］×70%，女性的标准体重=［身高（厘米）－70］×60%。如果糖尿病患者的体重超过标准体重的10%就视为偏胖，应该选药双胍类药物或α－葡萄糖甘酸抑制剂，这些药物有减轻患者体重的副作用，而对肥胖患者来说则正好是变害为利。如果患者的体重小于标准体重的10%，那么就视为偏瘦，应优先使用格列奈类药物或磺胺类药物，因为这些药物不会使患者的体重继续下降。

•根据高血糖类型选药。如果患者空腹和餐前的血糖不高，以餐后高血糖为主，要首选α－葡萄糖苷酶抑制剂。如果空腹和餐前的血糖较高，不管餐后的血糖有没有增高，都要考虑使用磺胺类、双胍

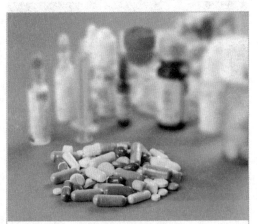

◎患者餐前血糖不高，餐后血糖明显升高，可用α－葡萄糖苷酶抑制剂。

类或噻唑烷二酮类药物，治疗初期可联合使用两种作用机理不同的口服药物，如磺胺类和双胍类药物联合使用。此外，对于空腹血糖高于13.9毫摩尔/升，随机血糖高于16.7毫摩尔/升的患者，治疗时，可使用短期胰岛素强化治疗。

•根据患者有无其他疾病或并发症选药。伴有高血压、高脂血症、冠心病等疾病的糖尿病患者，首先考虑使用双胍类、噻唑烷二酮类和α－葡萄糖苷酶抑制剂。伴有胃肠道疾病的患者，尽量不要使用α－葡萄糖苷酶抑制剂和双胍类药物。伴有慢性支气管炎、肺气肿、心力衰竭等缺氧性疾病的患者，要使用双胍类药物。伴有肝病的患者，要慎用噻唑烷二酮类。如果患者有严重的心、肝、肾等疾病或糖尿病并发症，要及时使用胰岛素。

•根据年龄选药。老年糖尿病患者，因对低血糖的耐受能力差，不宜选用长效、强力降糖药，要选择服用方便、降糖效果温和、作用时间短的药物。但考虑到老年人的记忆力，其家人要经常提醒。儿童2型糖尿病患者能使用的药物仅有二甲双胍。

•根据患者的生活特点选药。如果患者的生活不规律，进餐次数不确定，可以选用速效胰岛素促分泌剂，如诺和龙、唐力等。

总之，糖尿病患者使用的药物，要考虑到药物的特性和患者自身的病情，进行个体化用药，根据各种因素调整用药种类和剂量。

口服降糖药的服法

服用降糖药的效果主要受两个方面因素的影响：一是药效是否得到了最大程度的发挥；二是药物的不良影响是否被降到了最低。而如果想把这两方面做到最好，就要重视口服降糖药的服用方法。也就是说，糖尿病患者除了要选对药之外，还要懂得如何服用，方法对了，才能事半功倍。

从降糖效力来看，如果药物没有明显的胃肠道刺激作用，绝大多数口服降糖药在餐前服用的效果比较好。因为这样可以给药物留下发挥药效的时间，使患者血药浓度高峰与进餐后的血糖高峰达到同步，对餐后血糖的控制效果更好。那么，不同种类的口服降糖药要掌握怎样的服用方法呢？

• 磺胺类药物。以餐前半小时服用为宜。患者如果服用像格列本脲这样的长效磺胺类药物，服药剂量每天在5毫克以下的，可以在早餐前1次服用，服药剂量为每天7.5～15毫克的，可在早晚餐前分别服用。格列喹酮、格列吡嗪等短效的磺胺类药物，服用剂量逐渐增多后，则需要一日3次餐前口服。格列齐特等中效药物也可早晚餐前分2次服用。

• 格列奈类药物。也叫促胰岛素分泌剂，这类药物包括瑞格列奈、那格列奈，具有起效快、半衰期短的特点，被称为"餐时血糖调节剂"，属于快速胰岛素促泌剂，应该3餐前口服，不需要提前服用，但也最好不要在餐后服用，坚持不进

餐不服用的原则。不论每天进餐几次，只要在餐前服用即可，每次服用的最大剂量为4毫克，但全天的最大用量不宜超过16毫克。

• α–葡萄糖苷酶抑制剂物。这类药物主要包括阿卡波糖、伏格列波糖、米格列醇等。它们通过抑制肠道内分解淀粉的消化酶、延缓碳水化合物的吸收，达到降血糖的目的。如果提前（如餐前半小时）服用，因肠道中没有作用底物（食物中的碳水化合物），作用得不到发挥。如果餐后服用，则葡萄糖已被吸收，用药也失去了意义。所以，这类药物的服法是要与第一口饭一起咀嚼服用。

• 双胍类药物。这类药物服用后会直接刺激胃肠道，出现胃部不适、口中有金属味道、恶心、呕吐、腹痛、腹泻等副作用。因此，为减轻副作用，双胍类药物最好在餐中或餐后服用，但药效没有餐前好。但二甲双胍肠溶片对胃肠道刺激相对

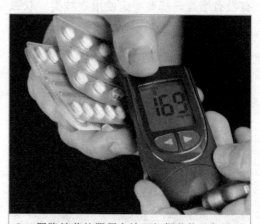

◎口服降糖药的服用方法要根据药物的起效时间、药效高峰时间、半衰期长短等特点，以及剂型等确定。

较小，可于餐前服用。

•噻唑烷二酮类药物。也叫胰岛素增敏剂，这类药物包括罗格列酮、吡格列酮等，起效时间较慢，一般服用4周以上才有明显的疗效。因此，无论是餐前还是餐后服用，都不会对药效造成影响。

另外，需要注意的是，做成控释、缓释或肠衣等特殊剂型的降糖药不要掰开服用。

降糖药物漏服的补救方法

漏服药物的后果比较严重，即使是偶尔漏服一次，也可能会导致血糖出现显著波动或短期内居高不下。如果经常忘记服药，那么后果就更严重了。

然而，在糖尿病的治疗过程中，几乎所有的患者都有忘记服药的经历。为保证身体的健康，漏服药物后要及时采取补救措施，以减轻漏服对血糖造成的负面影响。

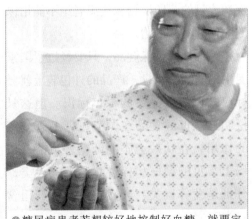

◎糖尿病患者若想较好地控制好血糖，就要定时、定量，且规律用药。

如果患者只是偶尔忘记服药，且漏服药物的时间不长，可在检查血糖后决定补服的剂量。如果患者已经漏服几次，甚至是多日，那么就要及时就医，寻求医生的补救建议，最好不要自行决定办法。

但不同的药物有不同的补救方法，服药的种类是做出不同处理办法的基础，以下我们就不同的药物类别做出分析。

•磺胺类药物。这类药物的种类较多，使用不当极易出现低血糖，所以漏服的补救措施比较复杂。磺胺类药物按作用时间可分为短效和中长效两大类。

短效药物要在餐前半小时服用，若漏服可将吃饭的时间后延半小时。若吃饭时间不能改，可偶尔直接服药，但要适当减少药量。若在两餐之间才想起漏服，要立即检查血糖，若血糖微高，可增加运动量，不用补服；若血糖明显升高，可即时减量补服。如果在下一餐前才意识到漏服，也要即刻测量血糖，若血糖微高，可按原剂量服药，若血糖明显升高，可适当减少用餐量，尽快让血糖恢复正常。

中长效磺胺类药物一般一日只在早餐前服用一次，若在午餐前想起漏服，可根据血糖情况按原剂量补服；若午餐后才想起，可视情况半量补服。但是年龄较大或血糖控制较好的患者，可漏服一日，无需补服，以免引起夜间低血糖。

•格列奈类药物。处理此类药物漏服的方法可参考短效磺胺类药物。两餐之间

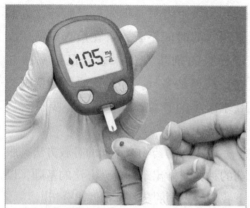

◎偶尔漏服药物可根据血糖监测结果来决定是否需要补服，及补服计量。

想起漏服了药物，可根据血糖情况决定补服量；快到下一餐想起，无需补服，但要测量血糖，视情况而定是否要减少用餐量，以减少漏服的影响。

•α-葡萄糖苷酶抑制剂。这类药物的作用底物是肠道中的碳水化合物，因此若在用餐时想起漏服，完全可以补上，若是吃完饭再补，疗效就会减少许多。

•双胍类药物。临床应用的这类药物主要是二甲双胍。若患者服用二甲双胍的量较小，可适当增加运动量，无需补服。与二甲双胍联合用药的患者也最好采取以上措施，血糖有明显升高时再补服，以减少因用药时间发生变化，导致多种药物相互作用而出现低血糖反应。若已到下一次使用二甲双胍的时间，上一次无需补服。

•噻唑烷二酮类药物。这类药物只需一日一次服用，起效较慢，单独使用一般不会引起低血糖，漏服后可当天补上。联合用药者只要血糖不低也可当日补上。若到了次日，则无需补服。

•胰岛素。一般是在餐前注射，若餐后想起，使用超短效胰岛素的患者，可于餐后即刻注射。使用早晚餐前注射的预混胰岛素的患者，若早餐前忘记，可在餐后即刻补上，但要注意监测血糖，必要时加餐；若在接近中午时才想起，而血糖又超过10毫摩尔/升，可在午餐前临时注射一次短效胰岛素。一定不能将两次预混胰岛素一起在晚餐前注射。

如何选择保健品

近年来，糖尿病的发病率逐年升高，糖尿病已成为一种世界性的流行病。随着糖尿病患者的增多，降糖保健品在市场上逐渐升温。走进各大商场、超市，降糖类保健品种类繁多，让人目不暇接。那么面对如此多的保健品，糖尿病患者该如何选择呢？

糖尿病患者首先需要明白的一点是，保健品是经过科学验证，适合特定人群食用的具有调节机体功能的无毒、无害的食品，与药品有着本质的区别，不能以治疗疾病为目的，所以糖尿病患者绝不能用保健品代替药物的治疗。

不论是何种保健品，只要经过了国家卫生部的统一审批，产品的外包装上就会标有"保健食品"的绿色标识。但这只说明这些保健食品在调节血糖上有一定的作用，在功效上不能降糖。目前，市场上常见的糖尿病保健食品有三大类，分别是营养素类、天然食品类和药用食物类。

营养素类主要是指含有膳食纤维、维

生素和微量元素的食品。如果胶、藻胶等可溶性膳食纤维可以抑制餐后血糖和胰岛素反应，改善胰岛素敏感性，从而起到调节血糖水平的作用。维生素和微量元素主要包括锌、镁、锰等与糖尿病有密切相关的元素。糖尿病患者可每日补充锌50~80毫克、镁750毫克、锰5~10毫克，但要与钙剂分开服用。复合维生素在改善糖代谢、加强血液循环、防治动脉粥样硬化上有一定作用，糖尿病患者可每天服用3次，每次50毫克。

天然食品主要有苦瓜、南瓜、苦荞麦、大蒜、蜂胶等。其中苦瓜有类胰岛素作用，降糖效果明显，无毒副作用。南瓜能延缓肠道对单糖的消化和吸收，修复胰岛细胞，调节血糖。但老南瓜含有大量的碳水化合物，要减少摄入量。苦荞麦含有

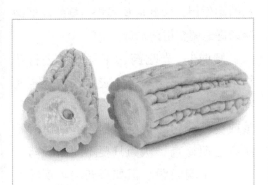

◎常见的糖尿病天然保健食品类有苦瓜、南瓜、苦荞麦、大蒜、蜂胶等。

大量的膳食纤维，时餐后血糖影响小，且含有钙、钾、锌等多种微量元素，是糖尿病患者的理想主食。

药用食物中，灵芝可以提高机体免疫力，消除自由基，调节血糖，镇静催眠。玉米须煎剂服用，可明显降低血糖，对葡

萄糖引起的高血糖益处良多，还可预防糖尿病心血管并发症。绞股蓝提取物降糖作用也比较明显，适宜合并高血压、冠心病、高脂血症及肥胖症的糖尿病患者。桑叶能通过刺激胰岛B细胞分泌胰岛素来调

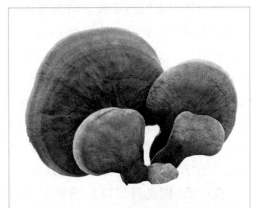

◎药用食物中，灵芝可以提高机体免疫力，消除自由基，调节血糖，镇静催眠。

节血糖。

以上介绍的是保健品中可以吃的，糖尿病患者可以根据食用说明书，每天定量摄取。糖尿病患者最好选用经国家批准的正规保健食品，其调节血脂、调节血糖等作用，比普通的保健品要好。需注意的是，许多保健品外包装上标示的"无糖"，只说明产品中没有蔗糖，其他的甜味剂食品也会含有一些热量，切忌过多食用。

还有一类保健品本质上多以中医理论为基础，以阴阳平衡、中医穴位、经络的理论制作而成，但这类保健品还需要更多正规的临床试验研究，糖尿病患者不可对其抱有治愈疾病的幻想，要以平常心对待。

保健品虽不是药品，但也需要慎重选择，并在专业人员的指导下使用，定期监

测血糖，不能轻信虚假广告，也不能随意停服降糖药物。患者在购买时，还要认清保健品的批准文号和规定标志。

克服错误用药倾向

糖尿病患者需要克服的错误用药倾向主要有以下几个：

倾向1：忽视非药物治疗，只单纯依赖药物。糖尿病需要综合治疗，只是靠药物无法获得最佳疗效。在药物治疗的同时，还要进行饮食、运动等多种治疗。临床实践证明，药物治疗配合饮食和运动治疗才能取得良好的降糖效果。

倾向2：同类口服降糖药物联合应用。目前，市场上的口服降糖药主要有5大类，而每类中又有小分类。同类药物作用机制没有太多区别，不适宜联合应用。因为同类降糖药的联合使用，不仅不会增加药物的疗效，反而会加重副作用。消渴丸和格列本脲、格列吡嗪和格列喹酮、二甲双胍和苯乙双胍等同类口服降糖药不可合用。

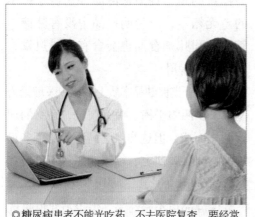

◎糖尿病患者不能光吃药，不去医院复查，要经常自检或去医院检查血糖，并根据结果来调整药量。

倾向3：用药时断时续。一些糖尿病患者完全凭自觉症状来决定是否用药，而不是根据血糖监测结果决定用药，在自觉症状减轻时，就会擅自停药，这样做是非常危险的。调理身体需要长期坚持，何况糖尿病是一种无法根治的病，一旦得上，就会终身相随，用药时断时续极不利于血糖的控制，容易使血糖忽高忽低，不利于患者的健康。即使血糖水平达到了正常水平，也不能擅自停药，要征询医生的意见。

倾向4：大量服药急速降糖。有的糖尿病患者过度担心自己的病情，往往进入急于求成的误区，擅自加大药量，或多药联合，导致出现低血糖，甚至是低血糖昏迷，非常危险。人体无法适应血糖骤降，应当稳定降糖。大量服药还可能会增加药物的副作用，因此应该根据血糖的高低循序渐进地调整用药剂量。

倾向5：光吃药，不复查。进行药物治疗的糖尿病患者一定要经常检查血糖，了解治疗效果，并将此作为调整药量或更换药物的重要依据。有的患者不注意定期复查，认为只要不间断服药，就不会出现问题，但如果药物出现继发性失效（即疗效随着时间的推移而逐渐下降），就相当于未做任何治疗，很容易引发并发症。

倾向6：频繁换药。通常来说，一种药物充分发挥药效需要一段时间，如胰岛素增敏剂（噻唑烷二酮类降糖药）服用一个月以上才会达到最佳降糖效果。不懂得这一点的患者，服药后的几天，对血糖水平不满意，就认为药物没有效果，而转服用其他药物，这样做对病情非常不利。应根据血糖逐渐调整服药的剂量，若发现血糖控制仍不理想，再更换药物或与其他药联合使用。

倾向7：使用胰岛素会"上瘾"。很多患者认为使用胰岛素之后，就会对其产生依赖。这种观点是错误的，胰岛素是人体自身产生的、调节新陈代谢所必需的生理激素，每个人都离不开它。糖尿病患者是否需要补充外源性胰岛素，完全取决于患者自身的胰岛功能状况。当一个人的胰岛B细胞功能完全衰竭时，就必须终生补充外源性胰岛素。而胰岛B细胞功能尚存一部分的患者，即使用了胰岛素，等自身胰岛细胞功能得到恢复后，仍可停掉胰岛素，改为口服降糖药。

糖尿病药物的保存

治疗糖尿病的药物应得到良好的保存，药物处在合适的环境下，可以较好地保持其药性，若因储存不当而造成药物失效，那么既会对患者的身体造成损害，也会造成经济上的损失。

口服降糖药应放在避免阳光直射且不要太杂乱的固定处。另外，所放之处应该是儿童不易取得的位置，以免出现儿童误食。通常来说，在铝箔或胶囊内未拆封的药可以存放一年，如果想存放更长时间，可放置于冰箱的保鲜层。拆开包装的药剂，可在药盒中保存一个月。假如发现片剂潮解或胶囊软化，应及时丢弃，不可再食用。

有时因某些原因，如鼻管吸食的病人，家人或药剂师应事先将药磨成粉状。这种情况下，药剂会更容易潮解变质，应在两个星期内服完。

药物的副作用

服用对症的药物，人体的病症会得到一定程度的缓解，但同时也会有一定的副作用，治疗糖尿病的药物也不例外。但药物所产生的效果与副作用因人而异，如果出现了比较严重的副作用，一定要及时就医诊治，避免出现更为严重的后果。

过度口服降糖药或使用胰岛素都可能会引发低血糖的出现。一旦出现低血糖，要及时采用应对措施。如果通过饮食的方法无法解决低血糖的问题，就要及时寻求医生的帮助。在此我们介绍一下口服降糖药和注射胰岛素带来的其他副作用。

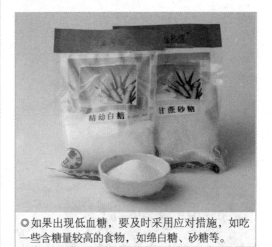

◎如果出现低血糖，要及时采用应对措施，如吃一些含糖量较高的食物，如绵白糖、砂糖等。

口服降糖药的副作用

磺胺类药物可刺激胰岛素的分泌，在服用时，患者如果不结合饮食和运动治疗，就可能会出现体重增加、动脉硬化等副作用。在正常的剂量下，如果血糖仍得不到控制，患者不能自行加量，要询问医生。另外，两种磺胺类药不要联合使用，这样会增加药物的副作用。

α–葡萄糖苷酶抑制剂通过延迟消化道多糖分的吸收来控制饭后的血糖，因自身不吸收，这类药物的副作用相对较少，但仍会引起腹胀、排气增多，甚至会导致长期的便秘或腹泻。有极少数患者还会出现肝功能受损、体重增加、水肿等副作用（临床上不多见）。如果糖尿病患者心脏功能低下，则服用这类药物可能会引起心力衰竭。患有胃肠道疾病、肾功能不全，处于妊娠期、哺乳期的患者应该禁用这种药物。

双胍类药会引起呕吐、浑身乏力、腹痛等，此外还可能会引起乳酸性酸中毒，进而出现昏迷。双胍类药物应在饭

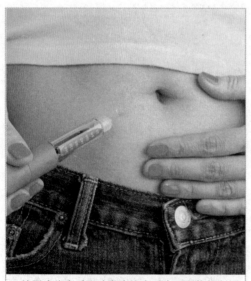

◎糖尿病患者采取胰岛素治疗后也要严格控制摄入体内的热量。

前或饭中服用，以降低消化道反应，严重贫血和肝肾功能不全的人不能服用这类药物。

建议糖尿病患者口服药物时要仔细阅读药物本身的说明，以及听取医生的建议，充分了解药物的疗效和副作用后再行使用。服用过程中，要懂得自己观察身体的变化，以及时应对较严重的副作用。

胰岛素的副作用

除低血糖反应外，体重增加是使用胰岛素最常见的副作用。糖尿病患者采取胰岛素治疗后要控制饮食和摄入体内的热量，以免造成肥胖。而肥胖的人需要更多的胰岛素，必定要增加胰岛素的用量，这样就形成了恶性循环。

血糖水平较高的糖尿病患者在胰岛素使用初期会出现屈光不正的副作用，但只是暂时性的，随着胰岛素使用时间的延长，血糖稳定后，这种副作用就会逐渐消失。

胰岛素有造成体内轻微水钠潴留的副作用，因此一部分患者在注射胰岛素后，会出现轻度颜面和肢体的水肿。

使用动物胰岛素的糖尿病患者，可能会出现过敏反应，有的仅在注射部位及周围出现斑丘疹瘙痒，有的则会引起荨麻疹这类全身过敏，严重时还会出现过敏性休克。长期在某一相同的部位注射动物胰岛素，注射部位可能会出现皮下脂肪萎缩。使用动物胰岛素的患者，还可能会出现胰岛素抗药性，出现这种情况时，可将动物胰岛素换成人胰岛素。

❤ 常用口服降糖药

口服药物大致上可分为促胰岛素分泌剂、改善胰岛素抵抗的药物、抑制葡萄糖吸收的药物，细致来分主要有磺胺类、双胍类、α–葡萄糖苷酶抑制剂、噻唑烷二酮类。

关于口服药物

在饮食治疗和运动治疗无明显效果的情况下，2型糖尿病患者通常会采用药物治疗，而不是马上进行胰岛素治疗。因为在血糖不太高的情况下，只需要口服药物的治疗就可以达到预期效果，与胰岛素相比，口服降糖药给患者的心理压力要小得多。口服药物大致上可分为促胰岛素分泌剂、改善胰岛素抵抗的药物、抑制葡萄糖吸收的药物，细致来分主要有磺胺类、双胍类、α–葡萄糖苷酶抑制剂、噻唑烷二酮类。口服降糖药主要用于2型糖尿病治疗，个别的1型糖尿病患者在使用胰岛素的同时，还需要加用口服降糖药。药物的选择原则是根据每个患者的不同病情采取

常用口服药的化学名和商品名对照表

化学名	商品名
格列本脲	优降糖、格列赫素、达安疗、达安宁等
格列吡嗪	美吡哒、迪沙片、秦苏、利糖妥、灭糖尿、灭特尼等；瑞易宁控释片、唐贝克控释片
格列喹酮	糖适平、克罗龙
格列齐特	达美康、列克、甲磺吡脲
格列美脲	亚莫利、圣平、万苏平、迪北、力贻苹
瑞格列奈	诺和龙、孚来迪
那格列奈	唐力、唐瑞
二甲双胍	甲福明、降糖片、迪化糖锭（澳大利亚生产）、格华止（法国生产）、美迪康（深圳生产）、君利达、力克糖等
苯乙双胍	降糖灵、苯乙福明
阿卡波糖	拜糖平、卡波平（杭州生产）、阿卡波糖胶囊（四川生产）
伏格列波糖	倍欣、福利波糖
罗格列酮	文迪雅（英国产）、太罗、爱能、维戈洛等
吡格列酮	艾汀（北京生产）、卡司平（杭州生产）、安可妥（四川生产）顿灵

的不同治疗方案，进行个体化治疗原则。

在各类药物中噻唑烷二酮类药物（胰岛素增敏剂）是口服降糖药的革命性产品。这类药物可增加多种蛋白质的合成，控制血糖的生成、转运和利用，可以长期稳定血糖，保护胰岛B细胞，这类药物还能降低大血管并发症、减小死亡率、降低糖尿病的治疗费用。

治疗糖尿病的口服降糖药多种多样，大多数的糖尿病患者都有被五花八门的药名弄得一头雾水的时候，名字不同的药怎么成了一种药？这药名是第一次见，以前怎么可能吃过？有的糖尿病患者将商品名不同的同一种药当成是两类药联合使用，导致恶果。也有的患者将换了名字的药当成是新药，而实际上还是老药。需要注意的是，口服降糖药的同一种药物的商品名可以有很多个，但是化学名（通用名）却只有一个。所以只要记住了药物的化学名，药物无论再怎么换名字都不出错误。

磺胺类降糖药

磺胺类药物自1955年应用于临床，是发现最早、应用最广泛的一类口服降糖药。至今已研制出三代磺胺类药物，第一代主要包括甲苯磺丁脲、氯磺丙脲，第二代主要包括格列本脲、格林齐特、格列吡嗪；第三代的代表药物是格列美脲。目前，第一代已经被第二代和第三代所取代。

作用机制

磺胺类降糖药能与胰岛B细胞表面的磺胺类受体结合，刺激胰岛B细胞分泌胰岛素来发挥降糖作用。这类药物能增加外周组织胰岛素受体数目及与胰岛素的亲和力，增强胰岛素的敏感性，并且还具有受体后作用，从而增强胰岛素的生物效应。磺胺类药物通过抑制胰岛素酶的活性和增强胰岛素酪氨酸激酶的活性，降低胰岛素在肝脏的分解，强化胰岛素的作用，抑制糖异生作用，加速糖酵解。磺胺类药物也可增强靶细胞对胰岛素的敏感性，减轻胰岛素抵抗，增加脂肪细胞中葡萄糖的转运与脂肪合成。近年的研究发现，磺胺类药物可促进胰岛B细胞增生和新胰岛的形成，还能起到延缓动脉粥样硬化发生的作用。格林齐特、格列吡嗪、格列波脲、亚莫利等药物还可预防血管并发症，尤其是微血管的并发症。

适应人群

（1）初诊为非肥胖型2型糖尿病患者，经饮食和运动治疗后，仍不能有效控制血糖。

（2）肥胖型2型糖尿病患者在接受

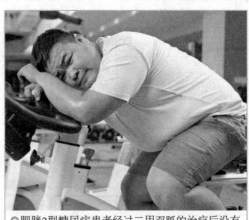

◎肥胖2型糖尿病患者经过二甲双胍的治疗后没有效果的，可服用磺胺类降糖药。

二甲双胍的治疗后，仍不能较好控制血糖者。

（3）病程较长的2型糖尿病和缓慢发病的1型糖尿病患者，经胰岛素治疗后，恢复部分胰岛分泌功能者。

（4）糖尿病病程较短，体重正常或轻度肥胖，每天胰岛素的用量高于40个单位（U）者。

（5）使用磺胺类药物的患者一定要有胰岛素分泌功能。磺胺类药物对无胰岛素分泌能力的糖尿病患者不起作用。

禁忌人群

（1）1型糖尿病患者，或胰岛B细胞功能几乎完全损害、病程较长的2型糖尿病患者。

（2）伴有酮症酸中毒、高渗性昏迷、乳酸性酸中毒急性并发症的糖尿病患者。

（3）处于高热、严重感染、外伤、手术等应激状态或妊娠期的2型糖尿病患者，及伴有心、肝、肾、脑等急慢性并发症者。

（4）对磺胺类或磺胺类药物有过敏反应者。

（5）2型糖尿病病情严重，空腹血糖高于16.7毫摩尔/升者。

副作用

应用磺胺类药物的实践证明，这类药物的降糖效果明显，就常见的几种药物来说，降糖强度最大的是格列本脲，其次是格列吡嗪，接着是格列波脲、格列喹酮、格列齐特等。各种磺胺类药物的毒副作用各有差异，但相对来说，副作用都比较小，常见

的副作用有：

（1）低血糖反应：冠心病的患者可诱发心绞痛和心肌梗死，或脑血管意外，严重的可引起昏迷，甚至是死亡。

（2）消化系统反应：一些患者会出现上腹不适、恶心、腹泻、肝功能损害，偶见中毒性肝炎。药量减退后，不适症状就可消失。

（3）皮肤反应：有少数服用者会出现皮疹、荨麻疹、皮肤瘙痒、面部潮红等皮肤症状，这类患者应立刻停服此类

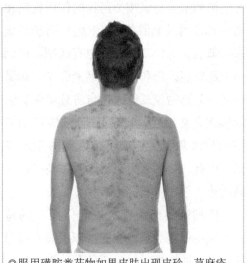

◎服用磺胺类药物如果皮肤出现皮疹、荨麻疹、皮肤瘙痒等症状，患者应立刻停服此药物。

药物。

（4）各单药副作用：优降糖和氯丙磺脲用量较大时，少数使用者会出现头痛、头晕、嗜睡、视力模糊、四肢震颤等症状，减量或停药后消失。服用优降糖还可偶见夜尿多。

其他药剂的影响

对抗磺胺类药物降血糖的药物有糖皮质激素、口服避孕药、噻嗪类利尿剂、苯

妥英钠、甲状腺素、肾上腺素、烟酸等。

加强磺胺类药物降血糖的药物主要有氯霉素、双香豆素、保泰松、青霉素、水杨酸类、磺胺类药物等。

格列奈类药物

格列奈类药物是一种前景被普遍看好的新型胰岛素促泌剂。它属于非磺胺类胰岛素促泌剂，主要包括瑞格列奈、那格列奈、米格列奈钙。

作用机制

格列奈类与磺胺类药物的作用机制相似，都是通过刺激胰岛B细胞分泌胰岛素来降低血糖。但二者之间也有区别。格列奈类药物能改善和恢复胰岛素分泌，刺激胰岛素分泌的模式与人体自身分泌胰岛素的模式非常相近，减轻了药物对胰岛B细胞的持续刺激，更加符合人体的生理模式。因此，格列奈类药物比磺胺类药物更具优势。

格列奈类药物有"按需促泌"的特点，就是说这类药物的促泌作用具有血糖依赖性，血糖高时促进胰岛素分泌的作用增强，血糖低时促进胰岛素分泌的作用减弱。因此，格列奈类药物可有效降低餐后高血糖，而且不容易产生低血糖。

此外，此类药物还有起效快、作用消失快的特点，减轻了对胰岛B细胞的过度刺激，保护了胰岛B细胞的功能。

主要药物的特征

（1）瑞格列奈：是一种新型短效促胰岛素分泌降糖药，进餐前服药，不进餐不服药，无论每日进餐几次，只要每餐前

服用即可。口服吸收迅速，半小时之内就可起效，1小时内血浆药物浓度达到峰值，然后迅速下降，4～6小时内药效清除。服药1～3周后，血糖浓度可达稳定状态。对于肥胖与非肥胖的2型糖尿病患者有同等疗效。

（2）那格列奈：对胰岛B细胞有快开快闭、起效快作用消失快的特点，与二甲双胍或格列酮类药物合用，控制血糖的效果更佳。1～2小时内血浆药物浓度达到峰值，维持时间为4～6小时。

（3）米格列奈钙：临床试验表明，这种药在疗效和安全性方面都比其他降糖药要好，是新型速效促进胰岛细胞分泌胰岛素的药物，被称为"餐时血糖调节剂"。

副作用

格列奈类药物的副作用少而轻，主要包括：低血糖，程度较轻，较磺胺类药物出现的次数少；腹痛、腹泻、恶心、呕

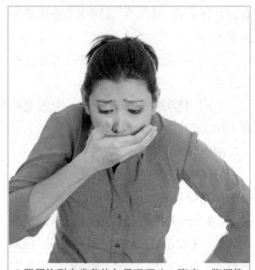

◎服用格列奈类药物如果现呕吐、腹痛、腹泻等症状，患者应立刻停服此药物并咨询医师。

吐、便秘等胃肠道反应；皮肤瘙痒、发红、荨麻疹等过敏反应；轻度或暂时性的转氨酶升高；头痛、头晕。总体来说，除低血糖外，其他副作用都极为少见，甚至是罕见。

注意事项

（1）与噻唑烷二酮类药物或二甲双胍联合应用时，容易发生低血糖。

（2）与噻唑烷二酮类药物或二甲双胍联合应用仍无法控制高血糖，应改用胰岛素治疗。

（3）不能与磺胺类药联合应用，因为二者的作用机制类似，会增加胰岛B细胞的负担。

适宜人群

（1）经饮食和运动治疗不能有效控制高血糖，且有胰岛分泌功能的2型糖尿病患者，尤其适用于以餐后血糖升高为主的老年患者，以及不能规律进餐的患者。

（2）服用二甲双胍不能有效控制高血糖和不能耐受二甲双胍的2型糖尿病患者。

（3）老年糖尿病患者，但75岁以上的患者不宜使用。

禁忌人群

（1）1型糖尿病患者。

（2）严重肝、肾功能不全的患者。

（3）妊娠、哺乳期妇女及12岁以下的儿童。

（4）出现重度感染、发热、外伤、手术的患者。

（5）糖尿病酮症酸中毒者。

（6）对此类药品过敏者。

双胍类药物

双胍类药物于20世纪50年代应用于临床，比磺胺类药物稍晚，其主要药物有苯乙双胍和二甲双胍。苯乙双胍的副作用比较大，欧美国家已经停止使用，我国也已将其基本淘汰。目前应用于临床的主要是二甲双胍，其副作用小，应用广泛。

作用机制

双胍类药物的作用机制与磺胺类不同，它不刺激胰岛B细胞分泌胰岛素，降低血糖，不使胰岛素的水平升高。

双胍类药物能促进外周组织摄取葡萄糖，加速葡萄糖的无氧酵解，从而降低血糖，还能使餐后葡萄糖的吸收率下降，降低和延迟餐后血糖的高峰，与糖尿病胰岛素的分泌改变一致，从而降低血糖，改善口服葡萄糖耐量，但对静脉葡萄糖耐量则无影响。实验证明，双胍类降糖药还可抑制肝脏的糖异生作用，

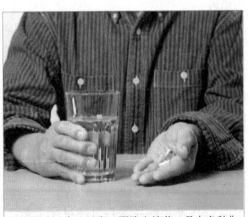

◎二甲双胍为双胍类口服降血糖药。具有多种作用机制，包括延缓葡萄糖由胃肠道的摄取。

从而使肝糖输出减少。

双胍类药物还有抑制氨基酸、脂肪、胆固醇、钠和水的吸收，控制食欲，降血脂预防血管并发症的作用。此外，还可使肥胖者的体重下降，非肥胖者保持理想的体重。

适应人群

（1）中年以上发病的2型糖尿病患者，尤其是经饮食和运动治疗无效的肥胖型患者，要首先选用此类药物。

（2）磺胺类药物出现原发性或继发性失效后，可改用双胍类药物，或与之联合使用。

（3）1型和2型糖尿病患者在使用胰岛素治疗时，都可以加用二甲双胍，以减少胰岛素剂量，防止出现低血糖反应。

（4）对胰岛素有抗药性的糖尿病患者，可加用双胍类药物，以稳定病情。

（5）糖耐量受损者可使用此类药物。

（6）可用于儿童2型糖尿病患者。

禁忌人群

（1）1型糖尿病或中、重型2型糖尿病患者。

（2）伴有酮症酸中毒、高渗性昏迷、重度感染、高热、心力衰竭、心肌梗死、肝肾病、黄疸等症，或处于手术、妊娠期间，不能使用此药。

（3）造影剂检查前后48小时。

（4）已有肾小球硬化症、眼底病变、神经病变、脑部病变、血管闭塞坏疽的患者。

（5）使用胰岛素每日超过20个单位时，不能单独使用双胍类药物。

（6）有乳酸性中毒经历的患者。

（7）缺乏维生素B_{12}、叶酸、铁的患者，以及酗酒、酒精中毒者。

副作用

一般会出现胃肠道不适，如厌食、恶心、腹泻。大剂量使用双胍类药物时，尿中可能出现酮体，严重时会出现乳酸中毒。

常见药物的特征

苯乙双胍在国内已很少使用，二甲双胍是国内外唯一被广泛使用的双胍类降糖药。患者服用后，经胃肠道吸收，2小时达到血药高峰浓度，半衰期为1~5小时，持续6~8小时，不经肝脏代谢，由尿排出，易于清除，诱发乳酸性酸中毒的可能性较小。

其他制剂的影响

利福平可抑制双胍类药物的吸收，使双胍类药物的血浓度降低，减弱其降糖作用。

α-葡萄糖苷酶抑制剂

α-葡萄糖苷酶抑制剂主要特点包括平稳降糖、安全性高，以及可降低心血管并发症的发生。它是目前唯一被批准用于干预糖耐量受损的口服降糖药。α-葡萄糖苷酶抑制剂主要是降低餐后的血糖水平，降糖作用温和，效力低于磺胺类、双胍类和噻唑烷二酮类药物，无药物继发性失效，不影响或轻度降低胰岛素水平。常用的α-葡萄糖苷酶抑制剂主要是阿卡波糖（拜糖平）、伏格列波糖（倍欣）。

使用α-葡萄糖苷酶抑制剂注意事项

作用机制

α-葡萄糖苷酶在食物吸收过程中起着重要的作用，必须与之结合后，食物才能消化和吸收。α-葡萄糖苷酶抑制剂的降糖机制是，通过抑制肠黏膜上的α-葡萄糖苷酶，减少和延缓小肠对糖分的吸收，以降低血糖，对餐后高血糖的作用比较明显。

α-葡萄糖苷酶抑制剂不刺激胰岛素的分泌，不会引发低血糖，因此可帮助减少血糖的波动，让全天血糖保持平稳，不会出现忽高忽低的情况。

适宜人群

（1）通过饮食和运动治疗血糖得不到满意控制的糖尿病患者，尤其是肥胖者。

（2）可单独应用于单纯饮食治疗的2型糖尿病患者，也可与磺胺类和双胍类联合应用治疗的2型糖尿病患者。

（3）空腹血糖在6.1～7.8毫摩尔/升，且以餐后血糖升高为主的2型糖尿病患者，最适宜单独使用α-葡萄糖苷酶抑制剂。空腹和餐后血糖均升高的患者，α-葡萄糖苷酶抑制剂可与其他口服降糖剂或胰岛素合用。

（4）1型糖尿病患者在进行胰岛素治疗时，可加用阿卡波糖（拜糖平）。但1型糖尿病不能单独使用此类药物。

（5）可用于糖耐量受损的干预治疗，降低糖耐量受损者向糖尿病转化的风险。

禁忌人群

（1）肝功能异常、肾功能减退者。

（2）18岁以下的1型糖尿病患者。

（3）孕妇以及哺乳期的妇女。

（4）患有慢性腹泻、慢性胰腺炎、严重胃肠功能紊乱者。

（5）正服用泻药、止泻药、助消化药者。

（6）缺铁性贫血及有严重造血系统功能障碍者。

药物作用

（1）可减轻血糖波动，减轻对大血管的损害，降低糖尿病患者发生心血管疾病的风险。

（2）控制餐后高血糖是阻止糖耐量受损者发展为2型糖尿病的主要手段，因此α-葡萄糖苷酶抑制剂可以显著减小糖耐量受损者演变为2型糖尿病的风险。

（3）可以明显降低糖尿病患者发生心血管病变的概率，对心肌梗死的改善作用最为显著。

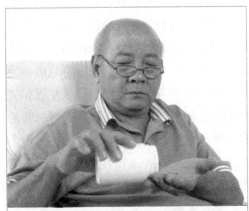

◎α-葡萄糖苷酶抑制剂降低餐后胰岛素水平，增加胰岛素的敏感性，降低血糖波动。

（4）α-葡萄糖苷酶抑制剂不通过刺激胰岛素分泌来降低血糖，可以降低餐后胰岛素水平，因此增加胰岛素的敏感性。

副作用

α-葡萄糖苷酶抑制剂主要在胃肠道局部起作用，几乎不被吸收到血液，因此副作用很小。胃肠道反应时α-葡萄糖苷酶抑制剂的主要副作用表现为腹胀、腹痛、腹泻、胃肠痉挛性疼痛、顽固性便秘等，也有患者会出现肠鸣、恶心、呕吐、食欲减退等症状。乏力、头痛、眩晕皮肤瘙痒等症状极为少见。与胰岛素、磺胺类或二甲双胍联用时，有引发低血糖的风险。

其他药剂的影响

α-葡萄糖苷酶抑制剂应避免与抗酸药、考来烯胺（消胆胺）、肠道吸收剂和消化酶制剂同时服用，否则会削弱药物的治疗效果。

噻唑烷二酮类药物

噻唑烷二酮类药物也称格列酮类，是20世纪80年代初研制成功的一类具有提高胰岛素敏感性的新型口服降糖药。目前临床上应用的此类药物主要有罗格列酮和吡格列酮。噻唑烷二酮类药物降低空腹和餐后血糖的同时，也降低空腹和餐后的胰岛素水平，且具有独特的心血管保护作用。虽然这类药物在降糖效力上稍逊于磺胺类和双胍类，但效果却更持久。

适应人群

（1）用于糖耐量低减者，以及预防和阻止糖尿病并发症，效果比较显著。

（2）肥胖且伴有"三高"（高血压、高血脂、高血糖）的2型糖尿病患者。

（3）单纯进行胰岛素治疗的2型糖尿

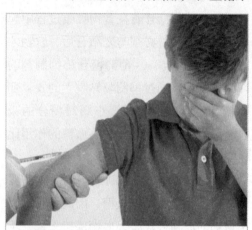

◎18岁以下的2型糖尿病患者不宜使用噻唑烷二酮类药物。在医生的指导下可使用胰岛素治疗。

病患者，若治疗效果不佳，可加用本药。存在明显胰岛素抵抗的肥胖2型糖尿病患者也可选用本药。

（4）经饮食和运动治疗仍无法控制血糖的2型糖尿病患者，可单用此类药物，也可与其他药物或胰岛素联合使用。

（5）服用二甲双胍或磺胺类药物效果不佳的2型糖尿病患者。

禁忌人群

（1）1型糖尿病患者。

（2）糖尿病酮症酸中毒者。

（3）水肿患者要慎用。

（4）3级、4级心功能障碍患者，肾病综合征、重度水肿患者。

（5）有活动性肝病、血清转氨酶高于正常上限2.5～3倍者，但要除去单纯乙型肝炎表面抗原阳性者。

（6）妊娠期和哺乳期妇女。

（7）18岁以下的2型糖尿病患者。

作用机制

噻唑烷二酮类药物不刺激胰岛素分泌（与二甲双胍的作用机制相似），而通过多种途径增强人体对胰岛素的敏感性，改善B细胞功能。这类药物在改善血糖控制的同时，常常伴随着胰岛素水平的下降。

噻唑烷二酮类药物主要作用于胰岛素靶组织，如脂肪、肌肉、肝脏等，增加脂肪组织中的葡萄糖氧化和脂肪合成，提高肌肉组织中葡萄糖摄取及氧化，达到降低血糖的目的。也可减少肝糖的输出，但作用比较弱。

除降糖外，噻唑烷二酮类药物还有改善脂代谢，降低血压、微量白蛋白尿，减少腹部及内脏脂肪，保护心血管的作用，以及抗凝、抗炎作用，还可治疗多囊卵巢综合征。

副作用

噻唑烷二酮类药物的副作用比较小。常见的副作用是水潴留，主要表现为下肢或脚踝水肿。与胰岛素合用本药时，水潴留的发生率增加3～5倍。

使用噻唑烷二酮类药物治疗的过程中常出现体重增加。此类药物可造成体内脂肪含量再分布，增加的脂肪主要集聚在外周皮下，腹部的脂肪减少。

此外，还会出现肝功能异常。噻唑烷二酮类药物使用前后，都应定期检测肝功能，以及时对异常情况做出处理。

服用注意事项

（1）所有服用噻唑烷二酮类药物者都必须定期检测肝功能，最初一年每2个月查一次，之后做定期检查。

（2）噻唑烷二酮类药物与其他口服降糖药合用时，可能会发生低血糖。

（3）老年患者服用本药时无需因年龄而调整使用剂量。

（4）合并多囊卵巢综合征的患者，在使用本类药物治疗后，有潜在受孕的可能。

口服降糖药物的联合应用

当糖化血红蛋白高于或等于9%时，就应该立即开始联合治疗或使用胰岛素治疗。治疗3个月后，糖化血红蛋白若高于6.5%，就要开始联合用药。

口服降糖药物的联合应用概述

胰岛功能缺陷和胰岛素抵抗是糖尿病发病的主要原因，对其采用联合用药可起到事半功倍的效果，而且还可减少大量使用某种单药而引发的副作用和继发性失效。

联合用药是指选用不同作用机制的药物，发挥药物间的互补作用，在降低血糖的同时，也可以保护胰岛B细胞的功能，从而达到延缓慢性并发症发生的目的。

大量的临床试验发现，早期联合使用口服降糖药，积极控制血糖，可以减小2型糖尿病血管并发症发生的概率或延缓并发症的发生时间。一半左右的2型糖尿病患者在发病初期，大血管并发症已经不是最早阶段。糖尿病大血管并发症的治愈比较困难，死亡率比较高。随着患者糖化血红蛋白（可反映患者8~12周的血糖控制

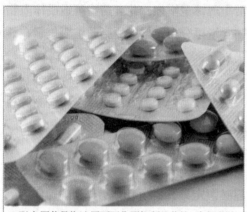

◎联合用药是指选用不同作用机制的药物，发挥药物间的互补作用，从而达到延缓慢性并发症发生的目的。

情况，其值越高表示血糖与血红蛋白结合越多，糖尿病病情也越重）水平的增加，糖尿病并发症发生的概率也在增加。当糖化血红蛋白高于或等于9%时，就应该立即开始联合治疗或使用胰岛素治疗。治疗3个月后，糖化血红蛋白若高于6.5%，就要开始联合用药。

联合用药的原则主要有：

（1）要选择2~3种不同作用机制的药物联合使用。药物的种类不能超过3种。如果仍不能得到满意的降糖效果，应及时加用胰岛素治疗。

大量的研究证实，使用一种单药将血糖控制在正常水平的情况不多，使用两种机制互补的降糖药进行联合治疗，不仅可以提高药物的疗效，延缓疾病的发展，还能减轻药物的副作用。研究显示，与单纯使用磺胺类药剂治疗相比，在磺胺类药物

的基础上联合使用胰岛素增敏剂（如罗格列酮），能明显地改善2型糖尿病患者的血糖水平，延缓疾病的进展。

（2）联合用药不能选用同类药物中

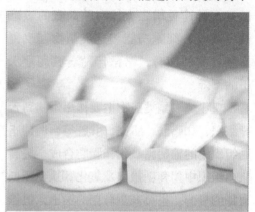

◎当患者的血糖只是轻度升高时，可给予单一药物治疗。

的2种，否则不仅不会增加疗效，还会增加药物对身体的毒副作用。

（3）在采用联合治疗的同时，还要考虑到患者的经济状况，尽量做到减轻患者的经济负担。

虽然联合用药有许多好处，但并不是所有的糖尿病患者一开始用药，就采用联合疗法，要根据具体的病情决定，如患者是否肥胖，是否患有高胰岛素血症等。当患者的血糖只是轻度升高时，可给予单一药物治疗。当血糖较高或单一药物治疗不能取得较好效果时，可刚开始就采用联合疗法或改用联合疗法。多数医学专家认为当常规剂量的单一药物无法取得满意效果时，要及时采用联合用药，而不是等到单一药物用至最大剂量无效时，才考虑联合用药。

在药物的联合使用方案中，常用的是

磺胺类和双胍类药物的联合，如格列吡嗪控释片（瑞易宁）与二甲双胍联合治疗12周，能使采用瑞易宁或二甲双胍弹药治疗6周后的糖化血红蛋白再下降2.5%。此外，一种或多种口服降糖药还可以与胰岛素同时使用。

促进胰岛素分泌药物

促进胰岛素分泌的药物主要有：磺胺类和格列奈类药物。

磺胺类药物具有刺激胰岛B细胞，促进胰岛素分泌、降低血糖的作用。其中一部分药物除了能促进胰岛素分泌外，还有抑制肌肉对葡萄糖的吸收和肝脏内糖分释放的作用，降糖效果更加明显，但如果没有与饮食、运动疗法相结合，极容易出现肥胖和动脉硬化。如果在服用此类药物期间，高血糖的症状得不到及时改善，很有可能造成胰岛B细胞疲劳。这类药适合胰腺仍有一定分泌能力的患者。

格列奈类药物与磺胺类药物的功能相似，但不同的是，这类药物的起效时间短，见效快，作用期也比较短，特别适合饭后血糖升高的患者。

单用这两种药物中一种药物，取得的效果可能不明显，副作用也较大，可与其他种类的降糖药联合使用。

磺胺类与双胍类药物的联合使用

糖尿病的主要发病机制是胰岛分泌功能缺陷和胰岛素抵抗。磺胺类药物可以促进胰岛素分泌，而二甲双胍能改善胰岛素抵抗，可以说这两种药物的联合是一种针对病因的合理搭配。

联合使用这两种药物后，患者的空腹血糖、餐后血糖及糖化血红蛋白都会有明显的下降。二甲双胍还可以抵消单用磺胺类药物会增加体重的副作用，这样一来，对高血脂也会有一定作用。

非肥胖者2型糖尿病患者要首先选用磺胺类药物，使用效果不佳时，联用双胍类药物。而肥胖者则要首先选用双胍类药物，单用双胍类药物效果不明显时，联用磺胺类药物。

具体到药物来说，格列本脲（优降糖）与二甲双胍联用时，要特别注意两药联用的时期。临床上，常常是在格列本脲效果不明显以后，再联合使用二甲双胍，但此时的胰岛B细胞功能已经很差，联用很难起效。二者的联用可采取"一小二联三加量"的方法，即开始时先使用小剂量的格列本脲，若两周后效果不明显，则联合二甲双胍，再两周后的效果若仍不明显，就加大格列本脲的剂量。这种方法可以有效保护残留的胰岛B细胞的功能，提高疗效，延缓病情的进程。但有心、肾、肝病变及接受手术的糖尿病患者，则不宜联用双胍类药物。

格列吡嗪可与二甲双胍长期联合使用，也可与α–葡萄糖苷酶抑制剂、格列奈类药物以及胰岛素联合使用。

格列奈类与双胍类药物的联合使用

格列奈类药物对控制餐后血糖有显著作用，而双胍类药物则可以明显改善空腹血糖水平，因此两者联用能较好地控制血糖，且不影响体重的增减。和磺胺类与双胍类药物联用相比，这种联用引发低血糖的概率比较低。

目前的研究显示，格列奈类药物与双胍类或噻唑烷二酮类药物联合使用，降糖效果会更好。但在联用过程中要根据患者的实际血糖情况，酌情调整联用药的剂量。此外，格列奈类药物还可与睡前小剂量低精蛋白胰岛素联合应用，降糖效果比两者单用要好。

改善胰岛素抵抗的药物

血糖对胰岛素不敏感（胰岛素抵抗）也是引发糖尿病的主要原因，因此在对糖尿病的治疗中，要使用可以改善胰岛素抵抗的药物。这种药物主要包括双胍类和噻唑烷二酮类。

双胍类药物主要是二甲双胍，它一方

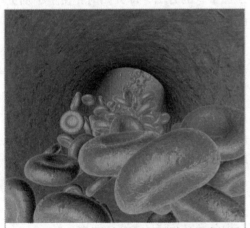

◎血糖对胰岛素敏感性的降低是引发糖尿病的主要原因。

面可以减少肝脏产生糖类物质，另一方面能增加身体对胰岛素的敏感性。二甲双胍对血液中抗动脉粥样硬化的高密度蛋白没

有影响，但却可以减少低密度蛋白的含量，可预防糖尿病血管病变。

噻唑烷二酮类药物主要是罗格列酮和吡格列酮，它们通过增加脂肪细胞和肌肉细胞对胰岛素的敏感性，提高这些细胞对葡萄糖的利用，以降低血糖、血压，减少炎症、血栓的发生。同时还能增加血液中的高密度蛋白，可减少脂肪肝和心脑血管病的发生。

这两类药物与以下药物联用，对改善胰岛素抵抗的作用更为明显。

使用改善胰岛素抵抗的药物注意事项

双胍类与α-葡萄糖苷酶抑制剂的联合使用

二甲双胍的主要作用是降低空腹血糖，α-葡萄糖苷酶抑制剂则主要是降低餐后血糖。两者联用，疗效相加。这种联合用药的方案比较适合肥胖的2型糖尿病患者，除可减轻体重外，还可以改善胰岛素抵抗。两药的作用机制都会影响到胃肠道对食物的消化或吸收，所以二者联用很可能会增加胃肠道的负担。

双胍类与噻唑烷二酮类药物的联合使用

双胍类与噻唑烷二酮类药物都可以改善胰岛素抵抗。二甲双胍可改善肝胰岛素抵抗，抑制内源性葡萄糖生成。噻唑烷二酮类药物的作用机制则是改善骨骼肌胰岛素抵抗，促进葡萄糖的摄取和利用。因两类药物的作用机制不同，联合使用可达到作用互补，既能增加胰岛素的敏感性，也能提高降糖效果。此外，二甲双胍还能将噻唑烷二酮类药物使体重增加和低密度蛋白升高的副作用消除。研

究已经证实，联合使用两类药物3个月以后，空腹血糖和糖化血红蛋白的水平都比较乐观。

磺胺类与噻唑烷二酮类药物的联合使用

磺胺类药物失效的患者可以联用这两类药物，不仅可以明显地控制血糖，还可以明显地改善胰岛素抵抗，降低胰岛素水平。有高胰岛素血症的患者联合使用这两类药物，胰岛素水平下降得尤为明显。值得注意的是，这两种药物的联用可能会出现低血糖。为避免这一情况，可适当减少磺胺类药物的剂量。

磺胺类与噻唑烷二酮类药物联用的疗效和磺胺类与二甲双胍联用的疗效相似，但增加体重的副作用比较明显，还会增加血液中低密度脂蛋白胆固醇的水平。

抑制葡萄糖吸收的药物

抑制葡萄糖吸收的药物主要是α-葡萄糖苷酶抑制剂。摄入体内的糖分需要通过α-葡萄糖苷酶才能被吸收，α-葡萄糖苷酶抑制剂可以抑制α-葡萄糖苷酶发生作用，通过延迟消化道对葡萄糖的吸收，来抑制饭后血糖浓度的升高。这种药物适合血糖浓度在餐后升高的糖尿病患者。那么α-葡萄糖苷酶抑制剂与其他种类的口服降糖药使用会有怎样的效果呢？

α-葡萄糖苷酶抑制剂与磺胺类药物的联合使用

单用磺胺类药物进行血糖控制时，对餐后血糖控制的效果往往不理想，这时可加用α-葡萄糖苷酶抑制剂。使用α-葡萄糖苷酶抑制剂后，可减少磺脲

类药物的剂量，这样可以减轻磺胺类药物对胰岛B细胞的刺激，改善胰岛功能。但这两类药物的联合使用，会增加低血糖发生的概率。

α-葡萄糖苷酶抑制剂与噻唑烷二酮类药物的联合使用

α-葡萄糖苷酶抑制剂能抑制餐后血糖的升高，噻唑烷二酮类药物可以改善胰岛素抵抗以及糖代谢。两类药物都不刺激胰岛B细胞，对胰岛有保护作用。这两种药物的使用，适合以餐后血糖轻度升高为主的早期糖尿病患者。

α-葡萄糖苷酶抑制剂可与磺胺类、双胍类、格列奈类、噻唑烷二酮类各种

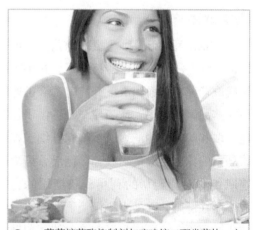

◎α-葡萄糖苷酶抑制剂与噻唑烷二酮类药物，主要适合于以餐后血糖轻度升高为主的早期患者。

不同作用机制的口服降糖以及各种类型的胰岛素联合使用。但在联用的过程中，要根据患者的血糖情况酌情调整药物剂量。与胰岛素使用时，可减少胰岛素的使用量。

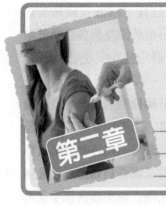

胰岛素和胰岛素治疗

第二章

胰岛素是由人体胰岛B细胞分泌的一种激素，能调节糖代谢，维持血糖水平正常，如果胰岛B细胞的功能受损，则就会引起胰岛素相对或绝对缺乏，而发生糖尿病。

❤ 胰岛素的生理作用

胰岛素的生理作用主要分三方面：调节血糖代谢、调节脂肪代谢及调节蛋白质代谢。

调节血糖代谢

胰岛素可以促进细胞摄取葡萄糖，如肌肉组织在没有胰岛素的情况下，几乎不能摄取葡萄糖。血糖浓度升高时，会迅速引起胰岛素的分泌，从而使全身各组织加速摄取和储存葡萄糖。肌细胞和肝细胞在胰岛素的作用下大量吸收葡萄糖后，可加速肌细胞对葡萄糖的利用和肌糖原的合成；而在肝脏，胰岛素不仅使葡萄糖大量转化成糖原，还可以将肝细胞内的葡萄糖转变成脂肪酸，转运到脂肪组织贮存。除以上两方面外，胰岛素还能通过促进葡萄糖氧化生成高能磷酸化合物来降低体内血糖的浓度。

胰岛素在使从食物中吸收进血液的糖分进入肝脏、肌细胞等细胞或组织后，将血糖以糖原的形式贮藏起来备用，并且同时也抑制那些糖原不能轻易返回血液中，

以免引起高血糖。

调节蛋白质代谢

胰岛素能促进氨基酸进入细胞，直接作用于核糖体，促进蛋白质的合成。此外，氨基酸还能抑制蛋白质的分解。

综上所述，胰岛素的生理作用是通过调节外周组织对葡萄糖的吸收和代谢，增加组织细胞吸收葡萄糖的能力，加速细胞对葡萄糖的摄取，尤其是肝细胞和肌细胞，以维持体内葡萄糖的平衡。此外，胰岛素对脂肪和蛋白质的代谢、核酸的合成也有调节作用。

需要补充的是，胰岛素与组织细胞膜上的胰岛素受体结合是降血糖的前提。只有在与胰岛素受体结合后，胰岛素才能发挥它的生理作用。人体内许多组织的细胞膜上都存在胰岛素受体，如脂肪细胞、肌细胞、血细胞等。但不同细胞膜上胰岛素受体的数量不同，脂肪细胞和肝细胞膜上的受体数量相对较多。

调节脂肪代谢

胰岛素可促进脂肪的合成和贮存。胰岛素能使肝脏加速葡萄糖合成脂肪酸，然后贮存到脂肪细胞中，而且脂肪细胞本身在胰岛素作用下也会产生少量的脂肪酸。胰岛促使葡萄糖进入脂肪细胞后，使其转化成α-磷酸甘油，并与脂肪酸形成甘油三酯贮存于脂肪细胞中。此外，胰岛素也抑制脂解酶（对激素敏感）的活性，从而减少脂肪的分解。

因此，可以说胰岛素控制血糖和脂肪的方法是一样的。胰岛素缺乏不但会引起糖尿病，还可造成脂类代谢的严重紊乱、血脂升高、动脉硬化，并常常导致心血管和脑血管系统的严重疾病。

♥ 尽早使用胰岛素

传统的治疗观念认为，2型糖尿病先要进行饮食治疗和运动治疗，若效果不理想，则用口服降糖药，若再无效，才开始使用胰岛素。而当今国内外医学界公认的新的治疗理念则是，2型糖尿病患者要尽早使用胰岛素，经研究，这样做有多种好处。

•可以保护和改善胰岛功能。2型糖尿病患者初期的胰岛功能就已下降了大约一半，随着病时的延长，胰岛B细胞功能将进一步下降，这是长期高血糖和血脂异常带来的毒性引起的。尽早使用胰岛素可以迅速消除糖毒性和脂毒性，减少对B细胞的损害，能比较明显地改善胰岛功能。这种说法已经得到了以色列专家的证实。他们曾对新确诊为2型糖尿病的14例患者，进行了为期2周的胰岛素泵强化治疗。停药后，有9例患者通过饮食治疗就使血糖维持了3年以上的正常水平。

•可以改善胰岛素抵抗。传统上认为，使用胰岛素会加重胰岛素抵抗，而事实并非如此，2型糖尿病患者尽早使用胰岛素，能增加机体对胰岛素的敏感性。患者中的肥胖者，同时使用双胍类药物，疗效会更好。

•能恢复胰岛素第一时相分泌。胰岛素第一时相分泌是静脉在注射葡萄糖后，胰岛素分泌在1~3分钟内迅速达到最大值，6~8分钟后降至基线。2型糖尿病最早的表现就是胰岛素第一时相分泌消失。第一时相分泌对维持糖耐量的正常和控制餐后高血糖具有重要的作用。

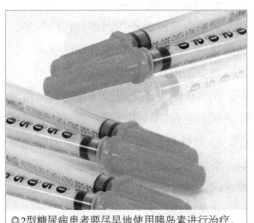

◎2型糖尿病患者要尽早地使用胰岛素进行治疗，这样可以起到延长发病保护作用。

•可减少慢性并发症。患病之初就使用胰岛素，对恢复并维持正常的糖、脂代谢有积极作用，还可改善胰岛素抵抗，保护心血管。

胰岛素治疗的适应证

胰岛素治疗的适应证可分成4大类：1型糖尿病患者、部分2型糖尿病患者、各种继发性糖尿病患者、非糖尿病患者。

胰岛素治疗的适应证4大类

1型糖尿病患者

1型糖尿病患者体内胰岛受到了严重损害，已不能正常分泌胰岛素，甚至是已经失去分泌胰岛素的功能。患者确诊后，要及时使用胰岛素代替治疗，"蜜月期"也不能停用。1型糖尿病的"蜜月期"是在病情的自然进程中，人体对受损胰岛进行了自我修复，在这段时期内，患者的胰岛分泌功能得到恢复，病情减轻。

部分2型糖尿病患者

（1）除特别肥胖，有高胰岛素血症，有严重胰岛素抵抗，发病之初血糖不高，经饮食、运动可较好地控制血糖的患者外，2型糖尿病患者要尽早使用胰岛素治疗。

（2）2型糖尿病患者伴有糖尿病酮症酸中毒、高渗性昏迷和乳酸性酸中毒伴高血糖等各种急性并发症，或伴有增殖性视网膜病变、严重的神经病变、糖尿病肾病、糖尿病足等并发症，以及处于严重感染、外伤、高热、接受手术等应激状态，应及时进行胰岛素治疗。

（3）出现明显消瘦、下肢坏疽、肝硬化、肝炎、重度脂肪肝、肾功能减退、胃肠功能失调、男女性功能障碍、外阴部瘙痒等情况时，也要及时进行胰岛素治疗。通过胰岛素治疗可帮助患者改善身体营养状况，预防口服降糖药物对肝脏和肾脏的破坏。

（4）为保证胎儿的正常发育，防止胎儿先天性畸形，不提倡妊娠糖尿病患者使用口服药。使用胰岛素利于正常受孕和胎儿的正常发育。

（5）胰岛素治疗可用于口服降糖药失效的患者。有的糖尿病患者使用口服降糖药的疗效不明显，加量后效果仍不显著，这时就要考虑采用胰岛素治疗。尤其是那些血糖长期得不到较好控制的糖尿病患者，应及时与医生沟通，考虑使用胰岛素治疗，以免病情恶化。

各种继发性糖尿病患者

继发性糖尿病是指因坏死性胰腺炎、胰腺脓肿、胰腺肿瘤、胰腺切除手术，以及其他方面的诱因使胰腺受到严重损坏，而使胰岛素严重缺乏导致的糖尿病。继发性糖尿病要使用外源性胰岛素进行替补治疗。继发性糖尿病主要包括垂体性糖尿病、类固醇性糖尿病、胰岛素基因突变性糖尿病、胰高糖素瘤性糖尿病等。

非糖尿病患者

一部分人在治疗疾病时，需要注射大

量的葡萄糖液，在葡萄糖液中加入小剂量的胰岛素，可以使葡萄糖得到充分利用。肝功能异常者，在注射高浓度的葡萄糖液时最好加入小剂量胰岛素，以促进肝脏对葡萄糖的吸收和利用。老年患者的葡萄糖耐受性较低，注射葡萄糖液时，最好也配合使用小剂量的胰岛素。

♥ 胰岛素的种类

目前，胰岛素的种类非常多，按其作用时间，可分为短效型、中效型、预混型和长效型。

胰岛素的种类及特点	
（超）短效型	注射后，作用时间比较快，一般在30～60分钟内就可起效，个别药物在10～20分钟内就可起效，药物作用在1～3小时内达到最高峰。但作用持续时间较短，一般在5～8小时，个别药物为3～5小时
中效型	注射后1～3小时内起效，4～12小时内达到作用最高峰，作用时间为18～24小时
预混型	起效时间为0.5～1小时，因是混合型胰岛素，有两个作用最高峰，作用时间与中效型胰岛素的时间大致相同
长效型	注射后4小时左右才会起效，有的时间会更长，但作用时间比较长，可达18～24小时

♥ 胰岛素制剂的选用原则

在使用胰岛素制剂的时候就注意四类选用原则，它们对治疗糖尿病起不同的治疗效果，对各种类型的注意事项如下：

中效型胰岛素的选用原则

中效型胰岛素的起效时间和作用时间介于短效和长效之间，主要用来补充基础胰岛素的分泌不足，一般应用在联合治疗和代替治疗中。联合治疗的方式是白天口服降糖药，睡前注射中效胰岛素。代替治疗的方式是早晚餐前皮下注射中效胰岛素或者三餐前注射短效胰岛素、睡前注射中效胰岛素。

预混型胰岛素的选用原则

预混型胰岛素由短效型胰岛素和中效型胰岛素按一定比例混合而成，每天只注射2次就可以很好地控制全天的血糖。通过胰岛素强化治疗，血糖得到平稳控制的患者，为了减少胰岛素的注射次数，可以改用预混型胰岛素每日早晚2次餐前半小时皮下注射。尚存部分胰岛功能，血糖波动不是太大的患者适合该选用原则。

长效型胰岛素的选用原则

长效型胰岛素的起效比较缓慢，但药物持续的时间较长，主要用于补充基础胰岛素的分泌不足，降低夜间或空腹血糖，一般不会单独使用，而是与短效型胰岛素联用，实施强化治疗。

短效型胰岛素的选用原则

（超）短效型胰岛素具有起效快、作用持续时间短的特点，可以在较短的时间内控制血糖，因此对剂量的调整也比较方便。糖尿病患者处于以下情况时，可选用（超）短效胰岛素：胰岛素治疗的最初阶段，为了便于调整和摸索剂量，可以使用短效胰岛素；糖尿病酮症酸中毒、高渗性昏迷的抢救过程中可采用短效胰岛素制剂；处于严重感染、手术、心脑血管卒中等急性应激状态的患者；用于消除餐后高血糖以及胰岛素泵的治疗。此外，短效胰岛素制剂还可与中、长效胰岛素配合使用，对患者实施胰岛素强化治疗。

♥ 胰岛素的治疗方案

使用胰岛素来治疗对于不同的糖尿病患者要注意以下事项。

1型糖尿病的治疗方案

1型糖尿病患者体内胰岛素分泌绝对不足，需要用胰岛素进行终生代替治疗。治疗方案有多种，患者可根据自身条件选用。

强化治疗方案

强化治疗方案是1天内注射多剂胰岛素的治疗方案。这一方案主要适用于新确诊的青少年1型糖尿病、妊娠糖尿病、接受胰岛素泵治疗的患者。强化治疗初期，患者必须每天监测7次以上血糖（三餐前后和睡前，必要时加测凌晨3点的血糖），病情趋于稳定后，每天仍需测4次血糖，但每隔1~2周仍要有一天测7次以上的血糖。

常规治疗方案

常规单剂治疗方案。早餐前单剂皮下注射长效胰岛素（鱼精蛋白锌胰岛素）或长效胰岛素和短效胰岛素（正规胰岛素）的混合制剂。这一方案对处于"蜜月期"和每日胰岛素的需要量在24个单位以下的少数患者有效，大多数患者采用这一方案均不能满意控制病情，所以已很少采用。

常规多剂治疗方案。就是一天多次注

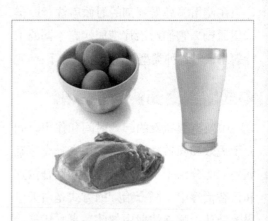

◎治疗1型糖尿病时，饮食成分中蛋白质应以动物蛋白为主；脂肪应选用含不饱和脂肪酸的植物油。

射胰岛素的方案，三餐前在皮下注射短效胰岛素，睡前注射中效胰岛素。这是近年来常用的胰岛素强化治疗方法。因绝大多数的患者在注射长效胰岛素后，没有胰岛素高峰浓度出现，有一个比较平稳的基础胰岛素浓度，因此这一方案可以改进为：每餐前仍注射短效胰岛素，用长效胰岛素代替中效胰岛素，可以根据情况每天注射2次长效胰岛素或每晚（晚餐前或睡前）注射1次。

常规分剂混合注射方案。每天早晚两次餐前皮下注射短效和中效混合胰岛素，短效胰岛素占20%~50%，具体剂量要根据患者的情况而定。也可以直接采用预混胰岛素治疗。使用此方案的部分患者血糖得到了较好的控制。但为防止夜间低血糖和早晨空腹高血糖，可将此方案改进如下：将晚餐前的中效胰岛素推迟到睡前注射。这让许多患者收到了满意的效果。

2型糖尿病的治疗方案

大多数2型糖尿病患者在接受胰岛素治疗的同时，还有一定量的内源性胰岛素分泌功能。因此，胰岛素治疗方案与1型糖尿病不同。

联合治疗方案

这一方案中比较成功的联合疗法是，在磺胺类和双胍类药物联合使用的同时，在睡前注射1次中效胰岛素。中效胰岛素的起始剂量是6~12个单位，以后根据血糖水平逐渐加量，直到早晨空腹血糖控制得较好为止。

联合治疗方案的前提是，患者体内有一部分健全的胰岛B细胞，且在口服两种降糖药时仍不能良好地控制血糖。

常规胰岛素治疗

这种治疗方法是2型糖尿病患者在联合治疗失败后常采用的方法，也是2型糖尿病患者常用的强化治疗方法。通常会选择短效、中效混合胰岛素（或直接使用预混胰岛素），早餐前注射总剂量的2/3，晚餐前注射总剂量的1/3，还可根据患者的具体情况做出调整。

2型糖尿病患者处于急性并发症等应激状态时的治疗方案

2型糖尿病患者在严重感染、手术、外伤、急性心肌梗死等应激状态和应激性糖尿病状态下，要使用短效胰岛素治疗，通常分剂皮下注射。但伴有急性并发症时，需要静脉给药；血糖显著增高（高于22.2毫摩尔/升）或神志不清时，需要普通胰岛素静脉滴注。等病情好转，胰岛素用量减少至20个单位以下时，大多数患者可改为使用原有的口服降糖药治疗。

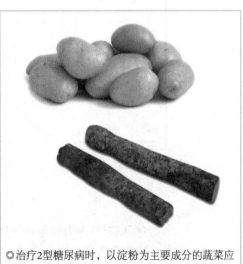

◎治疗2型糖尿病时，以淀粉为主要成分的蔬菜应算在主食的量中。这些蔬菜为土豆、山药等。

胰岛素分泌不足所引起的诸多症状

1型糖尿病的治疗

如果胰岛素分泌不足的话……

葡萄糖
脂肪酸
燃烧 → 转换为能量

葡萄糖 ✕ ⟶ 转换为能量
脂肪酸 酮体 → 酮症酸中毒

由于病毒的入侵而发病

B细胞被破坏

1型糖尿病

WC

夜间不断喝水，去厕所

视力急剧下降

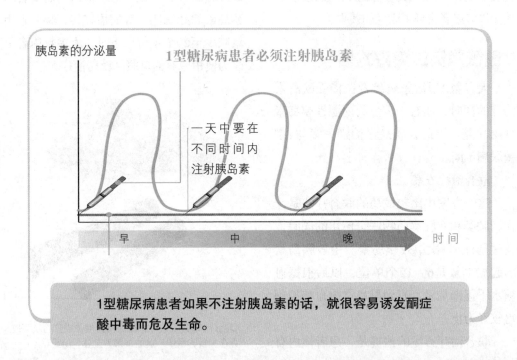

胰岛素的分泌量

1型糖尿病患者必须注射胰岛素

一天中要在
不同时间内
注射胰岛素

早　　　　中　　　　晚　　　　时间

1型糖尿病患者如果不注射胰岛素的话，就很容易诱发酮症酸中毒而危及生命。

2型糖尿病——胰岛素分泌不足与胰岛素抵抗

随着饮食趋向欧美化，近年来一些健康的人（即胰岛素分泌能力无缺陷）也慢慢地从单纯的高度肥胖转向胰岛素分泌不足。

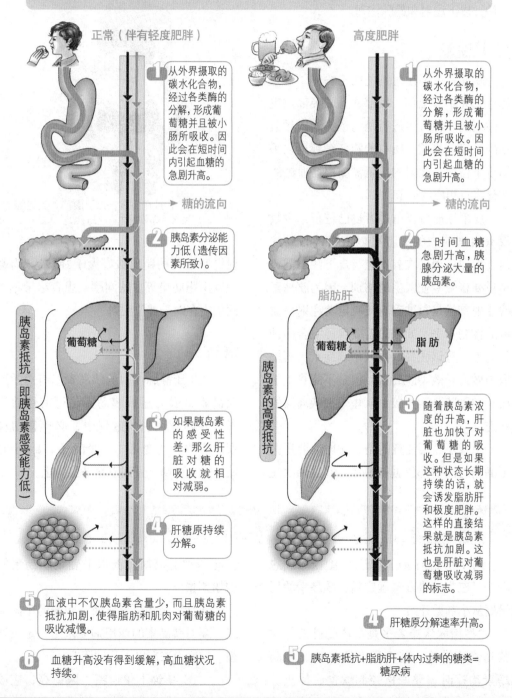

正常（伴有轻度肥胖）

高度肥胖

1 从外界摄取的碳水化合物，经过各类酶的分解，形成葡萄糖并且被小肠所吸收。因此会在短时间内引起血糖的急剧升高。

1 从外界摄取的碳水化合物，经过各类酶的分解，形成葡萄糖并且被小肠所吸收。因此会在短时间内引起血糖的急剧升高。

糖的流向

糖的流向

2 胰岛素分泌能力低（遗传因素所致）。

2 一时间血糖急剧升高，胰腺分泌大量的胰岛素。

脂肪肝

葡萄糖

葡萄糖 脂肪

胰岛素抵抗（即胰岛素感受能力低）

胰岛素的高度抵抗

3 如果胰岛素的感受性差，那么肝脏对糖的吸收就相对减弱。

3 随着胰岛素浓度的升高，肝脏也加快了对葡萄糖的吸收。但是如果这种状态长期持续的话，就会诱发脂肪肝和极度肥胖。这样的直接结果就是胰岛素抵抗加剧。这也是肝脏对葡萄糖吸收减弱的标志。

4 肝糖原持续分解。

5 血液中不仅胰岛素含量少，而且胰岛素抵抗加剧，使得脂肪和肌肉对葡萄糖的吸收减慢。

4 肝糖原分解速率升高。

6 血糖升高没有得到缓解，高血糖状况持续。

5 胰岛素抵抗+脂肪肝+体内过剩的糖类=糖尿病

💙 胰岛素临床用法

目前，胰岛素在临床上的使用方法有两种：皮下注射和静脉注射。

皮下注射

胰岛素皮下注射就是在三餐前，糖尿病患者在手臂上部、腹部、大腿等部位皮下注射药，在餐前进行是为了抑制饭后血糖的升高。目前，所有的胰岛素都可以采用皮下注射。注射的剂量需要根据血糖的变化进行相应的调节。

皮下注射可以由患者自己进行，少数没有自理能力的患者可以由家人帮助注射。糖尿病患者在首次进行皮下注射前，尽量要接受专业医生的培训，因为胰岛素的注射剂量是否准确直接决定着注射后血糖的控制水平。如果患者要自己混合两种胰岛素，应该先抽取短效型胰岛素，再抽取中效或长效型胰岛素，但是不能将中效或长效型胰岛素直接倒入短效型胰岛素的瓶内。

患者还需要注意的是，注射前要用医用酒精对注射部位进行消毒，并且两次注

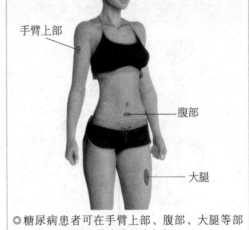

◎糖尿病患者可在手臂上部、腹部、大腿等部位，使用注射器向体内注射胰岛素。

射针眼之间的距离最好大于2厘米。为避免发生脂肪垫等皮肤问题，患者尽量不要两周内在同一部位注射。

静脉注射

适用于静脉注射的胰岛素只有短效型胰岛素，因为短效胰岛素是可溶性胰岛素。在静脉注射的过程中，必须密切观察患者的血糖变化。一般情况下要2小时监测一次血糖，直到血糖平稳为止。

💙 胰岛素剂量的调整

对于初始剂量的确定，1型糖尿病患者一日三餐的进食量确定后，胰岛素的用量要从小剂量开始。

2型糖尿病患者多是身体肥胖者，对胰岛素不敏感，甚至还有所抵抗，在胰岛素治疗时，要严格控制饮食、体重，

在此基础上根据血糖水平确定胰岛素的初始剂量。

针对糖尿病患者血糖及尿糖的不同情况，要对胰岛素的使用剂量做出一定的调整，一般说来有以下几种情况：

（1）单纯下午血糖、尿糖高，应该

1型糖尿病患者一日三餐的进食量

患者类型	初始剂量	注射方法
10岁以下的糖尿病儿童	初始剂量每千克体重每天0.5~1.0个单位，全天的最大剂量不能超过20个单位	分3次每餐前15分钟皮下注射，如早餐、中餐、晚餐前分别注射10个、4个、6个单位
11~18岁的糖尿病患者	初始剂量每千克体重每日1.0~1.5个单位，全天的最大剂量不能超过40个单位	分3次每餐前15分钟皮下注射

2型糖尿病患者一日三餐的进食量

患者血糖水平	初始剂量	注射方法
空腹血糖高于11.1毫摩尔/升，餐后血糖高于13.9毫摩尔/升	全天胰岛素剂量20~30个单位	分3次餐前15~20分钟皮下注射，一般可分成8个、4个、6个单位注射
空腹血糖在11.1~16.7毫摩尔/升，餐后血糖高于16.7毫摩尔/升	全天胰岛素剂量30~40个单位	分3次餐前15~20分钟皮下注射

增加午餐前短效胰岛素量；晚餐及夜间的血糖、尿糖高，应该增加晚餐前的胰岛素的使用量，通常每次增加2个单位（U）；上午或下午的血糖、尿糖高应增加早餐前普通胰岛素的用量。

（2）夜间的尿糖高，白天的尿糖低或忽高忽低，首先要确定晚餐后有无低血糖的出现，因为受进食和体内抗胰岛素物质增加的影响，低血糖后可引起高血糖和高尿糖。如果确定晚餐后没有低血糖反应，可在睡前加用4个单位短效胰岛素，并于睡前少量加餐，也可在晚餐前将4~6个单位的长效胰岛素和短效胰岛素混合使用。

（3）若早餐后血糖、尿糖高，上午9-10时后尿糖下降，可将普通胰岛素在早餐前45~60分钟皮下注射。若整个上午

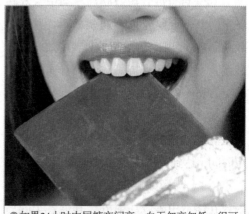

◎如果24小时内尿糖夜间高，白天忽高忽低，很可能是受到进食与体内抗胰岛素物质增加引起的。

血糖和尿糖都高，普通胰岛素既要提前注射，也要加大剂量。

若根据糖尿病患者病情的轻重调整胰岛素剂量，可分以下几种情况：

（1）病情较轻的患者：这类患者的胰岛分泌功能尚可满足身体的需要，但餐后胰岛的负担显著增加，显得胰岛素分泌不足，可用普通胰岛素在三餐前或早晚餐前使用短效胰岛素，午餐前服用阿卡波糖（拜糖平）或格列吡嗪（美吡哒）。

（2）病情较重的患者：胰岛分泌功能有限，只能满足空腹时的需要，要在三餐前注射短效胰岛素，且早餐前的量要大于晚餐前，也可以在早餐前使用短效和长效胰岛素的混合（2~4）：1，晚餐前注射短效胰岛素。

（3）体内胰岛分泌功能几乎丧失者：胰岛素的注射，早餐前剂量最大，午餐剂量最小。或早中餐前用短效胰岛素，晚餐前用普通胰岛素与长效胰岛素混合治疗（2~4）：1，长效胰岛素不宜超过6个单位，以免发生夜间低血糖。

使用胰岛素的注意事项

糖尿病患者使用胰岛素可以较好地控制血糖，但为了使胰岛素发挥应有的作用，在使用胰岛素时，一定要多了解一些使用禁忌：

（1）注射冷藏在冰箱里的胰岛素时，最好先将其放在室温下，让胰岛素回温，以免注射时不舒服。

（2）自行混合短效胰岛素与中长效胰岛素时，一定要先抽普通胰岛素，后抽中效胰岛素。否则，若多次抽吸，中效胰岛素会混入普通胰岛素屏障，影响普通胰岛素的量，影响餐后血糖的控制。近年来，短效胰岛素已被制成中性，pH值在7.2~7.4，可以和其他任何胰岛素混合使用，调整作用时间，达到灵活使用的目的。

（3）除短效胰岛素可以采取静脉注射或在溶液中静脉注射外，其他各类胰岛素只能皮下或肌内注射。

（4）胰岛素制剂在高温环境下，比较容易分解失效，需要保存在10℃以下的环境中。

（5）高纯度胰岛素制剂中不含胰岛素原、胰升糖素、胰多肽、舒血管肠肽、生长抑素等激素和蛋白质，出现皮下脂肪萎缩、皮肤过敏、胰岛素抵抗等副作用的概率明显降低，作用较强，因此使用时剂

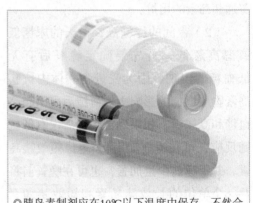

◎胰岛素制剂应在10℃以下温度中保存，不然会容易失去效用。

量要适量地减少。

患者在家中使用胰岛素时,还要注意以下事项:

(1)胰岛素笔不要放入冰箱中存储。胰岛素笔中的胰岛素可能不会一次性用完,所以有的患者会将其放入冰箱,殊不知这样会对胰岛素笔造成损害。胰岛素在25℃的室温下,也可保存4~6周,何况笔中的胰岛素会很快用完,患者不必担心变质。如果气温超过了30℃,可选择用低温袋保存。

(2)要了解在不同部位注射的起效时间。不同的注射部位会影响到药物的吸收速度和起效时间。吸收速度由快到慢分别是腹部、手臂上及外侧、大腿前及外侧、臀部。不同规格的胰岛素可在不同的部位注射,如短效胰岛素可由腹部注射,中效胰岛素可由大腿外侧注射。但也要有规律地更换注射部位,以免产生硬结。

(3)要预防低血糖的发生。胰岛素治疗中,患者常出现低血糖反应。进食少或不进食、运动量增加、胰岛素使用过量等,都会导致低血糖,从而出现心慌、出汗,甚至是精神错乱、抽搐和昏迷。因此,患者要了解各种胰岛素的作用和特点,及时做出应对。

(4)可采取以下措施,以减轻注射时的疼痛:

•选择专用的胰岛素注射器,其针头细而利,可减轻疼痛,针头变钝后要及时更换。

•针头刺入皮肤的速度要快,速度越慢越疼。

•冷藏胰岛素放至室温后,再注射,温度低的胰岛素会引起疼痛。

•注射时,注射部位要保持放松,并且要等消毒用的酒精都挥发完毕后再行注射,否则酒精被针眼带到皮下,会引起疼痛。

•每次注射时,与上次的注射部位保持几厘米的间距,且要避开感染处和皮下硬结。

❤ 胰岛素强化治疗

胰岛素强化治疗是在饮食和运动治疗基础上,每天注射3次或4次胰岛素,尽最大可能按生理性胰岛素分泌模式补充为原型胰岛素,使血糖全天控制在正常或接近正常的水平,糖化血红蛋白低于6.5%。

需要特别指出的是,初诊为2型糖尿病的患者在接受1~3个月的强化治疗后,血糖能得到满意的控制,在之后较长的一段时间(可长达5年)内,可单纯依靠饮食和运动治疗,就可使血糖维持在正常水平上。

除表格中所列举的胰岛素强化治疗适合的患者外,还适用于以下患者:常规胰岛素治疗方案无法良好控制血糖的2型糖尿病患者;妊娠糖尿病患者;处于手术期的糖尿病患者;糖尿病合并严重急慢性并发症者;继发性糖尿病患者。

那么胰岛素强化治疗的禁忌证又有哪

些呢？

（1）垂体功能低下、服用β-受体阻滞剂、对低血糖缺乏感知能力等有发生严重低血糖危险的糖尿病患者。

（2）年龄较小或较大的糖尿病患者。

（3）在心、脑、肾、神经等方面有严重糖尿病并发症的患者。

（4）酒精中毒、药物成瘾、精神病、反应迟缓者。

（5）伴有恶性肿瘤等可能缩短预期寿命的疾病的患者。

通过胰岛素强化治疗可使糖尿病患者在最短的时间内较满意地控制血糖，保护和改善胰岛B细胞的功能，也可显著减少糖尿病的慢性并发症。但是发生低血糖的概率相对较大，患者需要在保证饮食和运动的基础上，积极监测血糖，以便能及时应对低血糖的出现。

接受强化治疗的患者，初期适宜住院治疗，学习有关糖尿病管理的知识和技巧。出院后要与糖尿病专科医生和护士保

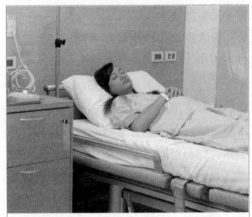

◎接受强化治疗的患者，初期适宜住院治疗，以便能学习和掌握有关糖尿病管理的知识和技巧，对以后糖尿病的治疗有重要意义。

持联系，以及时、正确地调整胰岛素剂量和处理一些不良反应。胰岛素强化治疗过程中，患者每天要至少监测4~7次血糖，监测时间点可以是餐前、餐后2小时和睡前。如果情况需要，凌晨3点时，可监测一次血糖，看是否保持在3.9毫摩尔/升以上，避免出现夜间低血糖。根据血糖监测的结果，患者可征询医生的建议每2~3天调整胰岛素剂量一次。

胰岛素强化治疗的分类

类别	针对患者类型	治疗目的
短期强化治疗	初诊为2型糖尿病的患者；口服降糖药继发性失效的患者	尽快消除高血糖的毒性作用，恢复胰岛B细胞的功能，使患者的血糖能在较长时间内无需药物治疗，处于稳定状态；让口服降糖药部分失效的患者重新恢复对口服降糖药的敏感性
长期强化治疗	1型糖尿病患者；对口服降糖药完全失效的2型糖尿病患者	修复胰岛B细胞可恢复的部分；通过强化血糖控制减少糖尿病并发症

如何使用胰岛素笔

胰岛素笔是一种胰岛素注射装置，胰岛素和注射器合二为一，可以长期反复使用，大小比钢笔略大，携带比较方便。胰岛素以笔芯的形式存放在笔中，用时只需拔下笔帽，调整好输入的剂量，进行胰岛素注射。内置胰岛素用完之后，更换笔芯继续使用。

胰岛素笔与普通注射器相比，携带方便，患者可在任何时间、地点快速而准确地完成注射，无需携带注射器、胰岛素药瓶、消毒棉球等一大堆药品；操作简单，只需要调节剂量和推注两个步骤；注射剂量准确，每调整1单位胰岛素，笔都会发出提示声，即使是视力不好的患者也可避免胰岛素注射不足或过多的情形；注射时基本不痛，胰岛素笔的针头非常细，表面有硅膜覆盖，进针时阻力小。

使用胰岛素笔时，我们需要注意以下相关事项：

（1）胰岛素笔必须与专门的胰岛素笔芯配套使用，一定不能将瓶装胰岛素抽到笔芯中使用，因为两者的浓度规格不同，胰岛素笔芯的浓度为100单位/毫升，而瓶装胰岛素则是40单位/毫升。

目前，我国市场上的胰岛素笔主要有诺和笔、优伴笔、得时笔、东宝笔。它们都是不同厂家生产的，患者要清楚自己使用的胰岛素笔的生产厂家，然后购买该厂家生产的配套胰岛素笔芯。

（2）安装和更换笔芯时，要仔细检查笔芯是否完好，有无裂缝，观察笔芯中药液的颜色、性状，并检查笔芯的有效期。在以上事项都检查完毕后，再进行安装程序。安装时要用75%的医用酒精以及医用棉签给笔芯前端的橡皮膜消毒。注射时，摘掉针头保护帽即可。

（3）更换新的笔芯后注射，要注意排气问题。新换笔芯后，驱动杆与笔芯的尾端接触不紧密，内有气体。如果患者不排气就进行注射，注射剂量就会少4～6个单位。

排气时，将笔垂直竖起，使笔芯中的气泡聚集在上部，将剂量调节旋钮拨至"单位2"处，然后按压注射器使之归零，如有一滴胰岛素从针头排出，就表示笔内气体已经排尽，如没有一滴胰岛素排出，重复以上动作，直至有一滴胰岛素排出为止。每次安装新的笔芯和针头时，都要进行这样的操作。

（4）注射时应注意的问题。每次注

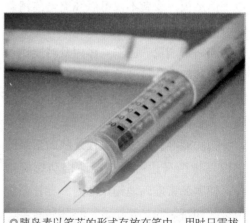

◎胰岛素以笔芯的形式存放在笔中，用时只需拔下笔帽，调整好输入的剂量，进行胰岛素注射。

射前要检查是否有足够剂量的胰岛素，然后调节旋钮至所需注射单位数。如果胰岛素为混悬液，要将笔上下颠倒10次左右，直到药液成为均匀的白色混悬液为止。如果胰岛素是澄清的液体，可以直接注射。通常中效胰岛素和预混胰岛素为混悬液，（超）短效胰岛素、甘精胰岛素为澄清的液体。

（5）如何注射。注射部位要进行常规消毒，左手捏起注射部位的皮肤，右手握笔按45度角（瘦人）或垂直（胖人）快速进针，拇指匀速推注药液，注射完毕后针头在皮下停留6秒钟，再顺着进针方向快速拔出针头，然后用干棉签按压针眼30秒。最后盖上针头帽，结束注射。

❤ 胰岛素泵及其应用

胰岛素泵是一个输注胰岛素的装置，利用它患者可在医生的指导下，根据血糖的波动情况，在设备内设置好个体化的输注程序，开启后可自动输注，是一个操作简单的小型精密仪器。目前，市场上的胰岛素泵都不是全自动的，不能自动感知体内血糖，也不能较好地控制血糖，患者需要不断地监测血糖，调整输注的胰岛素剂量。

胰岛素泵由微型计算机控制的电子信息板、微型马达驱动的螺旋推杆、胰岛素储药器、电池、输注导管系统组成。通过电子信息板，患者不仅可以知道当前精确的时间，还可以清楚地知道每小时需要输出的胰岛素剂量、已输入体内及将要输入体内的基础率、已经输入的餐时加量及将要输入体内的追加剂量。此外，电子信息板还有自动安全检查功能、胰岛素输注异常警报功能等。电子信息板是胰岛素泵的中枢。微型马达可以精确地推动螺旋推杆，使胰岛素准确地输入体内。导管系统由针头和特制的导管组成，将胰岛素泵、储药器以及人体连接在一起，针头扎入人体皮下组织后，固定在皮肤上，通常埋置于腹壁前外侧。

对于糖尿病患者来说，使用胰岛素泵有以下优点：

（1）胰岛素泵可以较好地控制胰岛素的输入量，不会因为使用长效胰岛素而出现夜间低血糖。

（2）使用胰岛素泵，不需要每天多次注射，减少了胰岛素的全天用量。

（3）根据血糖水平注射胰岛素，避免了血糖的波动，降低了糖化血红蛋白的水平，从而防止糖尿病多种并发症的发生和发展。

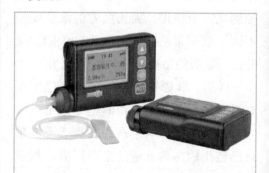

◎患者需要根据自身情况决定是否选择使用胰岛素泵。

（4）对经常加班、上夜班、旅行等无法正常进食和加餐，生活无规律的糖尿病患者来说，胰岛素泵可以较好地控制血糖。

而胰岛素泵的使用也存在一定的缺点：

（1）胰岛素泵的价格昂贵，使糖尿病的治疗费用显著增加。

（2）胰岛素泵需要24小时佩戴，患者会感到不适，尤其是针头埋置于体内，很容易导致该部位出现瘙痒、红肿、过敏、感染等症状，尤其是在个人卫生条件较差的情况下。

（3）如泵出现机械故障，极可能会引发患者出现高血糖。

（4）胰岛素泵对使用者的要求比较高，必须是经过严格培训的患者，才能使用。

使用胰岛素泵治疗的糖尿病患者，首先要具备战胜糖尿病的决心；其次，患者本人要有一定的文化水平和学习能力，具备一定的糖尿病科学知识水平，并通过培训精确地了解了胰岛素泵的使用方法；再次，患者要坚持每天自我监测血糖3次或4次，并且要经常与医生等人员保持联系，不断学习、实践、总结；最后需要注意的是，胰岛素泵使用者要具备一定的经济实力。

胰岛素泵的适应证与禁忌证

使用胰岛素泵对初发的1型、2型糖尿病患者进行短期胰岛素强化治疗，有利于保存更多残余胰岛，及维护其修复和再生。

适应证

（1）血糖波动较大，每天或每隔几天就会出现高血糖或低血糖，用皮下注射胰岛素的方法难以使血糖平稳的脆性1型糖尿病患者（机体免疫力紊乱的糖尿病患者，典型的症状是"三多一少"：多饮、多食、多尿、消瘦）。

（2）采用多次胰岛素注射，血糖仍无法得到控制的糖尿病患者。

（3）胰岛素用量每天超过20个单位，但又无法停止用胰岛素治疗的患者。

（4）频繁发生无自觉症状低血糖，以及经常在半夜发生低血糖的患者。

（5）睡前的血糖不高，仅需要少量的长效胰岛素，但凌晨的血糖又较高者。

（6）生活不规律，经常上夜班，无法按时就餐的工作人员，特别是在铁路、航空、公路等交通部门工作的糖尿病患者，以及那些经常出国的商务人员。

（7）追求高质量的生活，不愿过于

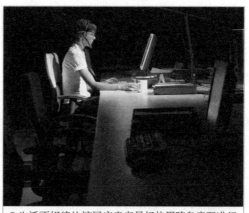

◎生活不规律的糖尿病患者最好使用胰岛素泵进行治疗。

严格地控制饮食，但是还希望糖尿病得到较好的控制，且不发生并发症的患者。

（8）已经发生糖尿病并发症，特别是痛性神经病变者。

（9）器官移植或严重创伤后的患者，出现持续高血糖，可短期使用胰岛素泵。

（10）妊娠期的糖尿病患者、预备怀孕的糖尿病妇女。

禁忌证

（1）不需要胰岛素治疗的2型糖尿病患者。

（2）对别人隐瞒自己的病情，不愿意监测血糖，也不愿意与医生交流的患者。

（3）没有接受过糖尿病胰岛素治疗的培训，对胰岛素治疗不了解，且不愿自测血糖的变化、计算进餐前胰岛素的剂量，觉得使用胰岛素泵后就可以高枕无忧，什么也不用管的患者。

（4）有严重抑郁症或心理障碍的患者，他们通常不能正确地判断自身各方面的水平，及时采用胰岛素泵治疗，也不会

取得理想的效果。

（5）无法坚持每天监测血糖的患者。

（6）无法克服对针头的恐惧感，接受不了针头长时间埋置于皮下和长时间佩戴胰岛素泵的患者。

（7）知识水平有限，或有智力障碍，不能准确地掌握有关胰岛素泵知识的患者。

（8）内因或外因导致的无法按照医生制订的治疗方案自行操作泵进行治疗的患者，如身体残疾、瘫痪、意志力弱等的患者。

（9）年龄太小、没有自知能力的儿童，若家长也没有经过严格的培训和教育，不适合进行胰岛素泵治疗。

（10）有较强食欲，且不能完全控制自己饮食的人，常常不能准确地计算需要的胰岛素剂量，也不适合用胰岛素泵。

不适宜胰岛素泵治疗的患者，不能勉强使用，否则不但不会获得最佳疗效，还会出现血糖波动等更多的麻烦，甚至会危及生命。

胰岛素治疗的副作用及处理对策

一些糖尿病患者使用胰岛素治疗，会较好地控制血糖，并能预防一些并发症的发生。与此同时，糖尿病患者也需要了解注射胰岛素会造成的一些副作用，以及副作用的处理对策。

皮肤上的副作用

（1）皮肤青肿瘀血：这多是注射时损

伤皮下毛细血管而引起的。一般在注射后一段时间才会发生，不需要做专门处理，一周左右会自行消失，但在瘀青消失前，不可再在此部位注射。为防止这种情况发生，可在注射后多压注射部位几秒钟。

（2）脂肪垫：长期在同一部位注射胰岛素，会使皮下脂肪细胞增生肥大，形成脂肪垫或结节。在脂肪垫处注射胰岛

素，会影响其吸收。糖尿病患者可有规律地更换注射部位，预防脂肪垫产生。

（3）皮肤感染：多由皮肤不卫生和注射过程不卫生而引起，只要在注射时，注意皮肤卫生和无菌操作，就可避免皮肤发生感染。

（4）皮下脂肪萎缩：胰岛素采用皮下注射数周或数年，局部或其他部位就可能会出现皮下脂肪硬化萎缩。

注射时的副作用

（1）疼痛：几乎所有注射胰岛素的糖尿病患者都会出现疼痛的症状，这导致许多人不配合临床治疗，拒绝使用胰岛素。如果注射时患者疼痛异常，多是因为刺到了皮下神经，若能忍耐，可忍痛快速注射完毕后拔针，若无法忍受，可更换部位后再注射。

（2）胰岛素外溢：胰岛素注射完毕拔针时，针眼处有时会有少量胰岛素流出，这会导致胰岛素的用量不准。这一现象并不常见，用诺和笔注射时发生的频率较高。为避免这一情况，患者要采取正确的注射方法，捏起皮赘，以45°角进针。胰岛素剂量大时，可分次注射，剂量小时，可一次注入。注入后待1分钟后分两次拔针，或拔针后用棉球压住针眼。

注射后较严重的副作用

（1）胰岛素过敏：胰岛素制剂具有抗原性，能产生相应的抗体或过敏反应，常发生在2～12小时，一般表现为注射部位红肿、瘙痒、水泡、硬结，持续2小时后会逐

渐消退。也有少数患者会出现荨麻疹、血管神经性水肿，甚至是过敏性休克，这需要及时治疗。注射时深一点儿、经常更换部位、热敷注射部位、服用抗过敏药物、改用人胰岛素等可防止出现胰岛素过敏。

（2）低血糖：造成低血糖的原因多是胰岛素应用过量、注射后患者未进食或少食、运动量较大等。常表现为多汗、心悸、焦虑、震颤、心率加快、嗜睡、精神失常、言语不清、瞳孔散大，甚至强直性痉挛。发作初期，精神尚清醒的患者若及时补充葡萄糖，可恢复血糖。病情严重的可静脉注射50%葡萄糖40～100毫升，必要时可重复进行。

（3）胰岛素水肿：多见于面部，也可发生在四肢。糖尿病在没有得到控制前，体内失水、失钠，细胞外液减少，用胰岛素治疗会因体内水钠潴留而出现水肿。胰岛素治疗初期，特别是用量剂量较大时，会出现不同部位的水肿。随着胰岛素的使用，常常可自动消失。

（4）屈光不正：采用胰岛素治疗，可

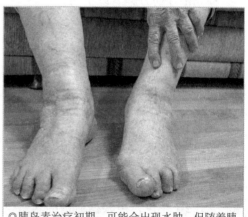

◎胰岛素治疗初期，可能会出现水肿，但随着胰岛素的使用症状会逐渐消失。

使血糖迅速下降，引起眼晶体内水分外溢致使屈光度下降，出现远视、视物模糊的症状，但仅是暂时现象2~4周后可自愈。

（5）产生胰岛素抗体：长期使用动物胰岛素就会使人体产生胰岛素抗体，通常每千克体重注射1.5个单位的胰岛素时，就说明体内产生了胰岛素抗体。为防止这种情况的发生，患者应将动物胰岛素更换为高纯度人胰岛素，同时应用糖皮质激素治疗。

胰岛素补充治疗和代替治疗

补充治疗

补充治疗就是在口服降糖药的基础上，联合应用胰岛素的治疗，也就是我们前面已经提到过的联合治疗。

补充治疗适合部分胰岛功能尚存、对外源性胰岛素的需求量不大的糖尿病患者。采用补充治疗可以减少胰岛素用量，避免胰岛素血症，控制体重的增加，也可以较好地控制空腹血糖，降低发生夜间低血糖的发生概率。

补充治疗的方案有以下两种：

（1）口服降糖药+睡前注射中效胰岛素的治疗方案。中效胰岛素作用的高峰期是注射后6~10小时，睡觉注射可有效地对抗黎明现象（黎明时分出现的高血糖症），保证夜间血糖得到较好的控制。此外，还可以加强白天口服降糖药的作用效果，从而保证全天血糖的控制。中效胰岛素的起始剂量是每千克体重每天0.2个单位，可根据血糖的水平，每3~4天调整睡前胰岛素的用量，每次

调整幅度为2~4个单位。

（2）口服降糖药+每天注射两次中效胰岛素的治疗方案。如果患者前一天睡前注射中效胰岛素，第二天空腹和早餐后的血糖控制得比较满意，但午餐和晚餐后的血糖仍然较高，这说明患者白天基础胰岛素分泌不足，那么就可以采用早餐和睡前两次注射中效胰岛素的方案，用来增加午餐和晚餐后的基础胰岛素浓度。

代替治疗

代替治疗是采用外源性胰岛素补充体内缺乏的胰岛素。在患者自身胰岛素分泌相对会绝对不足，需要较多的外源性胰岛素时，就应停止服用胰岛素促泌剂，采用代替治疗。

代替治疗主要适用于1型糖尿病患者和胰岛功能严重衰竭的2型糖尿病患者，但是因大部分2型糖尿病患者存在明显的胰岛素抵抗，即使给足剂量，也不足以控制高血糖，所以为了减少胰岛素的使用量，防止出现高胰岛素血症，一般需要联合使用胰岛素增敏剂（如双胍类、噻唑烷

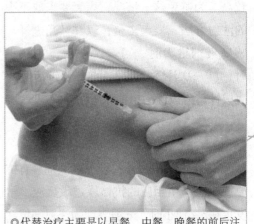

◎代替治疗主要是以早餐、中餐、晚餐的前后注射胰岛素的次数来治疗糖尿病的方法。

二酮类）或 α–葡萄糖苷酶抑制剂。

代替治疗的法案主要有以下三种：

（1）早晚餐前注射预混胰岛素的治疗方案。常用的预混胰岛素主要有含30%短效胰岛素的30R和含50%短效胰岛素的50R。30R制剂多用于空腹和餐后血糖都高的患者。50R制剂多用于餐后血糖增高为主的患者。注射时，2/3的剂量用于早餐前，1/3剂量用于晚餐前。

此方案最大的优点是，注射次数少。但剂量调整上相对困难，难免会出现失误的情况，导致血糖异常，可采用加餐或服用 α–葡萄糖甘酸抑制剂、二甲双胍等口服药物解决。

（2）每天注射3次胰岛素的治疗方案。三餐前分别皮下注射短效胰岛素、短效胰岛素、短效胰岛素+中效胰岛素。

这种方案比上一方案更接近于生理状态下的胰岛素分泌，对全天血糖的控制效果较好。但一定要控制好晚餐前两种胰岛素的剂量，过大会导致夜间低血糖，过小又会导致空腹血糖控制不佳。

（3）每天4次注射胰岛素治疗方案。三餐前和睡前分别注射短效胰岛素、短效胰岛素、短效胰岛素、中效胰岛素。此方案适合胰岛功能严重受损，胰岛素基础分泌、餐后分泌很差的患者。

这种方案是临床最常见的强化治疗方案之一，可以较好地控制餐后和空腹血糖，降低低血糖的发生概率，是1型糖尿病患者的首选治疗方案。对那些胰岛功能极差的患者，可考虑用长效胰岛素类似物代替方案中的中效胰岛素。

胰岛素与口服降糖药的联合应用

现在胰岛素和口服降糖药的联合应用越来越受到重视。联合用药能有效地控制高血糖,可明显减少胰岛素的用量,减少胰岛素抵抗,减少低血糖反应的发生。

磺脲类药物与胰岛素的联合使用

作用机制

磺胺类药物可以刺激自身胰岛素的分泌，注射胰岛素可弥补患者自身胰岛素分泌的不足。二者联用可增加对磺胺类药物的反应，恢复胰岛B细胞的功能，消除高血糖的毒性作用。两药同时使用时，可减少30%胰岛素的用量。

适应证

这两种药物的联用的适应证主要有两种：胰岛B细胞仍有部分分泌功能，且磺胺类药物的继发性失效的2型糖尿病患者；体形消瘦的2型糖尿病患者。

治疗方案

磺胺类药物要在白天服用。胰岛素在睡前注射一次，类型为中效或长效型，最初的剂量可按每千克体重0.2个单位注射，按照需要可每3～5天上调2个单位，空腹血糖达到标准水平后，可停止加量。这一治疗方案不仅能控制夜间和空腹血糖，还能加强白天磺胺类药物的作用。

注意事项

睡前注射胰岛素后要加餐；胰岛素剂量高于24个单位，但疗效不佳时，要使用胰岛素强化治疗；联合治疗3周后效果不佳，加用双胍类药，若仍无效，也要采用胰岛素强化治疗。

双胍类药物与胰岛素联合使用

作用机制

二甲双胍可以减轻胰岛素抵抗，与胰岛素联用，利于平稳控制血糖，可使胰岛素用量减少25%，而且还可以避免因使用胰岛素引发的体重增加，及减少糖尿病患者心血管事件的发生率。

适应人群

发生磺脲类药物继发性失效的2型糖尿病患者；存在明显胰岛素抵抗的肥胖2型糖尿病患者；胰岛素用量较大，但血糖波动明显，病情不稳定的1型糖尿病患者。

治疗方案

餐中或餐后服用二甲双胍0.25～0.5克，2～3次/日，睡前注射胰岛素，从6～10单位开始，逐渐增加剂量。要注意监测空腹和餐后的血糖，并根据血糖水平调整药物剂量，特别是胰岛素的用量。

另一种治疗方案是，二甲双胍的剂量不变，采用胰岛素强化治疗，这种方法可适用于1型糖尿病。

注意事项

1型糖尿病患者联合使用这两种药物时，必须密切监测酮体，一旦酮体呈现阳性，就应该立即停用双胍类药。

肝肾功能不全、心功能较弱、妊娠期妇女、重度消瘦、70岁以上的患者不适宜采用这种联合用药。

α－葡萄糖苷酶抑制剂与胰岛素联合使用

作用机制

α－葡萄糖苷酶抑制剂能降低餐后血糖，减轻餐后高胰岛素血症，不刺激胰岛B细胞分泌胰岛素，对体重的影响较小。这两种药物联用，可减少胰岛素的用量，利于餐后血糖的控制，并避免体重的增加。1型糖尿病使用这两种药物，还可避免在下一餐前出现低血糖。

适应人群

这两种药物联用适合的患者有：单用阿卡波糖（拜糖平），餐后血糖正常，但空腹血糖控制不好的2型糖尿病患者；餐后高血糖，磺胺类药物继发性失效的肥胖2型糖尿病患者；胰岛素使用量较大，餐后血糖又不易控制的1型糖尿病患者；还适用于轻度肝肾功能不全的糖尿病患者。

治疗方案

2型糖尿病患者：白天口服α－葡萄糖苷酶抑制剂，以拜糖平为例，初始剂量为50毫克，每日3次，进餐时与第一口饭同食。根据血糖水平，拜糖平的剂量每次可50～100毫克，每日3次。胰岛素在睡前注射。

1型糖尿病患者：采用胰岛素强化治疗加用拜糖平。

注意事项

妊娠期妇女和儿童不适宜采用本方案。另外，α－葡萄糖苷酶抑制剂的降糖效果相对较弱，可根据患者的具体情况来使用。

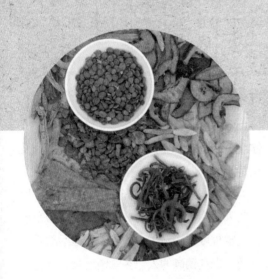

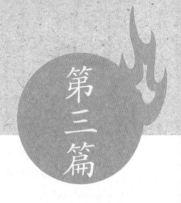

第三篇

糖尿病的中医防治

●糖尿病是西医名称，中医称之为消渴病。中医对消渴病的认识和研究，可谓源远流长，早在明清时期中医就对消渴病有了深刻的认识和研究，且形成了消渴病完整的理论体系和治疗方法。

中医预防糖尿病

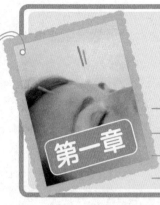

第一章

糖尿病对人类的危害巨大，不仅会引起饮食增多、排尿增多、体重减轻等症状，而且还可能会引发心脑血管、肾病、眼病、肝病、神经病变等并发症。要避免糖尿病带来的痛苦，治疗并不是上上策，而应该积极预防。

♥ 要有良好的睡眠

中医认为，睡眠和觉醒是高等动物维持生命活动有规律性的一种生理现象。睡眠与脏腑、经络、气血有极为密切的关系，具体表现在：

（1）心主神，而睡眠是神的体现；脾主运化，能为睡眠提供良好的物质基础；肝藏血，有安神养魄、调节睡眠的作用；而肾精是正常睡眠的保证；肺气可推动心神肺魄，使人睡眠如常，此外，胃、胆、三焦等也与睡眠关系密切。

（2）经络贯穿全身，只有经络通畅，五脏方可正常运转，睡眠才有一定的保障，因此经络的通畅与否决定了睡眠的好坏。

（3）气血滋养了全身的各个器官，为身体的各项生命活动提供物质基础，睡眠也不例外。气血通畅了，睡眠自然也会好起来。

作用是相互的，脏腑、经络、气血的通畅可以保证良好的睡眠，良好的睡眠对脏腑、经络、气血也有极好的调节作用。相反，如果一个人的睡眠节奏被打乱，身体会受到很大压力，而这些压力则会诱发炎症、糖尿病和心脏病等疾病。

以糖尿病为例，良好的睡眠可以较好地调节人体内糖代谢活动，而糖代谢是否平衡在一定程度上决定了人体各项生理活动是否平衡。血糖偏高的人，多肾精虚衰、气力不足，睡眠对他们有着重要的意义。

专家认为，睡眠时，人处于黑暗环境中，身体会释放松果体素，这种激素可以改善胰岛素的抵抗。睡眠不足的人，松果体素分泌减少，胰岛素作用可能就低，因而会影响糖代谢。

那么，如何才能提高睡眠质量呢？对此，我们总结了以下几个有助于提高睡眠质量的方法，希望对睡眠质量不佳的朋友有所帮助。

•创造良好的睡眠环境。良好的睡眠环境有助于更快地入睡，而且可以改善睡眠质量。如在睡眠前两到三个小时就把灯光调暗，睡眠时要保证卧室的黑暗、干净和通风。另外，要保持被褥的清洁、舒适，选用高度适中的枕头等，这些都是保证良好睡眠的外界条件，举手之劳，却受益无穷。

• 睡前不要思考问题。有些人总是喜欢在睡觉之前把这一天或几天所做的工作总结一下，整理一下，定时、定期地总结工作虽然是一种很好的工作习惯，但是却不应该把它放在睡觉之前进行。睡觉之前要避免思考任何问题，让身心完全放松，这样才更有利于睡眠。如果在睡觉之前思考问题，就会让大脑始终处于紧张状态，使人无法入睡。最好的方法就是在记事本上记下来，留到明天再去解决。

• 避免睡前兴奋。在睡觉之前要避免饮用咖啡、可乐、茶等含有咖啡因的饮料，以免造成睡前兴奋，使人无法入睡。在睡前大量吸烟也会使人兴奋，打消睡意。还有些人喜欢在睡前洗漱，这也是不利于入睡的。我们可以把洗漱的时间提前，这样就可以避免在睡意来临时洗漱而造成的兴奋，影响睡眠。此外，喝酒虽然会让人产生一时的睡意，但是却不会维持整晚，随着体内酒精度的下降，人的头脑

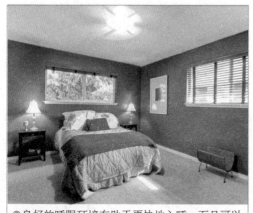

◎良好的睡眠环境有助于更快地入睡，而且可以改善睡眠质量。

也会越来越清醒，所以喝酒之人经常会半夜醒来，而且醒后便难以入睡，这对睡眠也是十分不利的。

• 适量做一些运动。在白天的时候适量做一些运动，让身体兴奋，这样在晚上的时候就会产生疲倦的感觉，很容易入睡。但是要切记，千万不要在睡前进行运动，那只会让你更加兴奋，而难以入睡。

• 只把床当成睡觉的地方。很多人都对床的功能进行了放大，可以在上面看电视、吃东西、玩游戏等。其实床只是让人睡觉的地方，上了床，就应该马上睡觉，不要再做其他的事情。我们一定要养成上床就睡觉的良好习惯，这有利于纠正我们对床的正确认识，长此下去就会形成条件反射，对睡眠很有帮助。

• 白天尽量不要小睡。其实如果人的睡眠良好，在白天就不会出现睡意，一整天都能保持旺盛的精力。如果在白天小睡，就会出现在晚上难以入睡的现象，影响睡眠质量。所以除非是觉得精神非常不济，而接下来又有重要的事情，否则不要养成白天小睡的习惯。

• 裸体睡觉。裸睡可以使身体得到完全的放松，对健康有利。专家们认为，裸睡有种无拘无束的快感，有利于血液循环，促进皮腺和汗腺的分泌，有利于皮肤的排泄和再生。此外，裸睡还有利于神经的调节，消除紧张感和疲劳，更有利于睡眠。对于妇科病，也有很好的疗效。

• 放松身体。我们都知道，人体在放松的情况下是最容易入睡的，所以我们可以在睡前采取一些行动，来放松一下身体。

如在睡前泡个热水澡，或者是进行按摩，这都有助于消除精神压力，从而提高睡眠质量。

•在睡前给自己减负。为了保证在睡眠时身体处于一种完全放松的状态，在睡觉之前，我们就应该清除自己身上的多余物品，如手表、假牙、假发、饰品等，另外，不要带着残妆入睡，以免妨碍到皮肤的正常呼吸，影响睡眠。

♥ 养成良好的饮食习惯

饮食不节是糖尿病发生的诱因之一。中医认为，过度进食性质温燥的食物或药物，可导致人体气阴、津液损耗过多，长期下去就会引发糖尿病。长期进食高脂、高糖、高蛋白的食物，也容易导致发生糖尿病。正如《黄帝内经》中所说："此肥美之所发也，此人必数食甘美而多肥也。肥者令人内热，甘者令人中满，故其气上溢，转为消渴。"

摄入体内合理的营养对预防糖尿病是尤为重要的，合理的饮食和营养有利于血糖的稳定。对预防糖尿病较为有利的营养素有：膳食纤维、脂肪酸、钒、铬、锌、硒。日常生活中，可适量多进食含有以上营养元素的食物。

此外，还应注意养成良好的饮食习惯。几乎所有的营养专家都认为，良好的饮食习惯可以使人获得更多对身体有益的营养物质，对于改善身体功能、增强免疫力以及促进人体本身的自愈能力都起到了积极的作用。

究竟什么样的饮食习惯才是健康的呢？由于每个人的身体状况不同，因此很难有一个统一的标准，科学家们对此也存在着分歧。但是，大体上可以从以下几个方面来把握。

•遵循细嚼慢咽的原则。吃饭的速度与健康状况是不成正比的，并不是说你吃得越快，吸收的营养就越多，身体就越健康。相反，吃饭的时候狼吞虎咽还会伤害肠胃，对健康极为不利。事实表明，细嚼慢咽可以对人体产生多种有利影响，促进人体健康。它不仅可以促进营养的吸收、增加食欲，而且还可以促进血液循环、改善视力、激活大脑、抗击衰老，有利于美容和减肥，甚至可以预防疾病的发生，如口腔疾病、肠胃疾病以及癌症等。

•遵循宁少不多的原则。每个人的饭量都是不一样的，但是对于自身而言，却

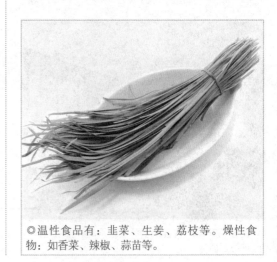

◎温性食品有：韭菜、生姜、荔枝等。燥性食物：如香菜、辣椒、蒜苗等。

只有一套标准，所以能掌控好食量的也只有自己。在自己的标准下，我们应该摄取比标准略低的食物。有实验表明，每天被喂食物的热量低于标准需求的动物，平均寿命比较长，而且罹患疾病的概率也比较低。一些科学家认为，微量的"营养不足"是有益健康的。相反，如果摄取的食物过多，甚至暴饮暴食，则会对身体造成极大的危害，很容易出现精神恍惚、肠胃不适、腹泻等症状，严重者还可导致胃肠炎、胰腺炎、胆囊炎等疾病。

•遵循荤素搭配的原则。荤食中含有蛋白质、钙、磷等对人体有益的物质，而素食中又含有维生素、纤维素等人体所必需的物质。因此，人体对荤食和素食都是有需要的，只吃荤食或只吃素食都是不利于健康的。所以，我们应该做到荤素搭配，实现营养互补，让身体获得全面的营养，这样才有利于促进身体的健康。

•遵循多醋少盐的原则。醋中含有多种有机酸、矿物质以及维生素等营养成分，对于人体有诸多益处，如帮助消化、消除

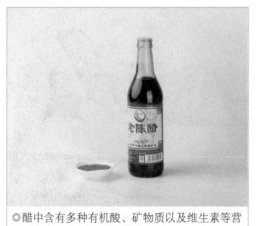

◎醋中含有多种有机酸、矿物质以及维生素等营养成分，对于人体有诸多益处。

疲劳、调节血液酸碱平衡、增强肝脏功能、促进新陈代谢、增强肾脏功能、预防肥胖、预防心血管疾病以及抗癌等功效。流行病学调查表明，钠的摄入量与高血压的发病率成正比，而盐的主要成分就是氯化钠，因此，不宜多摄入食盐。世界卫生组织建议，每人每天的食盐用量不应超过6克。

•不要让零食"喧宾夺主"。很多人非常偏爱零食，甚至一天到晚都不离口，打乱了正常的用餐时间，有些人干脆以零食来替代饭菜。这样的做法是非常不科学的，大多数零食都没有什么营养，如果以它来代替正常的饭菜，人体就得不到充分的营养。而且有些零食中还含有致癌物质，如果进食过多，甚至会引起癌症。因此，不要过多地食用零食，更不可让其取代正餐的地位。

•科学食用剩饭剩菜。剩下的饭菜如果倒掉难免会让人觉得可惜，但是如果食用不当却会危害健康。我们可以在食用前，进行加热处理，并保证热透，即使是剩下的凉菜也要进行加热，改制成汤菜或炖菜，这样就可以避免引起食物中毒。如果是已经变质的，那就要坚决倒掉了。

•不要养成吃饭时喝水的习惯。有些人喜欢在吃饭的时候喝大量的水，其实这是不利于健康的。因为在吃饭的时候喝水，会稀释胃酸，使消化的过程受到抑制，从而影响热量的消化吸收。因此，喝水虽然对健康有益，但是却不要选在吃饭的时候。

•不要偏食、挑食。每种食物都有它独特的营养价值，挑食、偏食必然会导致身体

缺乏相应的营养元素，造成营养失衡，从而影响健康。人摄入的食物应该多样化，这样才能保证体内营养的全面、均衡。

•站立是最科学的用餐姿势。医学专家指出，站立吃饭是最科学的用餐姿势，因为站立时人的血液循环最顺畅，最利于消化。但是人们大多采取坐姿，因为这样比较舒服。最不利于健康的是下蹲位，因为在下蹲时会使腿部和腹部的压力增大，阻碍血流，影响胃液的供给，不利于消化。在条件允许的情况下，不妨多采用站立的方式来用餐，也许你会觉得这种方式更适合你。

•适当吃点儿"苦"。苦食中含有无机化合物、生物碱、氨基酸等人体所必需的物质，尤其是氨基酸，更是促进人体发育，是人健康长寿所不可或缺的营养元素。此外，苦食还可以调节神经系统功能，缓解人的不良情绪。在夏季食用苦味食品，还可以起到降火的作用。因此，适当地吃一些苦食，是有益于身体健康的。

•使三餐合理化。合理地安排一日三餐也是良好饮食习惯的重要内容，一般来说，要遵守"早吃好，午吃饱，晚吃少"的饮食原则，合理进行分配。此外，还应该养成定时用餐的好习惯，不随意破坏这种规律。

•饭前喝汤。在饭前喝少量的汤，可以使整个消化系统都先活动起来，并促使消化腺分泌出足量的消化液，有利于进食后的消化。

除了上面提到的，我们还应该注意改正饭后的一些不良习惯：

•饭后散步。有人说："饭后百步走，能活九十九。"这种说法并不适合所有人，对于平常运动较少的人，可以选择在饭后散步20分钟，有助于减少胃酸的分泌以及脂肪的堆积。但是也应该休息一会儿再去，而且强度不要大，主要以漫步为主。如果是老年人，则不要采取这种方式，应该适当休息，以改善心肌供血功能。

•饭后松裤带。饭后松裤带会使腹腔的内压下降，增加消化器官的活动量和韧带的负荷，很容易引起胃下垂。

•饭后睡觉。饭后马上就睡觉会促使

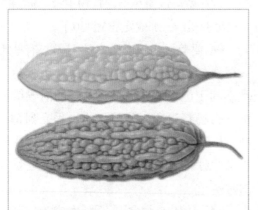

◎苦味食物中含有多种对人体有益的营养物质，适当吃些苦味食物有益于身体健康。

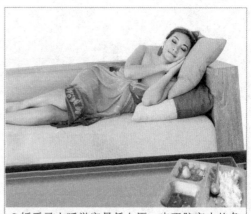

◎饭后马上睡觉容易低血压，出现脑卒中的危险，且容易使人发胖。

大脑的血液流向胃部，使血压降低，出现大脑供血不足的状况，很容易引起中风。另外，饭后睡觉也会心口灼热、消化不良，并使人发胖。

•饭后喝茶。饭后立即饮茶，会影响食物的正常消化，甚至还可能造成贫血，因此要尽量在食物已经消化的情况下再饮茶。

•饭后洗澡。饭后洗澡会使体表的血流量增加，而胃肠道的血流量减少，从而影响肠胃的消化功能。

♥ 保持精神内守

《黄帝内经•灵枢•百病始生》有云："夫百病之始生也，皆生于风雨寒暑，清湿喜怒。"一句话点出了疾病产生的原因。正常情况下人是不会生病的，只有在受到病邪之气的侵犯或情志太过时，才会使身体受损，导致疾病的产生。这里所说的病邪，既包括外邪，又包括情志，后者对身体的伤害往往更强于前者。

《黄帝内经•灵枢•本藏》有云："志意者，所以御精神，收魂魄，适寒温，和喜怒者也。"又有云："志意和则精神专直，魂魄不散，悔怒不起，五藏不受邪矣。"意思是志意能够统摄人的精神，收敛人的魂魄，适应气候的寒温变化，调节人的情绪。志意和顺则精神专注，魂魄安定，不会产生悔恨和愤怒的情绪，五脏也就不会受到邪气的侵犯。

在正常情况下，喜、怒、忧、思、悲、恐、惊这七种情志活动，只是人体对外界事物的正常反应，属于正常的心理现象，也就是所谓的人之常情。它们是人体机能活动的重要组成部分，可以促进脏腑的功能活动。如喜能缓解紧张的情绪，使心气畅达，气血调和；怒能宣泄人的不良情绪，可使肝气疏泄，气血顺畅。所以说，正常的情绪活动不仅对健康无害，而且还是非常有益的。

可是，当情志太过时，就会导致疾病的发生。在《黄帝内经•素问•经脉别论》中，即有"生病起于情志过用"的说法。

情志过用对健康的影响首先表现在对气的影响上，如《黄帝内经•素问•举痛论》中所说的："怒则气上""喜则气缓""悲则气消""恐则气下""惊则气乱""思则气结"。由于情志与五脏存在着对应关系，所以，情志过必会影响到五脏的健康，"怒伤肝""喜伤心""思伤脾""忧伤肺""恐伤肾"就是这个道理。

具体到糖尿病的预防上，情志变化则与血糖的关系密切。喜、怒、忧、思、悲、恐、惊等情志过度，会伤及肝脾，进而导致消渴病。《素问》记载："怒则气上逆，胸中蓄积，血气逆留，髋皮充肌，血脉不行，转而为热，热则消肌肤，故名消瘅（消渴）。"

那么，如何才能做到精神内守呢？

中医养生理论很重视形神共养，认为人们若想健康长寿，不能只关心自己的身体状态，还要关心自己的精神状态。古

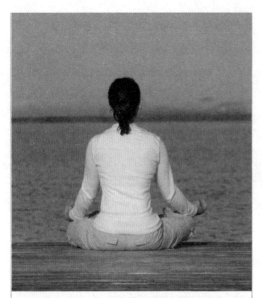

◎打坐冥想是一种非常好的形神共养的方法，养生保健不仅要注意对身体的保养，更要注重精神的修养，形神共养，才能得以长寿健康。

代的医学家认为，形与神是浑然一体的。但实际上，将二者放在同等重要的位置是不可能的，相对来说，养神更为重要。因为神在人的生命活动中起着非常重要的作用。"得神""守神"，则健康长寿；否则就会生病早夭。"精神内守，病安从来？"即很好地说明了养神的重要性。

而所谓的养神，其实就是中医所提倡的"以情胜情"，即有意识地用一种情志去调节和纠正另一种情志。中医上，情志配五脏及五行，喜属心火、怒属肝木、思属脾土、悲属肺金、恐属肾水，五行相克，情志相胜。用于稳定血糖的情志相胜法主要有怒胜思、思胜恐（惊）、恐胜喜、喜胜悲（忧）、悲胜怒等。学会了这些方法，就很容易能控制好日常生活中的不良情绪，保持精神内守，达到预防糖尿病的目的。

人的情绪虽然没有好坏之分，但却有正

面和负面之别。如果负面情绪积压得过多，停留在人体内的时间过长，就会给人造成沉重的心理负担和精神压力，使人患上情志病，严重危害身体健康。俗话说得好："肩上百斤不算重，心头四两重千斤。"所以，我们绝不能任由负面情绪占据我们的精神世界。如何应对这些负面情绪呢？

当负面情绪产生的时候，不妨让自己放松下来。放松的方法有很多，比如听音乐、做健身操、看幽默喜剧、外出旅游等等，我们可以用心去体会，找到对自己最为有效的方法。一般来说，只要能让自己彻底放松下来，那么负面情绪就会随之消失，至少会被我们暂时遗忘。

转移情绪就是将注意力转移到其他的人或事物上，暂时逃离现在的状况，集中注意力去做其他的事情。只要不再想着那些让自己感到不快的事情，那么过了一段时间以后，我们的情绪就会慢慢平复下来。

如果既无法平静下来，也无法集中注意力去做其他的事情，则不妨试着将自己的情绪释放出去。释放情绪的方式有很多

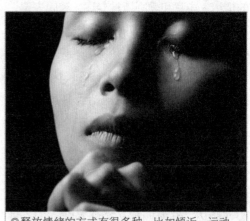

◎释放情绪的方式有很多种，比如倾诉、运动、哭泣、高声喊叫等。

种，比如倾诉、运动、哭泣、高声喊叫等。但需要注意的是，释放情绪应该注意场合，应该在不影响其他人的前提下进行，而且也要保证自己在宣泄情绪的过程中不受到伤害。如果要用运动来宣泄情绪，那就要注意运动不能太过猛烈，以免伤害到自己的身体。

如果以上方法都不管用，则可以考虑寻求其他人的帮助，把自己的烦恼说给身边的人听，让他们为自己提供好的建议。

💜 勤思考、多运动

很多人认为"恬淡虚无"就是什么都不想，什么都不做，这其实是一种误解。如果真的什么都不想，什么都不做，那人又该如何生存呢？事实上，"恬淡虚无"与老子提倡的"无为无不为"颇为相似，都是劝诫人们不要妄为，而不是不为，其本意是要勤动脑体而不动心。

中医将人的生命活动分成了体和用两个部分，体是不能动的，而用则一定要动。脑为用之首，四肢为用的工具，所以大脑和四肢一定要动。《黄帝内经》也说"头为诸阳之汇，四肢为诸阳之末"，而阳气是一定要动的，否则就会老化，这也说明了脑和四肢要经常活动的道理。

现代社会分工越来越细，很多人从事的工作几乎都是一套固定的模式，每天只要按部就班地重复就可以了，根本不需要思考。而回到家里，所做的也基本都是一些家务事。这样一来，大脑就被闲置起来了。长此下去，大脑的功能自然也就退化了。有些人可能会觉得自己没有动脑的机会，其实，我们完全可以创造一些动脑的机会，比如读读书、看看报、下下棋等，都可以让大脑动起来。

运动的重要性无需多言，尤其对繁忙的现代人来说，运动更是必不可少的。

运动之所以能够抵抗衰老，使人长寿，主要是因为它可以优化各组织器官功能，使机体各部分均处于最佳状态，具体可表现在以下几个方面：

•运动可以促进血液循环。运动可以促使血液循环加速，间接造福人体各器官。此外，皮肤的血液循环增强还可以提高其感觉的灵敏度，加强皮肤及其附属器官对外界刺激的适应能力，从而有效地预防感冒、伤风等疾病的发生。

•运动可以活动筋骨和肌肉。运动可以使筋骨关节得到锻炼，以防其过早退化；并可以增强脊柱和周身关节的柔韧

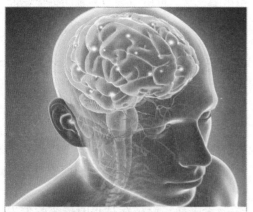

◎运动可以增加大脑皮质的厚度和重量，从而提高人的思考和分析能力。

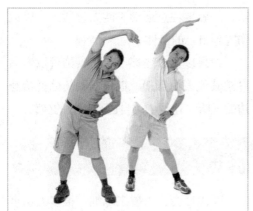

◎运动可以促使血液循环加速，间接造福人体各器官。

性和灵活性，减少背部及腰部疾患的发病率，有效地预防骨质疏松、肩周炎及关节僵硬等病症。此外，运动还可以使肌肉更加发达，防止肌肉萎缩的出现。

•运动有助于改善心脏功能。运动可以使心肌纤维粗壮有力，改善心肌的营养状况，增加冠状动脉的血流量。经常运动的人心跳都比较慢，这就是心肌得到锻炼，使得排血量增加的缘故。此外，运动还可以使血管保持良好的弹性，防止胆固醇在血管中沉淀，可以有效地预防动脉硬化、高血压和冠心病等心血管疾病的发生。

•运动可以增大肺活量。运动可以改善肺功能，使呼吸肌更加强壮有力，使人能够吸入更多的氧气，并排出更多的二氧化碳，有利于推迟老化的过程。有研究显示：慢跑时吸入的氧气量比静坐时要多8倍；而经常坚持长跑的人，其肺活量比一般的人要大10%～20%。

•运动有助于改善消化系统功能。运动可以增强消化腺的分泌，改善胃肠道的血液循环，有利于食物的消化和吸收。而

且运动可以消耗人体内的热量，有促进食欲的功效，胃口不好的人做一些运动一般都可得到缓解。

•运动可以提高神经系统的功能。运动可以提高大脑的抑制和调节功能，有效地防止神经系统的老化，并具有预防疾病的作用。此外，通过改善神经系统功能，运动还能够协调大脑皮层的兴奋和抑制过程，有助于解除大脑皮层的紧张，利于人的睡眠和休息。

•运动有助于改善大脑功能。运动对人体内部的内脏器官有着良好的刺激和按摩作用，有利于保持情绪的稳定。而且运动可以促进血液循环，使大脑能够获得充足的氧气和营养物质，并释放出一些化学物质，加速脑细胞的代谢，更利于大脑发挥其应有的功能。此外，运动还可以增加大脑皮质的厚度和重量，从而提高人的思考和分析能力。

尤其在预防糖尿病方面，通过运动，可以减肥、提高机体免疫力、改善精神状态、降低血糖，而这一切对预防糖尿病有积极的意义，可以说运动是预防糖尿病的最佳途径之一。

几种可以有效预防糖尿病的运动

•五禽戏。五禽戏由东汉名医华佗模仿虎、鹿、熊、猿、鸟五种动物姿势，结合人体脏腑、经络、气血的特点编创而成一项运动健身术，对人体代谢活动有较好的调节作用，可以稳定和降低血糖。

•太极拳。太极拳是我国传统的养生方法，能调节人体的生理代谢活动，改善

机体糖代谢，稳定血糖，是预防糖尿病的极佳运动。

•八段锦。八段锦是流传于民间的一种健身运动，由八节组合而成，通过肢体的伸展和肌肉的锻炼，疏通经络、气血，起到强壮正气、防病治病的功效。八段锦的具体口诀如下："两手擎天理三焦；左右开工似射雕；调理脾胃单举手；五劳七伤往后瞧；摇头摆尾去心火；背后七颠百病消；攒拳怒目增气力；两手攀足固肾腰。"

保持积极的思想和语言

我们知道，压力是造成糖尿病的一个重要因素，而压力的形成又往往受人的思想和语言的影响。

我们的身体实际上是一个强大的电磁传输器和能量接收器，人所有的思想对人体细胞都会产生巨大影响，积极高昂的情绪会去除体内疾病，有压力的消极低落的情绪对身体健康会产生很深的影响。"安慰剂"的疗效就是很好的证明。安慰剂，其实什么也不是，只是当病人相信它可以治疗疾病的时候，它就具有了非常好的疗效。这实际就是思想起到的作用。

积极的思想能治愈疾病，消极的思想也能产生疾病，因为消极的思想，会让身体变为酸性，形成适合疾病发展的环境。消极的思想在本质上分有意识和无意识两种。消极的思想大多数情况下是在我们有压力或受创伤的时候产生的。

另外，我们所处的生存环境，也会给我们带来过度的压力。比如，开车会产生压力，开车打电话压力水平会上升到平常的5000倍；金钱状况会让我们产生压力；与亲戚、朋友和同事发生争执，交通拥挤，工作繁重等也会让我们产生过度的压力；观看恐怖电影和电视节目，阅读

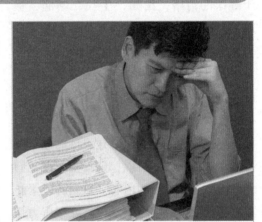

◎过度的、过于强烈的或持久性的压力，是造成糖尿病的一个重要因素。

新闻等，又会在无形中增加我们的压力水平。

其实，精神压力是一种保护，适量的压力能使我们提高警觉度，增加工作学习的效率，可是，过度的、过于强烈的或持久性的压力则会让我们的身体呈酸性，让我们心跳加速、呼吸加快、血压上升、肌肉收紧，从而导致失眠、颈椎病、腰酸背痛、胃痛、头痛、情绪低落、焦躁、抑郁等，长期处于过度的压力下，则会导致冠心病、胃溃疡、高血压、癌症、糖尿病等疾病。也就是说，越是现代化，各种与身心有关的疾病就越多。

好在我们可以用一些方法扭转这种状况。在日常生活中，我们可以有意识地做一些事情，以调整自己的情绪，缓解过度的压力，比如，开怀大笑，提高自信力，养成良好的生活习惯，保持健康的生活方式，构建正常的人际关系等。另外，我们还可以对自己下命令，命令自己消灭不利于健康的情绪，比如，生气、烦恼、极端、偏执等，这样不但能增加我们的免疫力，还能从根本上解决健康问题。

言语也具有同思想一样的威力。语言能改变一个人的思维和感觉方式，积极的言语与思维能改变一个人的DNA，消极的语言能提高身体压力，并让身体的酸碱度由碱性转为酸性。所以，请不要忽视我们的思维方式和说话的内容。这两种因素能在很大程度上影响压力水平。减缓压力几乎对人体所有疾病来说绝对都是最强大的自然治疗手段之一。

在全世界范围内观察健康人群，我们会发现他们各不相同，饮食习惯不同，生

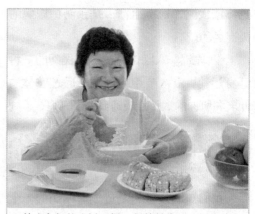

◎养成良好的生活习惯，保持健康的生活方式，构建正常的人际关系等，可以有效防治糖尿病。

活习惯不同，有的人抽烟，有的人是素食主义者，有的人酷爱吃肉，有的人根本不运动，也有些人只是步行。不过，在他们身上也有共同点，就是睡眠好并且乐观积极。他们不把生活看得那么严重，而且并不担心太多。他们乐观、无忧无虑。他们每天都带着感恩的心来生活。

态度决定一切，思想和语言确实能影响人的行为，而且思想和语言对健康也具有神奇的效果。

♥ 有规律地生活

生命是有韵律的，人的活动必须遵循生命的韵律。如果我们生活、做事不遵循生命的节律，就会像防洪堤那样总会有被冲垮的可能，而如果我们跟上生命的节拍，我们就会像海岸线那样，有进有退，永远不会因为和海浪对抗而崩溃。

遵循生命的韵律就是有规律地生活。凡事要按着秩序进行，否则就会生病。日出而作，日落而息，就是作息的规律，这

说明人不是累了才休息，而是有规律地休息。人必须得到充分的休息，身体才能更加健康。

人体运行的规律是和十二时辰相吻合的，就是每天的十二个不同时辰，分别对应着中医中提到的十二经络，分别都有不同的运作。这就是所谓的子午流注。

子时（晚11点至凌晨1点）：胆经最旺。人在子时前入眠，胆方能完成代谢，

晨醒后才会头脑清晰、气色红润。反之，则气色青白，容易形成结石一类病症，其中一部分人还会因此而"胆怯"。

丑时（凌晨1点至3点）：肝经最旺。人的思维和行动要靠肝血的支持，废旧的血液需要淘汰，新鲜血液需要产生，这种代谢通常在肝经最旺的丑时完成。

寅时（凌晨3点至5点）：肺经最旺。肝在丑时把血液推陈出新之后，将新鲜血液提供给肺，通过肺送往全身。所以，人在清晨面色红润，精力充沛。

卯时（凌晨5点至7点）：大肠经最旺。肺将充足的新鲜血液布满全身，紧接着促进大肠经进入兴奋状态，完成吸收食物中水分与营养、排出渣滓的过程。

辰时（上午7点至9点）：胃经最旺。人在7点吃早饭最容易消化，如果胃火过盛，会出现嘴唇干裂或生疮。

巳时（上午9点至11点）：脾经最旺。脾是消化、吸收、排泄的总调度，又是人体血液的统领。脾的功能好，消化吸收好，血的质量好，嘴唇才是红润

的。唇白标志血气不足，唇暗、唇紫标志寒入脾经。

午时（上午11点至下午1点）：心经最旺。心气推动血液运行，养神、养气、养筋。人在午时能睡片刻，对于养心大有好处，可使下午乃至晚上精力充沛。

未时（下午1点至3点）：小肠经最旺。小肠分清浊，把水液归于膀胱，糟粕送入大肠，精华上输送于脾。小肠经在未时对人一天的营养进行调整。

申时（下午3点至5点）：膀胱经最旺。膀胱贮藏水液和津液，水液排出体外，津液循环在体内。若膀胱有热可致膀胱咳，且咳而遗尿。

酉时（下午5点至7点）：肾经最旺。人体经过申时泻火排毒，肾在酉时进入贮藏精华的阶段。

戌时（晚7点至9点）：心包经最旺。心包是心的保护组织，又是气血通道。心包经戌时兴旺，可清除心脏周围外邪，使心脏处于完好状态。

亥时（晚9点至11点）：三焦通百脉。三焦经是六腑中最大的腑，具有主持诸气、疏通水道的作用。人如果在亥时睡眠，百脉可休养生息，对身体十分有益。

由此可见，人是大自然的组成部分，每日12个时辰与人体12条经脉的关系是十分紧密的，所以，人的生活习惯应该符合自然规律。

有必要再强调一下：

晚上9点到凌晨3点，是人的身体自身修补的时间，在这段时间一定要休息，停止一切活动。

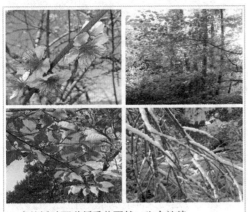

◎人的活动要遵循季节更替、生命韵律。

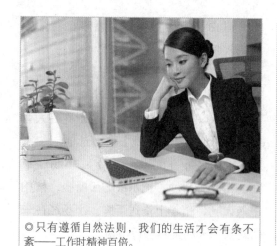

◎只有遵循自然法则，我们的生活才会有条不紊——工作时精神百倍。

晚上9点到11点，是免疫系统运作的时间。在这一时间段休息，对儿童来说更加重要，因为儿童的免疫系统还未发育健全。

晚上11点到凌晨1点，是骨髓造血的时间。

凌晨1点到3点，是肝脏修复的时间。

凌晨3点到凌晨5点，是呼吸系统运作的时间。

凌晨4点，脉搏最弱、心跳最慢，所以，大部分的气喘、心脏病、中风、心血管疾病、高血压患者发生意外大多在这个时候。

5点到7点，大肠蠕动最旺盛，是吃早餐的时间。

7点到8点，是胃最为活跃的时间。

9点到11点，是脾脏活跃的时间。

午时（11点到下午1点）与子时（晚上11点到凌晨1点），身体在造血，这段时间要好好休息，就不容易贫血。

下午1点到3点，是小肠活动时间，午餐最好在下午1点前吃完。

下午3点到5点，是膀胱活跃的时间，这段时间是最重要的喝水时间。肾脏与膀胱不好的人，最好在这段时间喝下500毫升的水。

下午5点到7点，是肾脏活动的时间。

下午7点到9点，是心脏神经系统活跃的时间。

遵循自然法则，休息时全然放松，我们才会有一个健康的体魄。

置身于健康的环境中

与健康有关的环境因素应该包括阳光、空气、水等。

享受阳光是愉快而幸福的事情，因为阳光具有自然的治疗效果，它透过瞳孔刺激视觉神经和下视丘，能够影响激素的分泌；适量的光照还可以振作我们的精神，改善我们的情绪。阳光照射太少，容易引发高血脂、高胆固醇、动脉硬化、风湿病、痤疮以及牛皮癣等各类疾病。

俗话说，万物生长靠太阳。阳光是上帝赐给我们人类取之不尽、用之不竭的健康资源。

阳光分为可见光、不可见光、红外线、紫外线、X射线和γ射线等。其中紫外线和远红外线与人体健康的关系最为紧密。

紫外线是对人体有害的辐射线，它会破坏包括DNA在内的生物分子以及人的免疫系统，增加罹患皮肤癌、白内障的概率，还可能造成皮肤的损伤。但是，它也有可取的地方，就是杀菌。另外，身体通过紫外线照射还会产生维生素D。所以，晒太阳能否对身体有益关键在于掌握好时间。

红外线又分近红外线、中红外线、远红外线。我们的身体也会释放远红外线，所以，太阳光中的远红外线是最受人体喜欢的。

要从阳光中吸收远红外线，关键还在于把握好晒太阳的时间：

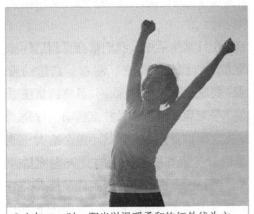

◎上午6—9时，阳光以温暖柔和的红外线为主，是一天中晒太阳的最好时间段。

上午9-10时，下午4-6时，阳光中的紫外线对人体产生"阳光激素"——维生素D很有利。

中间的几个小时，特别是10时到下午4时，对皮肤有害的紫外线光束含量多，要尽量避免接触阳光。

我们都有过这样的体会，在小溪头、大海边，就会感觉愉快、惬意，精神振奋，而在干洗店里，或是城市的高楼大厦间，就会感觉浑身不自在，精神焕散，烦躁不安。为什么会这样？就是因为两类地方的空气质量不同。前者空气中多有负离子、氧气，而后者则多有正离子。

负离子能促进新陈代谢，激活机体抗病能力，改善睡眠，进而消除疲劳。经负离子作用，可使人精神振奋，工作效率提高。负离子还有明显的镇痛作用，负离子与细菌结合会改变其分子结构。婴幼儿身上的负离子比正离子多4倍，所以他们的生命力旺盛，而且恢复力也强。而正离子则会造成气血不通，新陈代谢差。

所以，我们要尽可能地到好的地方生活。如果做到这一点有困难，则应该尽量改善我们所处环境的空气质量，比如，在靠近窗户或阳台的地方多种植大叶的盆栽植物等。

再来说说水。水分在我们身体中所占的比例很大，在70%左右，婴儿更高达80%。组成生命的细胞就是生活在水中的，因此，水对生命体的作用是不容忽视的，我们要为身体补充足够的水分。

补水的方式很多，但是最主要的途径还是喝水，这就涉及我们喝的水的质量，只有健康的好水才会对生命产生滋养的作用，否则，就会成为生命体中心的毒素。

好水的标准：

•pH值一定是弱碱性的。

•必须保有原矿物质。

•无杂质，不能有氯和重金属。

除了空气、水和阳光，大自然的能量对我们的健康也是很有益处的。所谓的大自然能量，就是蕴藏于天地万物中的能量，例如，木头、温泉能释放远红外线等。其实，阳光、空气、水源、季节、气候、山林、矿石、植物、土壤、月光、温泉、雨水、颜色、气压、节气、闪电、风等自然界中所有的事物都蕴藏有无限的能量，并且这些能量能对我们的健康产生很大的影响，顺应自然规律，我们就能吸收能量，否则就会生病。

♥ 维持理想体重

有人把肥胖看成是高贵、富有的象征，认为肥胖的人都是有"福气"的人，是富贵长寿之相，殊不知肥胖对健康的危害是非常大的，高血压、糖尿病以及心脑血管疾病等病症，都与肥胖有着密切的关系。尤其对于2型糖尿病来说，肥胖者患此类型糖尿病的数量远远大于体重正常的人群。2型糖尿病人数占糖尿病总数的90%，其中80%的患者肥胖或超重。许多研究表明，肥胖是导致糖尿病发生的因素之一，因为肥胖者易患高胰岛素血症，而高胰岛素血症会造成胰岛B细胞分泌胰岛素的功能减退，从而会减少人体内的胰岛素数量，并降低胰岛素的降血脂作用。

究竟是什么导致了人们的肥胖呢？只有弄清了这个问题，才能从根本上解决肥胖问题。

在日常生活中，我们常会见到这样一种人，他们什么都吃，甜食，高脂肪食品，想吃什么就吃什么，并且吃的量还很多，平时也不见他们做什么运动，可是，这类人偏偏骨瘦如柴。这不免会给人一种错觉，人的胖瘦是天生的，天生你是胖人，喝凉水都会长肉，天生你是瘦人，整天尽吃山珍海味也不长胖。至少在表面上看来如此。

其实不然，二战期间被关在纳粹集中营里的人个个都是骨瘦如柴，而当他们从集中营出来回归到正常生活的时候，他们中的某些人还是骨瘦如柴，而另外一些人却变胖了。这说明什么？说明人的胖瘦不是先天因素决定的，而是和饮食、生活方式、生理功能有关。

我们先看一下胖人的生理功能有什么不正常：

•新陈代谢慢：进食以及即使只吃了少量的食物后，身体不能够很快地消耗食

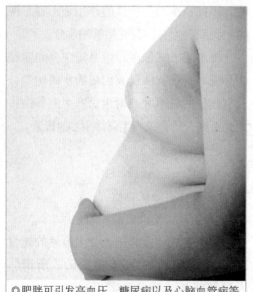

◎肥胖可引发高血压、糖尿病以及心脑血管病等多种病症。

物，相反还会将食物转化成脂肪。

•甲状腺不活跃：甲状腺不活跃，身体将食物转换成能量的能力变差，进而将吃的食物转化成身体的脂肪。

•胰腺不能够正常工作：胰腺分泌胰岛素。肥胖者的胰腺比消瘦者的胰腺分泌胰岛素更快、更多。

•肝脏功能差：肝脏是一个消毒器官。当它有障碍时，新陈代谢就慢下来了。

•消化系统（胃和大小肠）功能差：肥胖的人在产生消化酶的时候会遇到障碍。如果不能分泌正常的消化酶，吸收的食物就不能够转化为能量，因此很有可能会储存为脂肪。

•激素分泌失调：肥胖的人身体会分泌过多的某种激素而其他的激素分泌不足。

在这些因素中，新陈代谢慢是肥胖的

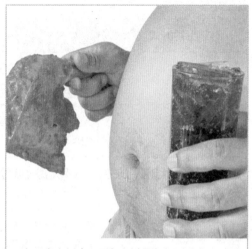

◎在日常生活中，了解肥胖的根源对我们预防糖尿病是大有裨益的。

最根本原因，而造成新陈代谢慢的原因则是不健康的生活方式和思想观念。

了解肥胖的根源对我们预防糖尿病是大有裨益的。

肥胖者的生活方式及成因和后果

生活方式	原因和后果
在不饿的时候吃东西	压力或者是情绪性地吃东西；由摄入到身体里的毒素或者是酵母菌的过量生长引起的生理性的渴食症。这势必会使人增胖
食量很大	过于肥胖的人总感觉饿。原因：缺少消化酶和酵母菌过量生长导致了身体无法吸收营养；某些普通的食物添加剂能使人增加饥饿感。这也同样会使人增胖
消费更多的"减肥食品"	很多减肥食品会让人更肥，其中充满了人工甜料、大量的糖或者化学添加剂，这一切都会让人变胖。有些食品添加剂可以刺激人的食欲，让人沉迷然后变胖
身体里含有大量的毒素	毒素一般都储存在结肠和脂肪细胞里。当人体含有很高的毒素的时候，身体本身会自觉地将这些毒素稀释。要完成对毒素的稀释，身体就必须保留水分、增加脂肪的储存，这就是服用大量药物的人随后变得臃肿肥胖的原因

接上页

生活方式	原因和后果
喜欢吃大块的食物	食欲更旺盛、不能吸收营养、生理性的渴食、情感和压力问题以及食品供应商增加食物的尺寸。毫无疑问这是增胖的原因之一
睡觉前吃东西	人在睡觉的时候身体的新陈代谢会变慢,在晚上吃进肚里的东西没有被燃烧的机会,很容易就转化成了脂肪
受到加入肉和奶制品的生长激素的影响	给动物们注射的生长激素会随着我们的食用而进入我们体内,这自然会导致肥胖,还会导致儿童的早熟
自认为很胖	南丁格尔的"最怪的秘密"说:你一定能成为你想成为的样子。肥胖的人总是想着他们很胖所以他们就真的很胖了

由下表我们不难得出这样的结论:如果BMI在正常范围内,也应注意饮食的搭配,防止体重不足或超重。如果BMI过轻或者过重,就应积极调理。体重过轻者应该增加营养的摄入量,以免营养不良引发各种疾病。体重过重者应该减少食物摄入量,保持营养均衡,并且要增加运动量,每周至少运动两次。

美国联邦政府曾在2002年发起了一份"糖尿病预防计划"的研究报告,指出,只要减轻少许的体重,再配合规律的运动,就可以有效地预防糖尿病。在

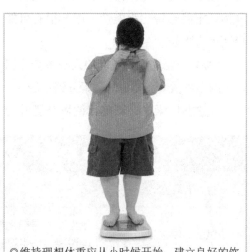

◎维持理想体重应从小时候开始,建立良好的饮食习惯及培养适当运动的习惯。

衡量身体健康状况的指标

BMI	WHO标准	亚洲标准	中国标准	肥胖相关疾病发病危险性
体重过低	<18.5	<18.5	<18.5	低(其他疾病危险性增加)
正常范围	18.5~24.9	18.5~22.9	18.5~23.9	平均水平
超重	≥25	≥23	≥24	增加

接上页

BMI	WHO标准	亚洲标准	中国标准	肥胖相关疾病发病危险性
肥胖前期	25.0~29.9	23.0~24.9	24.0~26.9	增加
I度肥胖	30.0~34.9	25.0~29.9	27.0~29.9	中度增加
II度肥胖	35.0~39.9	≥30	≥30	严重增加
III度肥胖	≥40.0	≥40.0	≥40.0	非常严重增加

注：身体质量指数（BMI）=体重/身高^2=千克/米^2

对3234名有糖尿病前兆的成年人所做的长达3年的研究中发现，只要坚持适量的运动，并配合低热量、低脂的饮食，就可以达到预防糖尿病的效果。更让人意想不到的是，即使只是减轻原体重的5%~7%，也可以使人罹患糖尿病的概率降低58%。由此可见，糖尿病是不难预防的，只要我们可以将自己的体重控制在理想的范围之内。

要想维持理想体重，我们应该力争做到以下几点：

•均衡摄取各类食物。没有一种食物含有人体需要的所有营养素，为了使身体能够充分获得各种营养素，必须均衡摄取各类食物，不可偏食。很多过胖或过瘦的人都有偏食的毛病。每天都应摄取五谷杂粮、奶类、蛋类、豆类、鱼、肉类、蔬菜、水果及油脂类食物。每天要保证食物的多样性，吃多种蔬菜和水果。

•以五谷杂粮为主食。米、面等谷类食物含有丰富淀粉及多种必需营养素，是人体最理想的热量来源，应作为三餐

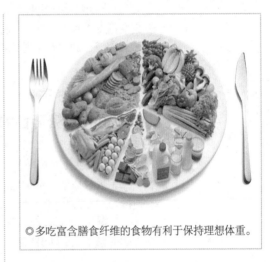

◎多吃富含膳食纤维的食物有利于保持理想体重。

之主食。现代人多吃精米、精面，损失了很多营养物质，全谷类食品更有益健康。我国有以谷类为主食的传统饮食习惯，然而现代人讲究少吃饭，多吃菜，这是导致肥胖的一个重要原因。要想保持理想的体重，五谷杂粮应该是每餐的主食。

•多吃富含纤维的食物。含有丰富纤维质的食物可预防及改善便秘，帮助清除体内垃圾，并可降低血胆固醇，有助于预防心血管疾病，并且减少罹患大肠

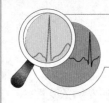

体重减轻是"看得见"的降糖效果

2型糖尿病的治疗以饮食疗法和运动疗法为主，但是肥胖患者最先考虑的应该还是减肥。也有很多人不仅要消除肥胖，还要将血糖调节到正常范围之内。

❶ 收缩期血压

一般是指 60 岁以上的老年人收缩压高于正常水平，但是舒张压正常，这是一种独立类型的疾病。

❷ 巨大胎儿

胎儿体重 ≥ 4kg 称为巨大胎儿。

▌在体重秤中看血糖控制情况

肥胖者比体重正常的人食量大，进食后血糖上升幅度也大，而且在饭后和饭前会吃零食，因此没有足够的时间来降低血糖。

胰腺中的B细胞在血糖升高期间也会继续分泌胰岛素，进食后血糖太高，无论如何都返回不到原来的状态。血糖在4~6个小时之内持续升高，B细胞就会疲劳。如果这种状况长期持续，B细胞分泌胰岛素的功能就会下降。

因此，将体重控制在合理的范围内，是每一位糖尿病患者必须要高度重视的问题。也就是说，无论您是属于1型还是2型糖尿病，每天都应该利用家里的体重秤来随时监测自己的体重变化，做到心中有数。

▌肥胖与糖毒性的潜在联系

肥胖者因暴食导致血糖升高，加之胰岛素抵抗性明显，不易使血糖降低。血糖经常处于较高状态的人细胞吸收血液中葡萄糖的能力也会降低，最终导致血糖完全不能下降，这就是所谓的"糖毒性"。

据相关统计，超过标准体重20%以上的肥胖者，比普通人患糖尿病的概率至少高出3倍。

▌从40岁开始接受每年一次的健康检查

有潜在糖尿病的人，患有肥胖（BMI为25以上）、高血压（收缩期血压❶ 140mmHg以上，舒张期血压为90mmHg以上）的人，家族中有患糖尿病史的人，妊娠糖尿病患者或分娩过巨大胎儿❷ 的人，均易患糖尿病。

已经患有糖尿病的人，即血糖步入糖尿病范围的人，在初期阶段也不会有任何自觉症状。因此，想要通过自觉症状来了解自己是否为糖尿病易感体质几乎是不可能的。因此我们建议在40岁之后，每年接受一次健康体检。

定期的健康检查，应该包括饭后的尿糖检测和血糖检测，如果检查血糖时"空腹血糖"超过了126mg/dL，那么患有糖尿病的可能性就很高。

在健康检查中发现糖尿病

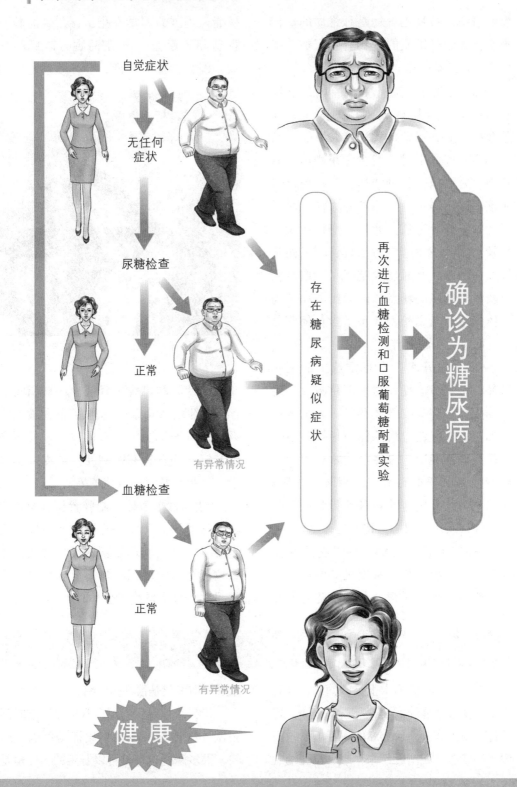

自觉症状

无任何症状

尿糖检查

正常

血糖检查

正常

有异常情况

有异常情况

存在糖尿病疑似症状

再次进行血糖检测和口服葡萄糖耐量实验

确诊为糖尿病

健康

癌的概率。植物性食物是纤维质的最佳来源。富含纤维质的食物有：豆类、蔬菜类、水果类、全谷类、薯类等食品。

•少吃油脂、盐、糖。高脂肪、高热量的食物与肥胖有密切的关系，而且会导致心脑血管疾病、脂肪肝以及某些癌症。因此平时要减少食用肥肉、五花肉、香肠以及各种油炸食品。烹调时应该多采用蒸、煮、凉拌等方法，少用煎、炒、炸等方法。此外，烹调应少用盐及含有高量食盐或钠的调味料，如味精、酱油等。平时要少吃糖果、白砂糖以及含糖较多的糕点，因为糖类除了为身体提供热量之外，几乎不含任何营养素，而且会引起肥胖。

•多喝白开水。水是维持生命之必需品，可调节温度、帮助消化吸收、运送养分、预防及改善便秘等。多喝水可以加速新陈代谢，清除体内垃圾。白开水是人体最健康、最经济的水分来源，应养成喝白开水的习惯，每天应饮用8杯水。市面上销售的各种饮料含糖分较高，经常饮用不利于保持理想体重。

•补充足够的钙质。钙是构成骨骼及牙齿的主要成分，摄取足够的钙质，可促进正常生长发育，并可预防骨骼疏松症。美国营养学会指出摄入钙质较少容易导致超重。补充钙质有减肥的功效。因为钙摄入过低，会导致细胞发生

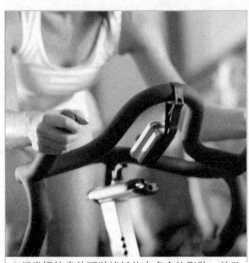

◎经常锻炼身体可以消耗体内多余的脂肪，并且可以锻炼肌肉，使身体更结实、健美。

变化，使脂肪燃烧量降低，增加脂肪的存储。牛奶含丰富的钙质，且最易被人体吸收，每天至少应饮用1～2杯。其他含丰富钙质的食物有奶制品、虾皮、小鱼干、豆制品及深绿色蔬菜等。

•适当锻炼身体。肥胖者和过瘦者大多缺乏锻炼。身体缺乏锻炼就会导致经络受阻，血液循环和新陈代谢减慢，导致垃圾在体内堆积。每周至少锻炼身体3～4次，每次持续半个小时。

定期进行健康检查

现代人在不断追求上进的同时，却忽视了身体最本能的需要，那就是健康。据统计，我国有70%～80%的人都处于"亚健康"状态。我国近年来早衰、早死的现象逐年增多就是很好的证明。

其实，只要我们每个月抽出一点时间去做一次体检，很多疾病都是可以预防的，很多悲剧也都是可以避免的。体检是

防止大病入侵的第一道关口，是健康的有力保证。很多疾病在其发展的过程中是很难被人察觉的，糖尿病就是如此，等到有症状出现的时候，往往病情已经很严重，这时再去医治就要大费周折了，有的甚至搭上了生命。

体检并不只是针对那些身体已经出现不适的人，身体健康的人也同样需要做身体检查。体检可以发现潜藏在身体内部的重大疾病，而很多疾病在前期都是没有自觉症状的。还有很重要的一点就是，体检可以降低未来罹患疾病的概率。有资料显示，高血压的病人罹患脑中风的概率就很高，而如果在早期就能把血压保持

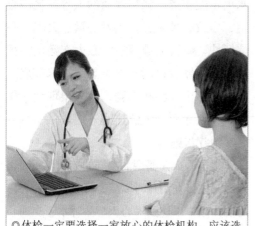

◎体检一定要选择一家放心的体检机构。应该选择专业的，综合能力强的体检机构。

在正常的范围之内，就会大大降低罹患脑中风的危险。此外，血液中胆固醇偏高，将来罹患狭心症和心肌梗死的概率就比较高；血糖偏高的人，将来罹患糖尿病的概率就比较高等。由此可见，即使现在没有自觉症状，将来也一样可能

发生重大的疾病。也就是说，感觉自己很健康的人事实上并不一定健康，所以每个人都应该定期体检。

定期体检可以帮助我们更好地预防疾病，提高生命的质量。再好的治疗也比不上预防重要，与其在患病后花费大量的金钱和时间来治疗，倒不如提早预防的好。早在《黄帝内经》中就有"圣人不治已病治未病"的说法，我国古代名医华佗继承了这一思想，进一步认识到防病的重要性，他鼓励人们多参加劳动，锻炼身体，增强体质，预防疾病。

有些人可能是舍不得花钱去体检。其实，体检所需要花费的金钱是非常有限的，而且从长远看来，这正是一种省钱的行为。据世界卫生组织的统计表明，预防疾病的费用只占治疗费用的1/10。

体检有很多项目，是不是每个项目我们都应该做呢？当然不是。每个人的具体情况不同，所处的年龄段、外在环境等都不相同，需要检查的项目也不同。一般来说，每个医院都会有一些基本的检查项目，除此之外，我们可以根据自己的实际情况，适当添加一些。比如，21岁以上要定期测血压，30岁以上要定期测血脂，40岁以上要定期测血糖。

有人会问，体检结果真的准确可靠吗？体检结果的准确性很大程度上由体检机构的技术水平和仪器设备决定。因此，体检之前首先要选择一家放心的体检机构。应该选择专业的，综合能力强的体检机构。

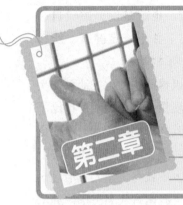

中医对糖尿病的分型、诊断与治疗

第二章

中医对糖尿病患者主要分为：上焦消渴、中焦消渴、下焦消渴三种类型，并根据不同类型给出不同的诊断与治疗方法。

♥ 上焦消渴的辨证分型

上焦消渴的发生与心、肺的关系密切，与胃热也有一定的关联。按上焦消渴的症状表现、病因病机可将其划分为三种较为主要的类型：

心火亢盛型消渴病

症状及舌脉

症状：口渴多饮，且喜欢饮用冷水、口舌生疮、烦躁、心悸怔忡、失眠、大便秘结、小便短赤等。

舌脉：舌红苔黄、脉数或脉细数等。

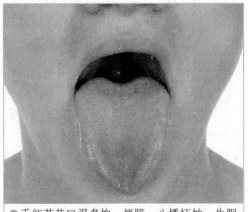

◎舌红苔黄口渴多饮，烦躁、心悸怔忡、失眠等，是心火亢盛型消渴病。

症状形成原因

心火亢盛的发生主要有两方面的原因，一是心阴不足，二是肾水不足导致的水火不能相济。燥热体质的人容易耗伤心阴，导致心神失养，引发心烦、失眠、心悸怔忡、口舌生疮等症。心火亢盛定会损耗津液，导致口渴多饮且想喝冷水等症。若心火移至大肠和小肠，就会出现大便秘结、小便赤短、舌脉热盛等症。

治疗法则

根据心火亢盛型消渴病的症状、病因、病机，主张在治疗时以清心降火、滋补心肾之阴为主，以达到降心火、生肾水、交通心肾的功效，最终使血糖恢复到正常水平。

肺热津伤型消渴病

症状及舌脉

症状：口干舌燥、烦渴欲饮、小便次数多、气短乏力、精神不济、自汗等。

舌脉：舌尖红，苔薄黄、脉洪数。

症状形成原因

肺脏属人体上焦，有宣发肃降的功

能。宣发功能可将人体津液输布于全身，肃降功能则是通调水道使水液下输于膀胱。津液若不能输布于全身，就会大量输于膀胱，再加上肾失固摄，则会出现尿频而多的症状。若燥热之邪伤及肺脏，则会阴液不足，导致宣发肃降功能失常，从而出现口干舌燥、烦渴多饮等症状。燥热还伤津耗气，让病人出现气短乏力、倦怠自汗、舌尖红苔薄黄、脉洪数等热盛症状。

治疗法则

根据肺热津伤型消渴病的症状，治疗时主张以清热润肺、生津止渴为主，以恢复肺脏的宣发肃降功能。

肺胃热燥型消渴病

症状及舌脉

症状：烦渴欲饮、消谷善饥、尿频量多、尿色赤黄等。

舌脉：舌苔黄燥，脉洪大。

症状形成的原因

肺胃热燥型消渴病与饮食不节、积热于胃的关系密切。胃热会上灼于肺，导致肺

热。而肺热定会伤及津液，使津液耗损，进而引发烦渴欲饮的症状。肺胃热燥型消渴病患的津液不能输布于全身，虽然饮水多，但水自趋下泄，表现为尿频量多、尿色赤黄等症。胃乃水谷之海，胃热过盛就会出现消谷善饥等症状。肺胃热燥上溢，又会出现呼出气热、舌黄苔燥、脉洪大等症。

治疗法则

治疗肺胃热燥型消渴病，主张以清热润燥、生津止渴为主，以达到恢复气阴、清除肺胃燥热的目的。

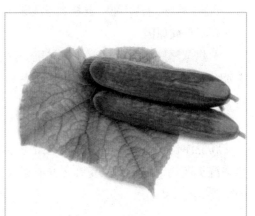

◎治疗肺胃热燥型消渴病，日常可经常适量食用黄瓜、荔枝、木耳、胡萝卜等食物。

❤ 中焦消渴的辨证分型

中焦消渴的病灶部位主要在脾胃。中焦消渴与脾胃虚弱、热燥和胃火炽盛、脾气不足关系密切。按症状表现、病因、病机可将中焦消渴划分为5种类型：

胃热亢盛型消渴病

症状及舌脉

症状：消谷善饥、大便秘结、形体消

瘦、口苦口臭、牙龈肿痛等。

舌脉：舌红、苔黄、脉滑实有力。

症状形成原因

胃火亢盛可消耗人体内的水谷精微物质，以致全身不得濡养，加上手阳明大肠经和足阳明胃经热盛，津血耗伤，就会出现形体消瘦、消谷善饥之症。胃火亢盛还会损伤津液，以致出现大便秘结、口苦口

臭、牙龈肿痛、舌红苔黄、脉滑实有力等症状。

治疗法则

胃热亢盛型消渴病的治疗要以降火清胃、滋阴增液为主。

湿热中阻型消渴症

症状及舌脉

症状：口渴不欲饮、饥不欲食、口苦口腻、脘腹闷胀、四肢沉重、皮肤瘙痒、小便赤黄、便秘或腹泻等。

舌脉：舌红、苔黄厚腻，脉濡数或濡缓。

症状形成原因

湿热蕴结脾胃，可导致中焦气机升降失调，影响津液输布，从而引发口渴易饥、口苦口腻、便秘腹泻等症状。

治疗法则

肠燥津伤型消渴病的治疗应该给予清热燥湿类药物，以起到恢复脾之升清运化的功能。

脾气不足型消渴病

症状及舌脉

症状：食欲不振、口渴多饮、腹胀腹泻、四肢无力、气短乏力等。

舌脉：舌淡边有齿痕，脉细弱。

症状形成原因

脾气不足与饮食不节或久服药物联系密切。脾气不足，则损伤脾胃，导致运化功能失调，进而出现食欲不振、口渴多饮、腹胀腹泻、四肢无力、气短乏力、舌淡边有齿痕、脉细弱等症状。

治疗法则

脾气不足型消渴病的治疗，使用健脾补气类药物最有效。

胃阴不足型消渴病

症状及舌脉

症状：口干舌燥、口渴欲饮、大便干燥、消谷善饥或饥不欲食、形体消瘦等。

舌脉：舌红津、脉细数。

症状形成原因

胃阴不足会使津液不能上承，则出现口干舌燥、口渴多饮等症。夜间阴虚症状更加严重，因此夜间口舌干燥的症状也会更加严重。胃阴虚会生热，热能耗伤津液，使胃的消化功能随之减弱，导致出现饥不欲食之症。胃阴不足、津液缺失，会影响水谷精微物质的输送，从而出现形体消瘦、舌红津少、脉细数的症状。

治疗法则

根据胃阴不足型消渴病的病因和病机，治疗时应以滋阴养胃为主。

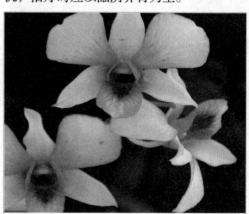

◎石斛具有益胃生津，滋阴清热的功效，治阴伤津亏，口干烦渴，食少干呕等症。

肠燥津伤型消渴病

症状及舌脉

症状：口渴多饮、多食易饥、大便秘结、津少干燥等。

舌脉：舌红苔黄，脉实而有力。

症状形成原因

手阳明大肠经和足阳明胃经热结燥热，会耗竭津液，导致口渴多饮、多食易饥等症。热结肠燥，会导致大便秘结，而肠燥津伤又会导致舌红苔黄、脉实而有力等症。

治疗法则

针对以上症状，肠燥津伤消渴病应给予滋阴生津、润肠通腑类药物的治疗。

❤ 下焦消渴的辨证分型

下焦消渴的发生与肝肾功能的失调关系密切，其病机是肝气郁结、肝肾阴虚、肾之阴阳两虚，主要类型有以下3种：

肝气郁结型消渴症

症状及舌脉

症状：口渴多饮、善饥多食、尿频、尿甜、口苦咽干、胁肋满痛、胸闷心烦、急躁易怒等。

舌脉：舌暗红、苔薄黄，脉弦或弦细。

症状形成原因

情志不调容易导致肝气郁结，使津液不能上承，而出现口苦咽干、口渴多饮等症状。气郁则化火，因此肝气郁结型消渴病还容易出现胸闷、心烦、急躁等症状。

治疗法则

肝气郁结型消渴病使用疏肝解郁法治疗较为有效。

肝肾阴虚型消渴病

症状及舌脉

症状：尿频量多、尿甜、尿浑浊如膏脂、腰膝酸软、全身无力、头耳鸣、遗精、全身瘙痒等。

舌脉：舌红苔少，脉细数。

症状形成原因

肝肾阴虚多是因为肝脏疏泄过度和肾脏固摄失常，因此会导致津液下输膀胱，出现小便频多之症。尿浑浊如膏脂是因为尿液中含有大量水谷精微物质。

治疗法则

进行滋养肝肾、补益精血、润燥止渴等疗法，肝肾阴虚型消渴病能较好地

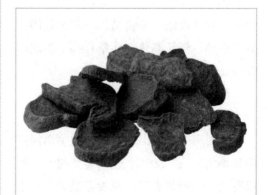

◎何首乌具有补肝肾、益精血的功效。治血虚头昏目眩、心悸、失眠等症。

得到控制。

阴阳两虚型消渴病

症状表现

症状：尿频量多，且混浊如膏脂，夜尿尤其多，面色发黑，耳轮黑干，腰膝酸软，肢冷畏寒，阳痿早泄等。

舌脉：舌淡苔白，脉沉细无力。

症状形成原因

肾脏长久阴虚定会损及阳气，形成阴阳两虚之症，导致肾脏固摄功能减弱，出现尿频、尿液混浊如膏脂、夜尿尤多等症状。肾虚还可导致阴津不能濡养皮肤、腰膝，所以会出现面色发黑、腰膝酸软之症。另外，人体的阳气亏损，肢体得不到温暖，导致命门火衰，进而出现四肢怕冷、筋脉迟缓、阳痿不举等症状。

治疗法则

阴阳两虚型消渴病的最佳治疗方法是服用阴阳双补、补肾固肾类药物。

消渴病在中后期的辨证分型

消渴病按病机病因，可分为上消、中消、下消。根据病情的发展，消渴病在中后期会出现许多新的变化，发展到中后期，五脏功能都已失调，应该加强辨证治疗。中后期的消渴病常见的有以下4种：

气阴两虚型消渴病

症状及舌脉

症状：口渴不欲饮、口舌干燥、气短乏力、自汗疲倦、多食易饥、腹胀腹泻、五心烦热、盗汗潮热、头晕耳鸣、失眠心悸等。

舌脉：舌淡胖，脉弱或脉细弱。

发生原因及疗法

消渴病中后期出现气阴两虚型消渴病的概率为30%～50%。这一类型的消渴病没有明显的燥热表现，也没有显著的饮水多、排尿多、进食多等症状。气阴两虚的发生与心、肾、肝、肺、脾五脏都有关

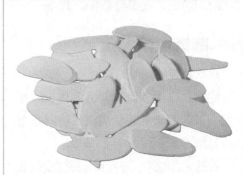

◎山药具有益肾气、健脾胃、生津益肺的功效。治肾虚遗精，虚热消渴等症。

系，其中与肾阴虚和脾肺气虚的关系最为密切。因此这种类型的消渴病的治疗药注重滋阴补肾、健脾补气。

脾胃虚弱型消渴病

症状及舌脉

症状：口渴多饮、食欲不振、腹胀腹泻、四肢无力、气短乏力等。

舌脉：舌淡胖大且边有齿痕，脉细弱。

发生原因及疗法

与气阴两虚型消渴病一样，脾胃虚弱型消渴病也比较常见，它与饮食不节、长期服药有很大关系。这类消渴病患的燥热症候不明显，主要表现为脾胃运化功能失调和气虚。治疗这类消渴病要注重健脾补气之法。

湿热中阻型消渴病

症状及舌脉

症状：口渴多饮、脘腹闷胀、恶心胸闷、四肢困重、皮肤瘙痒、大便干燥或稀薄、小便赤黄等。

舌脉：舌红苔黄腻，脉滑数。

发生原因及疗法

消渴病发展到中后期，脾脏受损，导致湿邪内蕴，久而化热。再加上肝气郁结，气机不畅，就会导致湿热内滞，并引发一系列症状。对于湿热中阻型消渴病患，使用清热燥湿类药物最为有效。

瘀血内滞型消渴病

症状及舌脉

症状：口干咽燥、饮水多、消谷善饥、尿频、头痛、胸痛、胁肋胀痛、面色暗紫、四肢疼痛麻木。

舌脉：舌紫暗，舌面有瘀斑瘀点，脉细涩。

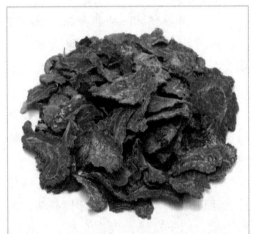

◎川芎具有活血祛瘀、行气开郁、祛风止痛的功效。治肿痛，头痛，风湿痹痛等症。

发生原因及疗法

这一类型消渴病发生和发展，与血瘀有不可分割的关系，治疗时要使用活血化瘀法。根据具体的症状，可使用滋阴益气活血法、滋阴补肾活血法、温阳活血法、疏肝活血法等疗法。

中医的糖尿病诊断标准和法则

中医认为，消渴发生的原因是禀赋不足、阴虚燥热。口渴多饮、善食易饥、尿频量多分别是上消、中消和下消的症状表现，统称为消渴。那么中医的糖尿病诊断标准是什么呢？

中医的糖尿病诊断标准

诊断依据

（1）口渴多饮、多食易饥、尿频量多、形体消瘦。

（2）消渴初期，"三多"的症状不

明显。得病一段时间后，常并发眩晕、雀目、肺痨、卒中、胸痹、疮疖等，严重时可见烦渴、呕吐、头痛、腹痛、呼吸短促甚至是昏迷厥脱危象。

类别诊断

（1）燥热伤肺。头痛身热，缠喉难出；烦渴多饮，口干咽燥，干咳无痰，或痰少而黏；多食易饥；小便量多，大便干结；舌质红，苔薄黄，脉数。

（2）胃燥津伤。口干欲饮；消谷善饥，形体消瘦；大便秘结；舌苔黄燥，脉象滑实有力。

（3）肾阴亏虚。头晕目眩，耳鸣耳聋，健忘失眠，毛发脱落，牙齿松动，视物模糊；咽干口燥，入夜尤甚；形体消瘦，五心烦热；尿频量多，浑如脂膏；舌红无苔，脉细数。

（4）阴虚阳浮。头目眩晕，面色潮红，目赤耳鸣，口有异味；唇红口干，呼吸深快；舌质红绛，苔灰或焦黑，脉微数疾。

（5）阴阳两虚。面色黧黑，耳轮枯焦，腰膝酸软，形体消瘦，畏寒；尿频，饮一溲一，色浑；舌淡，苔白，脉沉细无力。

疗效诊断

（1）未愈。症状无变化或稍有减轻，身体各项指标不达标。

（2）好转。主要症状消失，仍伴有一些消渴病症，身体各项指标大有改善。

（3）治愈。症状消失，身体各项指标经多次检查都已正常。

糖尿病的中医治疗法则

补肾填精

消渴病虽有不同的病机和症状，但归根结底是由肾虚所致。肾与消渴病的产生及预后关系极为密切，肾虚贯穿消渴病的始终。补肾法是古今医家都推崇的一种治疗消渴病的方法。

中医认为，肾脏是人体的水火之脏，内藏真阴，而寓真阳。糖尿病是由阴阳蒸腾汽化功能失常而导致的，所以治疗糖尿病的补肾法要本着"阴中求阳，阳中求阴"的原则，滋阴的同时要适当添加助阳之物，以到达"阴得阳升、源泉不竭"的功效。如果阴已经损及阳，则应该阴阳并调，不能用纯阳之物，以免温燥反作用于肾阴，不利于病情的缓解。临床常用的补肾药方是六味地黄丸。

活血化瘀

在辨证论治糖尿病的基础上，活血化瘀法是提高糖尿病治疗效果和预防并发症的重要原则。但是采用这种方法治疗的过

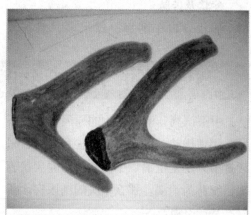

◎鹿茸具有壮肾阳、补精髓、强筋骨的功效。治肾虚、头晕、腰脊冷痛、筋骨痿软等症。

程中，切不可盲目，要根据临床病症灵活运用，最常见的有以下三种：

（1）滋阴活血法。常用一贯煎、玉女煎、六味地黄丸等药物，再加入活血化瘀之品。

（2）益气活血法。常选用补阳还五汤、圣愈汤等，主要适用于气虚兼瘀者。

（3）理气活血法。常选用血府逐瘀汤、复元活血汤等，主要使用于气滞血瘀者。

清热滋阴

清热滋阴法是古代医家治疗消渴最常用的方法之一，适用于血中伏火、燥热伤肺、胃热炽盛、肺胃燥热、肠燥津伤等症状。凡是由禀赋不足、饮食不节、七情失调等因素导致的阴津亏耗、燥热偏盛、舌红少苔、脉弦细等症状，都可以采用清热滋阴的治疗方法。

阴虚热盛型的消渴病患病程较短，通常为1～2年，发病的年龄较小，通常是40～50岁的中年人，且一半以上的病患伴有并发症。这种类型的消渴病病人有11.8%是消渴病的早期。

实验表明，有清热滋阴功效的中药，对阴虚热盛型消渴症有一定的缓解作用。这种中药可以通过改善体液渗透压及细胞内脱水，或通过直接降低血糖来发挥作用。所以，清热滋阴法适用于单纯性糖尿病、早期糖尿病和大多数糖尿病并发症。

健脾补气

总体来说，气具有生命物质和生理功能两方面的功能。在人体内，气具有温煦、推动、防御、固摄、气化、营养等生理功能。如果气虚，全身多个系统的功能就会发生减退，同时气虚也是阳虚、脾虚、肾虚等病症的最初表现。应该说，气是构成人类生命的基础，是中医理论体系的核心。

中医认为，脾胃是气血生化、脏腑活动的根本，有"脾胃为后天之本""脾旺不受邪"之说。脾属人体中焦，是人体气机升降的枢纽，也是人体抵御病邪的防御系统的一部分，与免疫功能有重要的联系。脾将水谷精微之物不断输送到周身各部，使人体各器官保持正常的生理活动。所以说，脾胃是人体生理、病理以及疾病防治的重要环节。

健脾补气法是通过健脾药物的治疗，使消渴病患恢复脾胃化输津液和布化精微的功能，让人体津液和水谷精微代谢恢复正常。"阴平阳秘"则消渴止。因此，消渴病患无论是否有脾虚的症状，都可以采用健脾补气法进行治疗。

疏肝解郁

中医认为，肝脏有疏泄之功能，管理全身气机的通畅，可以推动血液和津液的正常运行。肝脏调节脏腑的气机升降，可

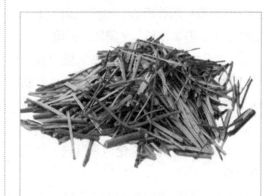

◎柴胡具有疏肝解郁，升举阳气的功效。治肝郁气滞，胸肋胀痛，脱肛等症。

以协助完成五脏六腑对水谷精微之物的消化吸收以及废物的排出，以使其不至于在体内大量堆积而导致疾病。

肝气郁滞型消渴病常见的症状是：口渴多饮，多食易饥，口苦咽干，两肋胀痛，嗳气，心烦，情志抑郁，急躁易怒，尿多味甘，舌暗红、苔薄黄、脉弦或弦细。受情志所伤导致肝失疏泄，气机不畅，郁而化火，上炎肺胃，消烁肺阴，导致肺胃燥热，会让病患口渴欲饮；若横逆克土，胃火内生则消谷易饥；肝郁化火，日久必会损伤肝阴；肝肾同源，若肝阴受损，肾阴必会受损，肾虚无以约束，不能固摄，水液精微直趋下行，就会出现尿多而甜。肝失疏泄，气郁不行，瘀血内停则会导致出现消渴病的并发症。

由此看来，疏肝解郁法是治疗消渴病的重要方法之一。使用疏肝解郁法治疗时要选用逍遥散加减（中医处方，根据古来汤方，斟酌病人情况，加进和减去几味药，叫作某某汤加减）调治。

"三消"辨治

（1）上消。上消由肺热伤津引发，治疗时应当以润肺清心、生津止渴为主。临床上常用消渴方和二冬汤加减调治。

（2）中消。中消由胃热炽盛引发，治疗时要以清泻胃火、滋阴保津为主。临床上常用玉女煎加味对其进行调治。大便干燥严重者，说明津伤严重，胃肠燥甚，肺气不通。治疗时首选增液承气汤，以润燥通腑。

（3）下消。下消由肾亏引发，主要分为肾阴亏虚和阴阳两虚两种：

肾阴亏虚型下消。治疗时以滋阴固肾为主，选用六味地黄汤。对于伴有困倦乏力、气短等症状的肾虚兼气虚患者，要用生地黄饮子煎汤服。

阴阳两虚型下消。治疗时要以滋阴固肾为主，临床首选肾气丸。

中后期消渴病分型辨治

随着消渴病情的发展，消渴中后期可能出现各种"变症"，要对其辨证分析，采用正确的治疗法则。消渴病中后期的各种类型的治疗法则如下：

（1）气阴俱损型。这是消渴病中后期常见的症状，应以滋阴益气为主，可采用玉泉丸等方药，以养阴补元、生津益气。

（2）脾胃气虚型。这一症状的治疗要以益气健脾为主，可采用参苓白术丸等方药，以醒脾健胃、益气生津。

（3）肝气瘀滞型。治疗重点为疏肝解郁，要采用逍遥散加减等方药，以疏肝理气、补肝祛火、解郁镇静、调和肝脾。

（4）湿热中阻证。治疗重点是清热利湿，可采用黄芪滑石汤加减，以清热燥湿。

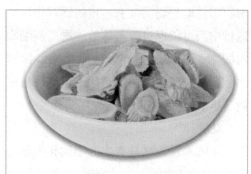

◎黄芪具有益气固表、敛汗固脱、利水消肿的功效。治气虚乏力、中气下陷、糖尿病等症。

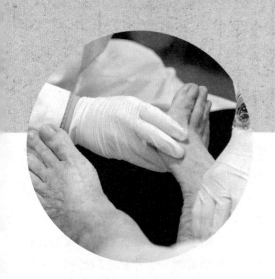

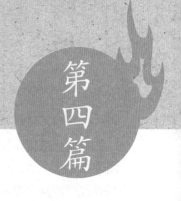

第四篇

糖尿病常见并发症的防治

●糖尿病并发症分为急性并发症和慢性并发症两大类。急性并发症包括各种急性感染、低血糖症、糖尿病酮症酸中毒、糖尿病乳酸性酸中毒、糖尿病高渗性昏迷等。糖尿病患者并发感染后，可加重糖尿病病情，严重时可出现酮症酸中毒昏迷，甚至死亡。

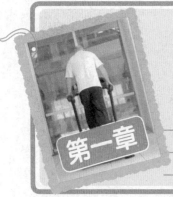

糖尿病急性并发症

第一章

糖尿病急性并发症主要包括：糖尿病性低血糖、糖尿病酮症酸中毒、糖尿病高渗性昏迷、糖尿病乳酸性酸中毒、糖尿病并发急性感染这几大类。

❤ 糖尿病性低血糖

低血糖症是指血糖浓度低于正常浓度2.78毫摩尔/升（50毫克/分升）而出现的交感神经过度兴奋及脑功能障碍。它不是一个独立的疾病，而是由多种因素导致的血糖浓度过低的综合征。它也属于糖尿病患者的常见并发症之一，对人体的危害很大。严重的低血糖可致昏迷，称低血糖昏迷，若能得到早期治疗，可使这种症状迅速缓解，否则容易引起脑实质损害，从而导致严重的后果。

治疗

当患者怀疑或被怀疑出现低血糖症状时，要立即进行血糖测定，确诊为低血糖的患者要立即食用葡萄糖或砂糖，以及含糖量较高的果汁、糖果或蜂蜜。一般情况下，吃10～20克砂糖，过10～20分钟，低血糖的状况就会得到改善，如果没有改善，可再吃10克，这样两三次后，如果仍无效，那么就应该立刻就医。需要注意的是，同时使用磺胺类药物、胰岛素和α-糖苷酶抑制剂的患者，出现低血糖时，不

能吃白砂糖，而要摄入葡萄糖。因为这些制剂的药物具有防止饭后血糖急剧上升的作用，因此人体消化吸收砂糖时，会受到阻碍，而葡萄糖则是直接进入血液。

当无法确定是不是低血糖，而患者的神志又不清醒时，当作低血糖处理，给予50%的葡萄糖液。

无论是哪种情况，患者在摄入糖分后，每隔10～20分钟都要重新检测一次血糖，来确定血糖是否处于正常范围。如果仅通过进食的方法无法使血糖恢复正常，患者就应接受肌内注射胰高血糖素。注射完后5分钟，若患者仍未清醒，就要立刻送往医院，否则后果不堪设想。因此，糖尿病患者的身边最好一直有亲人、朋友的陪伴，以防发生意外。

低血糖的症状

低血糖的症状比较复杂，每一位患者的低血糖症状各不相同，主要症状有以下几种：

（1）交感神经兴奋。发病时因血糖

迅速下降，刺激交感神经兴奋释放大量肾上腺素，患者表现为饥饿、面色苍白、出汗、心慌、四肢颤抖、心动过速、血压升高等，进餐后可缓解。这是一种早期低血糖症状，多见于注射胰岛素过量及口服降糖药物不当的患者。

（2）神经性低血糖。中枢神经和周围神经受损引起的症状，以精神错乱为特点，临床表现为意识障碍、情绪不稳、语言不清、手足抽搐、嗜睡、昏迷等症状，这是低血糖进一步发展的结果。

（3）无症状性低血糖。患者在出现低血糖时没有明显的症状，往往由血糖检测而得知。这种低血糖的危害更大，容易诱发脑功能障碍，因此更应该提高警惕。

引起低血糖的常见原因

糖尿病性低血糖是由治疗糖尿病的药物效果过强引起的。1型糖尿病患者和饮食、运动疗法都未见效的2型糖尿病患者，都需要通过注射胰岛素或口服药物来降低血糖。而人体所需的胰岛素并不稳定，受进餐次数、食量、运动量的影响，人体所需胰岛素的量有高有低。正常情况下，人体会根据自身的具体情况，自动调节胰岛素的量，如在血糖下降时，人体就会自动分泌胰高血糖素、肾上腺素等，使血糖维持在正常范围内。

但接受药物治疗的糖尿病患者，无法像正常人那样应付身体的变化，所以药效过强时，就很有可能会引发低血糖，特别是1型糖尿病患者和病情较为严重的2型糖尿病患者。

引发糖尿病性低血糖的原因包括胰岛素或口服降糖药用量不正确；每餐吃得较少或一天只吃两餐；两餐之间的时间间隔较大；突然剧烈运动或空腹运动；大量饮酒等。

💗 糖尿病酮症酸中毒

糖尿病酮症酸中毒是体内胰岛素缺乏而引起的以高血糖、高酮血症和代谢酸中毒为主要病变的综合征。它是糖尿病最严重的并发症，最常见于1型糖尿病患者。据报道，糖尿病酮症酸中毒发病率约占住院糖尿病患者的14%，除老年人外，目前糖尿病酮症酸中毒的死亡率已明显下降。

诱发因素

依赖胰岛素治疗的糖尿病患者大多是

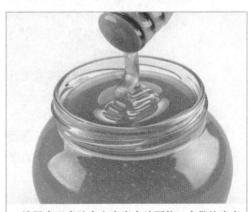

◎糖尿病酮症酸中毒患者食欲不佳，应供给患者易于消化的单糖、双糖类食物，如蜂蜜、水果汁等流质食物。

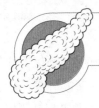

糖尿病酮症酸中毒——治疗不及时危及生命

胰岛素严重缺乏时，糖代谢紊乱急剧加重，只好动用脂肪供能。然而脂肪燃烧不完全，酮体产生过多，既不能被有效利用，又不能排出体外。因此聚积在体内使得血酮水平升高。如果酮体聚积过多，导致血液变酸，就会出现代谢性酸中毒，我们则称之为酮症酸中毒。

❶ 脱水

脱水指人体由于病变，消耗大量的水分，却不能及时给予补充所造成的新陈代谢障碍的一种症状。

❷ 肾功能不全

肾脏功能部分或全部丧失的病理状态。按发作之急缓分为急性肾衰和慢性肾衰两种。

❸ 急性心力衰竭

指心脏不能及时搏出同静脉回流及身体组织代谢所需相称的血液供应。

酮症酸中毒爆发的原因

酮症酸中毒是在血液中的胰岛素严重缺乏的情况下发生的。此时，机体不能充分利用葡萄糖，只能将肝脏和脂肪组织中存储的脂肪作为能量源来加以利用。脂肪作为能量源经过代谢，生成了酮体。血液中的酮体增加，血糖就会上升。血液呈酸性，即出现了酮症酸中毒。

• 1型糖尿病患者这些症状要警惕

当1型糖尿病患者出现咳嗽、呕吐、腹泻、身体状况恶化等症状而不能进食时，或是中止胰岛素的注射时，就很容易造成血清酮体水平升高，进而引发酮症酸中毒引起昏迷。

酮症酸中毒导致昏迷，若不立刻接受治疗是很危险的。放置不管，会使病人从昏迷状态发展到脱水❶状态，引起急性肾功能不全❷、急性心力衰竭❸等重大疾病。

预防酮症酸中毒的三驾马车

诱发酮症酸中毒的原因有很多，例如：急性感染、急性心肌梗死、脑卒中等情况。但是对于糖尿病患者来说，我们应该把如何预防放在首要位置。

在了解了诱发酮症酸中毒这些原因之后，如何预防就不再是一件难事了！驾驭好以下这三驾马车，我们就可以很好地做到防患于未然了！

① 合理的饮食和适当的运动

合理进食、进水、用药，加上适当的运动，可以有效地避免酮症酸中毒的发生和发展。

② 坚持正确的药物治疗

药物治疗最重要的基础就是客观地去对待那些徒有虚名的偏方，而接受正规医院的治疗。

③ 及时处理酮症酸中毒的症状

糖尿病患者即使出现了酮症酸中毒的症状，也不要害怕，只要积极配合医生控制好自己的病情，是完全可以避免其发展的。

引发昏睡的机制

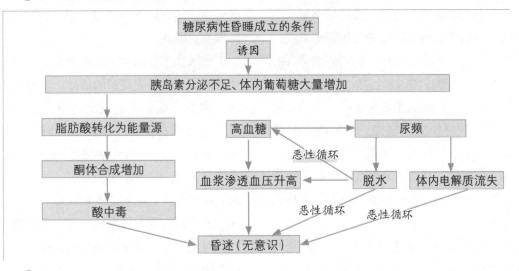

糖尿病性昏睡成立的条件

诱因

胰岛素分泌不足、体内葡萄糖大量增加

脂肪酸转化为能量源　　　高血糖　　←→　尿频

　　　　　　　　　　　　　　恶性循环

酮体合成增加　　　　　血浆渗透血压升高　←　脱水　　体内电解质流失

酸中毒　　　　　　　　　恶性循环　　恶性循环

昏迷（无意识）

在身体内部的产生与发展

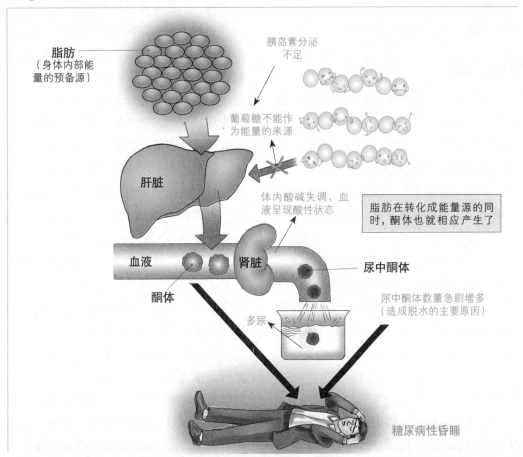

脂肪
（身体内部能量的预备源）

胰岛素分泌不足

葡萄糖不能作为能量的来源

肝脏

体内酸碱失调，血液呈现酸性状态

脂肪在转化成能量源的同时，酮体也就相应产生了

血液　　肾脏　　尿中酮体

酮体

尿中酮体数量急剧增多（造成脱水的主要原因）

多尿

糖尿病性昏睡

由于胰岛素中断、失效，或用量不足产生的。不依赖胰岛素治疗的糖尿病患者在一些应激情况下会发生糖尿病酮症酸中毒的并发症，这些应激因素包括：

感染。糖尿病患者易受病毒感染，可引起多种急性感染病变，如肺炎、肺结核、肾炎、胃肠炎、胆囊炎等。感染可以加重糖尿病，从而诱发酮症酸中毒。统计显示有37%～50%的酮症酸中毒是由感染引发的。

降糖药物的停用。任何原因的降糖药物停用，胰岛素停用，病人都可能自发性地出现酮症酸中毒。

各种外伤、烧伤、手术、心功能不全等都可能成为酮症酸中毒的诱因。

临床表现

糖尿病酮症酸中毒的临床表现有：极度口渴、多饮、多尿、全身无力；食欲不振、恶心、呕吐、失水、烦躁、呼吸深而大，呼出的气体有烂苹果味（酮体的气味）；出现脱水症状，皮肤干而无弹性，眼球下陷；血糖显著升高，尿糖呈阳性，尿酮体呈阳性。

糖尿病患者若在家中出现突然昏迷，一般是两种情况，一种是酮症酸中毒引起的，另一种可能是低血糖引起的。低血糖昏迷的外在表现是脸色苍白、出冷汗、神志不清，但呼吸、心跳状况尚好。

治疗

治疗糖尿病酮症酸中毒，应调节内分泌代谢紊乱，去除诱因，阻止各种并发症

的发生。治疗过程中要避免意外的发生，降低死亡率。

糖尿病患者出现酮症酸中毒时，首先要及时给身体补充足量的液体，恢复有效循环血量。原则上补液的速度应先快后慢，当血糖高于16.7毫摩尔/升时，以每小时500～1000毫升注射静脉滴注生理盐水；当血糖为13.9毫摩尔/升时，改为葡萄糖液静脉滴注，注射速度要减慢。补液过程中要严防血糖下降太快，以免发生脑水肿。对老年患者和肾功能障碍者补液时不可太快，且要密切观察。

若患者血钾低于3.5毫摩尔/升，应及时补钾。因酸中毒钾从细胞内分出，所以即使血钾正常，实际上仍已流失。而且胰岛素治疗后，尿中排出大量钾，体内细胞也大量摄取钾离子，很可能导致体内缺钾。但如果血钾高于5.5毫摩尔/升，并伴有少尿或尿闭，就要做出观察后再确定是否补钾。补钾量一般为24小时6～10克。

胰岛素是治疗酮症酸中毒的主要药物，目前的医学观点认为，小剂量胰岛素静脉连续滴注和间断性肌内注射的治疗方法简便、安全、有效。但也要视情况而定。

感染既是糖尿病酮症酸中毒的主要原因，也时常并发感染。即使体表没有明显感染，但只要患者的体温升高、白细胞增多，就要给予适当的抗生素治疗。

对糖尿病酮症酸中毒的患者还要加强护理，密切观察血压、尿糖、尿酮体、血气分析及电解质等。对昏迷的病人还要注意吸痰，以保持呼吸道通畅。另外，胃扩张者要插胃管，尿潴留者要插导尿管。

糖尿病高渗性昏迷

糖尿病高渗性昏迷就是高血糖高渗性非酮症状态，是糖尿病常见的严重的急性代谢紊乱。糖尿病非酮症高渗性昏迷多见于60岁以上的2型糖尿病患者。是老年2型糖尿病患者的急性并发症，在1型糖尿病病友身上比较少见，临床表现与酮症酸中毒相似，只是尿中没有酮体，少有酸中毒。由于血糖和血渗透压很高，患者很容易发生昏迷，一旦发病，死亡率也远比酮症酸中毒昏迷为高。处理和抢救的原则与糖尿病酮症酸中毒相近。

老年糖尿病患者要加强自我保健的意识，有效治疗糖尿病及糖耐量减低（IGT）、严格控制血糖。如果有口渴、多饮，或出现消化道症状如恶心、呕吐等症状，须立即就诊、正规治疗。

诱发因素

此病症的诱发原因与糖尿病酮症酸中毒的诱发原因有相似之处。糖尿病患者的病情加重、食用高糖的食物、停用降糖药、中断使用胰岛素，以及感染、手术、外伤等因素都会产生大量拮抗胰岛素的激素，抑制胰岛素的分泌，导致胰岛素降血糖效应减弱，血糖浓度升高。人体在高血糖的环境下会引发失水过多，这就好比在黄瓜上撒上了许多盐，会使血糖和血浆渗透性显著增高。高血糖引起了高渗性利尿，会进一步造成尿糖增多及水、电解质大量丢失，血液更加浓缩，最终引发严重的高渗状态。

临床表现

糖尿病高渗性昏迷的早期症状不明显，往往表现为糖尿病症状的加重，如多饮、多尿、头晕、恶心、呕吐、腹痛。病情进一步加重时，患者逐渐表现为表情冷漠、反应迟钝，甚至会出现严重的脱水、嗜睡、昏迷。

透析疗法、脱水治疗、大剂量皮质激素治疗都可能导致高渗状态。意识障碍的患者容易被误诊为脑血管意外。治疗脑血管意外的常用药物大多会加重糖尿病高渗性昏迷，如甘露醇、高渗糖、皮质固醇等都会加重高渗状态，苯妥英钠还会抑制胰岛素的分泌，导致病情的进一步恶化。因此，对糖尿病高渗性昏迷的鉴别诊断非常重要。

糖尿病高渗性昏迷患者的血糖，一般会超过33.3毫摩尔/升，甚至高达83.3～266.4毫摩尔/升，血渗透压（可用渗透压计直接测得）超过320毫摩尔/升，体内的钾、钠总量显著丢失，血浆阴离子比正常增高大约一倍。此病症还经常伴有代谢性酸中毒。

治疗

对糖尿病高渗性昏迷患者的治疗包括以下几个方面：

补液。根据失水量，要迅速补液，一般情况下1千克体重的补液量为100毫升。补液总量的1/3要在4小时之内输入体内，剩余量可在12～24小时内输完，补液量及速度还要考虑中心静脉压、血细胞比容、平均每分钟尿量等因素。补液以生理盐水和5%的葡萄糖液为主。过量的低渗液，如0.45%的氧化钠液和2.53%的葡萄糖液，可能会诱发脑水肿、低血容量休克和溶血危险，因此必须要慎用。

胰岛素治疗。不能采用皮下注射胰岛素的方式，因为这样做不能稳定地维持血液中胰岛素的有效浓度，而且大量的胰岛素迅速进入体内，将会引发低血糖，甚至会有引发脑水肿的危险。要以每小时4~8单位的速度持续静脉滴注，让血糖慢慢下降。

补钾。既要防止出现高钾血症，又要保证钾足量，以血钾测定和心电图检查进行监测。尿少和肾功能障碍者尤其要注意。

对引起糖尿病高渗性昏迷的诱因进行针对性治疗，如进行抗感染治疗。糖尿病高渗性昏迷患者的死亡率是酮症酸中毒的10倍，因此，对此症要有足够的重视，尽早发现、及时治疗，将死亡率降到最低。

糖尿病乳酸性酸中毒

糖尿病乳酸性酸中毒是在糖尿病的基础上，因为各种原因导致的血乳酸水平升高而引起的乳酸性中毒——出现血乳酸持久性高达5毫摩尔/升以上，血pH值小于7.35等一系列临床综合征。本症是糖尿病常见的代谢性酸中毒之一，也是代谢性酸中毒的一种特殊类型。死亡率较高，多见于老年性糖尿病中伴有心、肝、肾功能不全或休克、缺氧、败血症等的患者。

致病诱因

乳酸是葡萄糖无氧酵解的代谢终产物，由丙酮酸还原而成。通常乳酸主要在骨骼肌、脑细胞、红细胞、皮肤等部位产生，主要代谢部位是肝脏，一部分在肾脏，特殊情况下，肌肉也可以。血乳酸的正常值为0.56~1.67毫摩尔/升，当乳酸在血液中过度堆积后，就会发生乳酸性酸中毒。但此症的发病率不高，因为血乳酸略微升高，经肝脏和肾脏的糖原异生作用后就不会发生酸中毒。糖尿病患者兼有肝肾功能障碍时，乳酸性酸中毒的概率将会大大提高。

苯乙双胍很容易导致乳酸性酸中毒，其停用后，糖尿病患者乳酸性酸中毒的病症已经很少见。但糖尿病患者如果大量服用双胍类降糖药物，会使丙酮酸和乳酸增多，引发乳酸性酸中毒。患有严重疾病，特别是并发肾功能损害的糖尿病患者，在接受双胍类药物治疗时，如果出

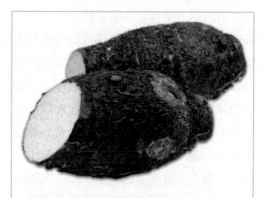

◎糖尿病乳酸性酸中毒患者在吃芋头、百合、荸荠等以淀粉为主的蔬菜时也应算在主食的量中。

现糖尿病酸中毒要先考虑到乳酸性酸中毒的可能性。糖尿病患者在并发感染、酮症酸中毒、高渗性非酮症糖尿病昏迷，以及一些慢性并发症时，可能会造成乳酸堆积，诱发乳酸性酸中毒。此外，身体在摄入水杨酸盐、硝普钠、静脉注射果糖、酒精、山梨醇时，也可能会出现乳酸中毒。

临床表现

糖尿病乳酸性酸中毒的临床表现主要有恶心、呕吐、腹痛、腹胀、呼吸异常、乏力、困倦严重时会出现神志障碍、循环不良等症状。在糖尿病酮症酸中毒抢救过程中出现休克、肾功能损害，及酮症消失后，血pH值仍低的情况时，要考虑乳酸性酸中毒的存在。

治疗

出现糖尿病乳酸性酸中毒后，首先要去除诱因，停用引起中毒的相关药物及食物。在接下来的治疗中还可采用以下方法：

补充生理盐水、5%葡萄糖液或5%糖盐水，必要时补充血浆或全血。

小剂量使用胰岛素。胰岛素可以纠正代谢异常和同时存在的苯乙双胍引起的乳酸性酸中毒中的胰岛素不足。

使用碳酸氢钠的患者进行碱性药治疗，碳酸氢钠是处理糖尿病乳酸性酸中毒的主要药物，可恢复pH值和体液缓冲的能力。但使用此药物时，应采用小剂量，过快使用可加速缺氧导致颅内酸中毒。

血液透析也是治疗糖尿病乳酸性酸中毒的一种方法，尤其是苯乙双胍引起的乳酸性酸中毒。血液透析治疗可以迅速清除体内的药物及毒素。

有的患者在使用碳酸氢钠治疗时，会出现肺水肿的现象，给予硝普钠（血管扩张剂）后，代谢酸中毒会得到迅速纠正。

♥ 糖尿病并发急性感染

糖尿病是一种全身性的疾病，容易导致人体防御机制减弱，白细胞趋化功能、吞噬功能及细胞内杀菌作用减弱，中和化学毒素、血清调理素和细胞免疫作用降低容易导致感染。而且糖尿病患者的胰岛素不足，蛋白质的分解增多，体内的抗菌物质减少，组织损伤后不容易修复，极易引发感染。

糖尿病的并发症也会引起感染，如神经源性膀胱导致大量尿潴留，从而并发泌尿系统感染；周围神经病变导致皮肤感觉障碍，皮肤受损后不容易及时发现而造成感染；糖尿病血管病变呆滞周围组织血液减少、缺氧，从而使厌氧菌生长，降低了白细胞的杀菌作用。另外，身体处于高血糖的状态内，利于某些细菌的生长。

呼吸系统感染

糖尿病患者容易得急、慢性支气管炎、肺炎、肺气肿、肺结核等，其中糖尿病合并肺炎一般比较严重，老年患者还容易并发中毒性休克，死亡率高。糖尿病患者肺结核的发病率比非糖尿病者高2～4倍，糖尿病和肺结核都是消耗性疾病，对身体的影响较大，因此在治疗中，需二者兼顾，同时控制好两种病情。

糖尿病患者一旦有呼吸道的任何症状，都要及时进行胸部X光检查和痰培养加药敏检查。对呼吸道系统感染的患者，一定要控制好糖尿病的病情，经统计，控制不良的糖尿病患者并发呼吸道感染的死亡率，较控制良好的糖尿病患者高2～4倍。

泌尿系统感染

这是糖尿病患者常见的感染，发生率仅次于呼吸系统感染，女性及老年人的发生率较高。通常的症状是尿频、尿痛、尿急、发热、周身不适。尿常规检查中，白细胞增多，尿培养有细菌生长。发生了泌尿系统感染，但完全没有症状的患者，要尤其重视，不能放任不管。发现泌尿系统感染后，要及时使用抗生素治疗，如果治疗的结果不满意，要检查是不是存在尿路梗阻的现象。泌尿系统感染若得不到及时治疗，很有可能会导致肾功能衰竭。

皮肤感染

糖尿病患者的皮肤容易并发真菌和细菌感染。真菌感染包括足癣、手癣、妇女外阴部白念珠菌感染等。细菌感染包括毛囊炎、疖痈、蜂窝织炎等，这要及时用抗生素治疗，必要时还要进行外科手术。患者除控制好糖尿病病情外，还要保持皮肤的清洁、卫生，避免皮肤损伤，发生损伤后要及时治疗。

下肢坏疽

糖尿病患者下肢长期代谢紊乱，下肢多会发生神经病变和血管病变，足部最易发生感染，而且易于扩散，甚至会造成下肢坏死，导致截肢的后果。糖尿病患者要避免修趾甲过短、足部受伤、穿鞋不合脚等因素引发感染。

其他感染

糖尿病患者还容易发生牙周病、恶性外耳道炎、肝胆系统感染等。手术后，患者并发败血症的概率较高，需要引起重视。

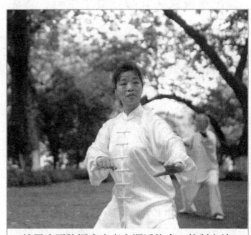

◎糖尿病下肢坏疽患者应调适饮食、控制血糖、适量运动、生活规律、不要吸烟、不要饮酒。

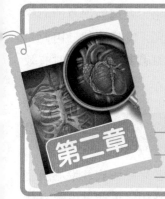

糖尿病性心脏病

第二章

糖尿病性心脏病是糖尿病患者受冠状动脉粥样硬化、微血管病变、心脏自主神经能受损、心肌代谢异常、血流动力学改变等因素的影响，心脏发生异常而并发和伴发的心脏病。

♥ 糖尿病性心脏病的主要表现

糖尿病性心脏病是在糖、脂肪、蛋白质代谢障碍的基础上发生的心脏大血管、微血管及神经病变。

受多种因素的影响，糖尿病患者的心脏极易发生病症，但其临床表现与普通心脏病有所不同。其不同主要表现在两大方面：

（1）心率的变化。心脏受交感神经和副交感神经的支配，交感神经加速心率，副交感神经减慢心率，二者相互拮抗。这使得心率能在一个可变范围内波动，以适应人体在不同生理状态下的需要。糖尿病性心脏病患者的副交感神经首先遭到损害，而交感神经则处在兴奋的状态，所以糖尿病性心脏病早期的表现是心搏过快，即使是在休息状态下，心率也经常高于90次/分，甚至可高达130次/分。至糖尿病晚期，交感神经也会逐渐受到损害，此时心脏几乎完全失去神经支配，无论是运动还是休息，心脏都只能用一个相对固定的心率搏动。

（2）直立性低血压。正常人和普通

冠心病患者体位发生变化时，如由躺着变为站立，机体能通过提高血管紧张度和心血排出量使血压基本维持正常。而糖尿病患者支配血管的自主神经，特别是交感神经受损，无法有效调节血管张力，因此患者在改变体位时，会引起血压明显降低，感觉头晕和眼前发黑，这被称为直立性低血压。患者可从躺着到站立前后分别测量血压，若收缩压下降大于30毫米汞柱，舒张压下降大于20毫米汞柱，就可确诊为直立性低血压。

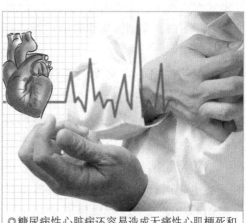

◎糖尿病性心脏病还容易造成无痛性心肌梗死和猝死。

据统计，糖尿病患者发生心肌梗死的概率比非糖尿病患者要大很多，约有42%的心肌梗死是无痛性的。糖尿病性心脏病者因受各种应激、感染、手术、麻醉等可导致猝死，表现为严重的心律失常或心源性休克，发病突然。因此，糖尿病性心脏病的患者要得到及时有效的治疗。

❤ 糖尿病性心脏病的分类

糖尿病性心脏病是指与糖尿病有关的心脏病变，主要包括糖尿病性冠心病、糖尿病性心肌病、糖尿病性心脏自主神经病变。

糖尿病性冠心病

冠心病也称冠状动脉粥样硬化。糖尿病性冠心病在早期无任何症状，随着病情进一步发展，冠状动脉供血不足甚至中断，可出现心绞痛、心肌梗死、心率衰竭和心律失常。与一般性冠心病相比，糖尿病合并冠心病发病早、病情重、进展快，尤以女性居多，死亡率较高。血脂异常、低密度脂蛋白升高是冠心病的两个主发危险因素。实际上，低密度脂蛋白升高是动脉粥样硬化发生、发展的条件之一。降低低密度脂蛋白，在糖尿病患者中可降低冠心病复发事件。

糖尿病性冠心病常发无症状性心肌缺血，其症状比有痛性心肌缺血要轻。因此，有长期心脏病史的患者要定期进行必要的辅助检查，以了解心肌供血情况。临床常用的检查方法包括动态心电图、心电图运行试验、核素心肌显像以及超声心动图等。糖尿病性心脏病也可能并发心肌梗死，研究发现，有42%的无痛性心肌梗死者为糖尿病并发心肌梗死。糖尿病性心脏病还可能并发冠心病心绞痛。心绞痛包括心肌缺血导致的疼痛，及无心肌缺血情况下的胸闷、极度疲乏和呼吸困难。心绞痛发作的部位是相对固定的，若部位发生改变，要考虑多支冠脉血管病变的可能。

糖尿病性心脏自主神经病变

糖尿病性心脏自主神经病变是糖尿病的慢性并发症。由于其起病隐匿，且长时间无临床症状，很容易被患者和医生忽视。所以及早发现本病，对防治糖尿病性心脏病有重要意义。

糖尿病性心脏自主神经病变的临床表现为：

（1）在休息状态下，心率大于90次/分，为副交感异常呈窦性心动过速。糖尿病的神经病变累及迷走神经和交感神经，二者有时单独受累，有时同时受累。受累神经不同，心率的改变也有差异。正常的心率变化主要由迷走神经控制，当迷走神经受到损伤时，心率就会很快，一般在95次/分以上，而交感神经受到损害后，心率则会明显放慢，因此二者若都受损，就会出现一个固定的心率。

（2）直立性低血压。患者由卧位突然起立时，感到头晕，甚至发生晕厥，可因脑缺血而致死。

糖尿病性心肌病

通常认为，糖尿病性心肌病是因心肌微小血管病变所致。心肌微小血管内有糖蛋白和胶原纤维的沉积，而糖尿病患者经常会出现心脏代谢异常，导致血管基膜肥厚，血管周围纤维组织增生，使心肌内血管变得比较狭窄、闭塞，心肌出现轻度纤维化。引起心肌缺血、缺氧，进而发生心肌弥漫性小灶性坏死，并逐渐形成纤维灶，最终导致了糖尿病性心肌病的发生。

也有的学者认为，糖尿病性心肌病不是单纯由微小血管病变引起，而是与糖尿病自主神经受累或糖尿病患者肾上腺素分泌增多有关。这两种病因引起微血管痉挛、心肌能量不足，使心肌细胞膜的钙离子和钠离子交换、肌蛋白的异常，进而引发糖尿病性心肌病。

糖尿病性心肌病表现为糖尿病患者的心脏没有冠状动脉粥样硬化病变，但心电图ST段有异常，超声心动图示心肌肥大，在糖尿病末期会出现心脏扩大和心功能不全者。糖尿病性心肌病是血糖、蛋白质、脂质代谢紊乱引起的心肌细胞学改变，进而出现临床心力衰竭的表现。心肌细胞有不可再生的特点，在糖尿病心肌病变的过程中，心肌细胞出现凋亡，并随心脏功能的降低呈加速趋势。

大部分糖尿病性心肌病的临床表现为：运动后胸闷气促、心率较快和直立性低血压，病程后期有心脏增大和心衰。

糖尿病性心肌病的临床特点是：早期常无症状，或表现为非特异性自主神经功能紊乱；疾病进一步发展，会出现头晕乏力、心悸多汗、失眠纳呆等症状，劳累后症状加重，并伴有心动过速或过缓、期前收缩等症状的心律失常；病情逐渐严重，会出现呼吸困难，头晕乏力、心绞痛，并出现奔马律、心衰及心脏扩大等，一旦有诱因还可能发生急性左心衰竭、肺水肿，或突然昏厥，甚至猝死。

糖尿病性心脏神经功能异常的诊断指标如下：

（1）因迷走神经受损，休息时心搏过快，心率常大于90次/分。

（2）心率的呼、吸差和卧、立差都是16次/分，60岁以上者为10次/分。

（3）瓦尔萨尔瓦动作（患者肾吸气后掩鼻闭口用力吸气）反应指数到达1.20。

糖尿病性心脏病的西医防治

糖尿病性心脏病的防治应以预防为主，预防的措施主要有以下几个方面：

（1）积极治疗糖尿病，纠正高血糖、高脂血症和高胆固醇血症，消除糖尿病性心脏病潜在的隐患。

（2）严格控制饮食，少吃动物脂

肪，且尽量不要摄入鱼子、动物内脏（心、肝、肺、肾、脑）、蛋黄等含胆固醇多的食物。饮食控制是糖尿病最基本的防治措施，合理的饮食控制可减少饱和脂肪酸的摄入，增加不饱和脂肪酸，高纤维饮食还可软化大便，减少便秘。

（3）有规律地生活，适当地进行体力活动。心肌梗死发生后，需要卧床休息1～2周；劳累性心绞痛患者的心绞痛稳定后，可适当运动。运动量要因人而异，对患有心脏病的人，体力活动最好不要超过身体允许的范围，以不出现临床症状或运动后无心电图缺血性改变为度。

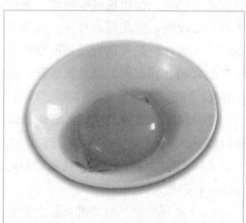

◎防治糖尿病性心脏病，日常应少吃动物脂肪，且尽量不要吃动物内脏、蛋黄等含胆固醇多的食物。

（4）伴有高血压时，患者要加服降血压药。但注意严密监测血糖水平，以在出现低血糖时，能及时救治。

（5）必要时可加服降胆固醇药物。

（6）胰岛素能比较有效地控制糖尿病，可以间接防止或延缓血管硬化，预防和治疗糖尿病性心脏病。因此，如有必要

可适当使用胰岛素。

（7）患者要注意劳逸结合，控制和减少诱因，按时服药，且随身常备冠脉扩张药物。在病情突然变化时，要能采取简易的应急措施等。此外，还要进行定期复查。

总之，糖尿病患者应严格控制自身的体重、糖尿病的病情、高血压、高血脂等，还要长期服用维生素、抗氧化剂、血管活性药物、抗血栓药物。此外，也要定期做心电图检查。心功能不全或心律不齐者应去心内科求治，内科治疗无效后，可采用经皮血管腔内成形术、血管支架或冠状动脉搭桥等手术治疗。

糖尿病性心脏病的治疗主要分成两部分：一部分是对糖尿病的控制和治疗，保证血糖水平正常，纠正糖代谢紊乱，预防高血压、肥胖、高血脂等；另一部分就是对心脏方面的疾病做相应的处理，如心血管症状可采用硝酸酯类、钙离子阻滞剂等进行治疗。

糖尿病患者可服用硝酸异山梨酯、硝苯地平、硝酸甘油等药物达到扩冠的目的；可采用小剂量阿司匹林、双嘧达莫等进行抗凝治疗；用链激酶、蚓激酶、组织纤溶酶原激活剂对急性心肌梗死进行溶栓治疗。对糖尿病心力衰竭的治疗，与非糖尿病患者一致，主要用利尿药及血管紧张素转化酶抑制药治疗（ACEI）。如果低剂量的利尿药不能取得良好的效果，应尽早使用ACEI。

糖尿病性冠心病

（1）适当控制血糖，避免因过量服用降血糖药物等原因引发的低血糖。低血糖可导致心动加速，加重心脏的复合与心肌缺氧的情况。

（2）进行降脂的治疗。降低血脂可以有效减轻冠状动脉粥样硬化，减缓冠心病的病情。

（3）对糖尿病性合并无痛性心肌缺血的治疗。可选用三类药物：选择性β1受体阻滞药，如小剂量的阿替洛尔6.25～12.5毫克，每日3次口服；长效钙离子拮抗药（对早晨或上午发作较多的心肌缺血有较佳作用），如氨氯地平，每日5毫克，或硝苯地平缓释片，每次20毫克，每日2次；硝酸酯类药物，如硝酸异山梨酯5～10毫克，每日3次口服，或戊四硝酯10～30毫克，分3～4次口服。

（4）对并发心绞痛的治疗。硝酸酯类药物能预防心绞痛发作，可采用舌下含服硝酸甘油、硝酸异山梨酯来缓解心绞痛，可合并使用选择性β1受体阻滞药。有冠状动脉痉挛者可用硝酸酯类药物合并使用钙离子拮抗药硝苯地平，每次10毫克，每日3次，或地尔硫卓，每次30毫克，每日3次口服。

（5）对并发心肌梗死的治疗。在用胰岛素将血糖稳定之后，可改为口服降糖药，并且要注意严格卧床休息，保持大便通畅，必要时给予吸氧、镇静、止痛，还要预防和纠正心律失常、心衰、

心源性休克。可进行静脉滴注硝酸甘油，服用钙离子拮抗药和小剂量的β1受体阻滞药。没有禁忌证的患者还可以考虑溶栓和抗凝疗法。

糖尿病性心肌病

（1）糖尿病患者在糖尿病发病的早期及出现亚临床心功能异常时，要积极控制糖尿病代谢异常，并服用钙离子拮抗药，如硝苯地平，每日10毫克，分3次口服，或维拉帕米、硫氮䓬酮、氨氯地平等。

（2）心功能不全出现时，可按普通心肌病进行治疗。

糖尿病性心脏神经功能异常

（1）积极配合治疗糖尿病，将血糖控制在一定范围内。

（2）服用维生素类及营养神经药物，如维生素C、B族维生素等。

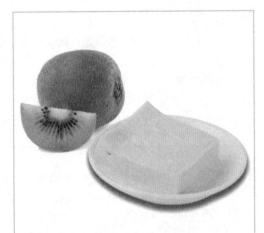

◎糖尿病性心脏病平时饮食多食用含维生素C和B族维生素丰富的食物。猕猴桃富含维生素C，豆类及豆制品含丰富的B族维生素。

❤ 糖尿病性心脏病的中医防治

中医称糖尿病合并心脏病为"消渴心病"。糖尿病合并心脏病的基本病机是本虚标实、虚实夹杂。本为气阴两虚，标为瘀血、痰浊阻滞心脉，本病发病之初是心之气阴两虚，之后兼夹血瘀，最后是心之阴阳两虚，水气内停，甚至死亡。

糖尿病性心脏病的中医防治	
病证分类	**症状及中医治疗处方**
痰瘀互阻证	其症状表现是：胸闷心悸，或心前区痛；气短乏力，畏寒肢冷，或兼视物模糊，或兼肢体麻痛，兼下肢浮肿；舌胖暗，苔白腻，脉沉滑或结代。 中医治疗处方：生脉散合瓜蒌薤白半夏汤加减。瓜蒌20克，丹参30克，人参（另煎兑服）、麦冬、五味子、陈皮、薤白、当归、桂枝、半夏、佛手各10克。水煎，早晚分服
心阴虚证	其症状表现是：心悸易惊，心烦失眠，五心烦热，口干咽燥；或烦渴多饮，或消谷善饥；大便干结；舌红少苔，脉沉细数。 中医治疗处方：天王补心丹合消渴方加减。生地黄、玄参、酸枣仁、天花粉各15克，天冬、远志、牡丹皮、当归、麦冬、五味子、柏子仁各10克，丹参30克，黄连6克
气阴两虚证	其症状表现是：胸闷心悸，气短乏力，心前区痛；口干，视物模糊，或肢体麻痛；舌胖质暗，苔白，脉沉细。 中医治疗处方：生脉散加减。黄精、丹参各30克，太子参、生地黄各15克，黄芪、酸枣仁各12克，麦冬、五味子、葛根、桃仁、川芎、枳实、佛手各10克，天花粉20克。水煎，早晚分服
阳虚水泛证	其症状表现是：心悸气短，胸闷喘憋不得平卧；畏寒肢冷，腰膝酸软，下肢水肿，或兼视物不清，或兼纳呆泄泻；舌胖淡暗，苔白滑，脉沉细数。 中医治疗处方：生脉散合葶苈大枣泻肺汤加减。黄芪、葶苈子、猪苓、茯苓各30克，人参、麦冬、五味子、桂枝、当归、车前子各10克，大枣5枚，泽泻、泽兰各15克，桑白皮12克。水煎，早晚分服

治疗糖尿病合并心脏病的中药主要单方验方	
常用验方	**验方的中药组成及主治**
解郁舒心汤	中药组成：太子参、麦冬、五味子、香附、丹参各10克，桔梗、枳壳各5克，佛手片、玫瑰花各3克，娑罗子6克。此方有益气养阴、理气活血之功效，适用于气阴两虚、气滞不畅的糖尿病性心脏病患者
冠通汤	中药组成：郁金、瓜蒌各15克，丹参、炒赤芍、延胡索各9克，降香、远志、炙甘草各3克，桃仁4.5～9克，香附9～15克。水煎服，每日1剂。此方对痰瘀互阻、气滞血瘀型糖尿病合并心脏病有效。气虚者，加党参10克、黄芪15克；气阴两虚者，加太子参、麦冬、五味子各10克；肝肾阴虚者，加桑寄生15克，制首乌、制黄精各9克；脉结代者，加川桂枝3克；心悸者，加炒酸枣仁、茯苓各10克；胸闷者严重者，加佛手、薤白10克，檀香1.5克；痰热者，加川贝粉（冲）3克，炒竹茹6克；痰湿者，加制半夏、炒陈皮各6克；伴有高血脂属湿热阻滞者，加茵陈10克，泽泻10克或生山楂9克，麦芽12克；血压高者，加罗布麻叶30克，决明子9克或莲子心3克
山楂槐花葛根煎	中药组成：山楂20克，槐花10克，葛根12克。水煎代茶饮。主治伴有高血压高血脂的糖尿病性心脏病者
定心汤	中药组成：生龙骨、生牡蛎各30克，山茱萸、酸枣仁、龙眼肉各15克，麦冬、炒柏子仁各12克，五味子、牡丹皮各10克，人参粉（冲服）、黄连各6克，肉桂3克。水煎服，每日1剂。此方有益气养阴、宁心安神之功效，适用于心悸、怔忡的糖尿病性心脏病者。 用于治疗糖尿病合并心脏病的中成药主要有心可舒片、生脉饮、复方丹参片、冠心苏合丸、速效救心丸、麝香保心丸。心可舒片适用于气滞血瘀型糖尿病性心脏病者，心阳虚患者不宜服用；生脉饮适用于气阴两虚型糖尿病性心脏病者，以及伴有心悸、气短、自汗的糖尿病心脏自主神经功能紊乱的患者；复方丹参片适用于气滞血瘀型糖尿病性心脏病者；冠心苏合丸适用于糖尿病合并冠心病心绞痛者。速效救心丸适用于糖尿病性心脏病的胸闷、憋气、心前区疼痛等；麝香保心丸适用于糖尿病合并冠心病心绞痛

续表

常用验方	验方的中药组成及主治
益气活血方	中药组成：黄芪40克，党参30克，红花10克，当归、赤芍各20克，川芎、丹参、葛根、麦冬、五味子各15克。水煎服，每日1剂。此方有益气养心、活血化瘀之功效，适用于糖尿病性心脏病证属气虚血瘀者

❤ 糖尿病心脏自主神经病变的中医治疗

糖尿病心脏自主神经病变属中医"心悸""怔忡"等范畴，主要病性是本虚标实，以气血不足、阴阳两虚为本，痰、火、瘀为标。本病的治疗同样要分清虚实，按不同的病症分型实施具体的治疗。虚证应补养气血、安神宁心；阳虚者要温通心阳，阴虚者要养阴清热；实证以血瘀多见，宜活血化瘀；虚实相兼者要标本兼顾，攻补兼施。具体来说，中医的辨证治疗方法如下：

心气亏虚证

其症状表现是：心悸怔忡，善惊易

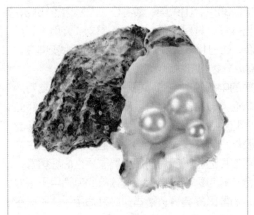

◎珍珠母具有平肝、潜阳、定惊、止血等功效。治头眩、耳鸣、失眠、癫狂、惊痫等症。

怒，胸闷心烦，气短自汗，坐立不安，多梦易醒，纳食不香；舌体胖大边有齿痕，舌淡苔薄，脉濡细或结代。

中医治疗处方：珍珠母丸加味。珍珠母、龙齿、黄芪各20克，人参、酸枣仁、熟地黄、柏子仁各12克，当归10克，茯神15克。

心血不足证

其症状表现是：心悸不安，心中空虚，面白无华，头晕目眩倦怠乏力，肢体麻木，失眠多梦；舌淡红，苔薄白，脉虚细或细数。

中医治疗处方：归脾汤加味。人参、白术、炙甘草、远志、当归各10克，苦杏仁、龙眼肉各12克，黄芪25克，茯神15克，木香6克。心悸者，加五味子5克，麦冬10克；舌质瘀滞者，加丹参10克，川芎10克。

心阳亏虚证

其症状表现是：心悸不宁，胸闷气短，面色苍白，形寒肢冷；舌质淡白，脉虚弱或沉细而数。

中医治疗处方：桂枝甘草龙骨牡蛎汤

加减，桂枝10克，附子5克，龙骨、牡蛎各20克。汗出肢冷、面青唇紫、喘不得卧者，加人参10克，附子5克。

心肾阴虚证

其症状表现是：心悸不宁，心烦少寐，头晕目眩，手足心热，耳鸣腰酸；舌质红，少苔或无苔，脉细数。

中医治疗处方：天王补心丹加减。

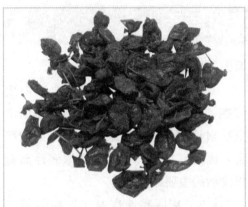

◎山茱萸具有补益肝肾、收敛固涩、固精缩尿、止带、止崩、止汗、生津止渴的功效。

生地黄、麦冬、天冬、柏子仁、酸枣仁、当归、丹参、党参、茯苓、玄参各10克，五味子、远志各5克。腰膝酸软者，加山茱萸10克，杜仲10克；心烦失眠、口干、盗汗、五心烦热者，用黄连阿胶汤加减。

中气不足证

其症状表现是：头晕目眩、心悸气短、少气懒言、体倦肢软、便溏、脉弱；舌质淡，苔薄白。

中医治疗处方：补中益气汤加减。黄芪、党参、白术、当归、升麻各10克，炙甘草3克，陈皮6克，柴胡5克。形寒肢冷

者，加仙茅、淫羊藿各10克。

心脉瘀阻证

其症状表现是：心悸、胸闷疼痛、痛如针灸、唇甲青紫；舌质紫暗或有瘀斑，脉涩或结代。

中医治疗处方：血府逐瘀汤加减。桃仁、当归、红花、赤芍、牛膝、川芎、枳壳、生地黄各10克，柴胡、桔梗各5克，甘草3克。心悸气短、自汗者，加黄芪、党参各10克。

治疗糖尿病心脏自主神经的中药单方验方主要有以下几种：

糖心神煎汤

中药组成：白芍、玄参、丹参、桃仁、莪术各10克，川芎、红花各5克，黄芪20克，生牡蛎30克，制大黄3克。每日1剂，水煎，分2次服用。主治气阴两虚型糖尿病心脏自主神经病变。此方有益气养阴、活血化瘀之功效，因此表实邪盛，气滞湿阻、食积停滞、痈疽初起或溃后热毒尚盛者禁服。此方还有活血化瘀之功效，有出血倾向者、孕妇忌服。

定心汤

中药组成：生龙骨、生牡蛎各30克，山茱萸、酸枣仁、龙眼肉各15克，麦冬、炒柏子仁各12克，五味子、牡丹皮各10克，人参粉（冲服）、黄连各6克，肉桂3克。每日1剂，水煎服。此方有益气养阴、宁心安神之功效，适用于气阴两虚型糖尿病心脏自主神经病变。因此方有补肾滋阴之功效，故命门火炽、强阳不痿、素有湿热、小便淋涩者忌服。

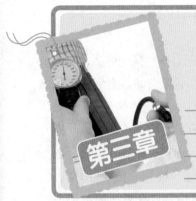

糖尿病性高血压

糖尿病性高血压是糖尿病常见的伴发病之一，主要分为3类。第一类是伴随着糖尿病性肾小球硬化症的糖尿病性高血压。第二类是无肾病的糖尿病性高血压。第三类是糖尿病性自主神经病变伴高血压。

糖尿病性高血压的类别和原因

糖尿病性高血压是糖尿病常见的伴发病之一，主要分为3类。第一类是伴随着糖尿病性肾小球硬化症的糖尿病性高血压，大约见于50%的1型糖尿病患者。第二类是无肾病的糖尿病性高血压，多为原发性高血压病，常见于2型糖尿病患者，且以30～50岁的患者居多，中、老年患者大多伴有肥胖。第三类是糖尿病性自主神经病变伴高血压，表现为卧位性高血压和立位性低血压。

总体来说，糖尿病性高血压的发病

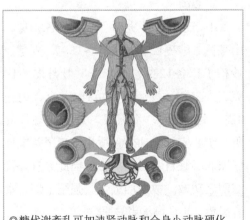

◎糖代谢紊乱可加速肾动脉和全身小动脉硬化，增加外周阻力，使血压升高。

原因主要有以下几个：

（1）高血糖能直接损伤血管内皮细胞，导致血压升高，而餐后高血糖比空腹血糖对血管内皮细胞的损害更加严重。因此，餐后高血糖是糖尿病性高血压发病的主要原因。

（2）糖尿病性高血压发病的第二个主要原因是胰岛素抵抗和高胰岛素血症。胰岛素抵抗可导致高胰岛素血症，二者往往是相伴而行的，并且常与肥胖、血脂异常、高血压并存。胰岛素抵抗会使血管平滑肌细胞内钙增加，导致血管收缩上升，阻力增高，进而出现高血压。高胰岛素血症可刺激交叉神经系统，使其兴奋，且可使血容量增加，血管壁增厚，血管弹力降低，导致血压上升。

（3）糖尿病性肾病常引起高血压。因为肾小球硬化，会使血流量下降，刺激肾素分泌，增大血管紧张素的水平，收缩血管，增大血管外周阻力，导致血压升高。

（4）高血压早期存在糖代谢异常，如总胆固醇、三酰甘油、低密度脂蛋白、血糖、胰岛素等的水平升高，会导致出现糖尿病，而糖尿病性高血压也会相伴而生，可以说二者互为因果，并存发展。

（5）遗传因素的影响。糖尿病和高血压都属于隐性遗传疾病，2型糖尿病的遗传度比1型糖尿病更强。双亲都患有高血压，其子女患病率为40%～50%，而双亲都无高血压，其子女患病率仅为3%～5%。

（6）糖尿病性高血压还受其他因素的影响，如嘈杂的环境、较大的精神压力、不合理的饮食结构（饮食中高糖、高脂、高热量、低纤维素）、肥胖而少运动、吸烟、酗酒等。此外，化学药品和皮质激素、胰高血糖素等药物刺激也可导致糖尿病和高血压同时发生。

糖尿病性高血压病十分常见。曾有调查显示，约33%的糖尿病患者并发高血压，约为非糖尿病患者发病率的1.5倍。糖尿病性高血压发病率随年龄增加而增大，不论男女，55岁以上的糖尿病患者并发糖尿病性高血压的比例高达73.7%。那么，糖尿病为什么容易并发高血压呢？

首先，2型糖尿病和高血压多呈家族聚集发病，由此可证明，糖尿病性高血压可能与家族遗传基因有关。

其次，胰岛素抵抗会使血糖升高引发糖尿病，高血糖又会刺激胰岛分泌更多的胰岛素出现高胰岛素血症，从而引起高血压、血脂异常、肥胖，甚至心肌梗死、脑血管病等疾病。2型糖尿病患者大都存在胰岛素抵抗，这使胰岛素代偿性分泌增多。过多的胰岛素会加重肾脏对钠的吸收，导致水钠潴留，进而刺激交感神经活动，增加外周血管阻力，使血管壁增生肥厚，最终引起血压升高。

再次，糖代谢紊乱可加速肾动脉和全身小动脉硬化，增加外周阻力，使血压升高。

另外，高血糖能增加血容量，使肾脏负荷过重，出现水钠潴留，最终引起血压升高，而血压升高又能损害肾脏功能，这样就会出现恶性循环，使病情进一步恶化。糖尿病性肾病能引发高血压，而其发生率又非常高，经研究发现，病史10～15年的1型糖尿病，有30%～40%的患者并发糖尿病性肾病。病史10～20年的2型糖尿病年轻患者和病史5～10年的老年患者，有20%～40%会并发糖尿病性肾病。

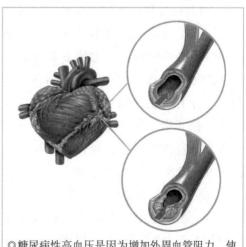

◎糖尿病性高血压是因为增加外周血管阻力，使血管壁增生肥厚，最终引起血压升高。

糖尿病性高血压的表现和危害

糖尿病性高血压的临床表现主要有两大类别，分别是高血压病人共有的临床表现和糖尿病性高血压特有的临床表现。

高血压患者共同的临床表现

早期高血压病人可表现出头晕、头痛、耳鸣、眼花、失眠、面色潮红、手脚麻木、疲乏无力、易烦躁等症状。随着血压的持久升高，可出现心、脑、肾等器官受损的表现。发展到后期，可出现短暂性脑血管痉挛，使头痛、头晕加重，严重者可发生脑出血。对心脏的损害则先呈现心脏扩大，后发生左心衰竭，可出现胸闷、气急、咳嗽等症状。当肾脏受损害后，可出现夜尿增多，蛋白尿及血肌酐浓度升高，严重时发生肾功能衰竭。

糖尿病性高血压的特有表现

•高血压是糖尿病性肾病的主要表现之一，又促进肾病的发展及恶化。在糖尿病性肾病的中晚期，血压开始升高，呈逐渐加重趋势。同时，糖尿病性肾病患者多伴有自主神经功能失调，血压波动大，控制难，部分患者表现为卧位高血压及立位性低血压，卧位血压正常或升高者均可伴有直立性低血压。

•高血压常伴随其他并发症如视网膜病变、心脑血管病等，糖尿病性肾病与视网膜病变同时存在的概率高达80%以上。

糖尿病性高血压是一种极具危害性的病症，极有可能会诱发其他方面的病症。

高血压是糖尿病脑血管意外发生的主因。冠心病和高血压性心脏病在高血压的状态下，也比较容易发生，其症状表现为：心律失常、心肌肥大、心脏扩大，常因并发心力衰竭、心肌梗死、心源性休克而致死。伴有高血压的糖尿病患者还比较容易并发糖尿病性肾脏病变，晚期常可发生肾衰竭。此外，长期处于高血压的环境下，糖尿病患者还有较大可能出现眼底病变，这可导致失明。

综上所述，糖尿病并发高血压，将会加速心血管病、肾病及视网膜病变的发生和发展，对心血管系统有极强的危害性。因此，糖尿病患者一定要重视高血压的诊治，积极对糖尿病和高血压进行干预，这对于预防糖尿病心血管并发症的发生，减少致死、致残率，延长患者寿命均有非常重要的意义。

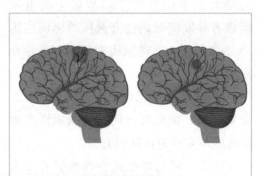

◎糖尿病性高血压常常会引起脑血栓。

糖尿病性高血压的西医防治

糖尿病性高血压在预防上应做到如下几点：

•积极控制糖尿病，使血糖维持在正常或接近正常范围，以利于体内三大物质代谢。

•定期测量血压及与血压有关的各项指标，以便早发现、早治疗，防止出现高血压方面的并发症。

•合理安排饮食，以清淡为主，少油盐，多摄入蔬菜、豆制品等。肥胖型糖尿病患者尤其要注意，要控制好每天总热量的摄入。

•要进行适当运动和休息，消除不良情绪，戒酒、戒烟。

糖尿病患者在发现自己并发高血压的时候，应第一时间去医院就诊，在医师的指导下选择和调整降压药物，从小剂量开始，需要联合用药时应采用多种药物小剂量联合用药为宜，避免一种药物大剂量长期使用。根据患者病情尽可能把血压控制在140/90毫米汞柱以下。

西医治疗糖尿病性高血压的药物主要有：血管紧张素转换酶抑制药卡托普利，或依那普利、培哚普利、赖诺普利、奎那普利、福辛普利，每次12.5～25毫克，每日3次；钙离子拮抗药氨氯地平或尼卡地平，每天5毫克，1次服用即可；α1受体阻滞药哌唑嗪或特拉唑嗪，每次0.5毫克，每日3～4次（首次晚睡前口服）。需要注意的是，要尽量避免使用较大剂量的利尿药和β受体阻滞药，并注意服用的药物是否影响到了糖、脂肪、钾、钙、钠等方面的代谢。糖尿病伴肾性高血压可首选贝那普利10毫克，每日1次口服。

同时，患者要学会调节自己的情绪，保持良好的心态。在日常生活中，控制好饮食，戒烟戒酒，进行适当的体育锻炼，保持良好的生活起居习惯。这些不仅能够预防糖尿病合并高血压的发生，同样对于预防多种心脑血管疾病也有相当积极的作用。

此外，糖尿病性高血压患者还应限制食盐摄入。实验表明，人体过度摄入食盐后，淀粉酶活性增强，这促进了淀粉的消化和游离葡萄糖的吸收，可引起血糖浓度的增高，加重病情。如果糖尿病患者不加限制地摄入食盐，会诱发高血压病，还会加速、加重糖尿病大血管并发症的发展。

此外，盐还能刺激食欲，增加食物的摄入量。这对糖尿病患者有害无利。因此，糖尿病性高血压患者必须要实施低盐膳食，少吃酱、酱油等调味品，每天盐的摄入量应在5克以下。值得注意的是，每250克馒头中钠的含量相当于2克食盐。

临床研究证明，尽早进行中西医结合治疗糖尿病合并高血压，良好地控制代谢紊乱和血压可明显减少糖尿病患者心、脑和肾等重要脏器的损害，减轻临床症状，改善生存质量。所以糖尿病患者应定期监测血压，及早发现高血压，一经确诊立即进行治疗，努力将血压控制在120~130/70~80mmHg范围内，把糖尿病与高血压并存的危险控制在最低限度。

糖尿病性高血压的中医防治

糖尿病合并高血压属中医"消渴""眩晕""头痛"等范畴。本病对心、脑、肾的损害程度远远高于单纯性高血压或单纯性糖尿病。糖尿病合并高血压与先天因素、饮食不节、精神失调、年老久病的关系密切，发病与脾胃、肝、心、肾等脏腑功能失调有关。本病之本为阴阳失调，病之标为内生的风阳、痰浊、痰火、瘀血等。

治疗糖尿病合并高血压的单味中药主要有葛根、延胡索、臭梧桐、罗布麻叶、钩藤等。葛根主治伴有头痛、头晕、颈项不适的糖尿病高血压者。每日取10~30克葛根，水煎服；或每次提取葛根黄铜1~2克，每日1~2次。葛根中的葛根黄酮能改善脑血流量，对改善椎底动脉循环有较好的作用，但葛根性凉，长期服用有伤胃气。从延胡索中提取的四氢帕马丁，能抑制血管中枢，起到降压作用，可治疗伴有头晕、头痛、失眠的糖尿病高血压，每次50~100毫克，每日2~3次。臭梧桐具有和缓而持久的降压作用，每日10~30克，

中医辨证治疗	
中医辨证	**症状表现及中医处方**
痰浊中阻	其症状表现是：头目眩晕、头重如裹，胸闷脘痞，纳呆，嗜睡，腹胀肢麻，心悸气短；或下肢浮肿，大便溏薄，时吐痰涎；舌质淡，苔浊腻或白厚而润，脉滑或弦滑。 中医治疗处方：半夏白术汤合桃红四物汤加减。半夏、白术、白芍、桃仁、茯苓各10克，当归、川芎、生地黄、金瓜蒌各15克，陈皮6克，红花8克。每日1剂，水煎分2次服用
肝肾阴虚	其症状表现是：头晕眼花、耳鸣、眼睛干涩、乏力、腰酸膝软、夜尿频数、五心烦热、遗精早泄；舌红、少苔，脉细数。 中医治疗处方：杞菊地黄汤加味。枸杞子、白菊花、山茱萸、山药、泽泻、牡丹皮、覆盆子、女贞子、远志各10克，生地黄、茯苓各15克，决明子12克。每日1剂，水煎，分2~3次服
阴虚阳亢	其症状表现是：头晕头痛、面红耳赤、急躁易怒，失眠健忘，腰酸膝软、五心烦热、心悸多梦，口渴咽干，小便发黄，大便秘结；舌质红，苔黄薄，脉弦细。本证患者一生气就头痛头晕、血压升高。 中医治疗处方：天麻钩藤饮合一贯煎加减。天麻、钩藤（后下）、麦冬、白芍、枸杞子、牛膝、杜仲、黄芩、沙参、焦山栀各10克，石决明20克，生地黄15克。每日1剂，水煎，分2次服。肝阳亢盛者，加珍珠母；偏于火盛者，加龙胆草、夏枯草、丹皮

接上页

中医辨证	症状表现及中医处方
阴阳两虚	其症状表现是：头晕目眩，头痛心悸，耳鸣耳聋，少寐多梦，五心烦热；腰酸膝软，后背畏寒，四肢欠温，夜尿频数；舌淡苔白、脉沉细。这类患者多是糖尿病性肾病的高血压。 中医治疗处方：二仙汤加减。仙茅、淫羊藿各6克，黄柏、枸杞子、知母、巴戟天、生地黄、熟地黄、牛膝各10克，煅龙骨、煅牡蛎各20克，山茱萸15克。手足心热、口干咽燥、舌红少苔者加石斛、女贞子、墨旱莲、龟甲各10克；畏寒、小便清长者，加肉桂3克，补骨脂10克；四肢浮肿、尿少者加泽泻、车前子、益母草各10克；便秘者加大黄5克；耳鸣者加灵磁石30克，杜仲10克
肝火上炎	其症状表现是：头晕头痛，咽干口苦，面红目赤，烦躁失眠，性急易怒、心胸烦闷，胸胁胀痛；小便黄赤，大便偏干；舌红，舌苔薄黄，脉弦数。 中医治疗处方：龙胆泻肝汤加减。黄芩、栀子、泽泻、车前子、生地黄、当归、柴胡各10克；龙胆草6克，通草5克，生甘草3克。心烦抑郁、胸胁苦满者加枳实、赤芍各6克
心肝阴虚、心火偏亢	其症状表现是：头晕目眩，咽干口燥，心慌，心烦，手脚心热；舌边尖红，苔薄黄，脉细数。 中医治疗处方：酸枣仁汤加减。炒酸枣仁、柏子仁各12克，知母、白芍、五味子、川芎各10克，茯神15克，生甘草6克。头晕较重者，加生龙骨、牡蛎、珍珠母各30克

水煎服，或臭梧桐甲素片2~3片/次，2~3次/日。罗布麻叶中含有黄酮苷，可以抑制血管中枢，使血压下降，但脾虚者慎用。糖尿病高血压者可每天取10克罗布麻叶，水煎服，或提取成片剂服用。钩藤中含有钩藤碱，可抑制血管运动中枢，扩张周围血管，降低外周阻力，有明显的降压作用，可取10~15克，水煎服。此外，地龙、旱芹菜、黄连、黄芩、黄柏、野菊花、杜仲等也是治疗糖尿病合并高血压的单味中药。

治疗糖尿病合并高血压的中成药主要有六味地黄丸、天麻钩藤颗粒、牛黄降压丸、眩晕宁冲剂。六味地黄丸有滋阴补肾之功效，主要治疗肾阴亏损的糖尿病高血压者，对头晕耳鸣、腰膝酸软、骨蒸潮热、盗汗遗精有一定的疗效。天麻钩藤颗粒有平肝熄风、清热安神之功效，主要治疗因肝阳上亢型高血压引起的头痛、眩晕、耳鸣、眼花、震颤、失眠，此外，对高级神经活动也有一定的调节作用。牛黄降压丸有清心化痰、平肝安神之功效，主要治疗心肝火旺、痰热壅盛所致的高血压，对头晕目眩、头痛失眠、烦躁不安等症疗效显著。眩晕宁冲剂有健脾利湿、益肝补肾之功效，主治痰湿中阻、肝肾不足型的高血压引起的头晕，头昏。

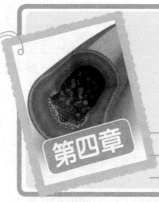

糖尿病性高脂血症

第四章

高脂血症临床上一般分为高TG血症、高TC血症、混合性高脂血症、低HDL-C血症。2型糖尿病患者血脂异常的发生率明显高于非糖尿病患者。

糖尿病性高脂血症的病因和症状

血脂就是血液里的脂肪，其主要来源是食物经胃肠消化吸收的脂肪和体内自行合成的脂类。其成分一般包括三酰甘油（甘油三酯）、胆固醇、磷脂、脂肪酸等。这些脂类不能溶于水，但能在血浆中与一定量的蛋白质构成水溶性的脂蛋白而存在。健康人空腹血浆中基本不含乳糜微粒，而糖尿病患者的糖、蛋白质、脂肪等代谢紊乱，使血液中三酰甘油（甘油三酯）、胆固醇、β-脂蛋白的浓度超出正常范围。通俗来说，人体内血脂代谢不平衡，胆固醇、甘油三酯等的进入大于排出的症状就叫血脂代谢紊乱，即通常所说的高脂血症或高血脂。

健康人的内源性胰岛素浓度和脂蛋白代谢关系较密切。而糖尿病性高脂血症的发生与胰岛素的关系更为密切。当糖尿病患者体内缺乏胰岛素或糖尿病未得到满意控制时，脂肪组织中的低密度脂蛋白酶的活性发生显著降低，三酰甘油（甘油三酯）的代谢变得比较缓慢，从而使血清三酰甘油（甘油三酯）的水平增高，导致糖尿病性高三酰甘油（甘油三酯）血症。相反，糖尿病患者体内胰岛素水平相对增高（肥胖型糖尿病患者常出现此种情况），或注射胰岛素超过胰腺正常分泌量，造成外源性高胰岛素血症时，血清胰岛素水平升高，促进肝脏对三酰甘油（甘油三酯）的合成，导致内源性高三酰甘油（甘油三酯）血症。

空腹胰岛素感受性高时，高密度脂蛋白胆固醇才能减少。而糖耐量减低时，胰岛素感受性降低，高密度脂蛋白胆固醇增加过多，出现高胰岛素血症，肝脏极低密度脂蛋白合成及分泌增加。不管是1型糖尿病还是2型糖尿病，极低密度脂蛋白分解代谢紊乱是高脂血症的主要原因。

糖尿病高脂血症的主要临床表现是：出现皮疹状黄色瘤，常发眼睑、肌腱和易受压迫处的皮肤，呈扁平状、结节状等并伴有肥胖、尿酸增高、早发动脉粥样硬化和周围动脉硬化。肝脾肿大，腹痛反复发作。还会出现视网膜脂血症、胰腺炎、糖耐量异常等症状。

糖尿病性高脂血症的危害

糖尿病性高脂血症的危害性不容忽视，它能并发各种血管疾病，且其发生概率在明显上升。脂代谢中，三酰甘油（甘油三酯）和游离脂肪酸是动脉硬化形成的主要原因。据统计，有85%以上的糖尿病患者血浆中血脂浓度增高，极易导致动脉硬化。长期血糖增高可引起血脂代谢异常，导致血清三酰甘油（甘油三酯）升高，从而加速动脉硬化的发生。脂肪代谢紊乱可使动脉壁的酸性黏多糖代谢异常，导致血浆脂蛋白极易沉积在血管壁，这也是引起动脉硬化的重要原因。糖尿病患者的动脉硬化增多，脂肪条纹的范围扩大，会出现明显的硬化病变，并伴有纤维斑

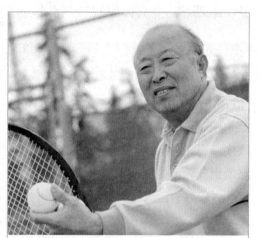

◎糖尿病性高脂血症患者应适当增加运动、减轻体重、戒烟、限酒、限盐等。

块、钙化和血管狭窄。

相当一部分糖尿病专家指出，糖尿病患者冠心病发病率增高，一方面与高血糖及其伴发的高血压、肥胖等因素有关，另一方面也与血浆胆固醇和低密度脂蛋白浓度升高有关。血浆胆固醇和低密度脂蛋白浓度降低，可以明显减低冠心病的发病概率，由此可得出结论：糖尿病导致的脂质代谢异常是动脉粥样硬化、冠心病、脑血管病发生的主因之一。

糖尿病性高脂血症严重时，还可能会产生脂质性视网膜炎。糖尿病若长期控制不好，可因脂肪浸润而肝脾肿大，严重高脂血症可能会导致脂质占据20%的血浆容积，使血红蛋白及电解质的数值降低。

正常人高脂血症的发生率为20%~40%，而研究表明高达50%~60%的糖尿病患者伴有不同程度的脂代谢紊乱。糖尿病高脂血症以胆固醇和三酰甘油（甘油三酯）升高为主。但近年来，人们也开始注意到，糖尿病高脂血症还有血清游离脂肪酸亦升高，脂蛋白异常，尤其是高密度脂蛋白胆固醇减少等方面的表现。高密度脂蛋白胆固醇可减缓动脉硬化的危险，因此糖尿病患者的高密度脂蛋白胆固醇的变化应引起充分的重视。

糖尿病性高脂血症的并发症

糖尿病高脂血症经常会发生一些并发症。据统计，糖尿病患者中有1/3或1/2的

人血脂异常增高，他们在糖代谢异常的同时，伴有脂肪代谢异常。有这种症状表现

的糖尿病患者，会提前出现许多并发症。

（1）动脉硬化是糖尿病患者常见的并发症之一。但如果糖尿病患者能够早期诊断，并得到及时治疗，将血糖控制在正常范围内，就可以避免或推迟动脉硬化。糖尿病患者若经常进食高脂饮食，会导致血脂异常，动脉硬化的发生将不可避免。

（2）糖尿病性高脂血症患者的高血压多在动脉硬化的基础上发生。在高血脂和高血糖环境下，高血压会提前发生，或使已有高血压症状的患者病情更加严重。

（3）在高血压、血脂异常和动脉硬化等情况下，糖尿病患者容易发生冠心病。糖尿病患者若不控制血脂和血压，患上冠心病的可能性极大。而心脑血管方面的疾病是2型糖尿病患者死亡的主要原因。

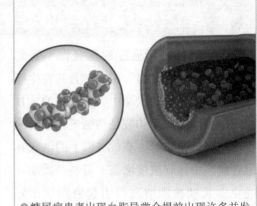

◎糖尿病患者出现血脂异常会提前出现许多并发症，所以糖尿病患者尤其要注意对血脂的控制。

由此可见，如果在糖尿病的基础上出现血脂异常，就等于雪上加霜。因此，糖尿病患者在控制血糖的同时，也要重视对血脂的控制。糖尿病患者最好每个季度都检查一次血脂，如果血脂出现增高，应立即调整饮食或服药，让血脂维持在正常水平。

♥ 糖尿病性高脂血症的诊断要点及标准

诊断糖尿病性高脂血症，首先要确定受检查者是糖尿病病人，并且在检查过程中要重视此病症的高危人群：老年糖尿病患者、女性更年期患者、体形肥胖者、伴有心脑血管病的糖尿病患者。

糖尿病性高脂血症的诊断，主要是测定血清总胆固醇和三酰甘油（甘油三酯）这两项指标。当血清总胆固醇浓度大于5.69毫摩尔/升，三酰甘油（甘油三酯）大于1.36毫摩尔/升，血清游离脂肪酸大于300～600毫摩尔/升时，就可诊断受检查者患上了糖尿病性高脂血症。

当血清总胆固醇浓度大于5.69毫摩

尔/升，三酰甘油（甘油三酯）大于1.36毫摩尔/升时，一般血清卵磷脂浓度没有明显改变。患病时间较长的糖尿病患者，常明显地出现乳糜微粒堆积，血清呈乳汁状等症状，使血清游离脂肪酸多大于300～600毫摩尔/升。

糖尿病患者血脂控制标准

总胆固醇 ≤ 4.8毫摩尔/升
高密度脂蛋白-胆固醇 > 1.4毫摩尔/升
低密度脂蛋白-胆固醇 ≤ 2.6毫摩尔/升
三酰甘油（甘油三酯）≤ 1.3毫摩尔/升

糖尿病性高脂血症的西医防治

糖尿病血脂异常危害性极大，一定要做好预防和治疗，具体应注意如下几点：

糖尿病患者要限制热能的摄入量，能量每天的摄取量与消耗量应该保持平衡。当热量供过于求时，就会转变为脂肪。

长期摄入高饱和脂肪酸、高胆固醇能直接引起血脂增高，因此，要尽量减少饮食中动物脂肪和胆固醇摄入量。

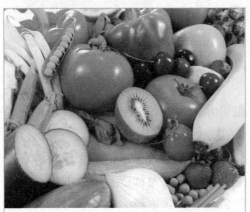

◎糖尿病患者平时要多摄入蔬菜和低糖水果。蔬菜和水果中的纤维素含量多，摄入一定量纤维素，可降低血液中的胆固醇。

糖尿病性高脂血症的饮食预防应该从儿童时期就开始。应该尽量避免让儿童过食、偏食，同时少吃冰激凌、巧克力、甜食及其他高脂肪、高能量、高胆固醇的食物。成年人同样应该严格要求自己，以避免或延缓糖尿病性高脂血症。

糖尿病性高脂血症的治疗主要有以下几种方式：

（1）通过饮食、运动和控制体重治疗。患者吃什么样的食物对高密度脂蛋白—胆固醇有一定影响，饱和脂肪酸与不饱和脂肪酸的比例为1：2时，高密度脂蛋白—胆固醇增加。酒精也可使高密度脂蛋白—胆固醇增加。患有糖尿病常会使高密度脂蛋白—胆固醇减少。合理的运动及控制体重疗法可使极低密度脂蛋白、低密度脂蛋白下降，高密度脂蛋白升高。

（2）胰岛素治疗。1型糖尿病若发生血脂代谢性紊乱，在进行胰岛素治疗后，

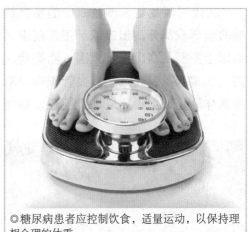

◎糖尿病患者应控制饮食，适量运动，以保持理想合理的体重。

高脂血症可迅速得到改善。但是胰岛素能使血脂蛋白酶活性增加，这可使高密度蛋白上升，引起胆固醇升高。

（3）口服降糖药治疗。口服降糖药可控制糖尿病患者的血糖，使其维持在正常范围内。而血糖的正常是治疗其他一些并发症的前提和基础。研究表明，口服降糖药对高密度脂蛋白胆固醇无不良影响，且可使其下降。

（4）降脂治疗。首先建议患者应控制饮食，适量运动，以保持理想合理的体重。糖尿病患者存在多种血脂异常，选择合适的降脂药物尤为重要。他汀类药物已经大规模应用于临床，是一种安全有效的调脂药物，故应做首选。洛伐他汀、普伐他汀或辛伐他汀每次20毫克，每日1～2次口服。高三酰甘油（甘油三酯）血症可用丁酸类，如非诺贝特或吉非贝齐，每次0.1克，每日3次。混合型高脂血症可联用贝丁酸类加胆酸隔离剂，如考来烯胺或考来替哌，每次4～5克，每日1～6次口服。

如果降脂疗效不理想则可以加用树脂类药物。烟酸是最强的升高高密度脂蛋白的药物，但它与汀类药物合用会增加肌溶解的危险性，而且会恶化胰岛素抵抗导致高血糖，所以烟酸类药物只能在必要时使用。

糖尿病性高脂血症的中医防治

脂代谢紊乱是人体血液中的脂类物质的全部或部分高出或低于正常范围，临床上主要是高出正常范围。脂类物质高出正常范围，轻则造成血管损伤、动脉粥样硬化，重则造成心肌梗死、脑梗

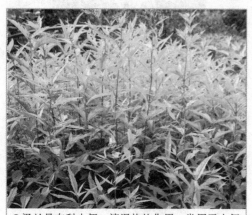

◎泽兰具有利小便、清湿热的作用。常用于小便不利，痰饮眩晕，热淋涩痛；高血脂等症。

死、脑出血等。

古代中医文献中没有有关"高脂血症"的病名，但有类似的记载，"肥贵人，则高粱之疾也"。后世医家认为，糖尿病高脂血症属中医"痰湿""浊阻""瘀血"的范畴。

治疗糖尿病高脂血症的单味中药及服用方式如下：三七。饭前服用三七粉0.6克，每日3次，连服1～2个月，有明显降低胆固醇的作用，效果比较满意；生大黄。将生大黄适量研成细末，装入胶囊，每粒含生药0.5克，每日3次，每次1粒，1个月为1个疗程，第2个疗程的疗效最佳；生山楂。将适量生山楂研成细末，每次服用15克，每日3次，1个月为1个疗程；何首乌。将何首乌制成片，每片0.25克，每次服5～6片，每日服3次，1个月为1个疗程；泽泻。泽泻同样是研为细末，每次服用9克，每日3次，1个月为1个疗程；虎杖。虎杖制片，每片0.5克，每日服用3次，每次3片，1个月为1个疗程；茵陈。用茵陈泡水代茶饮，每次15克，一个月为一个疗程；僵蚕。僵蚕为细末，每次3克，每日3次，2个月为1个疗程；决明子。决明子泡水代茶饮，每次20

糖尿病性高脂血症的中医防治

中医辨证	症状表现及中医处方
痰热腑实	其症状表现是：咳嗽痰黄，脘腹胀满，大便秘结；舌质红，苔黄腻，脉滑有力。 中医治疗处方：小承气汤合增液承气汤加减。制大黄、厚朴、枳实、麦冬各10克，玄参、生地黄各12克
痰湿内阻	其症状表现是：四肢倦怠，咳嗽有痰，腹胀纳呆，大便溏薄；舌苔腻，脉滑。 中医治疗处方：二陈汤加味。半夏、厚朴、白芥子各10克，茯苓、白术各12克，薏苡仁20克，陈皮6克，甘草3克
肝肾阴虚	其症状表现是：头晕目眩，耳鸣健忘，失眠多梦，咽干口燥，腰膝酸软，颧红盗汗；舌红少苔，脉细数。 中医治疗处方：杞菊地黄汤加减。枸杞子、白菊花15克，山茱萸、牡丹皮、茯苓、泽泻各10克，山药20克，生地黄12克
脾肾阳虚	其症状表现是：面色㿠白，畏寒肢冷，腰膝冷痛，大便稀溏，腹胀不舒；舌质胖，苔白滑，脉沉细。 中医治疗处方：附子理中汤加味。炮附子、白术、杜仲各10克，党参15克，茯苓12克，炮姜5克，炙甘草3克
痰瘀交阻	其症状表现是：胸闷气短，胸痹心痛，心悸失眠；舌质暗或紫暗，有瘀斑或瘀点，苔白腻，脉弦或滑。 中医治疗处方:瓜蒌薤白半夏汤合桃红四物汤加减。瓜蒌、半夏各12克，薤白、桃仁、红花、当归、白芍、川芎、熟地黄各10克
肝郁脾虚	其症状表现是：头晕目眩，心烦易怒，腹胀纳呆，肢倦乏力，胁肋胀满窜痛，月经不调；舌淡，苔白或腻，脉弦。 中医治疗处方：逍遥散加减。柴胡、当归、白术、茯苓、香附、枳壳、川芎各10克，白芍12克，炙甘草3克

克，1个月为1个疗程，疗程越长，效果越好；灵芝。灵芝每日5克，切碎，分3次泡茶饮，连服1~3个月。

中医治疗糖尿病高脂血症还有一些验方，分别是：

•高脂血症验方：菊花、丹参、山楂

各10克，每日1剂，水煎代茶饮，有活血化瘀降脂的功效，主治糖尿病高脂血症血瘀型。

•血府逐瘀汤：红花、当归、生地黄、赤芍、牛膝各9克，柴胡、甘草各3克，桃仁12克，川芎5克。水煎服，有活血化瘀通经之功效，主治糖尿病高黏滞血症气滞血瘀型。

•降脂丸：丹参6000克，水蛭2500克，决明子2000克，郁金1500克，泽泻、山楂各3000克。烘干并粉碎，过120目筛，混合均匀，制成水丸后烘干，每次6克，每日两次，有活血化瘀、祛痰降浊之功效，主治瘀痰阻型糖尿病高脂血症。

•调脂方：黄芪30克，苍术、川芎、生蒲黄、红花各9克。此方有补中益气、活血化瘀之功效，主治痰瘀交阻型糖尿病高脂血症。

•降脂汤：山楂、决明子（炒黄打碎）各20克，黄芪、党参各15克，莱菔子（炒）10克，苦豆子（炒至冒黑烟）3克。水煎服，每日1剂，分两次服用，半

月为1疗程，可连续服用4~6个疗程，有健脾消食、益气祛痰之功效，主治脾虚痰阻型糖尿病高脂血症。

•血脂平：白术12克，生山楂30克，牛膝10克，决明子15克，生蒲黄（另包）6克。此方有补益脾肾、化瘀降浊之功效，主治2型糖尿病高脂血症。

•降脂方：泽泻、制何首乌各30克，桑寄生、郁金各20克，炒白术15克，生大黄6克，有补益肝脾肾、活血化痰浊之功效，主治血瘀痰阻型糖尿病高脂血症。

•化痰汤：生山楂、生黄芪、决明子各30克，葛根、赤芍、丹参、泽兰各15克，生大黄（后下）3克。此方有健脾化痰、祛痰通络之功效，主治血瘀痰阻型糖尿病高脂血症。

•更年降脂饮：生牡蛎、黑大豆各30克，泽泻、生山楂各20克，制何首乌、制黄精、女贞子、海藻、茯苓、淫羊藿各15克，蒺藜、苍术、白术、熟大黄、半夏各10克，丹参12克，肉桂5克。此方有滋补肝肾、健脾化痰、活血化瘀之功效，主治高脂血症肝、脾、肾虚型。

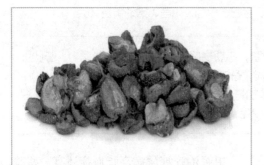

◎山楂入药归脾、胃、肝经，有消食化积、活血散瘀的功效。

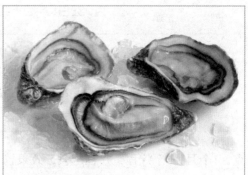

◎生牡蛎性咸，微寒，归肝、胆、肾经。具有重镇安神、潜阳补阴、软坚散结、收敛固涩的作用。

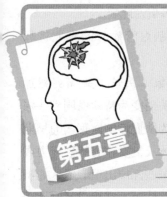

糖尿病性脑血管病变

第五章

脑血管病为中老年人常见疾病，在糖尿病患者群中脑血管病的发病率明显高于非糖尿病患者群。糖尿病性脑血管病又称为脑卒中。

糖尿病性脑血管病变的发病概况

糖尿病性脑血管病，是由于供应大脑的血管阻塞（缺血性）或血管破裂（出血性）等因素导致大脑得不到氧气及其他营养物质的供应，致使大脑功能减弱进而丧失，引起各种中枢的功能丧失，最后导致死亡的一种疾病。

糖尿病性脑血管病变主要包括大血管病变和微细血管病变。其中大血管病变的主要病理改变是动脉粥样硬化，动脉粥样硬化的发生与血管壁的内皮细胞和平滑肌细胞密切相关。另外，胰岛素抵抗、脂肪及脂蛋白代谢异常、血小板功能异常等因素都会引起大血管动脉粥样硬化的病变。糖尿病微血管病变的主要病理改变是毛细血管基底膜的增厚。微循环障碍、微血管瘤和微血管基底膜增厚，是糖尿病微血管病变的典型改变。

糖尿病性脑血管病与非糖尿病性脑血管病在临床类型上无特异性差别。但糖尿病性脑血管病脑出血少，主要特点为脑梗死。

无论是缺血性脑血管病还是出血性脑血管病，都是在脑动脉硬化的基础上发生的。糖尿病患者体内胰岛B细胞分泌胰岛素绝对或相对不足，引起糖、脂肪、蛋白质代谢紊乱，以糖代谢紊乱最为明显。胰岛素不足使葡萄糖转化为脂肪，而大量的脂肪被分解成三酰甘油（甘油三酯）和游离脂肪酸，使胆固醇显著增高，导致高脂血症，使糖尿病患者出现脑动脉硬化。

脑动脉硬化主要发生在脑部的大动脉和中等动脉。累及的动脉管腔狭窄或痉挛，在精神紧张、血压升高、血糖过低等刺激下，血管会出现破裂或堵塞，阻碍脑

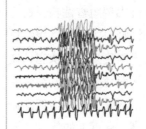
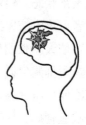

◎动脉硬化后，血管壁脆弱，易于破裂，一旦血压骤升，就易发生脑出血。

血液循环，形成部分脑组织缺血，进一步发展下去，势必发生脑梗死，进而出现一系列脑血管意外的症状。

高血压是产生和加重动脉硬化的原因之一。动脉硬化后，血管壁脆弱，易于破裂，一旦血压骤升，就易发生脑出血。许多研究显示，有80%以上的脑血管意外与高血压有关。

糖尿病患者的血液常呈高凝、高滞和高黏状态，造成血流相对缓慢，血液瘀滞，组织缺氧，这可促进血栓的形成。因此，糖尿病患者的高凝倾向是引起糖尿病脑血栓形成的最主要的危险因素之一。

此外，情绪不畅、用力过猛、体位突然变化、用脑过度、气候突变、肥胖等原因也是糖尿病性脑血管病的诱发因素。

情绪不畅可引起大脑皮质及丘脑下部兴奋促使去甲肾上腺素、肾上腺素及儿茶酚胺分泌增加，从而使全身小动脉收缩加强、心跳加快、血压升高，既容易使血管薄弱处发生破裂而致脑出血，也可引起脑血栓。用力过猛会使心跳加快，心脏收缩力加强，心排血量增加，血压升高，导致突然出现脑血管病。体位的突然变化可引起脑部血液循环紊乱，使脑组织处于抑制或紊乱状态，轻者可出现短暂性脑缺血，重者可诱发糖尿病性脑血管病变。用脑过度可使大脑长期处于高度兴奋的状态，使兴奋与抑制失调，从而诱发本病。突然的寒冷使血压升高，血流缓慢，易出现出血性脑血管病。气温高、湿度大的气候容易出现缺血性脑血管病变。肥胖者因内分泌代谢紊乱、血脂高等，常由动脉硬化、高血压、高脂血症等引发此病。

糖尿病并发脑血管病时的先兆迹象如下：

近期先兆迹象：头晕、头痛突然加重，或由间断性头痛变为持续性剧烈头痛（头晕、头痛多为缺血性脑血管病的早期迹象）；一侧肢体反复发作突然性无力或活动失灵；身体某些部位出现麻木，如半侧面部、舌唇、肢体等；突然或暂时性话语不灵，吐字不清；性格突然改变或出现短暂性判断力或智力障碍；突然出现原因不明的跌跤或晕倒；出现昏昏沉沉的嗜睡状态；恶心、呃逆或喷射性呕吐，或血压波动；突然出现视物短暂性不清或自觉眼前一片黑蒙，甚者短暂性突然失明；鼻出血，尤其是频繁性鼻出血（糖尿病性高血压脑出血的近期先兆迹象）。

远期（脑血管病早期或萌芽期）先兆迹象：剧烈的头痛或颈项部疼痛；眩晕或昏厥；运动或感觉障碍；鼻出血；无视盘水肿（视乳头水肿）的视网膜出血。若糖尿病患者出现其中任意4种症状，很可能会在2年内发生脑出血。

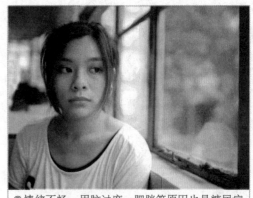

◎情绪不畅、用脑过度、肥胖等原因也是糖尿病性脑血管病的诱发因素。

糖尿病性脑血管病变的特点

糖尿病性脑血管病变的特点以缺血性为主，多发脑血栓（中小血栓常见，一般不会导致死亡），而少见脑出血。患者可能会反复出现轻度脑卒中，或无明显卒中，其症状表现为偏瘫、共济失调、痴呆、假性延髓性麻痹、帕金森综合征等。

糖尿病性脑血管病很少发生脑出血的原因是：糖尿病患者的血液多呈高黏、高滞、高凝的特点，红细胞变形能力变弱，聚集性增强。而患者因激素调节功能异常，生长激素分泌增多，使血小板的凝聚功能增强，这些引起血黏度增高。血液不同程度地出现凝固现象，容易在微血管中发生血栓，凝血功能的增强还抑制了脑血

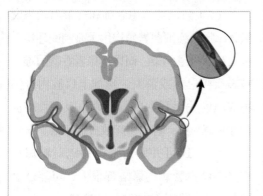

◎糖尿病性脑血管病变的特点以缺血性为主，多发脑血栓，而少见脑出血。

管的破裂和出血。

另外，糖尿病性脑血管病患者常出现不同程度的意识障碍。要正确判断意识障碍的状态，因为意识障碍越重，表示病情越重，预后越差。嗜睡是症状最轻的意识障碍，表现为患者在无外界刺激时呈睡眠状态，能将其喊醒，神志清醒，可配合医生的治疗。昏睡是症状较重的意识障碍，表现为患者呈深睡状态，喊醒困难，醒后可能回答问题，也可能不回答，有时候回答不正确。昏迷是最严重的意识障碍，表现为患者意识完全丧失，对语言没有反应。浅昏迷对疼痛刺激反应敏感；中昏迷对一般疼痛刺激无反应；深昏迷对任何刺激均无反应，仅有心跳和呼吸。

还值得一提的是，糖尿病性脑血管病发生后高血糖不易被控制。这是因为：糖尿病患者并发脑血管病后，机体处于应激状态。因此，生长激素、肾上腺素、肾上腺皮质激素及胰高血糖素等对抗胰岛素激素分泌增加，这使得血糖升高。治疗糖尿病性脑血管病变时，为纠正脱水而输入体内的高糖液体及肾上腺素，可导致血糖升高，且不容易控制。

糖尿病性脑血管病变的并发症

糖尿病并发脑血栓

脑血栓在医学上又分为脑血栓形成、脑栓塞、短暂性脑缺血发作，都是脑血管血流受阻，脑组织缺血性坏死，所以在病理上又叫脑梗死。脑血栓是脑血管血流受阻，脑组织缺血坏死而引发的。脑血栓占脑血管疾病发生率的21%～46%，是糖尿

病脑血管疾病的主要并发症。其发病率和死亡率都是普通患者的2倍以上。

糖尿病性脑血栓的症状重,恢复慢,甚至会出现渐进性加重,发病率和死亡率比较高,后遗症也比较多,需要进行重点防治。血栓形成以前,常有反复发作的头痛、头晕、短暂性记忆力障碍、两侧肢体麻木、言语不清等症状。糖尿病并发血栓发病年龄较高,常于睡眠或晨起发病,但也有少数糖尿病患者发生在情绪激动、剧烈活动时。患者的临床表现为一侧或双侧肢体麻木,运动不畅、说话含糊甚至失语,视力模糊,面神经及舌下神经麻痹,但不会伴有剧烈的头疼、意识障碍等症状。

脑血栓是老年人的一种常见病,而且会严重危害患者的身体健康和生活质量。因此为了防止血栓的形成,应养成晚上饮水的习惯。晚上饮水可以降低血液的黏度,维持血流畅通,防止血栓形成。另外,脑血栓患者在饮食上应限制脂肪的摄入量和精制糖以及含糖类甜食,维持正常而有规律的生活,并多做体育活动。

糖尿病并发脑出血

糖尿病并发脑出血多发生在老年人或50岁以上的男性糖尿病患者,其死亡率高,致残率高。一般来说,脑出血的发生往往见于体力或脑力紧张活动时。突然自发地出现脑实质内出血,在糖尿病的基础上,发生一系列脑出血症状,如头痛、呕吐,在短时间内进入昏迷,半身不遂和大小便失禁等。

脑出血的主要临床症状有:头痛是脑出血的首发症状,头晕常与头痛伴发;大约有一半的脑出血患者会出现呕吐症状,可能与颅内压增高、眩晕发作、脑膜受到血液刺激有关;患者出现运动障碍,以偏瘫较为多见;也可能出现语言障碍,表现为失语和言语含糊不清;嗜睡、昏迷,出现意识障碍;瞳孔不等大或者出现偏盲和眼球活动障碍。

糖尿病性脑血管病急性期易引起的并发症

(1)脑疝是糖尿病性脑血管病变急性期脑水肿所致颅内压力增高而引起的最危险的症状。脑疝在发病第1周之内出现,尤其前3天,且是前3天内致死率最高的并发症。

(2)急性期的患者肺和气管内淤积大量分泌物,给细菌繁殖提供了有利的环境,可引起呼吸道感染。而昏迷患者吞咽困难、咳嗽反应迟缓或消失,再加上口腔内分泌物或呕吐物易误入气管,发生吸入性肺炎和呼吸道感染,容易引起败血症死亡。

(3)还可并发褥疮,褥疮对糖尿病本身和脑血管病的影响都很大,可能还会因此而出现酮症酸中毒等并发症。

(4)消化道应激性溃疡出血、酸碱平衡失调、电解质代谢紊乱等也是严重的并发症。

糖尿病并发短暂性脑缺血

糖尿病并发短暂性脑缺血发作,一般在5分钟内病症就会达到高峰,持续5～20分钟,最长不会超过24小时。病症消失后，患者不出现后遗症。但病症会反复发作，有的一日内可出现数次，有的则是数周、数月甚至数年才发作一次。此症常见于50~70岁的糖尿病患者，且男性患者多于女性患者。常见的临床症状为眩晕、站立不稳、视物模糊、恶心呕吐、听力下降、交叉性瘫痪和轻偏瘫等。

糖尿病并发短暂性脑缺血发作是其他脑血管病的前期状态，如果得不到妥善治疗，很有可能会发展成为脑梗死。因短暂性脑缺血发作时，神经细胞并不是完全坏死，故此症的治疗并不困难，多数可以自行缓解。

糖尿病性脑血管病变的西医防治

预防

预防糖尿病性脑血管病的关键环节是，控制和减少短暂性脑缺血的发作。对小卒中给予及时治疗，有可能会避免脑血管病的发生。

积极配合治疗糖尿病及其他并发症，尽量减少高血压、心脏病、高脂血症、脑动脉硬化症等导致糖尿病性脑血管病变发生的危险因素。

患者要重视各种糖尿病性脑血管病变的先兆迹象，如头晕头痛、肢体麻木、性格反常、鼻出血等，以便及早发现和治疗。

避免情绪波动、过度疲劳、用力过猛、用脑不当等诱发因素。长期坚持，必见成效。

防治原则

糖尿病患者要密切监测和控制血压、血糖及血脂，尽量早期纠正糖尿病早期微血管病症，防止动脉粥样硬化和高血压

的进一步发展而引发糖尿病性脑血管病变。

改善血液黏稠度及血小板黏附，对脑血管疾病的防治很有帮助，因此可适当采取活血化瘀的中药或低分子右旋糖酐、阿司匹林抗血小板聚集药物。必须尽早做康复治疗，而作为一个糖尿病患者，训练时要循序渐进，要特别警惕直立性低血压的发生。

为减少糖尿病性脑血管病的复发，在降低血糖的糖尿病治疗中，要防止低血糖的出现。反复低血糖或糖代谢低下，是脑血管疾病复发的重要原因。

患者必须要戒烟、戒酒，尽量摄入低脂肪、低盐、低胆固醇和高蛋白质、高维生素含量的食品，还要进行适当的运动，肥胖者最好还要减肥。此外，还要注意预防感染。

脑血管病一旦发生，要立即送往医院进行急症处理。可选用保护血管、溶解血栓的药物，如阿司匹林、双嘧达莫、芦丁、丹参等，或改善脑细胞功能的药物，如意德镇、爱维治、脑活素与康络素等。

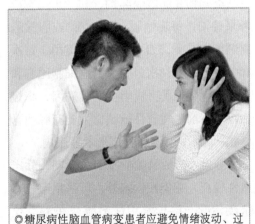

◎糖尿病性脑血管病变患者应避免情绪波动、过度疲劳、用力过猛、用脑不当等情况。

糖尿病缺血性脑血管病的西医治疗

积极治疗糖尿病，控制和降低血糖和血压，使其维持在正常范围内，必要时可先使用胰岛素治疗，病情稳定后改用口服降糖药物。口服降糖药物在此不做赘述。控制高血压常用血管紧张素转化酶抑制药，如卡托普利、依那普利或赖诺普利，每次12.5～25毫克，每日3次口服；钙离子拮抗药，如尼卡地平或氨氯地平，每次40毫克，每日2次口服；扩张血管药物，如尼莫地平，每次30毫克，每日3次；氟桂利嗪每次10毫克，每晚1次口服；每日口服100～300毫克抗血小板聚集剂肠溶阿司匹林。

有短暂性脑缺血的糖尿病患者，尤其要注意降低过高的胆固醇和三酰甘油。高胆固醇血症首选他汀类药物，如洛伐他汀、普伐他汀或辛伐他汀，晚餐时顿服20毫克。高三酰甘油血症可用贝丁酸类药物，如非诺贝特或吉非贝齐，每日分3次服用200毫克。混合型高脂血症可联用贝丁酸类药物和胆酸隔离剂，如考来烯胺或考来替泊，每晚顿服4～24克；或胆酸隔离剂加烟酸类，如烟酸或阿昔莫司，每次100毫克，每日3次口服。对血细胞比容和血小板计数显著升高者要明确病因，积极治疗。目前，短暂性脑缺血主要有胫动脉内膜切除术、气囊血管成形术等疗法。

脑血栓形成及脑栓塞的急性期，除出血性梗死、感染性栓塞外，可采用溶栓—抗凝治疗。溶栓常用尿激酶或东菱克栓酶、精纯蝮蛇抗栓酶，抗凝用肝素及华法林，但有出血倾向者禁用。防治脑水肿可用20%的甘露醇或呋塞米（速尿），并还要注意预防继发性感染和消化道出血。

有意识障碍的患者比较适合使用脑细胞活化剂，如细胞色素C、三磷腺苷、胞磷胆碱等。

有条件的脑血栓患者，可以做动脉吻合术。

脑出血的西医治疗

（1）降低颅内压、控制脑水肿，防止并发危险并发症脑疝，应用20%甘露醇及呋塞米。

（2）要持续供氧，并卧床休息，避免用力排便、剧烈咳嗽、情绪激动等，降低血压和颅内压增高的概率。

（3）控制血糖的同时，使用利舍平、硝普钠控制高血压，以免出现进一步出血。

（4）脑出血恢复期间，应用细胞色素C、辅酶A、三磷腺苷等脑代谢促进剂。

（5）使用外科手术治疗。

蛛网膜下腔出血

（1）控制血糖，积极处理高血压，并控制脑水肿、昏迷等并发症。

（2）使用抗纤溶剂氨基己酸以避免再出血。

（3）使用钙离子拮抗药尼莫地平防止继发性脑血管痉挛。但脑水肿和颅压升高者禁用，低血压者慎用。

（4）患者需要绝对的卧床，避免用力咳嗽、喷嚏和情绪激动，可使用镇静剂，以保证患者安静休息。

（5）进行手术治疗。

恢复期的注意事项

恢复期仍要积极治疗糖尿病，有效控制血糖波动；装配手杖，且运动或出行时要注意安全，尽量减少不利因素，以免发生意外损伤；严格掌握康复训练的标准，加强肢体及躯干活动；预防废用综合征（由于活动不足，发生关节挛缩僵硬、活动不灵、肌肉萎缩、骨质疏松，有的还会发生直立性低血压），防止肩部发僵、肢体挛缩畸形等后遗症；康复时要按神经系

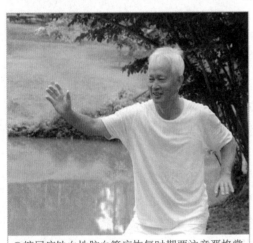

◎糖尿病缺血性脑血管病恢复时期要注意严格掌握康复训练的标准，加强肢体及躯干活动等。

统疾患的康复原则进行锻炼，刚开始运动量要小，不应操之过急或多次重复，以适度为宜。

糖尿病缺血性脑血管病的预后

预后较好的情况有：一过性脑缺血发作者；脑部的小血管栓塞者；少量血栓阻塞较少血管者；颈内动脉系统栓塞者。

预后较差的情况有：脑缺血范围广者；阻塞双侧脑血管者；急性发病者；椎—基底动脉系统栓塞者；大量的栓子阻塞较多血管者；有严重并发症者，年龄较大者；体质较差者。

糖尿病出血性脑血管病的预后

预后较好的情况有：脑叶出血、内囊外侧型出血，出血量小，无意识障碍者；小脑出血早期进行手术治疗者。

预后较差的情况有：内囊、脑室、脑桥出血者；出血量大、呼吸不规则、血压高及高热者；并发症多者。

总体来说，脑出血预后较差。据统计，约有1/3的糖尿病脑出血患者发病后数日内便死亡，幸存者中的多数留有不同程度的后遗症。在出血性脑血管病中，蛛网膜下腔出血的预后要比脑出血好。

💙 糖尿病性脑血管病变的中医防治

糖尿病合并脑血管病变中常见脑梗死、脑血栓。中医称糖尿病合并脑血管病为"消渴病合并中风"。本证是因消渴病

日久，气阴两虚，痰浊瘀血痹阻脑络，气血逆乱，导致脑脉痹阻或血溢脑脉，引起昏仆不遂，进而发展为中风。

痰湿内蕴蒙塞心神

其症状表现是：素体肥胖多湿多痰，湿痰内蕴，病发神昏；半身不遂而肢体松懈，瘫软不温；面白唇暗，痰涎壅盛；舌暗淡，苔白厚腻，脉沉滑或沉缓。

中医治疗处方：涤痰汤加减送服苏合香丸。陈皮、茯苓各15克，石菖蒲、竹茹各12克，半夏、天南星、枳实、党参各10克，瓜蒌30克，苏合香丸1丸冲服。

气虚血瘀

其症状表现是：半身不遂，偏身麻木；口舌歪斜，言语不流利或不语；面色皓白，气短乏力，口角流涎，自汗出，心悸便溏，手足肿胀；舌质暗淡，舌苔薄白或白腻，脉沉细、细缓或细弦。

中医治疗处方：补阳还五汤。黄芪30克，当归10克，地龙3克，赤芍、川芎、桃仁、红花各10克。此方也适用于中风病恢复期和后遗症期的治疗。

肝阳暴亢，风火上扰

其症状表现是：半身不遂，偏身麻木；舌头强硬，言语不利索，或不说话，或口舌歪斜；眩晕头痛面红目赤，口苦咽干，心烦易怒，尿赤便干；舌质红或红绛，舌苔薄黄，脉弦有力。

中医治疗处方：天麻钩藤饮。石决明15克，天麻、钩藤、川牛膝、黄芩、栀子、夏枯草各10克。伴有头晕、头痛者，加菊花、桑叶各10克；心烦易怒者，加牡丹皮、白芍各10克；便干便秘者，加制大

黄5克。

阴虚风动

其症状表现是：半身不遂，偏身麻木；口舌歪斜，舌头强硬，言语不利索或不说话；烦躁失眠，眩晕耳鸣，手足心热；舌质红绛或暗红，少苔或无苔，脉细弦或细弦数。

中医治疗处方：镇肝熄风汤。龙骨、牡蛎各20克，龟甲、白芍、玄参、天冬、川楝子、茵陈、麦芽、钩藤、菊花各10克，赭石15克，牛膝12克。心烦失眠者，加黄芩、栀子各10克，可清心除烦；挟有痰热者，加天竺黄、竹沥各10克，川贝母6克，可清化痰热；头疼重者，加石决明、夏枯草各10克，可清肝熄风。

风痰瘀血，痹阻脉络

其症状表现是：口舌歪斜，舌头强硬，言语不利索或不说话；半身麻木，头晕目眩；舌质暗淡，舌苔薄白或白腻，脉弦滑。

中医治疗处方：化痰通络汤。半夏、茯苓、天南星、白术、天麻、天竺黄、香附各10克，丹参15克，制大黄3克。有舌苔黄腻、烦躁不安等热象者，加黄芩、栀子各10克，以清热泻火；瘀血重、舌质紫暗或有瘀斑者，加桃仁、红花、赤芍各10克，以活血化瘀；头晕、头痛者，加黄菊花、夏枯草各10克，以平肝熄风。

痰热腑实，风痰上扰

其症状表现是：半身不遂，偏身麻

木；口舌歪斜，言语不流利或不语，或见神昏谵语；烦扰不宁，头晕或痰多，气粗口臭，声高气促，大便三日以上未行；舌质暗红或暗淡，苔黄或黄腻，脉弦滑或偏瘫侧脉弦滑而大。

中医治疗处方：星蒌承气汤。制大黄5克，芒硝3克，瓜蒌、胆南星各10克，可加丹参15克活血通络。热象明显者，加栀子、黄芩各10克；年老体弱津亏者，加生地黄、麦冬、玄参各10克。

治疗糖尿病合并脑血管病的中药单方验方	
常用验方	验方组成及用法
风瘫药酒方	生地黄、熟地黄、川芎、当归、枸杞子、薏苡仁、通草、牛膝、金银花各60克，五加皮、苍术各30克，制川乌、制草乌、甘草、黄柏各15克，松节100克。以上中药加酒8000毫升，煮半小时后，存入罐内密封，并埋于土内，3日后可食用，每日早、中、晚各服用25～50毫升。此方主治糖尿病半身不遂，全身关节作痛
止痛汤	核桃仁、槐花子、黑芝麻、茶叶各15克。各药混合后用水煎熬，熬剩一半后，热服。此方主治糖尿病中风背筋骨痛
独活汤	独活100克，白酒500毫升。煎至一半后，去渣取汁服用。此方主治口不能开，遍身冷不知人事的糖尿病中风者
辛芷散	细辛、白芷各30克。两药研末混合，热痛者用水调，风痛者用白酒调，用毛笔蘸涂患处，主治糖尿病中风后头疼
半身不遂汤	取牛膝100克，鸭1只。将牛膝放入鸭肚内、炖汤。煮熟后，去掉牛膝，食鸭肉。此方主治糖尿病中风后半身不遂
偏瘫验方	全当归、秦艽、桑寄生各9克，丹参、鸡血藤各6克，千年健、地龙各3克，海风藤5克。每日1剂，水煎2次，早晚分服。30天为1个疗程，连服2～3个疗程。此方主治糖尿病偏瘫。头痛剧烈属肝阳上扰者，加龙齿9克，石决明12克，磁石6克，茯神12克
益气通脉汤	黄芪30～50克，桂枝10克，水蛭5克，甘草6克，当归、葛根、地龙、牛膝、鸡血藤各15～20克，川芎、丹参各10～15克。每日1剂，水煎，分两次温服。20天为1个疗程。此方主治糖尿病合并脑血管疾病证属痰瘀闭阻
肢体难伸方	独活、羌活、柴胡、秦艽、升麻、防风各等份，共研为末，每次白酒送服3克，每日3次。此方主治糖尿病中风后肢体难于伸屈
侯氏黑散	菊花80克，当归12克，茯苓15克，生牡蛎24克，细辛4克，干姜5克，白术、黄芩、党参、川芎各10克，白矾（研细末冲服）、防风各6克。每日1剂，浓煎2次，每次取汁200毫升，和入矾石末6克，14天为1个疗程。此方主治糖尿病合并痰阻络型缺血性中风恢复期
安脑汤	黄芪50克，川芎15克，三七、郁金、胆南星、地龙各10克。每日1剂，水煎服，分次服用，28天为1个疗程。此方主治糖尿病伴缺血性中风

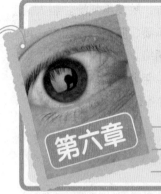

糖尿病性视网膜病变

第六章

糖尿病患者的眼睛更容易受到损害，高血糖会导致糖尿病病人出现水晶体、玻璃体液及视网膜的病变。其中视网膜病变是目前发生视力障碍的主要因素。

❤ 糖尿病性视网膜病变的发病机制

同非糖尿病患者相比，糖尿病患者的眼睛更容易受到损害，高血糖会导致糖尿病病人出现水晶体、玻璃体液及视网膜的病变。其中视网膜病变是目前发生视力障碍的主要因素。但视力障碍有时候是短暂的，只要血糖恢复到正常范围内，视力就会逐渐恢复。但如果血糖得不到及时的控制，长期下来，就会导致视力永久性减退，甚至是失明的恶果。

糖尿病可侵犯眼肌、结膜、角膜及虹膜，引起眼肌麻痹、虹膜睫状体炎，视神经病变及眼部感染。糖尿病眼病的并发症包括糖尿病性视网膜病变、糖尿病性眼球血管膜病变、糖尿病性白内障（分为真性糖尿病性白内障和糖尿病老年性白内障）、糖尿病性视神经病变、糖尿病性视网膜脂血症、糖尿病性青光眼、糖尿病的屈光改变。其中最常见的是糖尿病性视网膜病变，也是病情比较严重的并发症。在此我们主要介绍有关糖尿病性视网膜病变的各个方面。

糖尿病性视网膜病变分为单纯性糖尿病性视网膜病变、糖尿病性黄斑病变、前增殖性糖尿病性视网膜病变、增殖性糖尿病性视网膜病变4类。

在我国，糖尿病人群中有30%～50%合并视网膜病变，其中25%有明显的视力障碍，其致盲率为8%～12%。尽管目前治疗糖尿病视网膜病变的技术已有很大的进步，但随着糖尿病患病人数的增加，因视网膜病变而致盲的人数在日益增加。糖尿病性视网膜病变是糖尿病引起的微循环障碍，是糖尿病患者失明的主要原因。通常情况下，病程较长的糖尿病患者几乎都会出现不同程度的视网膜病变。

糖尿病性视网膜病变的发病原因至今尚未明确，与其发生有关的因素主要有以下几个：

（1）一般认为，糖尿病性视网膜病变程度及发病率与糖尿病的病程呈正相关。患糖尿病的时间越长，其发生率就越高，视网膜病变程度也越重。

（2）糖尿病控制的好坏直接关系到视网膜病变的病情好坏。若糖尿病的病情长期控制不佳，视网膜病变的发病率就高，且病变程度会比较重。

（3）视网膜与肾病变有着较为的密切关系，有蛋白尿者视网膜发病率为70%~80%，无蛋白尿者的发病率仅为5%~7%。

（4）视网膜病变是小血管堵塞，其发生与血小板及内皮细胞功能缺陷有密切关系。

（5）糖尿病性视网膜病变的发病与年龄也有一定关系。据统计，10岁以下的糖尿病患者，视网膜病变发病率为7%，10~14岁为26%，15岁以上约为63%。还有研究发现，糖尿病病程在10年以内的，发病年龄越大，发生视网膜病变的概率越高。

（6）此外，末梢组织血氧利用减少、直立性低血压、动脉粥样硬化、神经病变等是发生和发展视网膜缺血、缺氧的危险因素。血氧利用越差，缺氧越重，视网膜病变发展得就越迅速。

糖尿病患者一定要注意以上这几个与

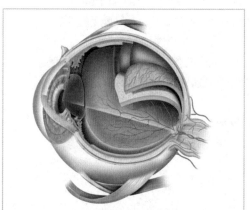

◎血液成分的改变会引起血管内皮细胞的功能异常，使血—视网膜屏障受损，发生视网膜病变。

视网膜病变有关系的因素，若自身的病情已经出现了与上述几点相符的症状，一定要进行及时的检查，以做到早发现早治疗。糖尿病性视网膜病变虽与上述因素有关，那它是如何发生的？

首先，血液成分的改变会引起血管内皮细胞的功能异常，使血—视网膜屏障受损，发生视网膜病变。因此，糖尿病患者的血液出现高凝、高黏、高聚、高浓度及红细胞变形能力降低、纤维蛋白溶酶功能降低的"四高二低"状态，使毛细血管基膜变厚、外膜细胞丧失、微动脉瘤形成、血管反应性降低或丧失，是发生视网膜病变的重要原因。

其次，血糖高水平时，晶体和视网膜毛细血管的外膜细胞都可通过山梨醇途径，使葡萄糖转为山梨醇。晶体和视网膜毛细血管糖尿病患者晶体中聚集的山梨醇，会使晶体发生渗透性改变而形成白内障。还有研究表明，持续的高血糖可诱发血流改变、血液流变学异常、氧化应激增加、细胞因子化等异常情况，引起视网膜缺血、缺氧及形成新生血管等一系列病理改变。

临床发现，切除垂体后的严重视网膜病变慢性糖尿病患者视网膜病变的范围明显小于没有切除的患者；生长激素分泌低于正常的血红蛋白沉着症者，在出现糖尿病后，几乎没有并发糖尿病性视网膜病变的特征；侏儒症的糖尿病患者也不会存在明显的大血管和微血管并发症。这都说明，糖尿病性视网膜病变与生长激素的分泌量有关。

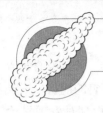

糖尿病视网膜病变——后天失明的直接原因

糖尿病对眼睛的影响非常之大，由于糖尿病而引起的眼部失明要比非糖尿病患者高出25倍之多。据相关统计，我国现在住院的糖尿病患者发生视网膜病变的就有35%左右。世界范围内引起双目失明最为重要的原因之一就是糖尿病，因此我们决不能有所大意！

❶ 晶状体

晶状体位于玻璃体前侧，周围接睫状体，呈双凸透镜状。

❷ 毛细血管瘤

血管瘤的一种，较为常见，属于血管畸形。

❸ 单纯性视网膜病变

大部分的患者在此时期不会察觉视力受损，但视力会在不知不觉中逐渐模糊。

❹ 增值性视网膜病变

由单纯性视网膜病变发展而成，也是导致大部分视觉受损的因素。

糖尿病性白内障与老年性白内障的根本区别

所谓白内障就是由于晶状体变白而不透明所造成的。即使没有患糖尿病，老年人也比较容易患白内障。但是值得一提的是，单纯的老年性白内障与糖尿病性白内障还是有明显不同的。

糖尿病性白内障：在晶状体中造成的白斑呈散射状。

老年性白内障：白斑多从晶状体核心部位开始，逐渐向外扩散。

一个人患上了白内障，就像是一架照相机的镜头不透明了，看什么东西都"乌突突"的，很是模糊。好在白内障是可以通过手术来根治的！但是这一切都应该是在一个大的前提下：控制好血糖及血压！一旦控制不好，术中很可能会发生眼底出血或术后感染！

糖尿病导致后天失明的首要原因

我们在上一节提到过，高血糖症状长期持续，视网膜上的毛细血管就会受到损伤。在疾病初期时，视网膜上会出现像肿包一样鼓起的毛细血管瘤或者是毛细血管的一部分堵塞，进而造成血液流通不畅而出现白斑（即单纯性视网膜病变）。但是在这个阶段，病人是察觉不到视力下降等问题的。

但是，如果对单纯性视网膜病变置之不理，视网膜上的毛细血管的出血情况就会变得很严重，为了弥补破损血管的功能，它的周围会生成新的血管，但这些新血管很脆弱，非常容易破损。视网膜上的新生血管就会很容易出现"生成破损、破损生成"这种反复的现象。

视网膜病变持续恶化，就会演变成增值性视网膜病变，如果引起增值性视网膜病变，那么出血就会更严重，失明的危险就会变得更高。

后天失明的首要原因

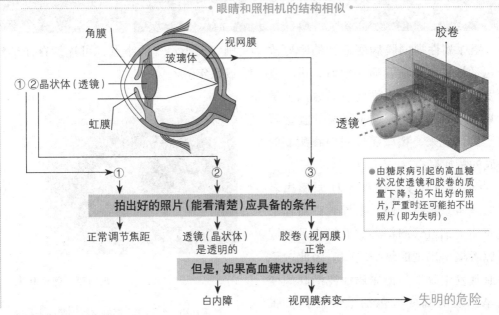

• 眼睛和照相机的结构相似 •

角膜
玻璃体
视网膜
① ②晶状体（透镜）
虹膜
胶卷
透镜

● 由糖尿病引起的高血糖状况使透镜和胶卷的质量下降，拍不出好的照片，严重时还可能拍不出照片（即为失明）。

① ② ③

拍出好的照片（能看清楚）应具备的条件

正常调节焦距 | 透镜（晶状体）是透明的 | 胶卷（视网膜）正常

但是，如果高血糖状况持续

白内障 | 视网膜病变 ⟶ 失明的危险

由浅入深的演变过程

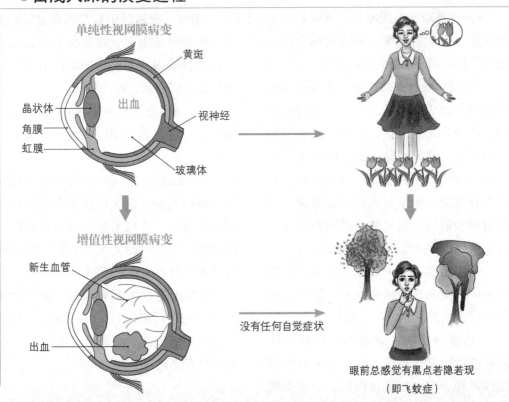

单纯性视网膜病变

黄斑
晶状体
出血
角膜
虹膜
视神经
玻璃体

增值性视网膜病变

新生血管

出血

没有任何自觉症状

眼前总感觉有黑点若隐若现
（即飞蚊症）

糖尿病性视网膜病变的症状表现

糖尿病性视网膜病变最初的眼底改变包括视网膜微血管瘤和出血，进一步可发展为毛细血管无灌注，导致出血数量增加、棉絮斑和视网膜内微血管异常。具体说来，糖尿病性视网膜病变时眼底的特征有：

•毛细血管发生改变：糖尿病患者的血液常呈高凝倾向，易导致微血栓形成而使毛细血管闭锁。微血管瘤是糖尿病患者最早出现的体征之一。因此，毛细血管发生改变是糖尿病性视网膜病变最早出现的病变，包括毛细血管扩张（多发生于眼球后部，呈网状，排列整齐）、闭锁及微血管瘤。

•视网膜动脉出现硬化：糖尿病可引起血流动力学的改变，导致代谢紊乱，增加了视网膜小动脉硬化的机会。

•视网膜静脉充盈扩张：这是糖尿病眼底最早出现的体征之一。在血糖升高时，小静脉比较充盈，血糖控制得到较好控制后，静脉恢复正常。随着糖尿病病程的延长，小静脉血管内皮有增殖和退行性改变，导致血流迟缓或停滞，严重时会使静脉出现堵塞、扩张和出血。这也是视网膜病变发生的原因之一。

•出现新生血管：可生长在视网膜或视网膜内至眼底的任何地方，甚至是视盘（视乳头）上。

•出现渗出物：这是糖尿病性视网膜病变的特征性病变之一，分为软性和硬性两种。渗出物是黄白色、形状不规则、大小不一的小点，可连续存在半年或数年。

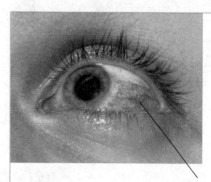

视网膜小静脉血丝

◎糖尿病患者往往还会影响到视网膜的小静脉，会出现血流延缓和停滞。

•出血：视网膜出血是因微血管的渗漏或小静脉的阻塞；玻璃体内出血来自于视网膜表面特别脆弱的新生血管；深部出血呈圆点状，在内核层。

•视网膜脱落：视网膜发生增殖性病变时，容易发生视网膜脱离，并导致失明。

•黄斑病变：这是一种特殊的糖尿病性视网膜病变，既可以发生在单纯性视网膜病变时，也可发生在增殖性视网膜病变时，但前者的发生率较高。黄斑病变是视力丧失的首要原因。

除以上这些症状表现外，糖尿病视网膜病变还可能伴有一些并发症，如牵拉性视网膜脱离、虹膜新生血管及新生血管性青光眼。

糖尿病性视网膜病变的西医防治

糖尿病性视网膜病变患者早期眼部多无自觉症状，长时间后有不同程度的视力衰退，眼前黑影飞舞，所看之物变形，甚至有可能会出现失明。

另外，糖尿病患者还要严格控制血糖和血压，降低血脂，尽量延缓糖尿病视网膜病变的出现。

预防

目前，多数人对糖尿病性脑血管病变等眼部病变缺乏必要的了解和认识，因此不少糖尿病患者直到视力严重下降甚至失明才到眼科就诊，延误了治疗时机。许多专家指出，糖尿病患者应该定期散瞳检查眼底，必要时做眼底荧光血管造影检查。1型糖尿病患者发病5年后，要每年检查1次。2型糖尿病患者从发病起应每年检查1次。只有这样，才能做到早发现、早治疗。

西医治疗

对糖尿病性视网膜病变的治疗要与糖尿病的治疗同步，患者要积极治疗糖尿病、控制血糖，这不仅可以预防和延缓糖尿病性视网膜病变的发生，对早期糖尿病性视网膜病变也有促进逆转的作用。

糖尿病性视网膜病变的药物治疗主要有以下几种：250～500毫升10%的低分子右旋糖酐葡萄糖注射液，静滴，每日1次，10次为1个疗程；将2～8毫升丹参注射液加入250毫升生理盐水，静滴，每日1次，10次为1个疗程；口服抗血小板凝聚药物，如阿司匹林、双嘧达莫（潘生丁）等；应用蛋白酶分解剂，以促进视网膜新陈代谢的中间产物的吸收。

对视网膜病变有新生血管、出血较多，以及有活动性玻璃体积血的患者，可采用基础治疗。患者可适当运动，看东西时不要过度用力，减少眼球的转动。

增殖型糖尿病性视网膜病变患者，若玻璃体内有较多有机化物，且视网膜电图正常，可采用玻璃体切割术切除玻璃体内机化物，以防止牵引性视网膜脱离并适当提高视力。因玻璃体牵拉而致视网膜脱离的患者，也要进行玻璃体切割术。

可实施激光治疗。激光治疗可直接凝固封闭新生血管、微血管瘤和有渗漏的毛细血管，也可治疗玻璃体积血和视网膜水肿，且在治疗后，患者能在较长时间内保持较好的视力。但症状不同，采用的激光方法也不同。黄斑水肿可采用氪激光或氩激光，进行局部隔栅样激光。在出现视网膜出血、棉絮状斑增多、广泛微血管异常、脉细血管无灌注增加时，就要对整个视网膜做激光治疗，以防发生新生血管。当已经产生新生血管时，应立即对整个视网膜做激光治疗，以防止新生血管出血和患者的视力进一步下降。

检查

糖尿病可引起眼部的多种并发症，其中糖尿病性视网膜病变是致盲的主要原因。因此，一旦确诊为糖尿病，应定期到眼科进行检查。

对视力进行检查：视力水平的高低，虽不能直接而全面地说明糖尿病对眼睛的损害程度，但却可以直观地反映出糖尿病患者血糖控制的好坏。

对眼底进行检查：部分患者在没有眼病自觉症状时，眼底已经有了糖尿病性眼病的某些表现，如视网膜微血管瘤、小的出血点以及渗出。因此，经常做眼底检查是糖尿病患者必须要坚持的检查项目之一。

通过裂隙灯显微镜检查：由于糖尿病病程延长、血糖控制不佳等原因，会引起眼内的一些细微变化。这些变化往往是某些病症（如糖尿病性白内障、虹膜病变症等）的初期症状表现，而它们都需要裂隙灯显微镜才可观察得到。

通过眼底荧光屏血管造影检查：这可为激光治疗增殖型糖尿病视网膜病变提供可靠的依据，因为用眼底荧光屏血管造影可动态地观察一些眼底病变，如血液的流行速度，有无血管闭塞而致的无灌注区等。

B超检查：可以诊断出玻璃体有无浑浊或积血，有无机化条索及视网膜脱离，特别适合于因眼前节浑浊而看不清眼底的患者。

糖尿病性视网膜病变的中医防治

糖尿病视网膜病变属中医"视瞻昏渺""云雾移情""暴盲""血滴瞳神"等内障眼病的范畴，其病因病机多是本虚标实，虚实夹杂之证。糖尿病眼病早期出血以凉血化瘀为主，出血停止2周后以活血化瘀为主，后期加用化痰软坚散结之药。针对糖尿病视网膜病变各证，中医辨证治疗主要有几下几种：

气阴两虚

其症状表现是：面色少华、神疲乏力、少气懒言、咽干、自汗、五心烦热；舌淡胖，脉虚无力或细数；眼底有微血管瘤，斑点状出血，视网膜水肿及硬性渗出。

中医治疗处方为：生脉散 和杞菊地黄汤加减。山茱萸、党参、麦冬、泽泻、黄芪、牡丹皮、熟地黄、枸杞子、茯苓、菊花各10克，五味子5克，山药20克。自汗、盗汗者，加生牡蛎20克、浮小麦10克；视网膜水肿、渗出显著者，加猪苓、车前子、益母草各10克。还可采用增液汤和生脉饮加减。人参、玄参、枸杞子各12克，白术、黄芪、制首乌各10克，麦冬15克，五味子5克。

肺胃燥热证

其症状表现是：多食易饥、形体消瘦、烦躁失眠、大便干燥；舌质淡红、苔黄、脉滑数；视网膜出血斑、渗出，以出血为主。

中医治疗处方：白虎汤加减。石膏15克，粳米20克，黄连2克，三七末、知母、甘草、栀子、麦冬、牛膝、牡丹皮、生地黄、枸杞子、野菊花各10克。每日1剂，水煎，分2～3次服用。大便秘结者，加大黄5克、玄参10克；出血量多者，加小蓟、白茅根各10克。

脾虚湿困证

其症状表现是：头重头昏、胸闷胀满、肢重纳呆、便溏；眼目眩，眼前像有云雾遮睛，视网膜水肿，渗出为主，出血少；舌淡红、脉濡滑。

中医治疗处方：温胆汤加味。法半夏、枳实、茯苓、竹茹、苍术、枸杞子各10克，陈皮6克，生甘草3克，山药20克，浙贝母5克。痰多者，加胆南星10克。倦怠乏力者，加党参20克、黄芪20克、白术10克。

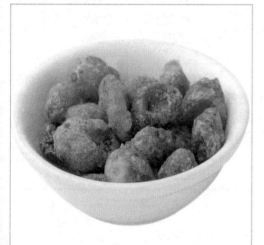

◎法半夏功能是燥湿化痰，和胃止呕，主治痰湿水饮，呕吐，咳喘等症。

瘀血内阻证

其症状表现是：胸闷头晕目眩、肢体麻木；舌质暗有瘀斑；脉弦或细涩；视网膜静脉充盈，粗细不匀，视网膜内小血管迂曲成丛或出现新生血管，斑片状出血反复发生或玻璃体积血，机化膜形成。

中医治疗处方：出血早期要培正祛痰、活血止血。用黄芪、白茅根、太子参、生地黄、墨旱莲、大蓟、小蓟、炒蒲黄、大黄炭各10克，山药20克，仙鹤草15克。出血后期宜活血化瘀、软坚散结，用白芍、当归、赤芍、葛根、大黄炭、僵蚕、牛膝、昆布、丹参、海藻各10克，浙贝母5克，生牡蛎20克。新近又出血者，加止血化瘀药生地黄、茜草、仙鹤草各10克；黄斑区水肿者，加泽兰、益母草、车前子各10克。

脾肾两虚

其症状表现是：形体消瘦或虚胖、头晕耳鸣、面色苍黄或浮肿、阳痿、夜尿频或尿清长、形寒肢冷；舌淡薄白，脉沉弱；眼底硬性渗出，棉絮状白斑，出血，视网膜水肿或有黄斑囊样水肿。

中医治疗处方：四君子汤合肾气丸加减。山茱萸、茯苓、熟地黄、桂枝、党参、白术、益母草、生甘草10克，山药20克。视网膜水肿者，加车前子、陈葫芦各10克；棉絮状白斑增多者，加法半夏、苍术、丹参各10克，浙贝母5克。还可采用金匮肾气丸合附子理中汤加减。生茯苓、地黄、山药、玄参、葛根、白芍各15克，黄芪、白术各12克，丹参、山茱萸、苍术各10克，附子、肉桂各6克。每日1剂，水煎，分2～3次服用。

阴虚内热证

其症状表现是：口渴多饮、消谷善饥或口舌干燥、腰膝酸软、心烦失眠；舌红苔薄白，脉细数；眼底有鲜红血管瘤，点状出血或有少量硬性渗出。

中医治疗处方：玉女煎加减。石膏、知母、生地黄、太子参、女贞子、麦冬、玉竹、天花粉、牛膝、枸杞子各10克。每日1剂，水煎，分2～3次服用。口渴者，加天冬、玄参、葛根、石斛各10克；尿频者，加山药20克、枸杞子10克、桑螵蛸10克；视网膜出血鲜红者，加白茅根、槐花、大蓟、小蓟各10克。

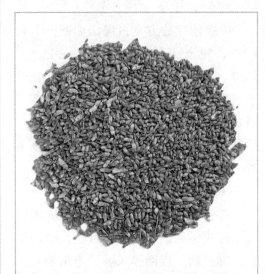

◎槐花有扩张冠状动脉、降血压、降血脂等作用功效。可以防治高血压、高脂血、脑血管病等。

治疗糖尿病视网膜病变的中药单方验方		
中药验方	**中药组成、禁忌**	**主治症状**
滋阴清热方	中药组成：山药、葛根各20克，天花粉、楮实子、玉竹、生地黄、白芍、山茱萸、丹参、荞麦叶各15克，制大黄6克。因方中含有天花粉和大黄，脾胃虚寒、血虚气弱，以及妇女胎前、产后、月经期、哺乳期都要慎服。	出现视网膜毛细血管瘤和硬性白斑，浅层有小血点，局部视网膜有轻度水肿；烦渴多饮、小便频数，或消瘦善饥；舌暗红少苔，脉细数。
益气活血软坚方	中药组成：黄芪、鳖甲、珍珠母、生牡蛎各30克，海蛤粉、昆布、海藻各15克，川芎、苍术、浙贝母各12克，山药25克，红花10克。因方中含有红花，故孕妇忌服。	视网膜出现新生血管，网膜及玻璃体反复出血和渗出，逐渐形成机化增殖，甚至出现视网膜脱离，视力严重障碍，甚至失明；面色少华、神疲乏力、少气懒言、咽干、自汗、五心烦热；舌淡胖，脉虚无力或细数。

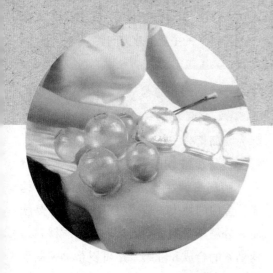

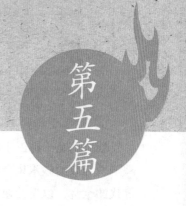

第五篇

糖尿病的自然疗法

● 自然疗法就是利用自然赋予的物质来起到防病治病的作用，如饮食疗法、敷脐疗法、中医验方等；再就是通过一些自然的方法，将人体潜在的抗病修复能力激发出来，使人体自然潜能得到充分的发挥，如按摩疗法、刮痧疗法、拔罐疗法等。

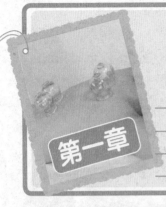

自然医学和糖尿病

第一章

自然医学不同于西医，自然疗法采用的是以外科手术以外的无创伤、无痛苦、自然、无副作用的方式来对糖尿病进行治疗，例如饮食、营养补充、药茶、运动和拔罐等，其中饮食习惯与生活习惯的改善是自然疗法的主要治疗方向。

♥ 自然医学对糖尿病的看法

糖尿病是一种由于胰岛素分泌和作用缺陷所导致的碳水化合物、脂肪、蛋白质等代谢紊乱，以慢性血葡萄糖水平增高为特征的代谢性疾病。由于体内胰岛素分泌和作用缺陷，导致胰岛素分泌不足及机体摄取和利用糖有障碍，临床表现为血液中糖含量升高，以及糖出现在尿中（即所谓的糖尿），从而导致糖尿病的形成。

那么，是什么导致了胰岛素分泌和作用缺陷？西医认为导致胰岛B细胞功能缺陷的是由于葡萄糖转运蛋白数量或活性低下，降低了肝脏葡萄糖的摄取，致使肝糖输出增加，胰岛B细胞分泌胰岛素功能下降；此外，葡萄糖激酶活性低下，也使胰岛素释放需要高于正常的血糖水平。自然医学认为这是由于日常生活中蛋白质的缺乏或者是蛋白质没有被身体合理利用，从而造成葡萄糖转运蛋白数量活性低下；而长期缺乏生食的摄入，导致酶素缺乏，使胰岛素释放需要高于正常的血糖水平，时间长了，胰岛过度工作，引起功能缺失。

还有，西医认为胰岛不能正常工作是

因为胰岛素分子结构异常，其活性低下，致使胰岛素加工出现障碍。在自然医学看来，胰岛素的主要成分也是由蛋白质构成，蛋白的缺失，造成材料不够，才是胰岛素分泌不足的重要因素。矿物质锌参与胰岛素的合成和降解，铬可以帮助胰岛素发挥更好的作用。目前，土壤的污染让这些重要的矿物质在食物中的含量都大幅度减少，以及人们所吃的食物复杂多元，长期的高碳水化合物的摄入，常常超过所分泌胰岛素的负担，造成胰腺的损伤，很容易导致糖尿病的发生。

由此我们可以看出：酶素缺乏、高碳水化合物长期摄入、蛋白的缺乏、矿物质的缺乏等都是导致糖尿病的原因。自然医学不同于西医，自然疗法采用的是以外科手术以外的无创伤、无痛苦、自然、无副作用的方式来对糖尿病进行治疗，例如饮食、营养补充、药茶、运动和拔罐等，其中饮食习惯与生活习惯的改善是自然疗法的主要治疗方向。自然疗法的七大基本思想基础是：①无毒、无害、无副作用，自然疗法采用的药物以自然无毒为原则；②人类生来就具有自愈能力，自然疗法只起一个催化与加速的作用；③确认并治疗病因，自然疗法除了去除疾病，还要找出病变根源并彻底解决；④治疗整个人体，除了人身，还有人的情绪、心理等其他因素；⑤医生与病人互助良好，医生要能教育、强化且激励病人；⑥预防重于治疗；⑦促进身、心、灵全面健康。

自然疗法对糖尿病的检验

自然疗法对糖尿病的检验最好的方法是"预防性"血液检验。具体操作方法为：饭后6小时，从人体取一滴血，然后仔细进行观察与检验，如果发现有如钻石般的糖结晶存在，我们便可推测此人血糖代谢已经出现不良现象，可能已经患上糖尿病。

"预防性"血液检验方法的基本原理是：正常人在日常饮食饭后6个小时，血液中的葡萄糖大部分都会转变成肝糖原贮存起来。而糖尿病患者或在其患病以前，身体血液内的糖代谢便会出现异常现象，对葡萄糖的吸收与利用不佳。因此，在饭后六个小时后进行血糖检测，便可简单快速地检验出是否已经患上糖尿病。

值得注意的是，很多已经出现糖代谢异常的患者，在对其进行抽血检验时，其血糖可能仍在正常范围内，或是超过正常范围一点点，对这种情况要特别加以区分开来。

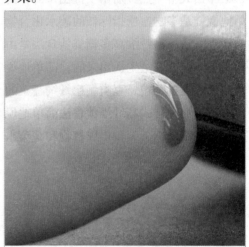

◎在饭后六个小时后进行血糖检测，便可简单快速地检验出是否已经患上糖尿病。

自然医学在糖尿病上的治疗方向

自然医学是发挥自我的主观能动性，不打针，不吃药，不求医生，不住医院，依靠一个有效的工具或方法，以自我诊断，自我治疗，自我康复，达到延年益寿、祛病健体为目的的一套理论。

使用自然生长的生物和矿物作为药物治病的中医（蒙医、藏医），以及世界各国、各民族使用的各种非化学合成药物、非手术医疗方法，均为自然医学。

自然医学在糖尿病的治疗方向上主要体现在5个方面：饮食疗法、营养补充品疗法、草药补充品疗法、同类疗法和运动疗法。

饮食疗法

饮食疗法被当今医学界誉为治疗糖尿病的"四驾马车"（教育、饮食、运动和药物）之一，是对所有糖尿病患者的基础自然疗法。不论哪一种类型的糖尿病，病情是轻还是重，有无并发症，在药物治疗或应用胰岛素治疗的同时，都应该长期坚持饮食治疗。饮食疗法包括：血糖指标饮食法、高纤维高多糖类饮食法和改良式高纤维饮食法3种。血糖指标饮食法是在1981年由大卫·杰金斯博士提出来的，简单地说就是多吃血糖指标低的碳水化合物的饮食方法；高纤维高多糖类饮食法是由詹姆士·安德森医生提出来的，简单地说是应多吃五谷杂粮、豆类、粗纤维蔬菜的饮食方法；改良式高纤维饮食法简单地说就是限制精制糖，大量摄取植物和蔬菜水果的饮食方法。

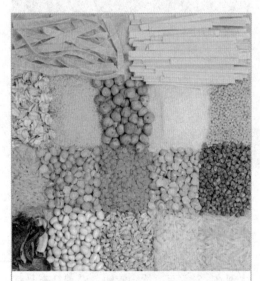

◎糖尿病患者在日常饮食中宜多吃五谷杂粮、豆类、粗纤维蔬菜等。

同类疗法

同类疗法是由德国医生山姆·哈尼曼在18世纪所创。它是使用各种动植物的萃取物，加上稀释物质来治疗疾病，以诱发相似症状来控制相似症状，刺激人体内自然的自愈能力的一种治疗方法。这种自然疗法是通过提供能量性药物刺激人体天然自我康复的力量，帮助病人重获健康的。

同类疗法在古希腊时代已被广泛认知。希腊医学始祖希波克拉底首次提出用两类以不同途径治疗病人的方法：用"类似定律"及"相反定律"治疗，也就是用药物对抗病症（相反定律），或者用有能力产生与病人相同症状的药物（类似定律）。

同类疗法理论建立在类似定律的基础上，认为症状是显示身体对抗疾病并尝试征服疾病的反应，所以要刺激症状出现而不是压抑它。

同类疗法也可解释为一种"类似"的疗法。也就是用以治疗某种疾病的同类疗法物质后，产生的症状与患上相同疾病的病者相似，一般称为药效验证；而当病患者发病出现特别症状时，选择药效验证产生与病患者相同症状的药物来做治疗。

比如该药物的药效证明若产生头痛、关节痛、失眠，该药物便有治疗头痛、关节痛、失眠等效果；早上起床时关节痛及紧，经热浴后痛楚减低及活动舒畅等被称为药物的特有症状。用从动物胰脏取出天然胰岛素经过同类疗法的制药技术，并加以稀释成液体，透过舌下吸收途径快速进入人体血液中的降糖思路和方法，就是受到同类疗法的启发。现在通过注射胰岛素来降糖控糖就是它进一步发展的结果。

中草药补充品疗法

草药学是一门最古老的自然疗法，草药学领域又分3大类：中国草药、印度草药和西方草药。中草药以阴阳五行的医学理论为根据，认为每种草药都具有调整阴阳五行平衡的作用，可以达到治病与健康的作用。

过去，中医一直研究如何透过人体内与自然界中的阴阳来达到平衡。

阳指光与热，阴指冷与暗。阳气过旺的人可能会体重过重、脾气急躁，有高血压。因而，需要吃一些香蕉、小黄瓜、大豆、西瓜等类食物。一个人性情安静，无精打采且容易疲倦，可能是阴气过多。这样的人需要食用一些大蒜、羊肉、胡椒和啤酒等。

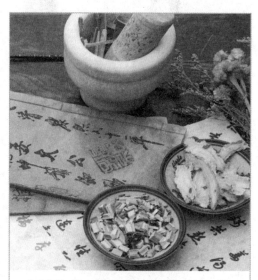

◎中草药疗法主要是以调理阴阳平衡为主的一种疗法，利用人体所需或所缺来达到治疗的效果。

阴性食物有冷却降温的功效，阳性食物有温暖加热的效果。而黑豆、甘蓝类、柠檬、米饭等都属于中性食物。要维持身体的健康，必须保持食物的平衡，使阳性、阴性和中性的食物达到平衡。

中草药也同食物一样有阴阳之别，由于其疗效很强，需在医生的专业指导下使用。如，苦瓜是能同时使血糖值与血压值稳定的最适合食物。苦瓜中降糖的主要成分是苦瓜素，其降糖作用比一般降糖药都要好。苦瓜富含多胜肽和多胜肽-P，与胰岛素成分极其相似，对1型糖尿病有很大帮助。此外，苦瓜还富含能改善糖代谢的维生素B_1，即能抑制糖类吸收的膳食纤维。

营养补充品疗法

人体中一些营养物质的缺乏有可能导致糖尿病病情加重，因此，对糖尿病患者加强包括维生素、矿物质及其他营养素的补充，对其病情的缓解有一定的帮助。

铬元素：能活化胰岛素对血糖代谢功能，补助血液中葡萄糖被肌肉细胞所吸收利用。如果人类食物中缺乏铬，会使胰岛素无法活化，糖类无法顺利代谢，导致胆固醇和血糖值升高，引发糖尿病发生。

维生素C：糖尿病病人在缺乏胰岛素的情况下，细胞内维生素C也缺乏，容易出现伤口愈合困难、视网膜出血、胆固醇升高、免疫力下降等并发症。

维生素B_3：可以预防胰岛B细胞的破坏，促进B细胞分泌胰岛素，甚至可以降低人体对胰岛素的需求。

钒：是一种在人体内作用类似胰岛素

的微量矿物质，葡萄、芹菜、蘑菇和黑胡椒中含量较多。它参与人体葡萄糖代谢，也是胰脏分泌胰岛素的辅助因子，能够有效降低血液中的血糖值。

必需脂肪酸：对预防心血管硬化病变和2型糖尿病、促进胰岛素分泌有显著作用。

生物素：可以增加人体对胰岛素的敏感度，促进肝脏利用血液中的葡萄糖，有助于降低空腹血糖，稳定血糖值。

运动疗法

运动疗法是指利用器械、徒手或患者自身力量，通过某些运动方式使患者获得全身或局部运动功能、感觉功能恢复的训练方法。

规律的运动可改善消化与排泄、增强耐力与体能，燃烧脂肪，保持良好的身材，还有降低血液中胆固醇浓度、减少压力与焦虑的作用。运动的形式多样，可以每天走路，可以骑自行车，也可以整理花草。娱乐性运动主要是为了放松，治疗性运动可预防某些身体疾病。

运动疗法是糖尿病治疗中的一项重要措施，适度而有规律的运动有利于糖尿病患者病情的控制，并能改善患者全身状态，预防慢性并发症的发生和发展。

运动类型及功效

有氧或耐力运动

可改善身体利用燃料与氧气的能力。旅游、骑自行车、慢跑、快走都是有氧运动。当肌肉的血液供应量与全身的充氧量增加，将对心脏血管系统有益。每日20分钟的有氧运动更有降血压与强化心脏功能的作用。

全关节运动

可维护关节的完整移动能力，有助于减少关节僵硬，使关节有弹性。把身体部位伸展到不能伸展的极限。做之前需要做一些暖身操。

强化肌肉运动

帮助肌肉收缩，如仰卧起坐。

应用注意事项

完整的运动计划必须根据个人的目标来设计，可选择自己喜欢的一些运动来做。

运动要逐步进行，慢慢增加运动的强度和时间。

年过35岁或长时间坐着和不运动的人需要在医生或保健人员的帮助下进行运动。

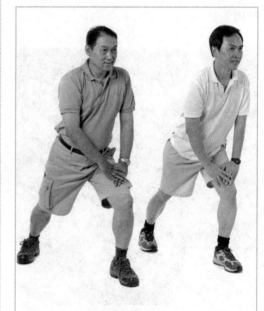

◎完整的运动计划必须根据个人的目标来设计，可选择自己喜欢的一些运动来做。

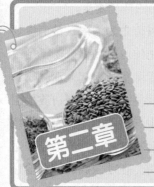

糖尿病的营养素疗法

在古代，"营养"又被称作"荣养"，是"谋求养生"的意思。到了现代，"营养"一词的概念得到不断地发展和完善，指的是机体摄取、消化、吸收和利用食物中的养分，来促进机体生长发育、益智健体、防衰防病、益寿延年的整个过程。

第二章

♥ 营养素与糖尿病

营养素是维持正常生命活动所必需摄入生物体的食物成分，人们正是通过食物中的这些营养素来达到营养的目的的。将饮食中所含有的碳水化合物（糖类）、脂肪、蛋白质三大热源营养素及其他营养素调配合理，才能更好地控制血糖，使药物治疗发挥其应有的作用。

什么是营养和营养素

在日常生活中我们随处可见"营养"这一词，那么，它确切的含义你是否清楚呢？下面就让我们来了解一下什么叫"营养"。

在古代，"营养"又被称作"荣养"，是"谋求养生"的意思。到了现代，"营养"一词的概念得到不断的发展和完善，指的是机体摄取、消化、吸收和利用食物中的养分，来促进机体生长发育、益智健体、防衰防病、益寿延年的整个过程。由此可见，营养的作用极为广泛，与人们的健康紧密相关。

营养素是维持正常生命活动所必需摄入生物体的食物成分，人们正是通过食物

中的这些营养素来达到营养的目的的。人体所需的营养素多达40种。这40种营养素包括：1种必需的脂肪酸、15种维生素、14种矿物质和10种氨基酸。其中蛋白质、脂类和碳水化合物不仅是构成机体的成分，还可以提供能量。钙、磷、钠、钾、镁、氯、硫等必需常量元素和铁、碘、锌、硒、铜、铬、钼、钴等微量元素都是人体必需的矿物质。维生素A、维生素D、维生素E、维生素K等脂溶性维生素，维生素B_1、维生素B_2、维生素B_6、维生素B_{12}、维生素C、泛酸、叶酸、烟酸、胆碱和生物素等水溶性维生素，膳食纤维及其他植物化学物等膳食成分对维持健康也是必要的。

这些营养素可形成10000种不同的复合物质，我们已知其中约有300种是受矿物质的刺激而产生的。由此可见，这40种营养素相辅相成，缺一不可，其中任何一种营养素的缺乏都可能影响到数百种复合物质的合成，甚至给身体健康造成危害。

这40种营养素可分为7大类：蛋白

质、脂类、糖类、矿物质、维生素、膳食纤维、水。这7大类营养素相辅相成，构成一个合理而科学的体系，共同完成调节人体生命和生理活动的神圣使命。营养素具有3大基本功能：一是提供生活、劳动和组织细胞所需的能量，二是构建机体和修复组织，三是调节机体的生理功能。其中，蛋白质、脂类中的脂肪和碳水化合物在代谢过程中可以产生热量，因而又统称为"三大产热营养素"。这7种营养素既有各自特殊的作用，完成各自承担的任务，又构成一个合理而科学的体系，在营养的全过程中协调合作，共同完成调节人体生命和生理活动的神圣使命。

糖尿病，中医称之为消渴，是消瘦烦渴之意。它主要是体内胰岛素分泌不足或者对胰岛素的需求增多，引起血糖升高、尿糖出现，发生糖类、脂肪、蛋白质代谢紊乱而影响正常生理活动的一种疾病。糖尿病的治疗需要药物治疗、营养治疗和运动治疗的综合作用。在糖尿病的综合治疗中，营养治疗是一项最基本的措施，只有将饮食中所含有的碳水化合物（糖类）、脂肪、蛋白质三大热源营养素及其他营养素调配合理，才能更好地控制血糖，使药物治疗发挥其应有的作用。

7大营养素的功能及食物来源

营养素	生理功能	食物来源
蛋白质	人体一切组织与细胞的物质基础，人体的生长发育、组织的更新以及损伤后组织的修复都需要蛋白质，它能调节生理功能，也可参与供能，同时可影响大脑皮层的兴奋的抑制过程，影响神经系统	肉类（畜、禽、鱼）、蛋类、乳类、干豆类、坚果类（花生、核桃、莲子、葵花子）、谷类、薯类等
脂肪	维持细胞正常工作不可缺少的重要成分，给人体提供能量，供给必需脂肪酸，促进某些维生素的吸收，维持体温和保护脏器	禽肉、畜肉、牛油、猪油、乳脂、蛋类及其制品，花生油、豆油、菜油、葵花子油等植物油及硬果类食品等
糖类	构成细胞的重要成分，储存与供给机体能量，促进机体对氨的潴留，增加体内肝糖原的储存，增强肝脏功能以增强机体抵抗外来有毒物质的能力，具有协同作用和增强肠道功能的生理功能	蔗糖、糖果、糕点、甜味水果、含糖饮料、蜂蜜等。
矿物质	构成人体组织的重要成分，可维持机体的酸碱平衡和渗透压，调节组织的正常兴奋性，构成酶的成分或激活酶的活性，参与物质代谢	奶与奶制品、小虾米、海带、黄豆及豆制品，紫菜、花生等干果类、粗粮等
水	对人体正常物质代谢有重要作用	饮料、固体食物中的水分和代谢水
膳食纤维	增强饱腹感，降低胆固醇、预防糖尿病、改变肠道菌纤维群、促进排便等	谷、薯、豆类、蔬菜及水果

接上页

营养素	生理功能	食物来源
维生素	维生素A对视觉、生长发育、抑癌、维持机体正常免疫有重要作用；维生素D对维持血钙、骨骼等有积极作用；维生素C促进胶原蛋白的合成、提高应激能力等；维生素E保护生物膜、抗衰老等；B族维生素调节神经活动	动物肝脏、蛋黄、奶油、棉籽油、玉米、花生油等

三大营养素与糖尿病

食物是人体能量的来源，也是摄入营养所必需的，但并非越多越好，或偏好某些食物都是不行的。在糖尿病的合理膳食结构中，来自碳水化合物（糖类）食物的热能占55%~60%，脂肪提供的热能只占30%以下，而蛋白质提供的热能比例不应该超过20%。如果供给能量（食物）多了，人体就会将多余的食物转化成糖、蛋白质、脂肪贮存起来，这个过程是得靠胰岛素来完成的，这样就会加重胰岛细胞的负担，损害胰岛功能，久之使其功能失代偿，进一步造成分泌缺陷，从而加重糖尿病的发展。

食物中的碳水化合物进入人体后经过消化分解成单糖，而后进入血液循环，进而影响血糖水平。由于食物进入胃肠道后消化速度不同，吸收程度不一致，葡萄糖进入血液的速度有快有慢，数量有多有少，即使含等量碳水化合物的食物，对人体血糖水平影响也不同。因此，为了避免血糖骤然升高，糖尿病患者应该强调少食多餐。如果一次进食量过多，势必刺激大量胰岛素分泌，会使血糖吸收增加，利用

率增大。合成脂肪也会相应增多，而脂肪摄入与吸收过多会引起高血脂、肥胖等并发症。蛋白质虽然是人体必需的，但其在体内代谢产物均为有毒性的尿素氮、肌酐等非蛋白氮类废物，必须经肾脏排出。所以，如果有糖尿病并发肾病的患者，进食过量蛋白质会加重肾脏负担，甚至导致尿素氮、肌酐排不出去而在血中堆积增多，有可能引起尿毒症。

专家提出，可用食物血糖生成指数（GI）来衡量某种食物或膳食组成对血糖浓度影响的程度。

食物血糖生成指数（GI）是指含50克碳水化合物的食物2小时内体内血糖反

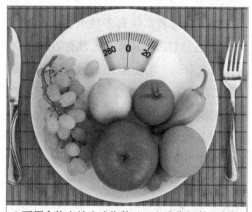
◎可用食物血糖生成指数（GI）来衡量某种食物或膳食组成对血糖浓度影响的程度。

应水平与50克葡萄糖2小时内体内血糖反应水平的百分比值。食物血糖生成指数反映了食物与葡萄糖相比升高血糖的速度和能力。通常把葡萄糖的血糖生成指数定为100。一般认为，食物血糖生成指数大于70的为高GI食物，小于55的为低GI食物，在55～70的为中GI食物。

高GI的食物，进入胃肠道后容易消化，葡萄糖释放快，吸收迅速，葡萄糖进入血液后峰值高，也就是血糖升得高，容易形成餐后高血糖。

低GI食物，在胃肠道停留时间长，葡萄糖释放慢，吸收亦慢，葡萄糖进入血液后的峰值低，下降速度也慢，也就是血糖升得不高。

用食物血糖生成指数挑选食物，安排膳食，对于调节和控制人体血糖大有好处。糖尿病病人要尽量选择GI值低的食物，以避免餐后高血糖。一般来说将每天食物的一半量用低血糖生成指数的食物，就能够较好地控制血糖。

维生素对糖尿病的影响

糖尿病患者常伴有多种维生素和矿物质的缺乏。1型糖尿病患者常存在维生素A、维生素B₁、维生素B₂、维生素B₆、维生素C、维生素D、维生素E等的缺乏；在2型糖尿病患者中，以B族维生素、β-胡萝卜素及维生素C、维生素D、维生素E缺乏较为常见。

由此可见，食物中的维生素，与糖尿病的发生与发展密切关联。比如维生素E可清除自由基，增强谷胱甘肽过氧化物酶

等抗氧化酶类活性的作用，改善机体对胰岛素的敏感性。还可以减少血管内皮损伤，改善机体血液的高凝状态，有利于控制糖尿病。如果维生素E长期缺乏，血浆水平低下，也会引起糖代谢紊乱，并且可使糖尿病心血管病增加。维生素A具有抗氧化作用，可对淋巴细胞的激活、增殖、分化及凋亡产生重要影响，如果维生素A缺乏就有可能引起自身免疫异常，促使胰岛细胞凋亡，加重糖尿病病情，特别是对1型糖尿病的影响极大。维生素D可抑制胰岛细胞的自身免疫反应，能够减轻胰岛素抵抗。如果维生素D缺乏可致胰岛素分泌减少，成为糖尿病的诱发因素之一。

B族维生素与辅酶功能密切相关，缺乏时可引起糖代谢紊乱加重，加重糖尿病病情。如人体需要一种称为色氨酸的氨基酸，它是从完整的蛋白质产生的。如果得不到充足的维生素B₆，色氨酸就不能获得正常的使用，而变成一种称为黄尿酸的物质。如果得不到充分的维生素B₆，血

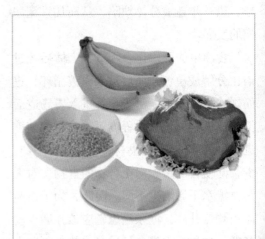

◎豆腐、小米、猪肝、香蕉都属于富含B族维生素的食物。

液里的黄尿酸就非常高，导致胰腺受到伤害。维生素B₆不足的饮食吃得越久，胰腺组织被破坏的程度越深，导致糖尿病的发生。

反过来，糖尿病的加重又会引起人体内维生素失衡。如糖尿病合并胃肠道功能障碍可导致维生素的吸收量减少；高血糖状态所致的高渗性利尿可导致水溶性维生素的排出增高。

因此，糖尿病患者应在饮食调理中特别重视维生素的补充，多吃五谷杂粮，多吃新鲜蔬菜和水果，以避免因维生素缺乏而对糖尿病病情控制不利。同时，患者要防止过度控制饮食，以保证维生素的供应。若伴有胃肠道疾病应及时治疗，以免影响维生素的吸收。此外，控制血糖达标也是保证维生素不因高血糖引起的高渗性利尿而大量丢失的前提条件。

食物纤维对糖尿病的影响

食物纤维是指植物性食品中既不能被肠道消化吸收，又不能产生热量的多糖物质。可分为可溶性食物纤维和不溶性植物纤维两类，可溶性植物纤维包括水果中的果胶、海藻、豆类中的豆胶以及魔芋中提取的葡甘聚糖等；不溶性食物纤维包括纤维素、木质素等，主要存在于谷物的表皮、水果的皮核和蔬菜的茎叶当中。

食物经消化后，营养成分陆续被肠道吸收供身体利用，然而纤维是无法消化吸收的。它吸收了水分，并吸附其他残渣及废物（当然也包含了许许多多的有害物质），形成了软硬适中的堆体。进而刺激

大肠的蠕动，将废物排出体外。医学研究发现，纤维在肠道中能起到高渗透压作用，稀释胃内容物中食品添加剂及有害化学物质的浓度，减少亚硝胺等致癌物质的结合与吸收，从而有利于这些有害物质排出体外。此外，纤维素中的木质素还可以提高吞噬细胞和巨噬细胞的活力，提高免疫功能，减少因血糖升高而发生及感染癌的机会。

也有研究指出，纤维在胃肠道内吸水膨胀而体积增大，可延缓食糜中葡萄糖的吸收，减轻对胰岛素分泌的刺激，减轻B细胞负担，从而维持血糖尤其是餐后血糖的低水平，对糖尿病及胆固醇的控制很有帮助。纤维能形成凝胶体，减少胆固醇的吸收，从而延缓糖尿病所引发的后遗症与胆固醇过高所造成的血管硬化。此外，纤维也有助于肠道有益细菌的滋生，抑制有害菌生长，达到整肠的功效。

食物纤维主要存于谷、薯、豆类及蔬菜、水果等植物性食品中。下列食物中含

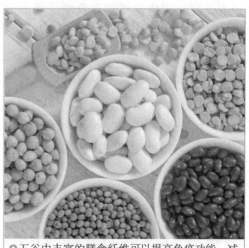

◎五谷中丰富的膳食纤维可以提高免疫功能，减少因血糖升高而发生及感染癌的机会。

纤维量较多，可作为糖尿病病人经常选吃的食品，如绿豆、海带、荞麦面、玉米面、燕麦面、高粱米、菠菜、芹菜、韭菜、豆芽等。糖尿病患者每天应该摄入多少食物纤维呢？美国糖尿病医学会建议糖尿病患者每天摄取的食物纤维总量应达40克，欧洲糖尿病研究会认为每天每1000卡热量膳食中应该包括水溶性纤维25克，我国对此尚无相关的规定。但有一点可以明确的是，糖尿病患者每天应该比正常成年人摄入更多的食物纤维。

此外，必须注意的是，虽然食物纤维对糖尿病病人有好处，但是也不宜摄入过量，过量摄入会带来一些副作用，如腹泻、腹胀等，同时还会影响维生素和微量元素的吸引。因此，要注意循序渐进地补充食物纤维，同时注意多饮水，这样才能对糖尿病及其并发症起到更好的防治效果。

矿物质对糖尿病的影响

矿物质能影响胰腺的分泌功能，缺乏一些必需的矿物质可能导致糖尿病的发生；而糖尿病患者由于体内代谢障碍，会造成多种矿物质的异常。影响胰岛素活性和糖脂代谢的矿物质主要有：铬、锌、铁、硒、钒、硼、锗、锂、铜、锰、镍、钨、钼和某些稀土元素，这些矿物质在糖尿病发病、并发症的发生和病程演化过程中起着重要作用。

医学研究表明，糖尿病患者铬、锌、硒、镁、铁水平有所降低，有并发症时更低；硒、铬、锌水平均显著低于无并发症者，铬及锌状态的受损被认为是糖尿病发

病的损伤因素；镁摄入量与2型糖尿病的发病率及空腹胰岛素水平呈明显负相关；锰缺乏可导致糖耐量减退及类似糖尿病表现；钒缺乏对心血管的不利影响与糖尿病大血管并发症的发生有一定关系；铜含量及铜/锌比值增高。

（1）铬：人体内的铬几乎全部都是3价铬，它与烟酸、甘氨酸、半胱氨酸形成葡萄糖耐量因子，在人体内发挥生物活性作用。而葡萄糖耐量因子对糖代谢、脂代谢具有重要作用，可以增强胰岛素与其特殊受体的结合，使胰岛素充分发挥作用。铬缺乏会使胰岛素的生物活性降低，甚至不起反应，继而导致糖耐量异常，引发糖尿病。试验表明，糖尿病病人补铬能改善糖耐量异常，降低胰岛素抵抗，减少降糖药或胰岛素需要量，在糖和脂质代谢中能增强胰岛素作用。

（2）镁：镁是多种酶的基本组分，可调节细胞膜葡萄糖的运输，在葡萄糖氧化反应的各种酶通道中起辅因子的作用。人体内镁含量的减少会造成机体胰岛素敏感性下降，低镁饮食会造成胰岛素抵抗，而补镁可提高B细胞反应能力。

（3）硒：硒是人体必需的一种微量元素，主要在小肠吸收。硒具有类胰岛素样作用，能降低血糖，抗动脉粥样硬化。同时，硒还能刺激葡萄糖转运，对糖尿病及其慢性并发症有重要的预防及治疗作用。

（4）钒：钒具有很强的胰岛素样降血糖作用，是一种具有良好开发前景的降血糖药物。它能降低空腹血糖，增加胰岛

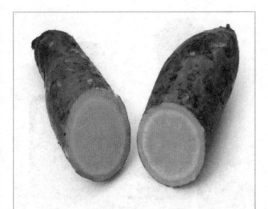

◎红薯中含有非常丰富的钒，此外土豆、山药、芋头、木薯、西米、胡萝卜、红萝卜等食物中也含有丰富的钒。

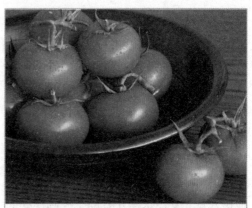

◎番茄是人们经常食用且含铜丰富的食物，此外，动物肝、肾、心、鱼类、瘦肉、牡蛎、葡萄干及果仁等也属于含铜丰富的食物。

素敏感性，降血脂。

（5）锌：锌是体内多种酶（包括三大物质代谢酶和胰岛素）的组成成分，能影响胰岛素合成、贮存、分泌及胰岛素结构完整性，减少并发视网膜和周围神经病变。

（6）铁：能减少自由基，减少糖尿病及并发血管病变。

（7）锂：能阻断钙离子透过B细胞膜，使其不受类鸦片肽的影响，激活胰岛 $\alpha 2$ -肾上腺素受体，从而增强胰岛素敏感性，使肌糖原合成正常化。

（8）铜：能降血糖，缺乏可以使胰岛细胞内超氧化物歧化酶活性下降更易受自由基损伤。

关于营养缺乏病

营养缺乏病指由于营养素不足而引起的各种疾病，如蛋白质能量营养不良。营养缺乏与营养不良是两个概念，营养不良包括营养缺乏和营养过多。

营养缺乏病主要是蛋白质能量的缺乏，大多是继发性的。调查发现，营养缺乏的问题不论是在农村还是在城市都仍然存在。

营养缺乏病的原因包括原发性和继发性两种。原发性的大多由摄入不足或个别营养素缺乏而引起。继发性的指由于其他疾病而引起的营养素不足，除摄入不足外，还包括消化、吸引、利用、需要等原因。

营养缺乏病的病因、表现、诊断与治疗	
病因	营养素摄入不足、吸收不良、利用减少、损耗增加、需要增加等
表现	生长发育不良、代谢周期异常、抵抗能力下降、组织的再生和恢复延缓、并发症发生、病死率增加
诊断	依赖膳食史、体检、生化检查、治疗试验
治疗	针对病因，继发性缺乏应该注意主要病因的治疗，原发性的应该注意摄入不足的影响。所采用的补充剂量要适宜；要全面考虑营养素之间的相互关系。循序渐进，见效比较慢，应该配制适合于疾病特点的治疗膳食

为了达到饮食控制，不少糖尿病患者采取少吃或吃得很简单等办法，忽略了营养搭配以及能量的摄入。这样的做法十分不科学，因为患者与普通人虽然有着不同的生理需求，但如果某些营养素缺乏会导致营养缺乏病的产生，可能会加重糖尿病的发生、发展。

因此，过度限制饮食并不利于糖尿病的控制。要在控制饮食的基础上，全面均衡地摄入营养素，这样才有助于控制疾病的进展。糖尿病患者应树立正确的观念，饮食结构多样化，做到营养摄入的全面和均衡。日常膳食主要以植物性食品为主，适当限制蛋白质，严格限制脂肪、烟、酒及含糖饮料，提倡高纤维素食物。糖尿病患

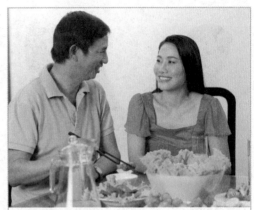

◎糖尿病患者应树立正确的观念，饮食结构多样化，做到营养摄入的全面和均衡。

者还应该在合理膳食的基础上，采取营养补充品疗法，适当补充一些维生素和矿物质，以保障营养素摄入的全面、均衡。

糖尿病病人的营养素补充

糖尿病病人最缺乏哪些营养素

营养素缺乏是糖尿病病人的核心问题之一。了解糖尿病病人最易缺乏哪些营养素，及时进行营养补充，已成为糖尿病治疗的重要方向。

糖尿病病人由于代谢紊乱及不合理的饮食控制，引起机体缺乏多种大量和微量营养元素，糖尿病病人特别缺乏必需氨基酸、必需脂肪酸、矿物质（包括钙、镁、铁、锌、硒、铬等）和维生素（包括维生素A、B族维生素、维生素C、维生素E等），若能及时补充糖尿病病人最缺乏的这些营养元素，对改善糖尿病病人的营养平衡和代谢紊乱有非常积极的作用。

引起糖尿病病人营养素缺乏的原因是

多方面的，第一，由于土壤日益贫瘠，污染日益严重，天然食品的营养素含量每况愈下。第二，现在大部分碳水化合物食品是经过精加工的，没有什么营养。传统上糖尿病病人大都只吃淀粉、蔬菜和膳食纤维，恐惧油脂，这不敢吃，那不敢吃，营养更缺乏。第三，糖代谢障碍比正常代谢更消耗营养素（包括B族维生素和矿物质锌等），更浪费必需氨基酸和脂肪酯。第四，药物又使病人的营养状况雪上加霜。降糖药和胰岛素只有短期作用，重复使用不是损害肝肾，就是损伤肠胃，并使体内营养素以及良性菌类严重流失。

必需氨基酸

蛋白质的基本单位就是氨基酸。一

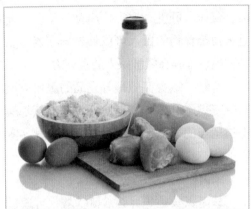
◎氨基酸是蛋白质的基本元素，通常含蛋白质丰富的食物氨基酸就会多。

一般来说，分子量比较小的蛋白质，每分子通常含有50～100个氨基酸，大一点的分子通常含有300个氨基酸，更大的蛋白质（如肌球蛋白），每分子含有1750个氨基酸。

不能在人体内合成，必须通过膳食供给的氨基酸，称为必需氨基酸（EAA），包括：苏氨酸、蛋氨酸、亮氨酸、异亮氨酸、苯丙氨酸、缬氨酸、赖氨酸和色氨酸；能在体内合成，但合成量不多的称为半必需氨基酸，包括：组氨酸和精氨酸（SEAA）；其他的氨基酸则称为非必需氨基酸，它们可以在体内合成，不一定要从膳食中得到。

苏氨酸

苏氨酸也叫羟丁氨酸，是维持人体蛋白质平衡的必需氨基酸。

它对于胶原蛋白、弹性蛋白的合成，保持牙齿光泽度有重要的作用。它与天门冬氨酸、蛋氨酸结合，有辅助肝脏功能和降脂作用。苏氨酸在心脏、中枢神经系统和骨骼肌中是合成甘氨酸和丝氨酸的基本物质，可以减少脂肪酸在肝脏中的生成，并借由协助抗体制造强化免疫系统，对于忧郁者也有些疗效。

然而，它的含量不多，素食爱好者比非素食者更容易出现苏氨酸的缺乏现象。在特殊条件下，苏氨酸可以转变为某些氨基酸达到平衡。

蛋氨酸

蛋氨酸又叫甲硫氨酸。它是一种必需的氨基酸，可以辅助脂肪分解，预防肝脏及动脉脂肪的堆积。堆积的脂肪会阻碍血液流入脑部、心脏、肾脏。蛋氨酸能帮助消化系统消除有害物质的毒性，减少肌肉衰竭、预防头发变脆、抵抗放射线，对骨质疏松症或化学过敏也有益处，对治疗风湿热和怀孕引起的妊娠毒血症很有帮助。

它是一种强抗氧化剂，可以抑制自由基的活动，帮助预防皮肤和指甲问题，可改善先天型溶血性黄疸和肝功能异常。

它也是体细胞合成核酸、胶原蛋白及蛋白质的必需物质，可促进动情激素的分裂、减少组织氨在体内的量，对于服用口服避孕药的妇女十分有益，对那些体内组织氨高于常人的精神分裂症患者也很有帮助。

它可以消除体内的有毒物质，如铅或其他重金属，保护肝脏不受有毒化合物的伤害。

蛋氨酸是必需的氨基酸，无法在体内合成，只能从食物和营养补品中获得。豆类、鸡蛋、鱼肉、大蒜、扁豆、肉类、种子、洋葱等都富含蛋氨酸。

亮氨酸

亮氨酸也称之为白氨酸，也是一种必需的氨基酸。

亮氨酸属于支链氨基酸中的其中一个氨基酸，这个支链氨基酸还包括异白氨酸和缬氨酸，它们共同完成肌肉组织的保护并充当燃料。同时它们可以促进骨骼肌、皮肤和肌肉组织的修复，有利于手术后的复原。

亮氨酸有降血糖的功能，还能协助生长激素的分泌。通过食用糙米、豆类、肉类、核果类、黄豆粉以及全麦等食物可以补充体内的亮氨酸成分，因为这些食物都富含亮氨酸。

L-亮氨酸营养补充品必须和L-异亮氨酸和L-缬氨酸的使用达到平衡状态，而且这些营养品食用一定要适当，否则可能会导致身体出现低血糖的症状。过多地摄入亮氨酸可能导致癞皮病和体内氨含量的增加。

异亮氨酸

异亮氨酸也称为异白氨酸，是必需氨基酸中的一种，也是3种支链氨基酸其中之一。

异亮氨酸有利于血红蛋白的形成，有稳定、调节血糖与热量利用的作用，在肌肉中可以被代谢。

亮氨酸、异亮氨酸、缬氨酸这几种氨基酸对于运动员来说都是非常有价值的，它们可以提高能量、增强耐力，帮助治疗和修复肌肉组织。

异亮氨酸的缺乏使病患身受痛苦，导致类似低血糖症的症状。杏仁、腰果、鸡

肉、鱼肉、肝脏、肉类、扁豆、黑麦、大豆蛋白等食物的摄入可以补充异亮氨酸。补充品也是异亮氨酸摄入的重要方式。

当然，L-异亮氨酸补充品的服用应该与L-亮氨酸和L-缬氨酸这两种支链氨基酸保持适当的平衡，通常摄入每毫克异亮氨酸须补充2毫克的亮氨酸和缬氨酸。

苯丙氨酸

苯丙氨酸是一种必需氨基酸，可通过血脑障壁，直接影响脑部的化学状态。

它在体内可以转换成酪氨酸，酪氨酸是可用来合成多巴胺和去甲肾上腺素两种

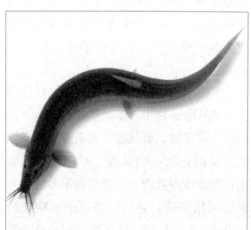

◎泥鳅含有丰富的苯丙氨酸，在日常生活中糖尿病患者应尽量避免食用。

神经传导物质的氨基酸。因而，苯丙氨酸主要作用于中枢神经系统上，有使人心情舒畅、减轻痛苦、协助记忆和控制食欲的作用；也可以用于治疗关节炎、忧虑、生理痛、肥胖症、精神分裂症等疾病。

它的几种化学结构，分别为L-、D-以及DL-3种形式，其中L-苯丙氨酸是最常见的形式，主要用于组成身体蛋白质、

增强精神、抑制食欲等。D-苯丙氨酸可用于消除疼痛，特别是关节炎。DL-苯丙氨酸结合了前两种苯丙氨酸。

值得注意的是，孕妇，患有精神焦虑、糖尿病、高血压等疾病的人应该避免使用此类补品。

缬氨酸

缬氨酸是一种必需的氨基酸，具有刺激作用。

缬氨酸在肌肉组织中处于高浓度。缬氨酸不仅有利于肌肉的代谢、组织的修复，还可以维持体内适当的氮平衡。它是支链氨基酸中的一种。它用做肌肉能量来源的同时，还有助于治疗肝、胆的疾病，是一个良好的氨基酸来源。

然而，缬氨酸摄入过多可能会导致皮肤感觉异常，甚至出现幻觉。

因而，我们可以通过食用乳制品、肉类、花生、蘑菇、黄豆及其制品等来补充缬氨酸，因为这些食物都富含缬氨酸。当然，在补充缬氨酸时要注意与其他支链氨基酸（亮氨酸、异白氨酸）达到均衡。

赖氨酸

赖氨酸是一种必需的氨基酸，是所有蛋白质组成所必需的成分，是孩童正常生长与骨骼发育所需的氨基酸，能帮助钙吸引、维持适当的氮平衡。

赖氨酸能协助抗体、激素和酵素的制造以及胶原蛋白的形成与组织的修补，因为它能协助肌肉蛋白的制造，对那些手术或运动受伤者的恢复很有帮助，它还能降低血清中三酸甘油酯的含量。

赖氨酸可以抵抗感冒病毒及疱疹病毒。如果它与L-赖氨酸营养品、维生素C和生物类黄酮一起服用，可以预防疱疹的发作。L-赖氨酸营养品还可以降低急性酒精中毒。

赖氨酸是一种必需的氨基酸，必须通过饮食来获得，它的缺乏将会造成贫血、酵素功能障碍、掉发、过敏、生殖问题、体力衰弱等一系列的问题。因而，我们可以通过食用乳酪、鸡蛋、鱼肉、青豆、牛奶、马铃薯、酵母等食物来增加赖氨酸的摄入量。

必需脂肪酸

凡是体内不能合成，必须由食物供给，对机体正常机能和健康具有重要保护作用的脂肪酸称为必需脂肪酸。必需脂肪酸是多不饱和脂肪酸，多不饱和脂肪酸分为两类：一是ω-6系列脂肪酸，也就是亚油酸；二是ω-3系列脂肪酸，也就是α-亚麻酸。ω-6系列脂肪酸的亚油酸经过代谢酶的作用转化为γ-亚麻酸（GLA），

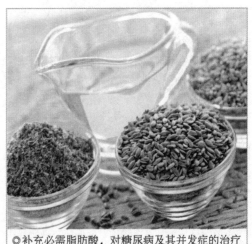

◎补充必需脂肪酸，对糖尿病及其并发症的治疗是有很大帮助的。

再经过链的加长和脱氢可进一步转化成花生四烯酸（AA）。ω-3系列脂肪酸的α-亚麻酸在体内酶的作用下，经过代谢作用可转化成二十碳五烯酸（EPA）和二十二碳六烯酸（DHA）。

人体不能制造亚油酸和α-亚麻酸。这两种脂肪酸必须从食物中摄取，有了这两种脂肪酸，人体就可以合成其他多种多烯不饱和脂肪酸。这两种必需脂肪酸是构成细胞膜的原料，每个细胞的健康及细胞成长和分裂都需要它们。它们能改善和调节细胞功能，降低发炎，调节免疫反应，帮助预防和治疗慢性疾病；可以保持细胞膜的流动和弹性，让重要的营养进入细胞，并且除去毒素；能帮助消化食物，恢复体力，运送营养至细胞，促进健康激素平衡，帮助维持健康血脂水平。

血浆脂蛋白质中ω-3和ω-6多不饱和脂肪酸的存在，能使脂蛋白质转运胆固醇

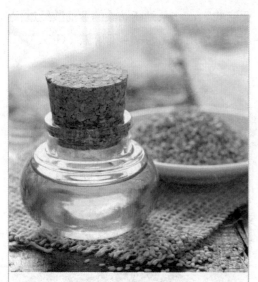

◎芝麻油适宜患有血管硬化、高血压、高脂血症、糖尿病、蛔虫性肠梗阻者等病症者食用。

的能力降低，从而使血液中胆固醇水平降低。研究表明，每日摄入脂肪校正乳（通过饲喂保护性不饱和脂肪酸生产的富含ω-3和ω-6脂肪酸的牛乳）的成年人与每日摄入常规牛乳相比，血液总胆固醇水平及低密度脂蛋白质（胆固醇随血液转运的主要载体）中胆固醇含量均显著下降。

ω-3和ω-6脂肪酸对糖尿病及其并发症有十分明显的疗效，尤其是α-亚麻酸对预防心血管硬化病变与2型糖尿病，促进胰岛素分泌有着显著的帮助。

缺乏必需脂肪酸，细胞膜就会受到持续性和累积性的损害，削弱机体的免疫力，加速老化，并且促成疾病的发生。当人体内必需脂肪酸不足时，可能导致糖尿病及各种相关病症的发生。因此，补充必需脂肪酸，对糖尿病及其并发症的治疗是有很大帮助的。

胆碱

胆碱是一种强有机碱，是卵磷脂和鞘磷脂的组成部分。胆碱是机体可变甲基的一个来源而作用于合成甲基的产物，同时也是乙酰胆碱的前体。

胆碱是无色、味苦的水溶性白色浆液，有很强的吸湿性，易与酸发生反应，强碱条件下不稳定，耐热，在加工和烹调过程中的损失比较少。

胆碱广泛存在于食物中，为所有细胞维持正常功能所必需。它能促进脑发育，提高记忆能力，保证信息传递，调控细胞凋亡，是构成生物膜的重要组成成分。此外，胆碱可促进脂肪和体内甲基的代谢，降低血清胆固醇。

大多数胆碱在体内以磷脂的形式存在。它会生成一些代谢物，虽然数量占体内胆碱总量的比例不大，但十分重要。

膳食胆碱的生物利用率取决于肠道对胆碱的吸引率。围生期组织对胆碱的利用很多，围生期补充胆碱可增强血、脑中胆碱代谢物浓度。所有组织都通过扩散和介导转运蓄积胆碱，但肝、肾、乳腺、胎盘和脑组织对胆碱的摄取尤为重要。

目前对胆碱的营养状况还没有明确的评价，也没有确切的平均需要量。营养学会建议成年男女胆碱每日适宜摄入量为500毫克/天，可耐受最高摄入量为3克/天。

胆碱广泛存在于各种食物中。其中，肝脏、花生和蔬菜的胆碱含量较高。

人体能合成胆碱，一般不存在胆碱缺乏的情况。胆碱长期摄入不足可能会导致肝、肾、胰腺病变，记忆紊乱和生长障碍，主要表现为肝脏功能异常、肝脏出现大量脂质积累、癌症、不育症、生长迟缓、骨质异常、造血障碍和高血压等病症。

矿物质

钙

钙是人体内含量最丰富的矿物质元素，基本集中于骨骼和牙齿组织。

人体内的钙一方面构成骨骼和牙齿，另一方面参与各种生理功能和代谢过程。细胞正常的生理功能和细胞代谢过程中酶的调节都需要钙的参与。

在食物的消化过程中，钙通常从复合物中游离出来，释放成可溶性离子状态，便于吸引。低分子量的复合物也可以原样被吸引。

钙吸引有两种途径，包括主动吸引和被动吸引。体内许多激素参与调节钙吸引中的平衡。钙的吸引率的高低依赖于身体对钙的需要量及某些膳食因素。婴幼儿、孕妇及哺乳期的妇女对钙的需求量大。膳食中维生素D的适当供给有利于小肠黏膜对钙的吸引，高脂膳食有利于钙吸引的增加。

钙的排泄主要通过肠道和泌尿系统，汗液中也有少量排出。

婴儿钙缺乏会导致手足抽搐症，此症多发于1岁以内的婴儿，轻时仅有惊跳或面部肌肉抽动，意识存在，严重时可引起喉头肌肉痉挛，呼吸困难等。

成年人钙缺乏会导致骨质疏松症，常见于中年以后，女性比男性多见。性激素分泌不足是导致骨质疏松的一个重要原因。成人骨质疏松就容易发生骨折，尤其

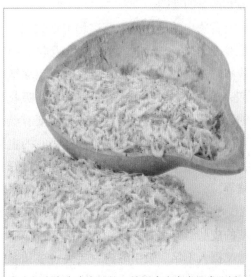

◎小虾米含有丰富的钙，糖尿病患者在日常生活中适量食用可以起到治疗和防止缺钙的效果。

是股骨颈部，其次是腕及肱骨上端。

钙过多可能导致肾结石疾病的发生，也干扰其他矿物质的吸收。

钙的摄入量与排出量要保持平衡。奶及其制品含钙量丰富，吸引率也高。豆类、硬果类，连骨吃的小鱼、小虾、苋菜、油菜等都是很好的钙质来源。

镁

镁是哺乳动物和人类所必需的微量元素，它是细胞内重要的阳离子，参与蛋白质的合成和肌肉的收缩。

成人身体镁含量约25克，其中60%～65%集中于骨骼，40%分散在肌肉和软组织。镁在人体生理、病理以及临床治疗中都占有重要位置。它作为多种酶的激活剂，能与细胞内许多重要成分形成复合物，参与300多余种酶促反应。镁是骨细胞结构和功能所必需的元素，能够维护骨骼生长和神经肌肉的兴奋性，维护胃肠道和激素的功能。

食物中的镁在整个肠道均可被吸收，主要是在空肠末端与回肠部位吸收，吸收率一般约为30%。摄入量少时吸引率增加，摄入量多时吸引率降低。影响镁吸收的因素很多：促进镁吸收的成分主要有氨基酸、乳糖、饮水量等，抑制镁吸收的主要成分有过多的磷、草酸、植酸和膳食纤维等。

镁大部分随粪便排出，部分从汗和脱落的皮肤细胞丢失。

摄入不足、吸引障碍、丢失过多和多种临床疾病等都可能会引起镁缺乏。血清镁低于0.7毫摩尔/升时为低镁血症。镁缺乏会导致血清钙下降，神经肌肉兴奋性亢进，影响血管功能和骨矿物质的内稳态，导致绝经后的骨质疏松症等。镁缺乏主要表现为情绪不安、易激动、手足抽搐、反射亢进等症状。

正常情况下，由于肾的调节作用，口服过量的镁一般不会发生镁中毒。当肾功能不全时，大量口服镁可引起镁中毒，引发腹痛、腹泻、呕吐、烦渴、疲乏无力，甚至出现呼吸困难、发绀、瞳孔散大等症状。

一般成人镁的适宜摄入量（AI）为350毫克/每天，可耐受最高摄入量（UL）为700毫克/每天。植物食品含镁较多，谷类、豆类、蔬菜、水果、虾米、花生、芝麻、海产品等都富含镁，动物食品含镁量少。值得注意的是，食物加工过细也会导致镁的损失。镁与钙、磷是有关联的，钙、磷、镁摄入量之比应为5∶3∶1。

铁

铁元素是构成人体必不可少的元素之一。成人体内有4～5克铁，主要以血红蛋白和肌红蛋白及其他化合物形式存在。

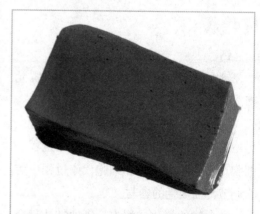

◎每100克动物血含铁量最高约340毫克，吸收率也最高，为10%～76%。

铁是人体含量的必需微量元素，是血红蛋白、肌红蛋白的重要部分。铁存在于向肌肉供给氧气的红细胞中，是许多酶和免疫系统化合物的组成成分。

铁参与氧气和二氧化碳的运输，在呼吸和生物氧化的过程中起重要作用。它与红细胞的形成与成熟有关，同免疫系统关系密切，能增强机体的抗感染能力。

铁的吸收主要在小肠上段，且吸收率很高，合成铁蛋白运送到身体的其他部位。非血红素铁在吸收前，必须与结合的有机物分离，转化为亚铁后方能被吸收。很多因素都直接影响着非血红素铁的吸收，如蛋白质与"肉因子"、脂类和碳水化合物、矿物元素、维生素、膳食纤维、植酸与草酸盐、多酚类化合物、机体状况等。不同食物铁的吸收率会存在差异，植物性食物中的铁吸收率较动物性食品低。

铁缺乏与以下一些原因有关：婴幼儿喂养不当、儿童与青少年偏食和鼻出血、妇女月经量过多、营养不良、哺乳以及一些疾病等。铁缺乏可导致缺铁性贫血。铁缺乏的症状主要表现为：皮肤苍白，舌部发痛，疲劳或无力，食欲不振以及恶心，整天无精打采，疲劳而倦怠，比较容易被感染。体内铁贮存过多与多种疾病的发生，如心脏和肝脏疾病、糖尿病以及某些肿瘤都有关。

机体铁缺乏发展到贫血可分为3个阶段：贮存铁缺乏期、红细胞生成铁缺乏期和缺铁性贫血。据生化指标的不同，我们可以判断机体铁缺乏的程度。

铁在代内代谢中，可被身体反复利用，一般除肠道分泌和皮肤、消化道、尿道上皮脱落少量损失外，排出铁的量很少。只要通过食物补充，就可以满足人体铁的需求。建议成人铁的每天适宜摄入量为15～20毫克，可耐受最高摄入量（UL）为50毫克/天。

动物血、内脏、瘦肉等含铁量丰富且吸收率高。芝麻、红糖、干果和一些蔬菜都含有丰富的铁。

虽然食物中铁含量十分丰富，但我国仍有很多人存在严重铁缺乏现象，主要集中在妇女、儿童和老人。因而每日科学补铁仍然是必不可少的。

锌

锌是人体中不可缺少的元素，存在于人体所有组织中。肝肾、胰、脑等组织中锌含量比较高。正常血清锌浓度为1～1.4微克/毫升，头发锌含量为125～250微克/克。通过头发里的含量，我们就可以判断膳食中锌的长期供给水平。

锌具有催化功能，它是人机体中200

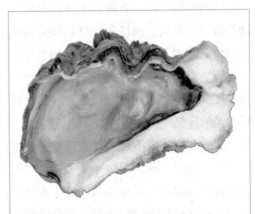

◎牡蛎是这个地球上含锌最高的食物，根据不同的牡蛎种类，每100克牡蛎中含锌16~182毫克。

多种酶的组成部分。在细胞质膜中，锌主要结合在细胞膜含硫、氮的配基上和含氧的配基上，形成牢固的复合物，这种复合物可以维持细胞膜的稳定性，减少毒素吸收和组织的损伤。此外，它作为一个调节基因表达的因子，在体内有广泛的调节功能，对激素、前列腺素的调节都有着重要的影响。

锌主要在小肠吸收，吸收率为20%～30%。锌的吸收受食物中含磷化合物、过量纤维素及某些微量元素的影响。

锌主要通过胰脏外分泌排出，小部分随尿排出。汗中一般每升含锌1毫克，大量出汗时，一天随汗丢失的锌可达4毫克。

目前关于锌营养状况的评价指标仍然缺乏和不充分，采用血清锌、白细胞锌、发锌和唾液等都无法作为长期的评价指标。我们也可以通过评价锌的功能效果来衡量锌的营养水平。营养学会推荐成年男子的锌推荐摄入量（RNI）为15.5毫克/天，成年男子锌可耐受最高摄入量为45毫克/天。

锌的来源广泛，普遍存于各种食物。动物肝脏、贝类、海产鱼、红色肉类都是锌的良好来源，干果类、谷类胚芽、粗营养食物、坚果等也富含锌。植物性食物含锌较低。精细加工的过程可能会导致食物锌含量的降低。

膳食和吸收的不足是导致锌缺乏的重要原因。妊娠、哺乳、快速生长发育以及高强度运动或者是高负荷劳动等生理状况的变化会导致锌需求的增加，膳食中锌未能及时增加就会导致机体锌缺乏的危险。

锌缺乏可能会导致生长发育障碍、性发育障碍、性功能低下、味觉及嗅觉障碍、伤口愈合不良和皮肤的一些疾病。

治疗中过量涂抹锌，服用锌剂及锌容器储存食品可能会导致锌中毒，主要表现为恶心、呕吐、急性腹痛、腹泻和发热。

维生素

维生素A

维生素A是最早被发现的维生素，化学名为视黄醇。

维生素A只存在于动物性食物中。维生素A的植物来源是胡萝卜素，其存在形式是维生素A原。β-胡萝卜素可转化为维生素A，这约占人体维生素A需要量的2/3。

维生素A和胡萝卜素能溶于脂肪和大多数有机溶剂，在烹调加工过程中不易被破坏。然而，维生素A易被氧化，容易被紫外线破坏。含有维生素A和维生素A原的食物

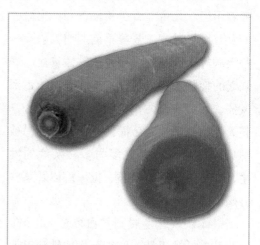

◎胡萝卜中含有丰富的维生素A原，维生素A对多种细胞功能均有维持和促进作用，还有助于提高身体免疫功能。

应该避光保存。无氧条件下，维生素A在碱环境中比较稳定，在酸环境中不稳定。在酸败过程中，油脂所含的维生素A会受到严重破坏。加入磷脂、维生素C、维生素E或者是抗氧化剂就可以保护维生素A。

维生素A主要生理功能如下：维生素A在体内参与眼球视网膜内视紫红质的合成与再生，可以维持正常视觉。维生素A可促进生长发育，维护生殖功能，维持上皮结构的正常生长与分化，可抑制癌症的发生。维生素A通过其在细胞核内的特异性受体——视黄酸受体，对许多细胞功能活动起维持和促进作用，可维持机体正常免疫功能。

婴幼儿、孕妇以及一些患有麻疹、肺结核、肺炎、猩红热等消耗性疾病的人容易缺乏维生素A。维生素A缺乏时容易患眼干燥症、暗适应能力下降、夜盲症、角膜软化、皮肤病及其他疾病。

过多地摄入维生素A浓缩剂，食用狗肝、熊肝或鲨鱼肝等海洋鱼类及某些野生动物肝脏易引起维生素A中毒现象。

维生素A与胡萝卜素的吸收过程完全不同。胡萝卜素的吸收为物理扩散性的，主要在小肠里被吸收。维生素A主要是主动吸收，需要能量，吸收速度比胡萝卜素快。

维生素A进入消化道后，在胃内几乎不被吸收，在小肠细胞内转化成后再转运到肝脏里贮存。

不同年龄和生理状况下维生素A的摄入量不同。一般而言，婴儿为400微克，1～4岁的儿童为500微克，4～7岁儿童为700微克，14～18岁的青少年以及成年男子均为500微克，女性为700微克。孕妇及哺乳期的妇女则可根据情况再适当增加。当然，在不同的生理条件下摄入量也会有所差别。

动物肝脏、鱼肝油、蛋黄、奶油、黄油、菠菜、香蕉等食物都含有丰富的维生素A。

维生素C

维生素C对人体健康至关重要。人体内最重要的蛋白质结构——胶原蛋白的合成需要维生素C的参与。人体由细胞组成，细胞靠细胞间质把它们联系起来，细胞间质的关键成分是胶原蛋白。胶原蛋白占身体蛋白质的1/3，生成结缔组织，构成身体骨架。如果缺乏维生素C，胶原蛋白不能正常合成，就会导致细胞连接障碍。

维生素C同时也具有促进伤口愈合、修护组织细胞、维护健康牙龈和预防过多的出血瘀伤等功能。当体内维生素C不

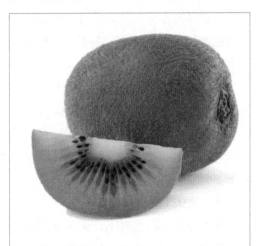

◎猕猴桃营养丰富，美味可口。每百克果肉含维生素C400毫克，比柑橘高近9倍。

足，微血管容易破裂，血液流到邻近组织。这种情况在皮肤表面发生，则产生瘀血、紫癜；在体内发生则引起疼痛和关节胀痛；严重情况在胃、肠道、鼻、肾脏及骨膜下面均可有出血现象，乃至死亡。

此外，维生素C可促进胆固醇的排泄，防止胆固醇在动脉内壁沉积；其抗氧化作用还可以抵御自由基对细胞的伤害，防止细胞的变异，起到保护细胞、解毒、保护肝脏的功效。

人体中的胰岛素有促进维生素C运送到细胞中的功能，而糖尿病患者由于胰岛素分泌功能出现异常，胰岛素的缺乏导致其体内的维生素C含量比较少，致使糖尿病患者容易出现伤口难愈合、视网膜易出血、胆固醇升高等一系列并发症。因此，糖尿病患者补充一定的维生素C，对治疗糖尿病有很大的帮助。

测定维生素C营养状况主要通过血浆维生素C的含量、细胞中维生素C含量以及负荷试验等来作为评价。营养学会建议成人的推荐摄入量为100毫克/天，最高摄入量为1000毫克/天。

食物中的维生素C主要存在于蔬菜、水果中。枣、橘子、山楂、柠檬、猕猴桃、番茄、青椒、大白菜以及绿叶蔬菜等都含有丰富的维生素C。谷类及豆类食物几乎不含维生素C。

维生素B₁（硫胺素）

硫胺素又称维生素B₁，无色结晶体，能溶于水，在酸性溶液中很稳定，微溶于乙醇，碱性环境下易受热破坏和氧化。

维生素B₁广泛分布于身体的各个器官和组织中，其中心、肝、肾和脑中的含量最高。

维生素B₁是体内羧化酶与转酮酶等的辅酶。它参与糖代谢，维护人体正常的消化，能延缓皮肤衰老，可改善精神状况，消除疲劳，增强记忆力。它对神经生理活动也有调节作用，与心脏活动、食欲维持、胃肠道正常蠕动及消化液分泌等都有关。

维生素B₁的吸收主要在小肠里，浓度高时为扩散型吸收，浓度低时为主动吸收，但需要钠离子和ATP的参与。此外，叶酸、蛋白质缺乏时维生素B₁的吸收也受影响。维生素B₁吸收后在小肠黏膜内和肝中进行磷酸化。

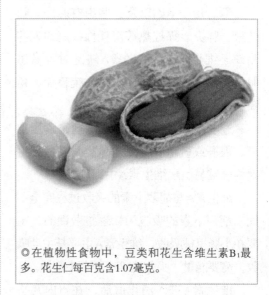

◎在植物性食物中，豆类和花生含维生素B₁最多。花生仁每百克含1.07毫克。

维生素B₁的代谢主要在肝脏里进行，分解为嘧啶与噻唑。维生素B₁通过尿液排出，多为游离型维生素B₁。汗液里也有少量维生素B₁排出。

维生素B₁需要量主要与能量有关。建议维生素B₁膳食量为0.5～0.6毫克/千卡。

孕妇、哺乳期妇女以及老人可以相应地增加膳食量。

摄入不足、肝损害、饮酒等都可能会导致维生素B1缺乏。维生素B1缺乏可引起多种神经炎症，主要表现为患者的周围神经末梢有发炎和退化现象，并伴有四肢麻木、肌肉萎缩、心力衰竭、下肢水肿等症状。维生素B1过量会导致发抖、疱疹、浮肿、神经质、心跳增快及过敏等症状的出现。

维生素B2（核黄素）

维生素B2又称核黄素，由异咯嗪与核糖所组成，并有很多同系物。

维生素B2是一种橙黄色晶体，有高强度的荧光，微溶于水，可溶于氯化钠溶液，易溶于稀的氢氧化钠溶液。

维生素B2是机体中许多酶系统的重要辅基的组成成分，在氨基酸、脂肪酸和碳水化合物的代谢中都起到了重要的作用。它不仅参与体内生物氧化与能量的生成，也辅助烟酸和维生素B6转化为磷酸吡哆醛的过程，还参与体内抗氧化的防御系统和药物的代谢，可以提高机体对环境应激适应能力。

维生素B2营养状况可通过膳食得到的维生素B2摄入量和体格检查发现，采用尿负荷试验的方法、维生素B2负荷试验、全血谷胱甘肽还原酶活力系数测定等来进行评价。

维生素B2的推荐摄入量成年男性是1.4毫克/天，女性为1.2毫克/天。

维生素B2广泛存在于植物和动物性食物中。动物肝、肾和心脏，奶类及其制品含量极为丰富。大豆、绿叶蔬菜也是维生素B2主要食物来源。粮谷类的维生素主要存在于谷皮和胚部。当然，动物性食物中维生素B2的含量较植物性食物更高。

维生素B2在人体内储存很少，食物摄取过多时会随着排泄物排出体外。维生素B2的缺乏会影响其他营养素的摄取和利用，导致地图舌、脂溢性皮炎、生殖器的炎症和功能障碍、老年性白内障以及缺铁性贫血等病症。

维生素B2摄取过多可能会引发搔痒、麻痹、灼热感、刺痛等问题。

常处于紧张状态的人，妊娠中、哺乳期的妇女，不常吃瘦肉和奶制品的人可以适当地增加维生素B2的摄入。如果同维生素B6、维生素C及叶酸一起服用效果最佳。

维生素B12

维生素B12又称之为氰钴胺素，是一组含类咕啉化合物。

维生素B12是一种浅红色的针状结晶，易溶于水和乙醇，在弱酸条件下最稳定，

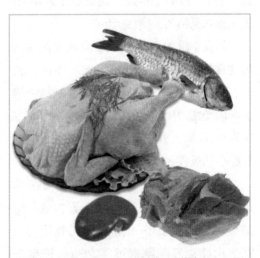

◎膳食中的维生素B12主要来源于动物食品，主要食物来源为肉类、动物内脏、鱼、禽、贝壳类及蛋类。

在强酸或碱性溶液中发生分解，加热、遇强光和紫外线的条件下容易被破坏。

维生素B_{12}在机体的许多代谢中都起着重要的作用。它以两种辅酶的形式参与生化反应，作为蛋氨酸合成酶的辅酶参与同型半胱氨酸甲基化转变为蛋氨酸，作为甲基丙二酰酶A异构酶的辅酶参与甲基丙二酸–琥珀酸的异构化反应。

食物中的维生素B_{12}与蛋白质结合，进入人体消化道内，在胃酸、胃蛋白酶及胰蛋白酶的作用下被释放，在回肠被吸收。人体内维生素B_{12}的贮存量很少，2~3毫克在肝脏。它主要从尿排出，部分从胆汁排出。

血清全转钴胺素II是反映维生素B_{12}营养水平负平衡的早期指标；血清全结合咕啉和血清维生素B_{12}浓度也可以反映其营养水平。

维持正常功能的可吸收的维生素B_{12}最低需要量为0.1微克/天。建议维生素B_{12}的适宜摄入量值为2.4微克/天。

膳食中维生素B_{12}的主要食物来源为动物性食物，如动物肝脏、肾脏、牛肉、猪肉、鸡肉、鱼类、蛤类。乳及乳制品中维生素B_{12}含量少，植物性食物基本不含有维生素B_{12}。维生素B_{12}不易被胃吸收，大部分经小肠吸收。

膳食维生素B_{12}缺乏很少见，大多是由于吸收不良而起的，多见于素食者。胃黏膜缺乏分泌内因子的能力、慢性腹泻、寄生虫感染等问题都可能会引起维生素B_{12}的缺乏。维生素B_{12}缺乏会引起巨幼红细胞贫血、高同型半胱氨酸血症、精神抑郁等症状。

叶酸

叶酸是指有相关生物活性的一类同效维生素，包括喋酰谷氨酸结构，由喋啶、对氨基苯和甲酸3种成分组成。

四氢叶酸是体内一碳单位转移酶的辅酶，分子内部N5、N102个氮原子能携带一碳单位。四氢叶酸能够把一碳单位从一个化合物传递到另一个化合物，碳单位与多种物质合成，生成嘌呤、胸腺嘧啶等。叶酸可促进各种氨基酸之间的互相转变，在蛋白质合成中起重要作用，并通过蛋氨酸代谢影响磷脂、肌酸、神经介质的合成。

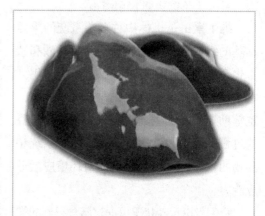

◎天然叶酸含量高的食物有很多，包括动物肝脏，如鸡肝每100克含1172.2微克。

叶酸在肠道吸收后，经门静脉进入肝脏，在胃肠道几乎完全被吸收，主要贮存在肝内。由胆汁排至肠道中的叶酸可再被吸收，形成肝肠循环。

血清叶酸含量可以反映近期叶酸摄入状况；红细胞叶酸的含量能够反映体内叶酸的贮存情况；血浆同型半胱氨酸含量也

可以用来测定叶酸的营养水平。

叶酸的摄入量以膳食叶酸当量表示，成人的推荐摄入量为400微克DFE/天。微克DFE为膳食叶酸当量，等于膳食叶酸（微克）＋1.7X叶酸补充剂（微克）。成人、孕妇及母乳的可耐受最高摄入量值为1000微克DFE/天。

叶酸广泛存在于动植物食物中。动物肝脏、豆类、坚果、绿叶蔬菜、水果、酵母等叶酸含量都十分丰富。

叶酸缺乏时，骨髓中幼红细胞分裂增殖度减慢，同时引起血红蛋白合成减少，导致巨幼红细胞贫血；孕妇缺乏叶酸会导致流产，胎儿神经管畸形，还可导致眼、口唇、腭、胃肠道、心血管、肾、骨骼等器官的畸形发生。

维生素E

维生素E又称生育酚，包括生育酚和生育三烯酚两类共8种化合物。这8种异构体化学结构极为相似，但生物学活性却相差甚远。

维生素E为浅黄色油状液体，溶于酒精、脂肪和脂溶剂，不溶于水，对酸稳定。无氧条件下，维生素E对光、热、碱性环境相对稳定；在有氧条件下，维生素E对光、热、碱不稳定，易氧化。油脂酸败可加速维生素E的吸收。

维生素E是非酶抗氧化系统中最重要的抗氧化剂，它能够清除体内的自由基并阻断其引发的链反应，可抑制细胞膜脂质的过氧化反应，抑制血小板在血管表面凝集和保护血管内皮，具有预防动脉粥样硬化等心血管疾病的作用。此外，它能减少

褐脂质的形成，保护T淋巴细胞，维持人体的免疫功能，对神经系统和骨骼肌起保护作用。

维生素E的营养状况可以通过血清维生素E水平、红细胞溶血试验来测定。维生素E的需要量随生理期的不同而有所变化。妊娠期、哺乳期妇女和老人可以适当地增加维生素的补给。营养学会建议成年男女为14毫克/天，可耐受最高摄入量为800毫克/天。

值得注意的是：多不饱和脂肪酸、口服避孕药、阿司匹林、酒精饮料等都会增加维生素E的需要量。

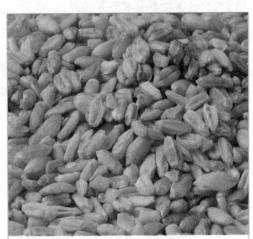

◎谷糠中含有丰富的B族维生素和维生素E。经验证明，食用谷糠对高血压、糖尿病有很好的食疗作用。

食用植物油的总生育酚含量最高，谷类、坚果类、豆类、蛋类食物中维生素E含量也很高，肉类、鱼类、果蔬类食物中维生素E含量比较少。

维生素E广泛存在于各种食物中，并能在人体各组织中储存，可重复使用。维生素E缺乏会导致早产儿发生溶血性贫

血。成年人维生素E缺乏一般都是疾病所致，主要表现为肌肉营养不良、生殖障碍、心血管系统和神经系统损伤，肌肉协同性下降等病症。

泛酸

泛酸也称遍多酸，能溶于水、醋酸乙酯、冰醋酸等，略溶于乙醚、戊醇，几乎不溶于苯、氯仿，具有右旋光性。

泛酸在很多代谢中都起着重要作用。它对脂肪酸具有合成与降解作用，能促进类固醇激素、维生素A、维生素D等类异戊二烯衍生物的合成。此外，它对三羧酸循环与氧化供能、膜磷脂的合成以及氨基酸的氧化降解等都有着重要意义。

泛酸的营养水平可以通过全血泛酸浓度来测定，如果正常全血泛酸浓度为2毫克/升左右，浓度小于1毫克/升，可认为泛酸缺乏或不足。建议膳食泛酸每日适宜摄入量为5毫克/天，孕妇和哺乳期妇女可以适当增加。

泛酸的食物来源很广泛，存在于所有动物和植物细胞中。肉类、内脏、蘑菇、鸡蛋、甘蓝、酵母、全谷类食品都含有丰富的泛酸。

泛酸缺乏伴随着三大营养和维生素摄入不足而发生。泛酸缺乏会导致代谢受阻，主要表现为易怒、头痛、抑郁、疲劳、冷淡、恶心、呕吐、麻木、肌无力、低血糖、肌肉痉挛等症状。

糖尿病的特别营养素补充

特别营养素主要包括：铬元素、维生素C、烟酸、钒、必需脂肪酸、生物素这五大类糖尿病要特别补充的营养素。

铬元素

现代人普遍缺乏铬，人体不能自身合成铬，只能从食物中摄取。铬主要存在于谷物的表皮中，但由于粮食在生长过程中使用大量化肥和粮食精加工造成铬的损失，人们长期食用精加工粮食，必然会导致体内缺铬。国际上推荐的每日铬摄取标准为50～200微克，实际正常人很难达到，所以正常人也需要少量补充铬。糖尿病患者由于代谢紊乱，体内排出的铬远远多于正常人，同时还存在将铬转化成活

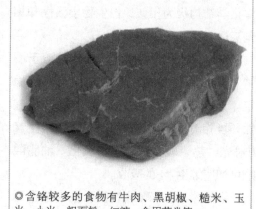

◎含铬较多的食物有牛肉、黑胡椒、糙米、玉米、小米、粗面粉、红糖、食用菌类等。

性铬的能力低，以及对铬的利用率差的问题，所以，糖尿病患者特别需要补铬。

在日常生活中，糖尿病患者应该多吃一些粗粮来补充铬元素，在干酪、蛋、

肝、苹果皮、香蕉、牛肉、面粉、鸡以及马铃薯等食品中也含有比较丰富的铬元素，可适当选择。

建议补充量：每日200～400微克。

维生素C

现代医学实验证明，糖尿病患者每天如果摄取高剂量的维生素C2000毫克，可以有效降低机体红细胞内山梨醇的凝结，进而抑制蛋白质的糖化作用。山梨醇的凝结和蛋白质的糖化是糖尿病引发眼睛和神经细胞病变的两大主要因素。也有科学报告指出，每天给1型糖尿病患者补充500毫克的维生素C，两个月中有近30天时间里，患者的山梨醇凝结有降低状况。

由此可见，补充一定量的维生素C，可以有效防治糖尿病神经、血管和眼睛并发症的发生。

建议补充量：每日约2000毫克。

烟酸

烟酸广泛存在于动植物食物中，其来源有动物肝、肾、瘦肉、全谷、豆类等，乳类、绿叶蔬菜也有相当含量。维生素B$_3$除了直接从食物中摄取外，也可以在体内由色氨酸转化而来，平均约60毫克色氨酸转化1毫克维生素B$_3$。

烟酸可以通过营养调查、尿中烟酸代谢产物的排出量、血浆代谢产物水平及NADH、NADPH的含量来测定。烟酸的需要量与能量消耗有关。色氨酸在体内可转化为烟酸，蛋白质摄入的增加可减少烟酸的摄入量。营养学会建议烟酸参考摄入量为14毫克当量/天，可耐受最高摄入量为35毫克当量/天。

建议补充量：每日约500毫克。

多种生物素

生物素是很容易被忽视的重要营养素，这是因为它产生在小肠，且必须依赖肠内有益细菌的帮助才能发挥作用。生物素是人体内多种酶的辅酶，参与体内的脂肪酸和碳水化合物的代谢；促进蛋白质的合成；还参与维生素B$_{12}$、叶酸、泛酸的代谢；促进尿素合成与排泄。

此外，医学研究发现，生物素在降低血糖、防治糖尿病方面具有比较明显的疗效。多项实验已经证明，生物素可以增加人体对胰岛素的敏感度，并且可以活化体内一种叫作糖化激酶的酵素，而糖化激酶是一种促进肝脏利用血液中葡萄糖最重要的酵素之一。因此，补充一定量的生物素，对糖尿病患者来说，可以帮助其降低空腹时的血糖值，使血糖稳定在一定的水平。

建议补充量：糖尿病患者每天摄入5毫克，临床上最高是每天16毫克。对于糖尿病神经病变患者，可先进行肌内注射生物素10毫克/天，持续6周，接下来6周每周进行3次注射，之后每天口服5毫克，可以明显改善病情。

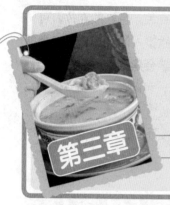

糖尿病的饮食疗法

第三章

糖尿病患者的饮食与非糖尿病患者的不同之处在于定量、定时和定餐，忌食糖制甜食。

糖尿病患者必知的饮食常识

在这些必知的饮食常识中主要分为：饮食基本方针、饮食的计算方法、制定饮食疗法的依据这几个主要内容来介绍。

糖尿病饮食基本方针

每天必须食用四大类食品。第一大类是谷类、豆类，第二大类是无机盐和维生素，第三大类是蔬菜、水果类，第四大类是油脂类。这些食品没有任何一种食物的营养成分是齐全的，所以必须合理搭配，保持各种营养素之间的平衡。"八分饱，不偏食"这一糖尿病饮食原则，是所有的人为增进健康、预防和治疗疾病皆可采用的基本原则。

制定好糖尿病患者食谱。糖尿病患者的食谱要以降糖为目标，而降糖效果好坏则取决于是否做到了有针对性地制订每日食谱。这里所说的有针对性是指，食谱制定要针对患者的年龄、性别、身高、体重、标准体重、肥胖度及运动量、劳动强度、有无并发症及是否妊娠等，除此之外还要考虑饮食习惯、嗜好、生活环境、工作内容等因素。当然，在制定食谱的过程中更离不开营养学

的原则。并且，糖尿病患者（有并发症者除外），还要补充必需的营养素。

确定一日总热量。确定一日需要的总热量时，要参考上面提到的条件，先确定大致需要的总热量，并试行一段时间，然后再根据患者健康状况、体重变化、劳动强度等，定期对饮食计划进行调整，这样才能确定出最切合患者实际健康状况的总热量。

保持标准体重。对于糖尿病患者来说，保持最理想的体重十分重要。糖尿病患者的理想体重即所谓的"标准体重"。一日总热量应以能维持标准体重需要的最小热量为标准。因此，制定食谱前，应先计算出患者的标准体重。

饮食的计算方法

糖尿病饮食治疗的原则是"总量控制，营养平衡"，那么该如何去实现呢？就需要每一位患者结合自身情况，把所需热量、营养素换算成具体食物，进行相关计算。

（1）把每日所需总热量换算成碳水化合物、脂肪和蛋白质。

首先应计算出自己每日所需总热量。如李先生身高175厘米,体重80千克,属轻体力劳动者,那么,他每天所需要的标准热量为:30×(175-105)=2100千卡。而三大营养素摄入的适当比例为:碳水化合物占总热量的50%~60%,蛋白质占总热量的15%~20%,脂肪占总热量的20%~25%。那么,我们就可以计算出李先生每天需要由碳水化合物提供热量1050~1260千卡(2100×50%~2100×60%),脂肪提供热量420~525千卡(2100×20%~2100×25%),蛋白质提供热量315~420千卡(2100×15%~2100×20%)。

三大营养素在体内释放出的热量为:每克碳水化合物产热4千卡,每克蛋白质产热4千卡,每克脂肪产热9千卡。所以,李先生每日所需的碳水化合物为262.5~315(1050÷4~1260÷4)克,脂肪为46.7~58.3(420÷9~525÷9)克,蛋白质为78.8~105(315÷4~420÷4)克。

(2)将每日所需碳水化合物、脂肪及蛋白质换算成具体食物。

食物主要分为5类:主食、肉蛋豆乳品、水果、油脂及蔬菜。其中,主食和水果主要供给碳水化合物,肉蛋豆乳制品主要供给蛋白质和脂肪,油脂主要供给脂肪,蔬菜则主要供给维生素、无机盐和微量元素。

一般来讲,300~350克主食可提供每日所需的250~300克的碳水化合物,150~200克的肉蛋豆乳制品可提供75克左右的每日所需蛋白质,而油脂类如植物油的摄入量则应该加以限制,因为肉蛋豆乳制品中也含有丰富的脂肪,故植物油每天

20克(2汤匙)左右就行了。

制定饮食疗法的依据

食物与人的血糖水平息息相关。食物是血糖的重要来源,健康的人进食后,血糖会很快升高。由于其胰岛功能正常,胰岛受到升高的葡萄糖等因素的刺激,能及时释放出足量的胰岛素,从而使葡萄糖被消耗或转化成糖原及脂肪等,血糖也即很快恢复正常。但对于糖尿病患者来说,由于其胰岛功能出现异常,进食后血糖升高,胰岛素分泌不足或胰岛素不敏感,血液中的糖分不能被人体充分利用,进而形成高血糖。

另外,饮食还会影响糖尿病的治疗,对应用药物治疗的糖尿病患者来讲,过多的饮食必然要抵消药物的部分作用,进食越多所需降糖药物就越多。注射胰岛素的患者若不控制饮食,血糖更会不稳定,为了控制血糖水平,就不得不用更多的胰岛素,而增加胰岛素就会引起肥胖,肥胖进而又会使胰岛素不敏感,血糖又升高,从而形成一种恶性循环。

正因为饮食与人的血糖关系如此密切,而且药物治疗只有建立在成功的食疗基础上,才能更有效、更安全,并减少其剂量和毒副作用。因而通过制订饮食疗法控制饮食达到控制血糖水平是非常必要的。

饮食疗法不能一概而论,应根据患者的身高、体重、年龄、性别、体力劳动情况、病情控制情况、有无并发症等各种因素进行综合考虑,制订适合于患者的饮食计划,合理分配各种营养素的摄入。同时,还应该考虑市场供应、季节、地区及经济条件等因素。

糖尿病的饮食原则

糖尿病的饮食原则是治疗各型糖尿病的基础，是糖尿病最根本的治疗方法之一。不论糖尿病属何种类型，病情轻重或有无并发症，是否用胰岛素或口服降糖药治疗，都应该严格进行和长期坚持的饮食原则。

进餐时保持情绪愉快

在生活节奏日益加快的今天，不少人只注意营养和食品的卫生，往往忽视了餐桌上的良好心情。有的人将工作和生活中的烦恼带到餐桌上，使其根本无法心情愉快地就餐。营养学家认为，食欲的好坏在很大程度上取决于进餐时的气氛，不良气氛和情绪影响人的食欲。尤其是人在刚刚经历过大的感情冲击后，马上进食，会加重消化器官的负担，使食欲降低。所以，人在情绪不佳时最好不要进餐。

对于糖尿病患者来讲，其体内的多种激素如甲状腺素、肾上腺素、生长激素等都可以升高血糖。当患者的情绪出现变化时会对体内的激素产生影响，如在发怒、激动、哭泣、悲伤的时候，肾上腺素及其他一些激素分泌就会增多，从而使血糖升高。而降低血糖的激素只有胰岛素，糖尿病患者本身胰岛功能不是特别好，或存在胰岛素抵抗，因此，升高血糖的激素一旦波动，血糖就会跟着波动。由此可见，糖尿病患者在进餐时应该保持愉快的情绪，这样既有利于食物的摄入与吸收，同时对于控制血糖水平也有很大的帮助。

讲究饮食卫生

适当的饮食疗法有助于糖尿病的治疗和血糖水平的调节，在进行饮食疗法时，首要的便是讲究饮食的卫生，因为不卫生的饮食会致使一些疾病的产生，有可能加速糖尿病发展，从而加重病情。在日常生活中，应该从以下一些方面保持饮食卫生：

（1）注意饮水卫生。不饮用生水，开水和消毒净化过的自来水最为理想，如果暂时没有合格水可饮时，可以干净的水果代替。

（2）不去卫生条件较差的马路餐桌或个体摊点进餐或购买食品，尽量选择到正规的餐饮店就餐，保持良好的卫生习惯。学会鉴别饮食店卫生是否合格，卫生合格的一般标准是：有卫生许可证，有清洁的水源，有消毒设备，食品原料新鲜，无蚊蝇，有防尘设备，周围环境干净，收款人员不接触食品且钱票与食品保持相当距离等。

（3）瓜果一定要洗净或去皮吃。瓜果除了受农药污染外，在采摘与销售过程中也会受到病菌或寄生虫的污染，一定要去皮或用清水洗净。

（4）在商店选购食品时，应注意生产厂家及生产日期，不食用无标签或非正规生产厂家的包装食品，不食用过期变质食品和病死的禽、畜肉。

（5）食用鱼、虾、肉、蛋、奶等食品必须保证选料新鲜、干净，不要吃隔夜变味的饭菜。

（6）存放食品的容器要清洁无毒，食品特别是熟食要存放在清洁、干燥、通风条件好的地方，并要防止老鼠、蚊蝇、蟑螂等污染食品，避免化学药品与食物混放在一起。

（7）要注意个人卫生，养成吃东西前洗手的习惯。人的双手每天干这干那，接触各种各样的东西。会沾染病菌、病毒和寄生虫卵。吃东西前认真用肥皂洗净双手，才能减少"病从口入"的可能。

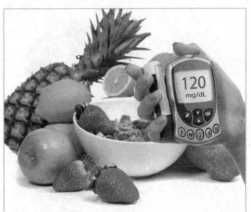

◎糖尿病患者饮食计划首先要计划出每日所需总热量，严格执行。

制定适合自己的饮食计划

对糖尿病患者进行饮食疗法时，食物的种类、饮食的方法以及环境等因素会因人而异，即使是同一个人在不同时间进食，这些因素也会不同。因此，糖尿病患者应该制定适应自己的饮食计划，要根据自己的爱好、所处的环境和身体状况来决定。

（1）控制总热量、均衡各种营养素。热量摄入过多，多余的便会转化成脂肪贮存起来，增加患者体重，同时也会降低对胰岛素的敏感性，不利于血糖控制和糖尿病的治疗。因此，饮食计划

餐次及含量分配表

早餐	中餐	下午茶	晚餐	夜宵	胰岛素种类
2/7	2/7	/	3/7	/	无
1/5	2/5	/	2/5		无
2/5	1/5	/	2/5	/	短效
1/7	2/7	1/7	2/7	1/7	中长效
1/5	2/5			0～40克碳水化合物	长效
1/5	2/5	/	2/5	20～40克碳水化合物	早上固定服用胰岛素

注解：表中的分比是以每吃的次数和能够补充到胰岛素的含量对比。

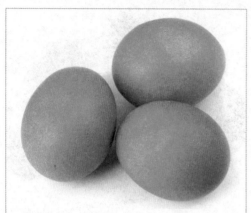

◎糖尿病患者早餐时应该吃一些主食，不能单纯以牛奶、鸡蛋代替。

首先要计划出每日所需总热量，严格执行。人体所需的能量是由食物中的碳水化合物、蛋白质和脂肪在体内经过分解代谢而产生的。营养学家推荐，这三大营养素摄入的适宜比例应为：碳水化合物占每日总热量的50%~60%，蛋白质占每日总热量的15%~20%，脂肪占每日总热量的20%~25%。糖尿病患者可在咨询医师、营养师的基础上，按个人身体状况、喜好和饮食习惯来合理决定。

（2）合理分配餐次和含量。为了维持血糖稳定，应该保持用餐时间的固定，一般可按早、中、晚三餐进食，每餐摄入的含量应该定量。可以将一天所需总热量分成几份，早、中、晚餐各占1/3，或分别占1/5、2/5、2/5。如果患者要注射胰岛素，则可以在晚餐后加一次餐，避免夜间发生低血糖。儿童或孕妇可以在三餐之外加上一些点心等。但这些加餐也必须纳入一日限制的总热量中来计算，避免摄取过多的热量而造成不利影响。可参照下表进行进食。

（3）设计自己的菜单。三大营养素在体内释放出的热量为：每克碳水化合物产热4千卡，每克蛋白质产热4千卡，每克脂肪产热9千卡。糖尿病患者可根据自己一天所需的总热量，再按照餐次比例，来选择适合的菜式。

（4）改变不健康的进食习惯。糖尿病患者早餐时应该吃一些主食，不能单纯以牛奶、鸡蛋代替。因为一个夜晚的时间已经把前一天晚餐的食物基本消耗完了，如果不及时补充碳水化合物，供应人体生命活动的葡萄糖不足，容易出现头晕、乏力等状况，进而会引起血糖不稳定，影响全天的血糖水平。

控制饮食总热量

合理控制总热量是糖尿病饮食治疗的首要原则。热能是人体内外活动所不可缺少的动力。对于糖尿病患者的热量需要，应根据患者的年龄、性别、身高、体重、运动量、病情、并发症等情况，特别应根据保持其标准体重及维持其社会生活所必需的能量来决定。如对中老年病人来说应保持活动量的最低需要量，使其热量供给以能维持或略低于理想体重为宜；对肥胖者必须减少热量摄入以减轻体重；对消瘦者必须提高热量摄入以增加体重，使体重恢复正常。下面就介绍一下如何计算自己所需的总热量：

（1）算出自己的标准体重。

可用经验公式计算：标准体重（千克）=［身高（厘米）－100］或身高（厘米）－105。然后将标准体重与自己的实际体重相比，若实际体重超过标准体重10%以内，属于正常。如果实际体重超过标准体重10%~15%，为超重，超过20%属于肥胖，超过40%为重度肥胖，实际体重低于标准体重20%为消瘦。

（2）算出自己每天所需的总热量。

每日所需总热量=每日每千克体重所需热量×标准体重。可根据下表自行计算。

不同劳动强度的热量供给标准表

劳动强度	每日每千克体重所需热量	工种举例
休息	25千卡	—
轻体力劳动者	30千卡	秘书、打字员、会计、驾驶员等
中体力劳动者	35千卡	环卫工作、油漆式、电焊工、采油工
重体力劳动者	40千卡	炼钢工、搬运工、建筑工、农田劳动
肥胖者	在以上基础上减少5千卡	
消瘦者	在以上基础上增加5千卡	

例如，李先生身高175厘米，体重80千克，属轻体力劳动者，那么，他每天所需要的标准热量为：30×（175－105）=2100千卡。

（3）儿童和青少年热量标准。

1岁以下儿童可按每千克100~130千卡供给热量；1~16岁儿童可按照总热量=1000千卡+（年龄－1）×1000千卡的公式进行计算；16岁以上青少年男性每日可按2600~3000千卡供应，女性可按2500~2700千卡供应。

（4）老年人热量标准。

大多数老年人已基本不参加较重的体力劳动，可按轻体力劳动安排饮食，即按每千克标准体重30千卡供应。

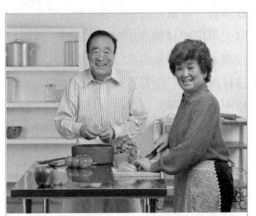

◎老年糖尿病患者热量标准按每千克标准体重30千卡供应。

均衡摄取各种营养素

糖尿病的饮食疗法，主要是在均衡营养的基础上，再配合热量的控制，以维持血糖、血脂及血压的稳定，促进糖分代谢正常化。人体所需的营养素达40多种，除水外，主要分为6大类，即：蛋白质、脂类、碳水化合物（糖类）、矿物质（包括常量元素和微量元素）、维生素、膳食纤维。以往多认为糖尿病患者应该多吃高蛋白、低糖食物，其实这是错误的观点，糖尿病患者6大营养素缺一不可，要想使饮食疗法取预期的效果，糖尿病患者必须均衡摄取各种营养素。

维持健康所需的6大营养素的摄入比例

营养素种类	比例
蛋白质	15%～20%
脂肪	20%～25%
糖类	50%～60%
维生素	微量
矿物质	微量
膳食纤维	20%～25%

由上表可以看出，来自糖类食物的热能应占50%～60%，脂肪提供的热能在20%～25%左右，而蛋白质提供的热能不超过20%。也就是说，糖尿病患者应以糖类食物为主，少吃脂肪和蛋白质，同时注意食物纤维及维生素和矿物质的摄入。

三餐定时定量

糖尿病患者在保证摄取适合自己的总热量及均衡各种营养素之外，还应该做到进餐定时、定量。要根据患者的体形、体力劳动强度，病情严重来安排主食的摄入量，保证血糖的相对稳定。

（1）定时进餐。糖尿病患者三餐必须按时，这样有利于建立生物钟，使体内定时释放出以胰岛素为主的相关激素，便于患者控制血糖水平，避免出现低血糖等状况。

（2）主食定量。计算出自己一天所需的总热量，然后可将总热量按比例分成几份，每次进食只摄取定量的主食，避免摄入过多热量。如可分成3份，早、中、晚餐各占1/3，或分成5份，早、中、晚分别占1/5、2/5、2/5。

少量多餐

少量多餐是糖尿病饮食控制原则之一，在控制饮食总热量不变的情况下，少食多餐一方面可以预防低血糖的发生，同时又可以减轻胰岛B细胞的负担，更好地控制血糖。少量的意思是每餐少吃点儿，这样就不至于使餐后胰岛负担过重，血糖也不至于升得太高，也就是说避免了餐后高血糖。多餐则是增加进餐的次数，在正餐之间进行一个缓冲，这样既可以避免药物作用高峰时出现低血糖，也可避免一天饮食总量过少，影响人的体力和体质。

进主食时，如每天进主食500克以上

时，最好每餐不超过100克主食，最好采用每日4、5餐甚至6餐的方法。加餐也可以用水果、鸡蛋、豆制品等对血糖影响较小的副食来代替主食。

对于许多血糖波动大、易出现低血糖、血糖控制差的患者，尤其是对于加少量胰岛素就出现低血糖或稍微减量一点胰岛素就引起血糖增高的患者，就更应当少食多餐。注射胰岛素的患者由于胰岛素功能很差，血糖的控制主要依赖注射胰岛素，皮下注射胰岛素是要慢慢吸收的。如果在饭前注射胰岛素是要把餐后血糖降下来，到了餐后两小时，血糖降下来

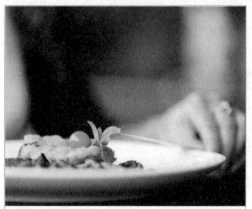

◎少食多餐能保证营养的吸收和利用，尤其对有胃肠疾患的糖尿病患者而言，还能减少并发症的发生。

时，而胰岛素还在慢慢吸收，它的作用还没有完全消失，在胰岛素后劲的作用下，血糖还在继续下降，会造成低血糖，这就需要餐后两小时必须加餐。

对于糖尿病肥胖患者来讲，少量多餐比少餐多食更有利于减肥。因为如果一次进食量过多，势必刺激大量胰岛素分泌，使血糖吸引增加，利用率增大，合成脂肪也就相应增多。而少食多餐则

可以减少胰岛素的分泌，减少上述弊端的出现。

进食多样化

每一种食物所含的营养素不同，食物越多样，营养素越能更好地进行互补。进食多样化不容易发生营养不良或者营养失衡。下面就介绍一种食物交换份法，便于糖尿病患者在控制饮食的同时尽量使自己的食物丰富、多样化。

食物交换份就是将食物按其所含营养成分的比例分为6类：谷类、新鲜蔬菜、新鲜水果、肉蛋类、豆乳类、油

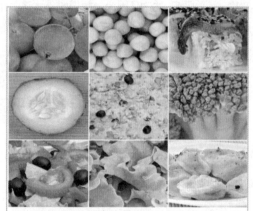

◎糖尿病患者的饮食在控制总热量的基础上，越复杂、越多样，营养素的摄取就越全面。

脂。无论是哪种食物，每个食物交换份的食物都提供90千卡的热量。糖尿病患者按照身高、体重、活动量算出一天需要多少热量，然后除以90，就能得出一天需要吃多少份食物。在总份数不变的前提下，食物种类就可以丰富起来了。在自由置换食物的同时一定要保证食物的多样性，而且通常主食类食物要占每日总份数的一半或一半以上。从一日三

三餐吃好有利于血糖降低

饮食疗法中,也必须注意用餐的次数、食量的分配和用餐的时间。一日三餐的主食和副食应该粗细搭配,动物食品和植物食品要有一定的比例,最好每天吃些豆类、薯类和新鲜蔬菜。

饮食标准为一日三次

医生:"考虑到营养平衡,除了要计算出自己的指示热量外,饮食疗法中的另一大要点就是按时就餐。"

患者B:"说起来,我在去看病的时候,的确听医生说了'要保证一日三餐饮食的规律'这些话。"

医生:"就算明确了指示热量,我们也不能随心所欲地想什么时候吃就什么时候吃,而不去顾及用餐的时间点和次数。"

患者A:"这又是为什么?"

医生:"这是因为一顿饭吃得太多,血液中葡萄糖就会急速增加,而无论是1型还是2型糖尿病患者,胰腺在分泌胰岛素的时候不是迟缓就是不足,如果再加上这种毫不规律的饮食,那么血糖就会变得居高不下。"

过度饮食不利于血糖保持平稳

患者B:"原来如此。"

医生:"也就是说,一顿饭吃得越多,血糖上升得就越猛。这会给胰腺造成很大的负担。所以在治疗过程中,我们希望病人的血糖保持在正常数值范围内。因此,一次就不能吃得太多。所以**每天三顿饭的做法是非常必要的!**"

患者B:"话是这么说,可是工作一忙起来,这种事情也很难坚持做到啊。"

医生:"的确,实际生活中有各种各样的限制。但是,一日三餐是最基本的,我们要尽量去遵守。而对于**糖尿病患者而言,每天加餐1~2次也是十分有必要的!**"

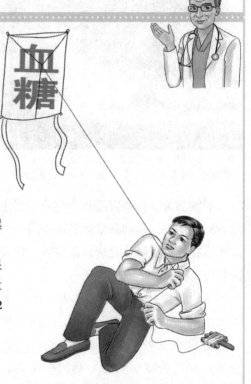

血糖

用餐的次数、间隔与血糖值的变化

一日三餐定时定量的情况下，血糖的变化

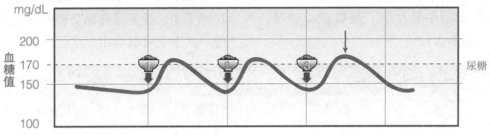

● 一日3次，定时定量，血糖值非常安定，糖尿病得到了良好的控制。血糖达到170mg/dL时，就会出现糖尿。

一日只吃两餐的情况下，血糖的变化

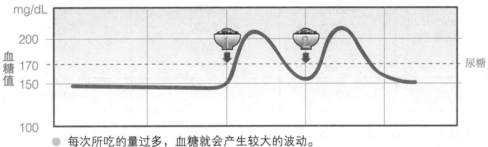

● 每次所吃的量过多，血糖就会产生较大的波动。

三餐间隔过短的情况下，血糖变化

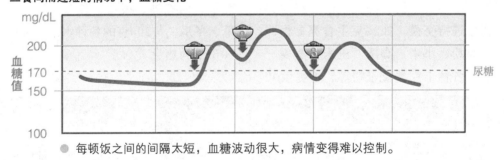

● 每顿饭之间的间隔太短，血糖波动很大，病情变得难以控制。

一日五餐的情况下，血糖的变化

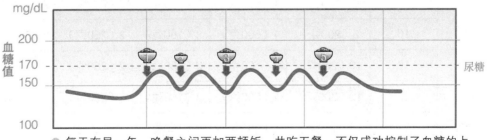

● 每天在早、午、晚餐之间再加两顿饭，共吃五餐，不仅成功控制了血糖的上升，而且也不会出现尿糖现象。但是这种方式在现实中实践起来有很多困难。

餐的进食量分配来看，最常见的就是早餐占1/5，午餐占2/5，晚餐2/5，或早、午、晚各占1/3。

比如某患者每天所需的总热量为2000千卡，换算成食品交换份数就是22份。从上表可以看出，这位患者全天的

各类食物的食品交换份

级别	类别	每份重量	每份热量
谷物组	谷类	25克	90千卡
蔬果组	蔬菜类 水果类	500克 200克	90千卡 90千卡
肉蛋豆乳组	肉蛋类 大豆类 乳类 硬果类	50克 25克 125克 15克	90千卡 90千卡 90千卡 90千卡
油脂组	油脂类	10克	90千卡

食物分配应为主食14份，蔬果类1.5份，肉蛋类3份，豆乳类1.5份，油脂类2份。再根据不同食物的食品交换法，在同类食物中进行交换。如25克主食类食物，米、面粉、小米、高粱、玉米、燕麦、荞麦、各种干豆类及干粉等，都提供90

千卡的热量。

蔬菜和水果里，500克的蔬菜，如茄子、西红柿、菜花、黄瓜、丝瓜、苦瓜、冬瓜，与200克的各种水果，都提供90千卡的热量。

不同热量的糖尿病饮食分配

热量（千卡）	食品交换总份数	主食	蔬果类	肉蛋类	豆乳类	油脂类
1200	14	6（150克）	1（500克）	3（150克）	2（250克）	2（2汤匙）
1400	16	8（200克）	1（500克）	3（150克）	2（250克）	2（2汤匙）
1600	18	10（250克）	1（500克）	3（150克）	2（250克）	2（2汤匙）
1800	20	12（300克）	1（500克）	3（150克）	2（250克）	2（2汤匙）
2000	22	14（350克）	1（500克）	3（150克）	2（250克）	2（2汤匙）
2200	24	16（400克）	1（500克）	3（150克）	2（250克）	2（2汤匙）

科学安排主食与副食

严格控制饮食是治疗糖尿病的先决条件。临床上不少糖尿病病人采取少吃主食甚至不吃主食、多吃副食的办法控制热量，以达到控制血糖的目的。专家指出，主食吃得少，热量不够，机体就会分解自身的蛋白质和脂肪来提供能量，反而可能加重病情。

主食是人体所需能量的主要来源，如果摄入不足，机体就会分解自身的蛋白质和脂肪，来满足机体能量需要，从而引起代谢紊乱，加重病情。健康的人一天应吃200～250克主食，糖尿病病人一天也要吃200克主食，运动量大的话可以适当增加。

糖尿病病人要科学安排主食和副食。虽然主食是血糖的主要来源，其摄入量理应予以控制，但副食中的蛋白质、脂肪进入体内，照样也可变成血糖，成为血糖的来源，蛋白质和脂肪在代谢中分别有58%和10%变成葡萄糖，因此，不可只注意主食而轻视副食。不过，副食也不能摄取过多，如果摄取的副食过多，也可使体重增加，对病情不利，因此，除合理控制主食外，副食也应合理搭配，否则照样不能取得预期效果。

经常补充水分

人体的70%是由水组成的，水是生命活动时刻也不能缺少的物质。经常补充水分对于糖尿病患者来说是十分重要的。糖尿病患者体内高血糖有高渗利尿的作用，

导致糖尿病患者多尿。由于尿量过多，体内脱水，若不及时补充水分，就会加重脱水状态。脱水会导致血液浓缩，血糖值更高，从而形成恶性循环，使糖尿病患者病情越来越严重，导致各种并发症的发生。如脱水可能会损害神经纤维，促进糖尿病神经病变的发生或恶化，容易形成血栓，发生心脑血管疾病，甚至还可能发生高渗性糖尿病昏迷。糖尿病患者经常补充水分，是对其机体失水的一种保护性措施，可以起到稀释血糖、改善血液循环、促进代谢废物的清除及消除酮体等诸多作用。

糖尿病患者每天应该补充多少水呢？有关专家指出糖尿病患者并不需要刻意去补充水分，像平常人一样就行。也就是说除平时食物中含有水分外，每天应该补充1600～2000毫升的水。在摄入蛋白质食物多、锻炼强度大、出汗多、沐浴等情况下，还应适当补充水分。

糖尿病患者体内脱水会刺激下丘脑的渴感中枢，患者会出现口渴症状。但需要注意的是，老年人由于口渴中枢不敏感，

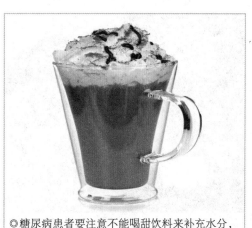

◎糖尿病患者要注意不能喝甜饮料来补充水分，会使糖尿病患者的血糖及血渗透压升高。

有时候体内已经缺水了，但是并没有明显的口渴症状，这样就很容易发生严重脱水，因此，老年糖尿病患者要格外注意经常补充水分。

除了白开水外，牛奶、豆浆等也是很好的补充水分的饮料。但糖尿病患者要注意不能喝甜饮料来补充水分，这样可能会适得其反，因为甜饮料含糖多，会使糖尿病患者的血糖及血渗透压升高，导致渗透性利尿，会加重脱水状态。

三餐后有加餐

在治疗糖尿病的过程当中，经常会出现低血糖的情况，之所以会出现低血糖，在饮食方面的原因就是忘记或推迟吃饭，或是进食量不足导致的。针对低血糖这一状况，糖尿病患者可以通过加餐加以解决。

科学而灵活的加餐有助于血糖水平的平稳控制，但需要注意的是，加餐并不是增加全天的饮食总热量，而是在维持原来热量的基础上增加餐次，即所谓的"加餐

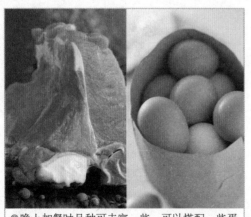

◎晚上加餐时品种可丰富一些，可以搭配一些蛋白质类食物如鸡蛋、瘦肉等。

不加量"。

当然，加餐也不要随意，最好固定一个时间，最佳的时间一般是上午10点左右，下午3~4点，晚上10点左右，因为这些时间段最容易出现血糖降低的情况，在这些时刻加餐，对预防低血糖是非常有帮助的。如果有时体力劳动增加，可以适当提前加餐时间。至于一天加几次餐，可根据个人身体情况以及病情灵活选择。

因此，糖尿病患者，尤其是注射胰岛素治疗的患者，随身应携带一些含糖的食物，在相应的时间，适当加补一些食物，避免出现低血糖。上午和下午时间段的加餐可以随便一些，如饼干、面包或豆腐干、糖果等都可以。晚上加餐时品种可丰富一些，可以搭配一些蛋白质类食物如鸡蛋、瘦肉等，因为这些蛋白质食物转化成葡萄糖的速度较其他食物缓慢而持久，可以避免清晨时分出现低血糖。

注射胰岛素的糖尿病患者，如每次注射的胰岛素剂量偏小，不会出现低血糖，但血糖控制较差，要想更好地控制血糖，就需要增加胰岛素剂量，但由于胰岛素的作用特点，加大剂量就可能引起午餐或夜间低血糖，要想避免这种情况的发生就应该适当加餐，使低血糖再升回来。

掌握进补要领

糖尿病患者进补，一则可以起到补益作用，二则可以利用某些中药进行糖尿病治疗。不过，糖尿病在进补的同时，需要掌握一定的要领，这样才能起到更好的效果。

一般来讲，夏季里人体的血糖水平处于一年中最低的阶段，接近于正常值。这主要是因为，夏天人体内对抗寒冷的肾上腺素分泌减少，胰岛素可以更充分地发挥其作用；夏天天气闷热，人们普遍食欲减退，碳水化合物的摄入量减少；加之室外活动增多，对血糖的利用增加。另外，夏季白昼时间较长，暑热使人难以入睡，易导致人们睡眠不足，造成体内热量耗散，体内的新陈代谢旺盛，相对消耗的血糖也增多。因此，夏季是糖尿病患者治疗的最佳时节，在常规治疗的基础上，配合饮食疗法对控制血糖能起到事半功倍的效果。

糖尿病患者在夏天可以多喝汤，汤中的食物容易吸收，从而减轻胃肠道负担，促进胃酸分泌，加快食物的消化吸收。但需要注意的是，夏天煲汤不宜多放肉，浓肉汤中脂肪含量比较高，而脂肪会抑制胃酸的分泌，使食欲下降。同时，过高的脂肪会造成能量过剩，对糖尿病的治疗十分不利。

冬季，糖尿病病人进补的原则是"一

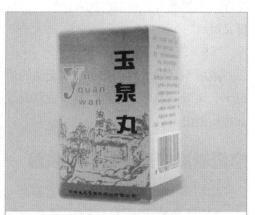

◎冬季，糖尿病病人进补可对症选用滋肾、生津、清热为主的中成药，如玉泉丸等。

通二补"。一通是指必须保持消化通畅，减少小肠对糖分的吸收，保持大便通畅有利于气机的运行。二补是以补阴为主，兼以补气。因为糖尿病者火热之证居多，热必伤阴耗气，久则气阴两虚。

可对症选用滋肾、生津、清热为主的方剂煎服，如玉泉丸、玉液汤、沙参麦冬汤、左归饮、六味地黄丸等。如兼气虚者可适量加人参、黄芪等补气药；如表现为四肢发冷、畏寒、腰膝酸冷、阳痿、月经不调等阳虚证，可在方中酌加肉桂、附子、淫羊藿等；血瘀者可加桃仁、益母草、赤芍等。

糖尿病患者最好不要服用补膏进补，人参蜂王浆等含有蜂蜜类的补养口服液也不宜应用。这些滋补膏用的是蜂蜜和各种胶类药物基本原料，蜂蜜含有多种糖分，服用后会引起血糖波动，而胶类药物摄入后可能会引起糖尿病病人的大便不畅，使消化残渣在肠道滞留时间增加，同时也会引起血糖上升。

烹调食物讲究方法

（1）食物的保存和加工。

买回来的蔬菜应该存放在干燥、通风、避光的地方，这样可以有效减少营养素的丢失。绿叶蔬菜的存放时间一般不超过2天，水果不超过1个星期，尽量做到吃多少买多少，以保持蔬菜新鲜。米和蔬菜也不适宜长时间浸泡，淘米时尽量不用手搓，冲洗两三遍就可以了。

（2）对食物的预处理。

预处理就是把一些食物中含有的脂肪

或油预先处理掉，使其更符合糖尿病患者的饮食需求，比如在烹调之前可以将禽畜肉上的脂肪剔除，或将瘦肉放入沸水煮一段时间，把其中的不可见脂肪溶解掉等。

（3）少用糖的方法。

对于习惯以糖来增加食物甜味的患者，可考虑用天然高汤来增加味道，只要反复捞去残渣浮油并熬煮第二次，就可降低高汤的热量和油脂含量。自制甜点或想喝饮料时，可考虑用代糖，或多吃点水果。需要注意的是，代糖一经加热就丧失甜味了，而且食用过多也对人体不利。

（4）少用脂肪的方法。

适当改变烹调方法，以蒸、烤、余烫的煮法，这样既能保留食物中的营养素，又可以避免油脂和过多调味料的使用。若想吃炒菜，也可先余烫后再炒，这样可以减少用油，缩短煎炒时间。在选用油类的时候应选择一些不饱和脂肪酸含量较高的油，如花生油、菜籽油、麻油、豆类油等；少用饱和酸含量高的油，如椰子油、奶油、牛油等。

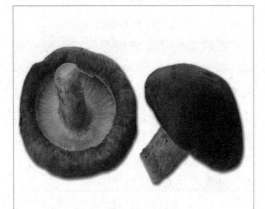

◎糖尿病患者可以在饭菜中加入一些香菇，可以增加营养含量，但不会增加很多热量。

（5）少用盐的方法。

少使用腌渍或加工的食品入菜，如酱菜、火腿、香肠等。多用醋及辛香料、香草植物或葱、紫苏等，替代盐和酱油来为菜提味。多用海带、香菇等熬天然高汤，少用市售的高汤块或罐头。

（6）增加配料。

在保证主料营养素的同时，还需要考虑一些微量的营养素，这样才能做到营养搭配更合理。适当加入醋、花椒、葱、姜、蒜等调料可以补充一些营养素，并改善食物的口味。此外，一些配料还有助于降低肉制品中的GI值（血糖生成指数），有利于控制血糖。

（7）增加饱足感而不增加热量的方法。

避免将食物煮得过于烂熟，否则太易入口。有些嚼头的食物可以在口中停留时间长些，让人易有吃饭的感觉。在饭菜中加入一些香菇、蕈类，可以增加含量，但不会增加很多热量。海带、裙带菜热量较低，又有嚼头，是填饱肚子的好东西。饭后若想吃甜点，可用洋菜粉做成茶冻、咖啡冻、牛奶冻等，饮用时加入代糖，热量低又可口。

（8）选用不粘锅系列炊具。

选用不粘锅炊具，在少油或无油的情况下，菜肴不易粘锅，可以减少油料的添加也能做出满意的菜肴。

掌握糖尿病患者的饮食宜忌

（1）糖尿病患者不宜进食的食物。

·易使血脂升高的食物：猪油、牛油、奶油等油脂类；肥肉、皮脂、猪肠、猪蹄等高油脂食物；或使用棕榈油、椰子油制成的点心；以及炸鸡、薯条、鸡块等油炸、油煎类食物，都含有过多脂肪，糖尿病患者不宜食用。

•易使血糖迅速升高的食物：奶昔、苹果派、圣代、布丁、蛋糕、果冻、芋泥、油酥类点心和甜汤等点心含糖量过高；果汁、汽水以及含糖高的酒类，如乌梅酒、玫瑰红、竹叶青、参茸酒等不可饮用。

•高盐的食物：酱菜、泡菜等腌渍类含盐过高；沙拉酱、沙茶酱、芝麻酱、豆瓣酱、麻油、辣油等，也含高油高盐，最好不要食用。

（2）糖尿病患者宜少吃的食物。

•高油脂的食物：瓜子、花生、松子、腰果、核桃等坚果类。

•高胆固醇的食物：猪肝、腰花、鱼卵、蟹黄等。

•成分或制作过程不明的食物：碎肉制品如肉丸、狮子头、火腿、虾球等；加工食品如火腿、香肠等皆不宜食用过多。

•稀饭、各式浓汤、炒烩菜式等GI值

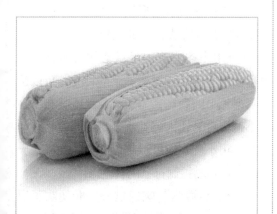

◎糖尿病患者主食可选择米、面、玉米、马铃薯、地瓜、芋头等。

（血糖生成指数）高，也需要限制。

以上食物的热量或油脂、含糖量稍高，糖尿病患者最好少吃。

（3）糖尿病安全食物。

•主食类：包括米、面以及玉米、马铃薯、地瓜、芋头等，粗杂粮如莜麦面、荞麦面、燕麦片等含有B族维生素和食物纤维，具有延缓血糖升高的作用。

•蛋类：主要含优质蛋白质，一般为13%，而且含碳水化合物很少，多在3%以下，很适合糖尿病患者食用。值得注意的是，蛋黄中含有高量的胆固醇，故应少吃蛋黄。

•大豆及其制品：含有丰富的蛋白质、无机盐和维生素，豆油中还有较多的ω-3多不饱和脂肪酸，有降低胆固醇、血清甘油三酯的功效。但注意，糖尿病并发肾病患者不宜食用豆制品。

•畜禽鱼类：一般都含有丰富的蛋白质，而且碳水化合物比较少。深海鱼富含DHA及EPA，可与瘦肉代换食用。不过，一些畜类的精肉部分含有较多的脂肪，应少吃。

•乳类：以含脂低的低脂或脱脂牛奶最好。牛奶中所含蛋白质的量比较高，并含有丰富的维生素和微量元素及钙，对糖尿病的治疗十分有利。所以，糖尿病患者可适当饮用，一般每天以250～500毫升为宜。

•蔬菜类：蔬菜一般含热量比较低，主要提供维生素、矿物质、微量元素和食物纤维等。瓜类与花叶类蔬菜含蛋白质、脂肪和碳水化合物均比较少，特别是苦瓜、南瓜等对糖尿病有一定益处。

•水果类：水果含有丰富的维生素C、矿物质、水分、纤维素和果糖，对糖尿病的治疗有益处。尤其是果胶，有延续葡萄糖吸收的作用。但有些水果含糖量高，若食用过多，容易造成血糖上升。所以，应该选择一些含糖量较低的水果，并配合饮食计划来吃。

长期坚持饮食疗法

饮食疗法是治疗糖尿病的基本方法，是一切糖尿病治疗的前提。过度饮食与糖尿病的发病、病情的发展、加重有着密切的联系。因此，必须控制饮食。通过控制饮食，减少含糖食物的摄入，减少胰岛素的分泌，从而减轻胰岛的工作，使胰岛B细胞得到恢复。但是，胰岛功能的恢复是一个长期的过程，因此，饮食疗法必须长期坚持，才能起到相应的功效。

（1）培养吃的兴趣。

很多糖尿病患者在进行饮食控制的时候，把这种控制当成了一种负担，十分忌讳，这不仅影响了日常生活正常的饮食，

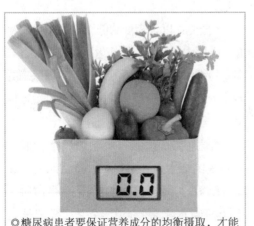

◎糖尿病患者要保证营养成分的均衡摄取，才能对糖尿病的治疗产生良好的功效。

而且也会引起患者情绪上的抵触，达不到饮食疗法所要起的效果。因此，在进行饮食疗法的时候，对于糖尿病患者来说，在把其当成一种治疗手段的同时，还要正确看待饮食疗法，培养自己吃的兴趣，在治疗的同时享受吃的过程，只有这样，才能减少饮食疗法给自己带来的压力，达到治疗的效果。建议糖尿病患者在掌握饮食疗法的基础上，积极听取医生的意见，制订适合自己、切实可行的饮食方案。

（2）保证营养成分的摄入。

均衡地摄取蛋白质、脂肪、碳水化合物、膳食纤维、维生素和矿物质对保持健康非常重要，长期坚持颇为不易。但也只有长期保证营养成分的均衡摄取，饮食疗法才能对糖尿病的治疗。

产生良好的功效。一般来讲，摄入蛋白质需占能量摄入总量的10%～20%，脂肪占20%～30%，碳水化合物占55%～65%，膳食纤维占15%～25%，维生素和矿物质适量补充即可。

（3）节食的小秘诀。

饮食疗法中最难做到的就是节食，下面介绍几种方法，以供参考：

•用小碗盛菜、尽量增加菜的种类。用小碗盛菜、尽量增加菜的种类，可以达到视觉上的满足，与用大碗来盛菜相比，小碗很容易让人感觉吃了足够的食物。同时，用小碗吃饭可以控制食量，如果用大碗，不容易控制自己的食量。

•细嚼慢咽。吃饭过快，即使吃了很多，但由于"吃饱"的指令大概需要15分钟才能反馈到大脑中，产生饱腹感，所以

会继续进食，这就会在无意间造成过量饮食，不利于糖尿病的治疗。因此，吃饭要细嚼慢咽，才有利于控制食量。

•能量相同时，尽量选择看上去比较多的食物。同样是给视觉或心理造成一种满足感，以使控制食量。如与脂肪含量高的肥肉相比，可选择瘦肉。

•尽量多吃蔬菜、菌类。蔬菜、菌类等食物热量比较低，同时含有丰富的膳食纤维，多吃些这样的食物，有利于糖尿病患者控制血糖。

•尽量多吃含水分较多的食物。进食前可先喝一碗汤，这在一定程度上可以使人产生饱腹感，从而减少进食量。但必须注意的是，汤中的盐分不可过高，因为盐分过高很容易使糖尿病患者产生高血压。

•食用有骨头的食物。可以选用有骨头的鱼或肉，以及带贝壳的贝类食品做菜，这样的菜肴会产生一定的视觉满足效果，让人觉得饭菜的量很多，不至于吃太多。

普通糖尿病患者饮食

各类型糖尿病患者都应该遵守饮食疗法的原则——控制好总热量的摄入、合理搭配各种营养素，尽量使食物的品种多样化，做到既能满足口福，又有利于糖尿病的治疗。

普通糖尿病患者只需使每日的主食量低于病前，限制主粮和脂肪的摄入即可。多选择一些脂肪含量较少的食物，如鱼肉、去皮的鸡肉、兔肉等脂肪含量比较低，瘦猪肉、禽蛋黄等，脱脂牛奶和豆制品脂肪含量也不高。许多蔬菜、菌藻类食物均是低脂肪食物。可以采取少量多餐的方式，这样对减轻胰岛的负担和缓解饥饿十分有效。对于尿糖转阴、而体重下降过快的患者，应适当增加进食量。随时监控，当增加饮食时，如果出现尿量增多，尿色由黄转白，尿糖由阴性转成阳性的现象，则说明增加的食量过多，应再加以控制。如果患者的尿量减少，尿色由白转淡黄色且清亮，说明病情有所好转。

有并发症的糖尿病患者，应在控制饮食的基础上，辅以降糖药物治疗。进行药物治疗，患者的每日血糖含量就应该相对

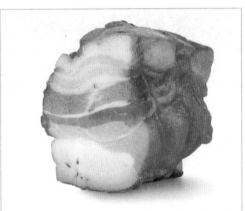

◎普通糖尿病患者只需使每日的主食量低于病前，同时还尤其要控制每日的脂肪摄入量。

固定，避免血糖出现波动。尿糖基本控制后，可逐步减少降糖药物的剂量，并根据身体状况的变化制定相应的比较固定的饮食计划。

糖尿病患者热量的控制可以采取骤减和递减的方法。如果是减少少量的热量，可以采取骤减的方法，骤减主食可以使胰岛的压力大大减轻，但是主食的骤减也会使一些患者产生饥饿的感觉，因此，应以

患者能够忍受为度。如果减少1000千卡以上，应采取递减的方式。一般来讲，如果一天饮食少500千卡左右，一个星期就能减轻体重1磅。对于肥胖患者来讲，可以通过此法在短时间内减轻体重。减少饮食需要注意的一个原则就是：每日的热量摄入不能低于1000千卡，应该控制在1000~1400千卡。

普通糖尿病患者可根据饮食原则灵活安排自己的食物，尽量做到新鲜，品种多、种类全，富含维生素和粗纤维。普通糖尿病患者的一周食谱，可供参考。

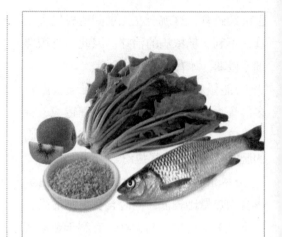

◎糖尿病患者要根据自己的情况灵活掌握食物摄入量，宜多食用新鲜蔬菜、鱼肉、杂粮及适量的水果。

一周食谱			
	早餐	**中餐**	**晚餐**
星期一	牛奶250克、鸡蛋1个、馒头、酱豆腐	米饭、葱烧海参、泡菜	绿豆粥、花卷、酱牛肉、豆腐干拌芹菜
星期二	豆浆300毫升、鸡蛋1个、小烧饼	泡菜牛肉面、拌黄瓜丝	绿豆粥、馒头、蒜黄炒豆腐、生西红柿
星期三	小米粥、煮鸡蛋1个	豆腐干拌菠菜猪肉包子、拌黄瓜丝	绿豆粥、馒头、蒜黄炒豆腐、生西红柿
星期四	牛奶250毫升、玉米粥、鸡蛋1个	米饭、炒鳝鱼、小白菜	鸡蛋汤、豆包、黄瓜拌豆腐
星期五	红豆粥、鸡蛋1个	小葱拌豆腐麻酱花卷、素烧冬瓜、酱牛肉	八宝粥、馒头、素炒豆芽
星期六	牛奶250毫升、鸡蛋1个、馒头	红豆粥、馒头、黄瓜拌鸡丝	牛肉水饺、素炒菠菜
星期日	小米粥、鸡蛋1个、拌豆腐丝	米饭、清蒸鱼、拌水萝卜丝	绿豆粥、馒头、拌茄泥、素炒油菜

肥胖患者减体重饮食

肥胖患者的减体重饮食又可称低热能饮食，是指肥胖患者通过减少热能的摄入，而依靠体内脂肪的消耗提供能量，从而达到减轻体重，治疗肥胖的目的。

肥胖患者在进行减体重饮食、严格控制每日热量供应的同时，也应该增加体力活动，参加一些体育锻炼。对于肥胖患者来讲，一般规定每天的热量摄入在1200千卡左右或者比正常需要热量减少500~1000千卡。肥胖患者应该改变爱吃零食、睡前吃点心的习惯，同时注意在其饮食结构中应该限制一些含热量很高的食物，如肥肉、糕点、甜食、油炸、煎烤等。

通过前面各类食物的食品交换份表，我们可以计算出肥胖患者的食品交换份数。按照肥胖患者每天1200千卡的热量，换算成食品交换份数就是14份。从上表可以看出，这位患者全天的食物分配应为主食6份，蔬果类1份，肉蛋类3份，豆乳类2份，油脂类2份。即需要主食150克，含碳水化合物3%~4%的蔬菜500克，肉蛋150克，牛奶和豆腐干250克，烹调植物油20克。再根据不同食物的食品交换法，在同类食物中进行交换。

肥胖患者另外需要注意的是，不能急于求成，体重不宜减得太快，不然有可能导致酮症发生。

妊娠糖尿病饮食

妊娠糖尿病是指孕妇在妊娠期间

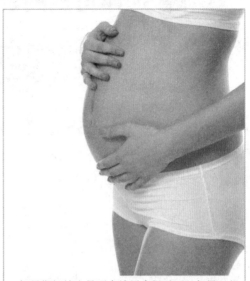

◎怀孕期间检查是否有糖尿病很重要，如果已经患上妊娠糖尿病，必须赶快进行相关治疗。

发生的糖尿病。近年来，随着生活方式的改变，不少孕妇吃得多且精，而活动少，这是妊娠期得糖尿病的重要原因。在妊娠期孕妇体内拮抗胰岛素的激素（垂体前叶激素与肾上腺皮质激素）水平增高，内分泌变化对糖代谢产生一系列影响，尤其当孕妇胰岛功能储备不足或胰岛素分泌降低时，很容易发生妊娠糖尿病。

妊娠糖尿病可能引起胎儿先天性畸形、新生儿血糖过低及呼吸窘迫综合征、死胎、羊水过多、早产、孕妇尿路感染、头痛等，不但影响胎儿发育，也危害母亲健康，因此，怀孕期间检查是否有糖尿病很重要，如果已经患上妊娠糖尿病，必须赶快进行相关治疗。

饮食疗法是妊娠糖尿病治疗的基础，妊娠糖尿病患者饮食控制是为了提供母体与胎儿足够的热量及营养素，使

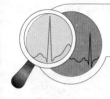

体重监测是自我管理的第一步

糖尿病患者进行自我监测最简单可行的就是测量体重。如前面所述，肥胖是糖尿病的大敌。特别是父母或祖父母的家庭中有糖尿病患者的人，尽管现在不是糖尿病患者，但也存在糖尿病易感体质。

❶ **胆固醇**

胆固醇又称胆甾醇，是一种环戊烷多氢菲的衍生物。

❷ **粥样硬化**

动脉硬化是血管病中常见的且最为重要的一种。一般先从细胞内膜开始有脂质和复合糖类的积聚，然后是纤维组织增生及钙质的沉着。

监测体重是2型糖尿病患者的必做功课

2型糖尿病血糖稍高的患者，平时要尽力将血糖控制在正常范围内。因此，严格地测量体重，避免过胖，是避免诱发糖尿病最直接的途径。

不仅如此，每日检测体重也是判断饮食疗法和运动疗法是否有效的重要指标。糖尿病患者要养成按时（每天早上起床后）测量体重的习惯。

但是，对于一些患者来说，短时间内体重骤降也未必是件好事。如果体重急剧下降，有可能预示着病情恶化，遇到这种情况时，要果断地与主治医生商量。

肥胖是威胁女性健康的"天敌"

肥胖的女性极易因内分泌失调而引发各种疾病，尤其是糖尿病、高血压和血脂代谢异常等这几类常见病。

糖尿病: 肥胖会造成血液中胰岛素分泌过度，尤其是严重的肥胖患者，他的空腹血糖浓度很高，再加上进食后胰岛素的分泌缓慢，所以造成血糖升高的现象。

高血压: 胰岛素分泌过度及胰岛素作用减低是造成高血压的首要原因。

血脂代谢异常: 血脂太高会影响身体中胆固醇❶流至肝脏的速率，并且有诱发心脏病的可能。

心血管疾病: 肥胖者大多伴有血脂浓度过高的症状，因此容易形成血管的粥样硬化❷，诱发心肌梗死等疾病。

标准体重不是通过"节食"吃出来的!

所谓体重管理说得简单点儿就是: 管理好自己的体重! 它是要通过饮食的调节、生活习惯的改变、合理的运动实现的。并不是依靠简简单单的"不吃饭"和高强度的运动量。

实际上，控制体重的概念是要求我们了解自己一天应该获得多少热量，然后合理安排饮食，以获得均衡的营养。

糖尿病
"稳居"八大疾病之首

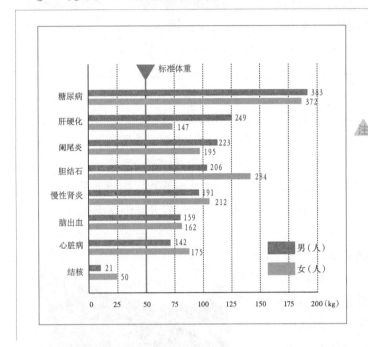

注: 肥胖患者在我国已经不再是少数了，由于体内脂肪无限制的堆积，使得肥胖人群比普通人更易招惹上糖尿病。

糖尿病患者减肥要有度

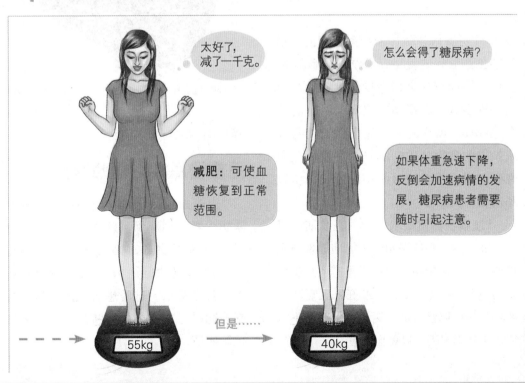

母体及胎儿能适当地增加体重,符合理想的血糖控制、预防妊娠毒血症及减少早产、流产与难产的发生。

妊娠糖尿病饮食治疗应遵循以下一些原则:

•注意热量需求。妊娠初期不需要特别增加热量,中、后期必须依照孕前所需的热量,再增加300千卡/天。由于体重减轻可能会使母体内的酮体增加,对胎儿造成不良影响,故孕期中不宜减重。

•多摄取纤维质。在可摄取的分量范围内,多摄取高纤维食物,如:以糙米或五谷米饭取代白米饭、增加蔬菜摄取量、吃新鲜水果而勿喝果汁等,如此可延缓血糖的升高,帮助血糖的控制,也比较有饱足感。但千万不可无限量地吃水果。

•注意餐次分配。为维持血糖值平稳及避免酮血症的发生,餐次的分配非常重要。因为一次进食大量食物会造成血糖快速上升,且母体空腹太久时,容易产生酮体,所以建议少量多餐,将每天应摄取的食物分成5～6餐。特别要避免晚餐与隔天早餐的时间相距过长,所以睡前要补充点心。

•注重蛋白质摄取。如果在孕前已摄取足够营养,则妊娠初期不需增加蛋白质摄取量,妊娠中期、后期每天需增加蛋白质的量各为6克、12克。最好每天喝至少两杯牛奶,以获得足够钙质,但千万不可以把牛奶当水喝,以免血糖过高。

•油脂类要注意。烹调用油以植物油为主,减少油炸、油煎、油酥之食物,以及动物之皮、肥肉等。

•正确摄取糖类。糖类的摄取是为提供热量、维持代谢正常,并避免酮体产生。妊娠糖尿病患者应尽量避免加有蔗糖、砂糖、果糖、葡萄糖、冰糖、蜂蜜、麦芽糖等含糖饮料及甜食,避免餐后血糖迅速增加。妊娠糖尿病患者早晨的血糖值较高,因此早餐要减少高糖食物。

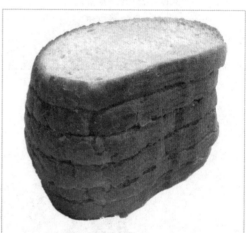

◎妊娠糖尿病患者除了要避免食用含蔗糖、砂糖等甜味食品和饮料外,还要控制对面食的摄取量,如面包。这些面食中含丰富的淀粉,也能最终转化成葡萄糖,引起血糖值升高。

重症糖尿病患者的饮食

空腹血糖高于13.88毫摩尔/升的糖尿病患者,均属于重症患者。这一类患者需要特别注意,因其病情十分不稳定,血糖波动范围大,很容易出现昏迷,甚至死亡。这类患者在进行饮食控制的同时,常需要加以胰岛素治疗才能控制病情。

重症糖尿病患者的饮食注意事项

糖尿病肾病的饮食

糖尿病肾病是糖尿病常见的慢性并发症，根据肾脏损害的轻重程度可分为五期：第一期为增生高滤期，此期间肾脏开始变大，但没有临床症状出现；第二期为临床前期，也没什么具体症状；第三期是早期肾病，其特点是血压高，尿液出现蛋白；第四期为临床肾病期，出现了大量尿蛋白，血压持续升高；第五期为肾功能不全期，此时症状比较多。

那么，糖尿病肾病患者该如何进行饮食控制呢？

（1）第一、二期时，应以低蛋白、低胆固醇及不饱和脂肪酸为主。

（2）第三期时，饮食中碳水化合物应占总热量50%，可选用一些低热量的甜味剂；蛋白质每日每千克体重摄入为0.8～1克，以优质蛋白为主，脂肪占总热量的30%，以不饱和脂肪酸为主。

（3）第四期糖尿病肾病患者应进一步减少蛋白质的摄入，每天每千克体重应少于0.8克。如果有明显浮肿或高血压症状出现，应限制钠盐摄入（每日2～3克）和水分摄入（每日小于1000毫升）。

（4）第五期时饮食要清淡易消化，蛋白质每日每千克体重摄入应小于0.6克。有浮肿或高血压者，应限制盐和水分摄入，可选用牛肉、瘦肉、鸡肉、丝瓜、西红柿、芋头等每100克含钠小于100毫升的食物，限制如豆腐、蘑菇、紫菜、虾米等含钠较高的食物。如果患者需要做透析，可适当增加优质蛋白质，补充一些富含维生素的食物，并要注意限制磷的摄入。

酮症酸中毒患者的饮食

糖尿病患者或因没有很好地控制饮食，或因全身感染、外伤手术等，可能会诱发酮症酸中毒。严重者可引起昏迷甚至死亡，要十分注意。

当发生酮症酸中毒时，如患者没有出现低迷，但酮症尚没有消失，食欲不佳时，应供给患者容易消化的单糖、双糖类食物，如水果汁、加糖果酱、蜂蜜水等流质食物。每日所供应的碳水化合物要根据其使用胰岛素的数量及患者的具体情况而定，一般每天要大于200克。要严格控制其每日脂肪和蛋白质的摄入量，以防其体内产生新的酮体，加重酸中毒。

当发生酮症酸中毒，尿酮、血酮增加，尚未出现低迷时，可给患者供应苹果或其他水果餐，因为水果大多为碱性食物，有中和酮酸、减轻酸中毒的作用。还可补充体液和各种无机盐、微量元素和维生素等，促进酮体的排泄。

出现低糖反应的饮食

对轻度低糖反应者，可用白糖或红糖25～50克用温开水冲服，稍重者可再吃馒头或面包25克或水果1～2个。一般10分钟后反应便可消失。

对低糖反应比较重的患者，可将白糖、红糖或葡萄糖放在患者口颊与牙齿之间，使之溶化咽下。十分严重的患者，除了上述措施外，应及时送往医院进行救治。

饮食治疗的误区

现在这个信息社会，对于治疗糖尿病谁都知道，吃东西对与糖尿病患者是第一重要的事情，但是具体到如何讲究，患者及患者家属经常是各有各的不同做法，在这些做法中不乏很多误区。不但对糖尿病起不到好的疗效，还会加重患者的病情。

只控制主食量，不控制总热能

有些糖尿病患者认为饮食疗法控制饮食只是单纯地控制主食量，而不控制总热量。糖尿病饮食治疗的原则是控制总热量的平衡膳食。主食是最直接的热量供应源，在总热量控制的前提下，应放宽主食摄入量。碳水化合物在人体内产热比是60%～65%，蛋白质、碳水化合物每克产热4千卡，脂肪产热则可达9千卡，超过蛋白质、碳水化合物的2倍。因此如果单纯控制主食而不控制总热量，摄入过多肉类食品或油脂，将造成总热量过高，血糖控制不会理想和稳定。

部分患者控制主食的摄入量，很容易在饭后不久感到饥饿，于是，便用吃副食（鸡、鸭、鱼、肉、蛋等）或其他零食（如花生、瓜子、休闲食品等）加以解决，这也是一种错误的做法。主食是人体所需热量的主要来源，但是，副食及零食中含有的热量也同样不可忽视。大多数副食和零食均为含油脂量或热量较高的食品，如每100克花生可产生589千卡的热量，每100克瓜子可产生570千卡的热量。这些食品所含有的热量比同等重量的米饭、猪肉、羊肉和鸡肉所含有的热量都要多，任意食用会导致总热量超标。这些食品中的蛋白质和脂肪进入人体后有相当一部分可以通过糖异生作用转变成葡萄糖。因此，副食和零食吃得太多，尤其是一些高脂肪食品吃得太多，容易使血糖升高。此外，一些高脂肪食品还会导致高脂血症及肥胖症，加速动脉硬化，导致心脑血管等并发症。

因此，对于糖尿病患者来讲，糖尿病病人根据个人情况不同，主食以每天200～300克（生重）为宜，如日摄入量少于150克，易出现饥饿酮症酸中毒。饮食控制并不仅仅是控制主食，而是在控制总热量的基础上，合理限制各种食物的摄入量。可以在控制每日所需总热量的基础上，少食多餐，同时注意各种营养素的搭配均衡，比如说，某天吃了20粒花生米，油脂摄入就达到一定量了，那么炒菜时就应该减少油量。

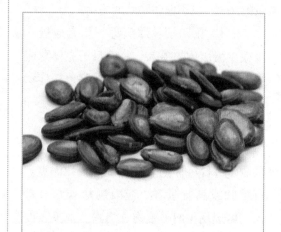

◎大多数副食和零食均为含油脂量或热量较高的食品，每100克瓜子可产生570千卡的热量。

糖尿病病人多吃盐

许多糖尿病患者平常只注意控制糖分的摄入量，这固然重要，不过近来的研究表明，糖尿病患者同样也应当控制食盐量。

这是因为，现代医学研究表明，过多的盐，具有增强淀粉酶活性而促进淀粉消化，和促进小肠吸收游离葡萄糖的作用，可引起血糖浓度增高而加重病情。因此，糖尿病病人也不宜多吃盐。

因噎废食，急于求成

有些患者简单地把糖尿病饮食疗法等同于"少吃挨饿"，为了控制好血糖，急于求成，自作主张少吃甚至不吃，特别是经常不吃早餐，这也是一个非常常见的误区。糖尿病的饮食疗法是指适当地限制总热量的摄入，同时，要注意保持营养平衡，而绝非忍饥挨饿或者严重偏食。

不按时进餐很容易诱发餐前低血糖，而且少吃一顿，下一顿饭量必然增大，进而导致血糖控制不稳定。人在过度饥饿或低血糖状态下，体内的升糖激素分泌会增加，促进糖原分解及糖异生，会出现低血糖后跳性高血糖，导致血糖的波动，不利于糖尿病患者控制血糖水平。

如果少吃或不吃，人体活动的能量只能靠分解脂肪来供应，脂肪分解后可产生酮体，有可能导致酮症酸中毒。此外，少吃或不吃会导致营养摄入不足，造成患者身体抵抗能力下降，更容易感染其他疾病。

因此，按时、规律、适量地进食很重要。开始控制饮食时，要逐渐减少热量，让机体有个适应过程，不要一步达标，急于求

成。要认真检查摄入量是否正确，每天主食200～300克，其他食物摄入要足够。当饥饿难忍时，可用黄瓜、西红柿等充饥，也可以吃些含纤维素高的食品。如果有低血糖现象，要立即吃些糖水或含淀粉的食物。

正确的饮食方法应该是：少量多餐，多吃低热量的食品，如各种蔬菜：西红柿、黄瓜、大白菜等，以及含糖量相对比较低的苹果、橘子、草莓、猕猴桃等水果。少量的主食加鸡蛋、瘦肉、牛奶等，既能保证身体所需的基本热量，又有比较合理的营养搭配。

限制动物油，多吃植物油

通常我们食用的脂肪可分为两大类：一类是动物性脂肪，如烹调用的牛油、猪油、羊油等，还有肉、乳、蛋中的脂肪，这类脂肪除鱼油外，含饱和脂肪酸多，可使血清胆固醇升高；另一类是植物油，包括花生油、豆油、芝麻油、菜籽油、玉米油等，植物油除椰子油外，含不饱和脂肪

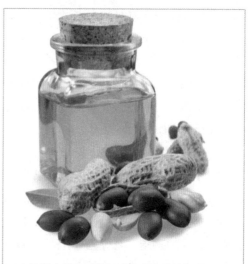

◎在日常生活中，糖尿病患者在用油方面，应选择含不饱和脂肪酸多的植物油。

酸多，有降低血清胆固醇的作用。可以看出，植物油能降低血清胆固醇，适合糖尿病患者食用，但是需要注意的是，植物油并不是吃得越多就越好。

有些糖尿病患者虽然每天都能很好地限制主食和副食的摄入量，但仍不能有效地控制血糖。这是为什么呢？仔细分析后才发现，原来是他们每天都超量地摄入食用油，致使其总热量摄入过多。许多糖尿病患者都知道吃猪油、牛油等动物油有害，但认为多吃植物油则无妨，其实这是一个很大的误区。

其实，无论动物油还是植物油都含有脂肪，脂肪是高热量食品。如果脂肪的摄入量控制不佳，其每天总热量的摄入量就会超标，就会出现高血糖。另外，长期过量地摄入脂肪，会使患者的体重增加，导致其体内胰岛素的敏感性下降。相对来说，植物油比动物油好，但也不能随便吃。目前中国人的食物结构发生了很大变化，动物食品摄入量有较大上升，但即便是瘦肉也含10%左右的动物脂肪。另外，烹调油摄入急剧增加，很多人每天已经超过50克。脂肪摄入过多，是造成我国居民糖尿病及其他一系列胰岛素抵抗综合征的代谢性疾病增加的主要原因。

干果最耐饿，多吃好处多

吃干果好处多，因为很多干果中蕴藏有丰富的营养素。如核桃中含有不饱和脂肪酸a-亚麻酸，它是女性孕期必需的脂肪酸，富含的磷脂，有健脑作用。花生中蛋白质含量高达30%，营养可与鸡蛋、牛奶、瘦肉媲美，且易被人体吸收。而瓜子、葵花子、南瓜子和西瓜子是不饱和脂肪酸的富矿，可炒熟或煮熟后食用。松子以维生素（维生素A、维生素E）与人体必需脂肪酸含量丰富著称。而且吃干果可以扛饿，因此，很多糖尿病患者认为，在进行饮食控制的时候，多吃一些干果可以有效防止两餐之间饥饿感的出现。

但是，多吃干果对糖尿病的治疗却十分不好。花生、核桃等干果之所以耐饿，是因为它们含的脂肪比较高，如20粒花生米、两个核桃就能产生25克主食的热量，100克花生米产热500多千卡，是一日应该摄入热量的1/3。因此，多吃干果不能有效控制糖尿病患者的摄入总热量，很容易造成一日摄入热量严重超标。而且，摄入的脂肪过高，会造成胰岛素抵抗综合征的出现，因此不主张糖尿病病人吃花生等干果类高脂肪食物。

吃素不吃荤，有利糖尿病

由于一些荤腥食物含有很高的脂肪、蛋白质等营养素，多吃对糖尿病的治疗非常不

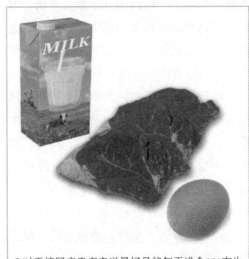

◎对于糖尿病患者来说最好是能每天进食250克牛奶、一个鸡蛋、3两左右瘦肉或鱼。

利。于是有一些患者就认为既然这些荤腥食物不好，那干脆就不吃得了，多吃素食，对治疗糖尿病肯定有莫大益处。其实，这种想法是错误的，因为素食有素食的营养成分，肉食有肉食的营养成分，两者都吃才能营养互补，达到科学配餐合理营养。

糖尿病病人由于控制饮食，容易造成营养素缺乏，如果再吃素，对身体伤害更大。况且动物性食物的营养是植物性食物不能代替的，它的蛋白质含量高、质量优，其氨基酸比例恰当；而植物性蛋白质（豆类除外）缺少赖氨酸，营养不全面。另外，动物食品中的营养素人体易吸收，如血红素铁比无机铁吸收好，有机锌、有机硒、有机铬都比无机元素吸收好。动物食品又是一些维生素的丰富来源，长期不吃会造成维生素缺乏。

当然多吃荤少吃素也不科学。吃荤多势必造成蛋白质太高，动物脂肪摄入增加。肉类食品和脂肪摄入过多对于糖尿病饮食调整极为不利。平衡膳食要求每天有250克牛奶、一个鸡蛋、3两左右瘦肉或鱼，当然也可以是其他一些食物，总体原则是要控制在总热量范围内，注意平衡各种营养素的吸收。

水果与蔬菜差不多，可以随便吃

有些糖尿病患者认为水果中含有许多维生素和纤维素，就像蔬菜一样，多吃水果对糖尿病的治疗是有益无害的，不但可以补充人体必需的维生素，而且可以刺激肠道，增加肠的蠕动，有利于保持大便的通畅。但是，我们也应该清楚的是，许多水果含有较多的糖分，一次大量进食含糖分较高的水果会引起血糖升高，不利于糖尿病患者血糖的控制。那么能不能吃水果，怎么吃才合适呢？其实只要掌握好以下要点，对于大多数糖尿病病人来说，完全可以既控制好血糖，又能享受进食水果的好处和乐趣。

掌握吃水果的先决条件。对于血糖控制较好的病人，即空腹血糖在7.8毫摩尔/升以下，餐后2小时血糖在10.0毫摩尔/升以下，糖化血红蛋白在7.5%以下，血糖的波动也不是太大，此时就适宜吃一些水果。如果血糖水平还很高，则暂时不能吃水果，得等到血糖控制满意后再开始吃水果。

控制水果的数量。糖尿病人吃水果时一定要将水果所含的热量计算在每日饮食的总热量中。如果你要吃水果，应该根据前面我们说过的食品等热量交换份法，扣除相应热量的主食。例如，吃了两个100克的苹果，就应该少吃25克的米饭（200克苹果的热量相当于25克大米）。至于是在正餐时吃水果，还是在2次正餐中间将水果作为加餐，

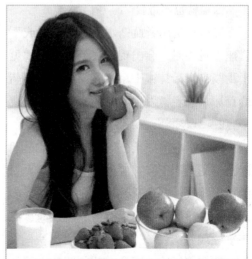

◎大部分水果含糖量高，糖尿病患者食用水果时需严格控制量。

则需根据糖尿病病人的具体情况来定，如果平时的血糖水平以餐后血糖高为主，空腹血糖不是很高，则将水果作为2次正餐中间的加餐来吃较为合适（上午10时、下午3时或睡前进食水果），如果空腹血糖偏高，则应该在正餐时吃水果。

选择一些含糖量比较低的水果。各种水果的含糖量存在差异，西瓜、橘子、梨、苹果、猕猴桃等含糖量较低，柿子、香蕉、鲜荔枝、红枣等含糖量较高。一般来说糖尿病病人不适宜吃含糖量较高的水果。如果你的血糖控制得还不是很好，可以用含糖分低的瓜果替代，比如黄瓜、西红柿，多吃一些蔬菜也可以增加维生素和食物纤维的摄入，达到同样的目的。

掌握了以上要点，糖尿病病人可以通过检测吃水果和不吃水果时空腹和餐后2小时血糖的变化情况，摸索吃水果的种类和数量对自己血糖的影响，从而了解自己是否能吃某种水果，吃多少合适。

低血糖也不进食

当糖尿病患者血糖水平降得过低或下降速度过快时，会出现低血糖反应，常见于用胰岛素治疗或采用口服磺胺类降糖药的糖尿病患者，发生的时间一般是餐前或半夜2～3点钟。

低血糖症的症状分为两个阶段。早期因血糖的急速下降，刺激肾上腺分泌大量的肾上腺素，产生交感神经亢进症状，如冷汗、发抖、起鸡皮疙瘩、心跳过速、饥饿、软弱、头痛等。由于脑部的营养全靠血中糖分来供给，因此在脑部营养不足的情况下，病人会发生头晕、头痛、焦躁不安、神志不清，甚至昏迷的现象。因为低血糖的危害极大，所以出现低血糖时，必须立即采取措施，不能为了达到控制饮食的目的而不进食，应该赶快吃一些含糖分的食物，否则血糖会继续下降，严重者甚至会出现生命危险。

糖尿病病人不吃主食控制血糖

有的糖尿病病人认为，只要控制了主食的摄入量，就可以控制血糖，防止血糖升高，并以此来治愈糖尿病。这实际上是一种误区，是对身体健康有害的。

这是因为，葡萄糖是人体热能的主要来源，是维持机体运转的基本物质，而葡萄糖又主要来自于碳水化合物类食物（即主食）。如果少吃甚至不吃主食，人体摄入葡萄糖不足，势必会导致人体运转缺乏动能，人的正常生理活动就会受到影响，健康受到危害，更加不利于糖尿病的治疗。

糖尿病病人饮用蜂蜜

有的糖尿病病人听说饮用蜂蜜可以治疗

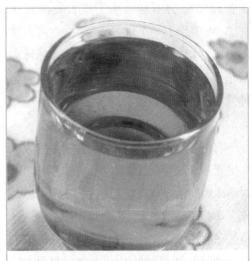

◎蜂蜜的升血糖作用特别明显。从这一点来看，糖尿病病人是不能饮用蜂蜜水的。

糖尿病，同时具有保健功效，因此认为患上糖尿病后适合饮蜂蜜。这种想法是错误的。

据分析，每百克蜂蜜中含碳水化合物75.6克，蛋白质0.4克，脂肪19克，水分20克，还含有人体所需要的矿物质元素（钾、钠、钙、镁）及维生素和蜂胶、蜡、色素等。由此可见，蜂蜜中的主要成分是碳水化合物（糖类），且含量极高。进一步分析，每百克蜂蜜碳水化合物中葡萄糖约为35克，果糖40克左右，蔗糖约2克，糊精约1克。葡萄糖和果糖均为单糖，进入肠道后无需消化可直接被吸收入血，使血糖升高，蔗糖和糊精略经水解后即可被吸收，因此，蜂蜜的升血糖作用特别明显。从这一点来看，糖尿病病人是不能服用蜂蜜的。

无糖食品多吃无妨

严格地讲，"无糖食品"这个名称十分不科学。因为糖的概念十分广泛。糖在营养学上又称为碳水化合物，是单糖、双糖和多糖的总称。葡萄糖、果糖属于单糖，蔗糖、乳糖、麦芽糖属于双糖，我们平时吃的米、面中的淀粉属于多糖。而市场上所谓的无糖食品，一般指的是不含蔗糖或用其他的甜味剂如木糖醇替代蔗粮的食品，如无糖饼干、无糖面包、咸面包、咸饼干等。这些"无糖食品"主要由粮食做成，其主要成分是淀粉，与米饭、馒头一样。淀粉经过消化分解后，会在体内转化成大量葡萄糖而导致血糖升高，其中可能含有其他的糖类，如果糖、乳糖等。有些糖尿病患者由于不加节制地食用"无糖食品"，出现了血糖上升、病情反复的情况。

因此，"无糖食品"不可无限量地吃，这类食品仍然应计算入总热量范围内，如果食用无糖食品后明显血糖升高，应该停用。

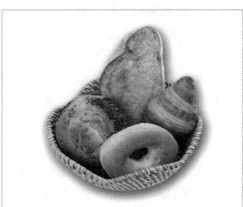

◎无糖饼干、无糖面包、咸面包、咸饼干等。这些"无糖食品"可以适量。

糖尿病与食物选择

不管属于那种类型，也不论病情轻重，都需要注意日常食物选择，选对了食物对治疗病情可以起到很好的防治作用，甚至不需用药即可控制病情。

谷物类

许多糖尿病患者都不敢进食谷物，因为谷物含糖很多。这其实是个误解。其实，谷物除了含糖，也含有许多利于控制血糖的成分，比如，纤维素就能减缓糖的吸收，增强胰岛素的敏感性，能明显改善高血糖，减少胰岛素和口服药剂量。再比如硒，含有硒的谷甘肽过氧化物酶可降低视网膜上的氧化损伤，通过补充硒可以改善糖尿病患者的视网

膜病变。另外,谷物中的豆类还含有丰富的蛋白质、多种维生素和矿物质,这些营养素

能够提供人体必需的氨基酸及对人体非常有益的不饱和脂肪酸。

所以,糖尿病患者还是不应该回避进食谷物的,有选择地进食适量谷物对均衡地摄入营养、稳定血糖、改善疾病是大有裨益的。

荞麦

荞麦又名净肠草或者是三角麦。它属于科植物荞麦的种子,全国各地都有分布和栽培,以北方为多。

功能效用

•荞麦中的镁,能使血管扩张而抗栓塞,也有利于降低血清胆固醇。

•荞麦中的维生素P,可增强血管壁的弹性、韧度和致密性,保护血管。

•荞麦中的芦丁,可降低人体血脂和胆固醇,软化血管,预防脑血管出血,对糖尿病伴发高脂血症、高胆固醇症很有益处。

•食用荞麦后(尤其是苦荞),血糖、尿糖都会有不同程度的下降,很多轻度患者甚至可以用苦荞麦控制病情。

•常食荞麦,可增强血管壁的弹性、韧度和致密性,保护血管,能使血管扩张而抗栓塞,可预防脑血管出血。

适用量

每日食用60克为宜。

食用宜忌

一次不可食用过多,否则难以消化。

脾胃虚寒、畏寒便溏者不宜食用,食之易动寒气。

燕麦

燕麦俗名野麦或雀麦,可作为普通的食物作用。燕麦营养

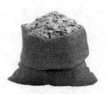

价值很高,其蛋白质、脂肪的含量居大米、小米、白面等9种粮食作物之首。我国北方出产的莜麦学名叫裸燕麦,是燕麦的一种。

功能效用

•燕麦中含有的抗氧化剂可以通过抑制黏性分子来有效减少血液中的胆固醇,预防糖尿病合并高脂血症及冠心病的发生。

•可以增加胰岛素的敏感性,降低餐后血糖的急剧升高,这样机体只需分泌较少的胰岛素就能维持代谢。

•有润肠通便,改善血液循环,预防骨质疏松的保健功效。

•还能更好地清除人体内的垃圾,减少肥胖症的产生。

食用宜忌

要挑选那些洁净、均匀饱满、不含谷麸和其他杂物的燕麦,在常温和通风条件下储存即可。燕麦可用来煮粥,也可以加工成面包、甜点等。

一次不宜食用过多,每日40克为宜,否则易造成胃痉挛或胀气。

麦麸

麦麸即小麦皮,为小麦磨取面粉后筛下的种皮,就是外面的皮,主要是纤维、糊粉、一些矿物质和维生素,性味甘凉,可收敛汗液。

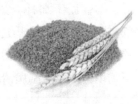

功能效用

•麦麸中含丰富的B族维生素，可预防周围神经功能障碍。

•维生素B_6可缓解由于糖尿病引起的肾脏病变；同时维生素B_6还能预防糖尿病性视网膜病变、减少血中糖化血红蛋白，改善糖耐量。

•食用后可使糖尿病患者对葡萄糖的吸收减慢，对于改善餐后血糖的波动有良好的作用。

•可以提高胰岛素的敏感性，保护胰岛B细胞功能，使血糖平稳。

食用宜忌

膳食纤维食用过多会在肠道堆积发酵，引起腹泻、胀气等不适感，还会影响其他微量元素的吸收。每日食用20～30克为宜。

青稞

青稞是禾本科大麦属的一种禾谷类作物，因其内外颖壳分离，籽粒裸露，故又称裸大麦、元麦、米大麦。青稞分为白青稞、黑青稞、墨绿色青稞等种类。青稞在青藏高原具有悠久的栽培历史，是西藏四宝之首糌粑的主要原料。

功能效用

•下气宽中，壮精益力，除湿发汗、止泻。

•控制血糖水平。

•能通过降血脂和降低胆固醇的合成预防心血管类疾病。

•青稞中的β–葡聚糖能通过减少肠道黏膜与致癌物质的接触和间接抑制致癌微生物作用来预防结肠癌，还能通过降血脂和降低胆固醇的合成预防心血管类疾病。

•多食青稞能提高机体的免疫力，具有良好的保健功效。

食用宜忌

有盗汗症状者忌吃，因为青稞有发汗功效。

便秘者宜少吃，因为青稞另有止泻功效。

没有以上毛病者，每日食用50克为宜。

豇豆

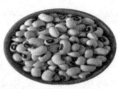

豇豆亦称中国豆、黑眼豆、豆角。作蔬菜食用的豇豆品种很多，根据荚的皮色不同分成白皮豇、青皮豇、花皮豇、红皮豇等，根据各品种对光照长短的不同反应，对光照长短反应不敏感的品种有红嘴燕等，对光照长短反应敏感的有上海、扬州的毛芋豇，苏州、无锡栽培的北京豇等品种。

功能效用

•豇豆所含的磷脂有促进胰岛素分泌，加强糖代谢的作用。

•豇豆所含有的烟酸是糖尿病患者天然的血糖调节剂。

•豇豆所含有的锰，是抗氧化剂的一种，能预防癌症和心脏病，预防更年期女性的骨质疏松症。

•豇豆中含有丰富的维生素C和叶酸，能促进抗体的合成，提高机体的抗病毒能力。

•豇豆中的铁、锌等微量元素能很好地改善缺铁性贫血和锌缺乏症患者的健康状况。

• 与猪肉搭配，对糖尿病伴发高血压、便秘及消化不良等症有食疗功效。

食用宜忌

多食则性滞，故气滞腹胀、大便不畅之人应慎食。

每日食用40克为宜。

绿豆

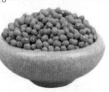

绿豆又叫青小豆，是一种豆科、蝶形花亚科豇豆属植物，原产印度、缅甸地区。绿豆具有粮食、蔬菜、绿肥和医药等用途，是我国人民的传统豆类食物。绿豆不仅有良好的食用价值，还具有非常好的药用价值，有"济世之食谷"之说。

功能效用

• 绿豆淀粉中含有的相当数量的低聚糖（戊聚糖、半乳聚糖等），因人体胃肠道没有相应的水解酶系统而很难被消化吸收，所以绿豆的能量值比其他谷物低，对于肥胖者和糖尿病患者有辅助治疗的作用。

• 绿豆中的鞣质既有抗菌活性，又有局部止血和促进创面修复的作用，对各种烧伤有一定的治疗作用。

食用宜忌

不宜煮得过烂，以免使有机酸和维生素被破坏，降低清热解毒功效。

脾胃虚弱、容易腹胀腹泻的人不宜多吃。特别是服温补药时不要吃，以免降低药效。

绿豆要选择那些没有杂质、籽粒大小均匀、完整饱满且外表光滑有光泽的。

绿豆可在常温、干燥、通风处保存。

每日食用40克为宜。

黄豆

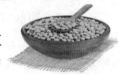

黄豆的营养价值最丰富，素有"豆中之王"之称，被人们叫作"植物肉""绿色的乳牛"。干黄豆中含高品质的蛋白质约40%，为其他粮食之冠。

功能效用

• 黄豆中含有的一种抑制胰酶的物质对糖尿病有一定疗效。

• 黄豆里的皂素能减少血液里胆固醇的含量。

• 黄豆中的卵磷脂可除掉附在血管壁上的胆固醇，维持血管的软化，预防肝脏内积存过多的脂肪。

• 黄豆还有清热、通便、利尿、解毒等功效。

食用宜忌

食后易胀气，消化功能不良之人少食。

患有严重肝病、肾病、痛风、消化性溃疡的人以及低碘者慎食。

每日食用40克为宜。

红小豆

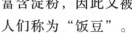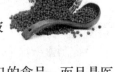

红小豆又名赤豆、赤小豆、红豆，富含淀粉，因此又被人们称为"饭豆"。红小豆不仅是美味可口的食品，而且是医家治病的妙药。

功能效用

• 红小豆富含膳食纤维，不仅能够润

肠通便，还能起到辅助降血糖的作用。

•红小豆中丰富的B族维生素和铁质、蛋白质、脂肪、糖类、钙、磷、烟酸等成分，具有清热利尿、祛湿排毒等功效。

•红小豆中的皂角苷有良好的利尿作用，能解酒、解毒，对心脏病和肾病水肿均有一定的疗效。

•红小豆还具有缓解视觉疲劳、预防近视的作用。

•红小豆对金黄色葡萄球菌及伤寒杆菌有抑制作用。

食用宜忌

阴虚而无湿热者及小便清长者慎食。

每日食用30克为宜。

玉米

玉米又称之为苞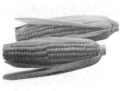米、苞谷、棒子、珍珠米等，原产于南美洲的墨西哥，秘鲁一带，距今已有7000多年的历史，被誉为"黄金食品"。

功能效用

•玉米中丰富的铬对糖类的代谢起着重要作用，可增加胰岛素的效能，促进机体利用葡萄糖，是胰岛素的加强剂。

•玉米中有丰富的膳食纤维能够起到辅助控制血糖的功效。

•玉米具有健脾利湿、开胃益智、宁心活血的作用。

•玉米油中的亚油酸能预防胆固醇向血管壁沉淀，对预防高血压、冠心病有积极作用。

•吃玉米能刺激脑细胞，增强人的记忆力。

•玉米中所含的黄体素和玉米黄质可以预防老年人眼睛黄斑性病变的发生。

•有利尿的作用，可以消除水肿，易水肿的人可多吃玉米。

食用宜忌

选购玉米时应该注意颗粒的大小、色泽、质地和味道，在常温且通风环境下储存。

玉米受潮发霉会产生黄曲霉素，有致癌作用，应该禁食。

对阴虚火旺者，忌食爆米花，以防助火伤阴。

每日食用70克为宜。

薏米

薏米，又名薏苡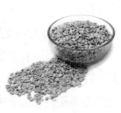仁、苡米、苡仁、土玉米、薏米、起实、薏珠子、草珠珠、回回米、米仁、六谷子，是常用的中药，是普遍、常吃的食物，又是一种美容食品。

功能效用

•薏米所含的薏苡仁酯不仅具有滋补作用，还是一种抗癌药，能抑制艾氏腹水癌细胞增殖，可用于治疗胃癌及子宫颈癌。

•薏米的根中所含的薏米醇，还有降压、利尿、解热和驱蛔虫的效果，适用于高血压、尿路结石、尿路感染、蛔虫病等。

•薏米还有清利湿热，益肺排脓，健脾胃，强筋骨之功效。

•薏米的叶作茶饮，可以利尿。

•常食薏米可以保持人体皮肤光泽细腻，消除粉刺、斑雀、老年斑、妊娠斑、蝴蝶斑，对脱屑、痤疮、皲裂、皮肤粗糙等都有良好疗效。

食用宜忌

孕妇及津枯便秘者慎用；滑精、小便多者不宜食用。

每日60克为宜。

蔬菜类

糖尿病患者应多吃蔬菜，因为蔬菜中有大量的膳食纤维，不仅可以增加饱腹感，保持大便通畅，更利于降低血糖。另外，蔬菜中还含有丰富的维生素C、B族维生素、铬、磷、锌、镁等，这些营养素能够补充糖尿病患者每天的消耗，对糖尿病也有很好的治疗作用。

但是，因为各类蔬菜的含糖量不同，所以，糖尿病患者也要有选择地食用。叶菜类、根茎类、瓜果类、荚豆类、花菜类以及菌藻类等几大类蔬菜中，叶类、瓜类蔬菜糖含量较低，故此类蔬菜糖尿病患者每天不必严格限制摄入量。而薯类、荚豆类等蔬菜，含糖量较高，糖尿病患者不宜多吃，且要相应减少主食的量。至于菌藻类蔬菜，香菇、木耳、蘑菇、海带等，因其含丰富的微量元素，且可与其他蔬菜搭配食用，有防病抗癌、增强机体免疫力的作用，所以，糖尿病患者可适量食用。

芹菜

芹菜又称香芹、药芹，富含多种营养素。现代芹菜品种是原产地中海沼泽地区的野生种演化来的，属于伞形科，是一种具有很好药用价值的植物。

功能效用

•芹菜具有良好的平肝利尿作用，糖尿病患者取芹菜绞汁煮沸后服用，有降血糖的作用。

•芹菜中的芹菜素或芹菜鲜汁均有明显的降压作用。芹菜素还能抑制血管平滑肌增殖，预防动脉硬化，对前列腺癌、乳腺癌、甲状腺癌等癌细胞具有抑制肿瘤血管形成等作用，适合高血脂、高血压、动脉硬化及肿瘤患者食用。

•芹菜的提取物有降低血脂（总胆固醇、低密度脂蛋白胆固醇、三酰甘油）的作用。

•芹菜甲素和芹菜乙素还有镇静安神的作用。

•吸烟者每天食用60克凉拌芹菜，能起到预防肺癌的功效。

食用宜忌

脾胃虚寒，肠滑不固、大便溏稀者慎食。

血压偏低者慎用。

挑选芹菜时应该选择新鲜干净、长短适中、肉厚、质密且菜心结构完好的，择洗干净后放入冰箱保存。

芹菜最好带叶吃。

每日食用50克为宜。

芥蓝

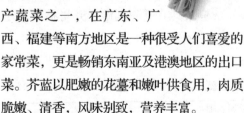

芥蓝，别名白花芥蓝。芥蓝的花薹是我国著名的特产蔬菜之一，在广东、广西、福建等南方地区是一种很受人们喜爱的家常菜，更是畅销东南亚及港澳地区的出口菜。芥蓝以肥嫩的花薹和嫩叶供食用，肉质脆嫩、清香，风味别致，营养丰富。

功能效用

•芥蓝含有大量的膳食纤维，摄入胃

肠后，吸水膨胀呈胶状，能延缓食物中葡萄糖的吸收，降低胰岛素需求量，减轻对胰岛细胞的负担，增进胰岛素与受体的结合，能起到降低餐后血糖的作用。

•芥蓝对肠胃热盛、熬夜失眠、虚火上升，或因缺乏维生素C而引起的牙龈肿胀出血，很有疗效。

食用宜忌

每日食用100克为宜。

菠菜

菠菜原产尼泊尔，在唐代传入我国，在我国已有1000多年的种植历史。菠菜又名波斯菜、赤根菜，含有丰富的胡萝卜素、维生素C、钙、磷及一定量的铁、维生素E、膳食纤维、芦丁、辅酶Q10等，是富含维生素和矿物质的黄绿色蔬菜。

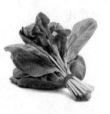

功能效用

•菠菜中含有一种类似胰岛素的物质，其作用与胰岛素接近，能使血糖保持稳定。

•糖尿病患者，尤其是2型糖尿病患者，食用菠菜能较好地控制血糖。

•菠菜含有大量的水溶性纤维，利于排出肠道中的毒素物质，润肠通便。

•常吃菠菜能令人面色红润，不患缺铁性贫血。

•菠菜中的β-胡萝卜素可以预防癌症与多种疾病。

食用宜忌

菠菜性滑，大便秘结者吃菠菜有利。

肠胃虚寒、腹泻者应少食。

婴幼儿和缺钙、软骨病、肺结核、肾结石患者不宜食用生菠菜。

菠菜含草酸较多，与含钙丰富的食物（如豆腐）共烹，可形成草酸钙，既不利对钙的吸收，又不利胃肠消化，所以，食用菠菜时，先在沸水中烫泡一下，可使草酸钙减少一部分。

菠菜要选叶片颜色深绿而有光泽的，用湿纸包好放入塑料袋里放在冰箱里保存。

菠菜含有丰富的维生素C，烹调时一定要缩短烹调时间。

每日食用80～100克为宜。

香菜

香菜，又名胡荽、芫荽、香荽，状似芹，叶小且嫩，茎纤细，味郁香，是人们最熟悉不过的提味蔬菜，是汤、饮中的佳佐。

功能效用

•香菜具有降血糖功效。

•香菜含有丰富的矿物质及维生素，有健胃消食、疏散风寒、祛风解毒，促进人体血液循环的功效。

•香菜有降血压的作用，对治疗高血压有辅助疗效。

•香菜具有发汗透疹、消食下气、醒脾和中的功效，可用于治疗麻疹初期透出不畅、食物积滞、胃口不开、脱肛等病症。

食用宜忌

因热毒壅盛而非风寒外来所致的疹出

不透者忌食。

腐烂、发黄的香菜不要食用，会有毒素。

患口臭、狐臭、龋齿、生疮的人，不宜吃香菜，吃了反而会加重病情。每日食用3～5克为宜。

苋菜

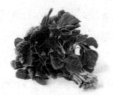

苋科苋属一年生草本植物，叶有绿、红、暗紫等色，以色红者较好，称为红苋、赤苋。我国各地均有栽培，春、夏季采收，去根，洗净用。

功能效用

•苋菜含有较为丰富的镁，能够帮助控制血糖，也能够帮助减少糖尿病并发症和降低病死率。

•苋菜含有丰富的钙，能维持心肌的活动，预防肌肉痉挛。

•苋菜还富含铁，能增加血红蛋白含量，提高携氧能力。

食用宜忌

脾胃虚弱、腹胀便溏者应少食苋菜。

每日食用80克为宜。

荠菜

荠菜，又名地菜，为十字花科植物，是一种可食用野菜，其营养价值很高，食用方法多种多样，且还具有很高的药用价值。

功能效用

•荠菜含有大量的粗纤维，食用后可增强大肠蠕动，促进粪便排泄，从而增进新陈代谢，有助于防治高血脂、高血压、冠心病、肥胖症、糖尿病、肠癌及痔疮等。

•荠菜所含的橙皮苷具有消炎抗菌、增加体内维生素C含量的作用，还能抗病毒，抑制眼晶状体的醛还原酶，对糖尿病性白内障患者有益。

•荠菜不仅可以降低血中及肝中的胆固醇和三酰甘油的含量，而且还有降低血压的作用。

•荠菜中所含的二硫酚硫酮，具有抗癌作用。

食用宜忌

荠菜宽肠通便，便溏泄泻者慎食。

每日食用60克为宜。

蕨菜

蕨菜又叫拳头菜、猫爪、龙头菜，属于凤尾蕨科，其食用部分是未展开的幼嫩叶芽。蕨菜野生在林间、山野、松林内，是无任何污染的绿色野菜，不但营养丰富，还有很好的药用功效。

功能效用

•蕨菜中含有丰富的锌和硒，是对糖尿病患者很有利的蔬菜。

•蕨菜不但富含人体需要的多种维生素，还有清肠健胃、舒筋活络等功效。

•蕨菜有解毒、清热、润肠、利尿等功效，经常食用可治疗高血压、头晕失眠、子宫出血、慢性关节炎等症，对流感也有预防作用。

•民间常用蕨菜治疗泄泻、痢疾、小便淋漓不通，有一定疗效。

食用宜忌

脾胃虚弱、食少便溏者慎食，常人亦不宜多食。

食用前应先用沸水烫，然后再浸入凉水中，以便除去异味。

每日食用30克为宜。

莼菜

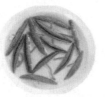

莼菜，别名水葵、马蹄草、水莲，为睡莲科植物莼菜的嫩茎叶。莼菜是一种地方名菜，相传乾隆帝下江南，每到杭州都必以莼菜调羹进餐，并派人定期运回宫廷食用。古人所谓"莼鲈风味"中的"莼"，指的就是莼菜。莼菜鲜嫩滑腻，用来调羹作汤，清香浓郁，被视为宴席上的珍贵食品。

功能效用

•莼菜富含纤维素，食用后易增加饱腹感，延缓餐后血糖上升。

•莼菜含有丰富的锌，是植物中的"锌王"，常食能够增加机体对胰岛素的敏感性，帮助维持血糖水平正常，对糖尿病有良好的辅助治疗效果。

•莼菜有清热解毒、利尿、消肿之功效，还能增强机体的免疫功能，预防疾病发生。

•莼菜叶背分泌一种类似琼脂的黏液，为多糖类物质，有抗癌和降血压作用。

食用宜忌

多食易伤脾胃，脾胃虚弱、食少便溏者慎食。

经期女性及孕产妇不宜多食。

每日食用30克为宜。

青椒

青椒为茄科，果实为浆果，又名大椒、灯笼椒、柿子椒、甜椒、菜椒等，原产于美洲，含有丰富的维生素C，一般做蔬菜食用。

功能效用

•青椒具有帮助消化、促进脂肪新陈代谢等功效。

•青椒中含有硒，可以起到辅助调节血糖的作用。

•青椒中的硒还能改善糖、脂肪等物质在血管壁上的沉积，降低血液黏稠度，减少动脉硬化及冠心病、高血压等血管并发症的发生率。

食用宜忌

关节炎、类风湿关节炎患者不宜多食。

辣味重的青椒容易引发痔疮，疮疖等炎症，故辣的青椒要少吃。

溃疡、食道炎、咳喘、咽喉肿痛、痔疮患者应慎食。

选那些外观鲜艳、厚实、明亮、肉厚且有绿色的花萼的青椒，将其放入进窟窿的袋里在不直接接触冷气的冰箱蔬菜格子里保存。

每日食用60克（约2个）为宜。

辣椒

辣椒，又叫番椒、海椒、辣子、辣角、秦椒等，是一种茄科辣椒属植物，果实通常成圆锥形或长圆形，未成熟时呈绿色，成熟后变成鲜红色、黄色或紫色，以红色最为常见。辣椒的果实因果皮含有辣椒素而有辣味。辣椒能增进食欲，其所含维生素C的量在蔬菜中居第一位。

功能效用

•辣椒所富含的辣椒素在提高胰岛素的分泌量的同时，还负责保护调节葡萄糖代谢的激素，能显著降低血糖水平。

•辣椒素能增强胃肠蠕动，改善食欲，并能抑制肠内异常发酵，排除消化道中积存的气体。

•辣椒含有丰富的维生素C，可以控制心脏病及冠状动脉硬化、降低胆固醇。

食用宜忌

牙痛、喉痛等火热病症或阴虚火旺、咽干口渴烦热之人应慎食。

食管炎、胃肠炎、胃溃疡以及痔疮等病患者，应少吃或忌食辣椒。

鲜辣椒每日食用50克，干辣椒每日食用5克。

茄子

茄子，江浙人称为六蔬，广东人称为矮瓜，是茄科茄属一年生草本植物，原产于印度。茄子是一种典型的蔬菜，品种不同，用法多样，保健功能也不一。茄子是一种营养价值很高的蔬菜，脂肪和热量极低，适于糖尿病患者食用。

功能效用

•茄子可预防高血压引起的脑出血和糖尿病引起的视网膜出血。

•茄子的紫皮中含有丰富的维生素E和维生素P，这是其他蔬菜所不能比的。维生素P能增强人体细胞间的黏着力，对

微血管有保护作用，能提高它对疾病的抵抗力，保持细胞和毛细血管壁的正常渗透性，增加微血管韧性和弹性。

食用宜忌

慢性腹泻、消化不良者不宜多吃。

体弱胃寒的人、有关节炎倾向的人以及孕妇都应该慎食茄子。

茄子一定要选硬的、实沉的、均匀的，放入冰箱里可保存一周。

老茄子特别是秋后的茄子含有较多的茄碱，对人体有害，不宜多食。

茄子烹调时尽量不要去皮，以免造成维生素的破坏。

每日食用70克（约半个）为宜。

洋葱

洋葱为百合科草本植物，又名葱头、球葱、玉葱、洋葱头，源于中亚，20世纪初传入我国。洋葱不仅可以作为一种食物，而且还有强壮剂的药物成分。

功能效用

•洋葱中含有一种抗糖尿病的化合物，这种化合物具有刺激胰岛素合成及释放的作用，能够降低血糖，并在人体内生成具有强力利尿作用的皮苦素。

•洋葱中的微量元素硒可修复胰岛细胞并保护其免受损害，维持正常的胰岛素分泌功能，调节血糖。

食用宜忌

患有皮肤瘙痒性疾病和眼疾、眼部充血者应少食洋葱。

海带与洋葱相克，同食会引起便秘。

蜂蜜与洋葱相克，同食会腹胀、腹泻，也会对眼睛有害。

根据颜色的不同，洋葱可以分成黄色、紫色和白色3种。黄色洋葱收获后要干燥才能上市，要选择光泽、干净、硬的且形状好的。紫色和白色的洋葱重量差不多。不要选那些抽出种茎的洋葱。

洋葱最好装在网兜里悬挂在阴凉通风的地方保存。

切好的洋葱要用铝箔包好放冰箱。

切洋葱时常使人流泪，需要放冰箱冷藏片刻或边蘸水边切。

生吃洋葱时泡水时间不能过长，炒洋葱时温度也不宜过高。

每餐食洋葱25～50克为宜。

番茄

番茄又名西红柿、洋柿子等，为茄科植物番茄的果实，原产于美洲，后传入欧洲，明朝时传入我国。番茄含有丰富的胡萝卜素、B族维生素和维生素C，其维生素P的含量更是居蔬菜首位，是一种营养价值十分高的蔬菜，适合糖尿病患者每日进补。

功能效用

•番茄有生津止渴，健胃消食，凉血平肝，降低血压的功效。

•番茄有抗血小板凝结的作用，可以降低患者发生心血管并发症的风险。

食用宜忌

患有急性肠炎，痢疾及溃疡活动期的人不宜食用。

平素脾胃虚寒，痛经者忌食番茄。

青色未熟的西红柿不要吃。

西红柿一定要选外形美且饱满、红色均匀、没有疤痕的，最好装进塑料袋放在冰箱里保存。

番茄熟食的效果更佳。

每日食用1～2个为宜。

空心菜

空心菜，又名蕹菜，旋花科番薯属一年生或多年生草本，以绿叶和嫩茎供食用，是夏秋季的重要蔬菜。

功能效用

•空心菜叶子中含有一定的"植物胰岛素"成分，可以帮助2型糖尿病患者控制血糖。

•空心菜含纤维素较多，可刺激胃肠蠕动，促进排便。

•在空心菜的嫩梢中，钙含量比西红柿高12倍多，并含有较多的胡萝卜素。

食用宜忌

每日食用50克为宜。

体质虚弱、脾胃虚寒，容易腹泻的人不宜多食。

裙带菜

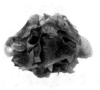

裙带菜中含有多种营养成分，其味道优于海带，不仅是一种食用的经济褐藻，而且可作综合利用提取褐藻酸的原料。

功能效用

•可降低血糖，治疗糖尿病。

•裙带菜中的岩藻黄质是一种能促进肝脏合成DHA的脂肪酸，可降低血糖，治疗糖尿病。

•裙带菜中的岩藻黄质还能够激活人体内一种用于分解脂肪的蛋白质，从而达到减肥的效果。

•裙带菜中的褐藻胶和藻聚糖具有降低血压、降低胆固醇、预防动脉硬化、净化血液、预防血栓的功效。

•裙带菜所含的丰富钙质有强化骨骼和预防老年痴呆的作用。

食用宜忌

海边的野生"裙带菜"，不宜食用，因为这些"裙带菜"是由许多藻类等腐败后自动"解体"生成小个体到处漂流集结而成的，漂流过程中很可能已受到污染。

每日食用15～20克为宜。

石花菜

石花菜又名海冻菜、红丝、凤尾等，是红藻的一种。它通体透明，犹如胶冻，可凉拌，也可制成凉粉，口感爽利脆嫩。石花菜还是提炼琼脂的主要原料。琼脂可用来制作冷食、果冻或微生物的培养基。

功能效用

•石花菜富含膳食纤维，常食可延缓食物中葡萄糖的吸收，消除餐后高血糖，对糖尿病患者具有平稳血糖和消除症状的作用。

•常食石花菜，对于正常人也可起到预防糖尿病的作用。

•石花菜所含的淀粉类硫酸脂为多糖类物质，具有降脂功能，对高血压、高血脂有一定的防治作用。

食用宜忌

凉拌时可适当加些姜末或姜汁，以缓解其寒性。

脾胃虚寒、肾阳虚弱者要慎食。

食用前可在开水中焯一下，但不可久煮，否则石花菜会溶化掉。

每日食用30克为宜。

马齿苋

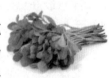

马齿苋为马齿苋科一年生草本植物，为药食两用植物，肥厚多汁，生于田野路边及庭园废墟等向阳处，国内各地均有分布。

功能效用

•马齿苋富含去甲肾上腺素。去甲肾上腺素能促进胰岛分泌胰岛素，调整人体内糖代谢过程，故常食马齿苋可收到降血糖的效果。

•马齿苋中含有多种活性物质，能增强心肌功能，预防血栓形成，抑制和清除血清中胆固醇和三酰甘油的生成，对心血管能起到保护作用。

食用宜忌

马齿苋易引起过敏，吃前必须用开水烫。

不宜与鳖甲同食。

每日食用80克为宜。

大白菜

大白菜又名菘、黄矮菜、黄芽菜等，原产于我国，已经有五千多年的栽培历史。大白菜是菜系中最普通又平常的一种菜，北部地区栽培比较多，对人体健康十分有益。

功能效用

•大白菜热量低，纤维素含量丰富，有利于肠道蠕动和废物的排出，可以延缓餐后血糖上升，是预防糖尿病和肥胖症的理想食品。

•大白菜含有丰富的维生素，能够清除糖尿病患者糖代谢过程中产生的自由基。

•大白菜能促进人体产生一种能有效抑制癌细胞的生长和扩散的酶。

•常食大白菜能预防糖尿病和肥胖症。

食用宜忌

胃寒腹痛，大便溏泻者不可多食。

未腌透的白菜万万吃不得。

质量好的大白菜应该是新鲜、嫩绿、紧实和结实的，切的时候最好沿着大白菜的纹理切成丝、条或片，这样易熟，维生素也流失比较少。

大白菜不宜煮、烫后挤汁。

隔夜的熟白菜即使加热后也要少吃或不吃。

不能食用腐烂的大白菜，因为白菜腐烂过程中产生的大量亚硝酸盐会使血液中的血红蛋白丧失携氧能力，使人体发生严重的缺氧现象，甚至有生命危险。

每日食用100克为宜。

圆白菜

圆白菜，又名甘蓝、卷心菜、包心菜、洋白菜或者莲花菜等。它来自于欧洲地中海地区，由野生的发展而来，是一种营养极高的蔬菜。卷心菜中水分含量极高，达到了90%，其营养价值与大白菜相差无几。

功能效用

•圆白菜含有铬，对血糖、血脂有调节作用，是糖尿病患者和肥胖患者的理想食物。

•圆白菜中的维生素A，可预防夜盲症；所含硒有助于预防弱视，增强杀菌力和抵抗重金属毒害。

食用宜忌

一般人都能食用，孕妇及有消化道溃疡的人尤其适合。

不能烹调过度，以免卷心菜失去香味，营养减少。

要选有分量的，外表叶片呈绿色且有光泽的卷心菜。

卷心菜切开后最好用保鲜膜包好放冰箱。

每日食用70克为宜。

紫甘蓝

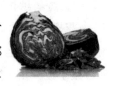

紫甘蓝别名红甘蓝、紫洋白菜、紫椰菜。紫甘蓝不仅营养丰富，而且结球紧实，色泽艳丽，抗寒，耐热，产量高，耐贮运，是很受欢迎的一种蔬菜。

功能效用

•紫甘蓝中的紫色色素可以帮助抑制血压上升、改善肝功能、预防糖尿病等。

•紫甘蓝中的维生素E能够预防糖尿病患者发生血管并发症。

•紫甘蓝中的B族维生素能够预防糖尿病患者出现周围神经功能障碍和视网膜病变，减少血中糖化血红蛋白，改善糖耐量。

食用宜忌

既可生食，也可炒食。为了保持营养，以生食为好。

如炒食的，要急火重油，煸炒后迅速起锅。

每日食用60克为宜。

花椰菜

花椰菜又名菜花，有白、绿两种。绿色的又叫西蓝花、青花菜，由甘蓝转化而来。花椰菜起源于欧洲地中海沿岸，17世纪中叶传入我国南方。今天，花椰菜已经成为中国菜园里的一种主要蔬菜了。

功能效用

• 花椰菜含丰富的微量元素铬，铬在改善糖尿病的糖耐量方面有很好的作用，糖尿病患者长期适量食用可以补充缺乏的铬，改善糖耐量和血脂。

• 花椰菜中含有丰富的类黄酮，可以预防感染，清理血管，阻止胆固醇堆积，预防血小板凝结，能够减少心脏病与脑卒中的危险。

食用宜忌

要选择白色或奶白色，干净、坚实、紧密，且叶子新鲜饱满、呈绿色的菜花。

花椰菜最好在4℃～12℃温度范围内保存。

洗花椰菜的时候应该放在盐水里浸泡几分钟，用沸水焯后再烹调。

不要煮得过烂，食用时多咀嚼一会儿，利于营养吸收。

食用前将其在盐水中泡几分钟，不仅利于去除农药残留，还能使菜虫跑出。

每日食用70克为宜。

西蓝花

西蓝花营养丰富，含蛋白质、糖、脂肪、维生素和胡萝卜素，营养成分位居同类蔬菜之首，被誉为"蔬菜皇冠"。

功能效用

• 西蓝花富含高纤维，能有效降低肠胃对葡萄糖的吸收，进而降低血糖，有效控制糖尿病的病情。

• 西蓝花还含有丰富的抗坏血酸，能增强肝脏的解毒能力，提高机体免疫力。西蓝花中的类黄酮物质，对高血压、心脏病有调节和预防的功用。

食用宜忌

颜色浓绿鲜亮的为佳，泛黄的则表示已过度成熟或贮藏太久，不宜食用。

和番茄在一起吃可预防前列腺癌。

每日食用70克为宜。

西葫芦

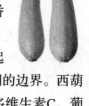

西葫芦又名白瓜、番瓜、美洲南瓜、西洋南瓜，是葫芦科、南瓜属植物，起源于墨西哥和危地马拉之间的边界。西葫芦清朝传入我国，含有较多维生素C、葡萄糖等营养物质，钙含量极高。

功能效用

• 西葫芦具有促进人体内胰岛素分泌的作用，可帮助调节血糖，预防糖尿病效果极佳。

• 西葫芦中含有瓜氨酸、腺嘌呤、天

门冬氨酸、巴碱等物质，且含钠盐很低，常食可收到很好的保健效果。

•常食西葫芦能预防肝、肾病变，且有助于肝、肾功能衰弱者增强肝肾细胞的再生能力。

•常食西葫芦还能消除致癌物（亚硝胺）引起的细胞突变。

食用宜忌

脾胃虚寒、胃脘冷痛、畏寒、有腹泻倾向的人应少吃。

西葫芦不宜生吃，烹调时也不宜煮得太烂，以免营养损失。

西葫芦要选新鲜，重量适中，且没有裂口和伤痕的，放在冰箱可以冷藏几天。

切后的西葫芦用保鲜膜包好放冰箱即可。

每日食用80克为宜。

胡萝卜

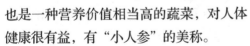

胡萝卜又名黄萝卜、红萝卜、丁香萝卜、金笋等，是伞形科植物胡萝卜的根，也是一种营养价值相当高的蔬菜，对人体健康很有益，有"小人参"的美称。

功能效用

•胡萝卜中的胡萝卜素能有效对抗人体内的自由基，还具有降血糖、降血压、强心等功效。

•经常饮用胡萝卜汁有助于防治糖尿病，预防血管硬化，降低胆固醇。

•长期吸烟的人，每日如能饮半杯胡萝卜汁，对肺部很有好处。

食用宜忌

胡萝卜不宜做下酒菜，否则对肝脏不利。

胡萝卜素是脂溶性物质，凉拌生食不利于吸收。

与肉同煮或以油炒易被人体吸收。

胡萝卜忌与过多的酸醋同食，也不可与富含维生素C的蔬菜和水果同食。

要选那些外表丰实、新鲜、光滑、形状好且色泽纯正的胡萝卜，用报纸包好放在阴暗处保存。

每日食用60克（1根）为宜。

白萝卜

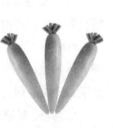

萝卜的品种多，有白、红、青几种颜色，但以白萝卜最为普遍。白萝卜是根菜类的主要蔬菜，属十字花科萝卜属的二年生植物。白萝卜是一种常见的蔬菜，生食熟食均可，其味略带辛辣味。

功能效用

•白萝卜中含有锌，锌参与胰岛素的合成与分泌，能稳定胰岛的结构与功能。

•白萝卜所含的淀粉酶、木质素有抗癌防癌的功效。

•白萝卜所含的芥子油能刺激肠胃的蠕动、增进食欲。

食用宜忌

胡萝卜与白萝卜不要一起吃。

脾胃虚弱和偏寒体质、大便溏稀者少吃。

每日食用50克左右为宜。

莴笋

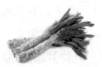

莴笋为菊科，属一年生或两年生草本

植物。莴笋分茎用和叶用两种，前者各地都有栽培，后者南方栽培较多，是春季及秋、冬季重要的蔬菜之一。莴笋中糖类的含量较低，而无机盐、维生素含量较丰富，很适合糖尿病患者日常食用。

功能效用

•莴笋含有较多的烟酸。烟酸是胰岛素的激活剂，糖尿病患者经常吃些莴笋，可改善糖的代谢功能。

•莴笋中含有微量元素锌、铁，特别是铁元素很容易被人体吸收，经常食用新鲜莴笋，可以防治缺铁性贫血。

•莴笋中的钾离子含量丰富，有利于调节体内盐的平衡，具有促进利尿、降低血压、预防心律失常的作用。

•莴笋还有增进食欲、刺激消化液分泌、促进胃肠蠕动等功能。

•莴笋还具有镇静作用，经常食用有助于消除紧张，帮助睡眠。

食用宜忌

有眼疾尤其是夜盲症的人不宜多食。

每日食用60克为宜。

竹笋

竹笋，别名笋或闽笋，为多年生常绿草本植物，食用部分

为初生、嫩肥、短壮的芽或鞭。在我国自古就被当作"菜中珍品"。竹笋一年四季皆有，但唯有春笋、冬笋味道最佳。烹调时无论是凉拌、煎炒还是熬汤，均鲜嫩清香，是人们喜欢的佳肴之一。

功能效用

•竹笋属于高纤维食物，有利水、消渴的功效，其高纤维可延缓胃肠排空时间，使餐后血糖平稳，有辅助降糖的功效。

•竹笋含有多糖类物质，对预防癌症有一定的功效。

食用宜忌

胃溃疡、十二指肠溃疡、胃出血、慢性胃肠炎等患者不宜食用。

食用时可将笋在开水中煮5～10分钟，可去掉大部分草酸，还可去除竹笋的特殊涩味。

不宜与豆腐同食，否则会使二者的营养成分遭到破坏，并可能产生结石。

每日食用20～30克为宜。

芦笋

芦笋又名青芦笋、龙须菜等，是国际公认为"世界十大名菜之首""蔬菜之王"，含有接近全面而合理的营养，是降血脂抗癌首选蔬菜。
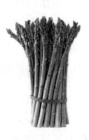

功能效用

•芦笋具有健脾益气、滋阴润燥、生津解渴、抗癌解毒、利尿、镇静等功效，另外还具有增进食欲、帮助消化、缓解疲劳的作用。

•芦笋所含的香豆素等成分有降低血糖的作用。

•芦笋中的铬含量很高，可以调解血液中脂肪与糖分的浓度。

•2型糖尿病患者若经常服食芦笋，不仅可以改善糖尿病症状，而且对糖尿病并发高血压病、视网膜损害以及肥胖病等症状都有较好的防治作用。

食用宜忌

芦笋可增加尿酸含量，故痛风患者忌食。

芦笋应该选择新鲜、结实、带有紧密的笋梢和柔嫩的绿色部分的。

要避免高温烹调，否则会使叶酸流失。

芦笋不宜生吃。

每日食用60克为宜。

莲藕

莲藕又名莲菜，是莲肥大的地下茎，原产于印度，可生食也可做菜。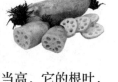莲藕的药用价值相当高，它的根叶，花须果实，无不为宝，都可滋补入药，是妇孺童妪、体弱多病者上好的流质食品和滋补佳珍。

功能效用

•莲藕的含糖量不算很高，又含有大量的维生素C和膳食纤维，

•藕汁有抑制尿糖和生津止渴的功能，对患有口干口渴、乏力体倦、虚弱之症的糖尿病患者有益。

•与生姜同食，可治夏季肠胃病，如肠炎、呕吐、胀泻等。

食用宜忌

脾胃消化功能低下、大便溏泄者不宜生吃。

脾胃虚寒者、寒性痛经者忌食生藕，糖尿病患者忌食熟藕。

要选择新鲜、有光泽、不干瘪、颜色呈淡黄色的莲藕。

莲藕一定要用保鲜膜包好或用食品袋封好放在冰箱里保存。

烹调莲藕时忌用铁制器具，以免引致食物发黑。

每日食用100克为宜。

山药

山药又名怀山药、土薯、山薯、山芋、玉延、淮山药、薯蓣，为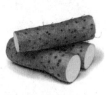薯蓣科植物薯蓣的块茎。它既是食品，也是药品。一直为医家所推崇，称之为"滋补药中的无上之品"，在全国各地都有种植。因其营养丰富，山药自古以来就被视为物美价廉的补虚佳品。不同类型和品种的山药在颜色、形状和适口性等特征上都有明显的区别。

功能效用

•山药含有大量的黏蛋白，能预防脂肪沉积在心血管上，保持血管弹性，阻止动脉粥样硬化过早发生。

•山药具有很好的控制饭后血糖升高的功效。

•山药能助消化、降血糖，可用于糖尿病脾虚泄泻，小便频数者。

•山药还能增加T淋巴细胞，增强机体免疫力。

食用宜忌

有湿热诸邪以及患便秘的人不宜食用。

山药和鸭肉是很好的搭档，同食具有滋阴补肺功效。

山药切开后需立即浸泡在盐水中，以防止氧化发黑。

新鲜山药切开时会有黏液，应用清水加少许醋洗。

削完山药的手不要乱碰，不然就会抓哪儿哪儿痒。

每日食用60克为宜。

洋姜

洋姜学名菊芋，又叫菊姜、鬼子姜，是一种可食用的根茎类蔬菜，生食熟食，各有风味，若制成酱菜或制成洋姜脯，则味道更佳。洋姜含有丰富的菊糖，提炼后具有特殊的保健和抗癌作用。

功能效用

•洋姜中的膳食纤维具有增殖人体内双歧杆菌的作用，可促进肠胃功能，预防肠道肿瘤，预防、治疗便秘。

•洋姜不仅具有很好的降糖功效，还可显著降低血脂，改善血管功能，且可用于治疗肥胖症。

•洋姜具有利水祛湿、和中益胃、清热解毒等功效，可作为利尿药，用于糖尿病的辅助治疗。

食用宜忌

腹痛便溏者不宜食用，胃肠消化功能不好者应少食。

每日食用约40克（1～2个）为宜。

荸荠

荸荠，俗称马蹄，又称地栗，因它形如马蹄，又像栗子而得名。荸荠皮色紫黑，肉质洁白，味甜多汁，清脆可口，自古有"地下雪梨"之美誉，北方人视之为"江南人参"。荸荠既可作为水果，又可算作蔬菜，是大众喜爱的时令之品。

功能效用

•对糖尿病尿多者有一定的辅助治疗作用。

•荸荠中含有一种叫作"荸荠英"的抗菌成分，对金黄色葡萄球菌、大肠杆菌、绿脓杆菌等均有一定的抑制作用。

食用宜忌

儿童和发热患者最宜食用。

脾胃虚寒及血虚者不宜食用。

荸荠中含淀粉较多，糖尿病患者食用时要适量，以免影响血糖。

每日食用3～4个为宜。

大蒜

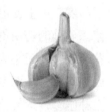

大蒜又名紫皮蒜、独头蒜、胡蒜等，是烹饪中不可缺少的调味品。我国食用大蒜的年代较晚，是西汉从西域引进的。大蒜既可调味还能防病健身。

功能效用

•大蒜中硒的含量较多，对人体胰岛素的合成可起到一定的作用。

•大蒜含有的蒜精，可以明显抑制某些葡萄糖的生成酵素，多吃大蒜有助于糖尿病的防治。

•大蒜具有明显的降血脂及预防冠心病和动脉硬化的作用，可降胆固醇、抗凝、预防动脉硬化和脑梗死。

•大蒜能保护肝脏，提高肝脏的解毒功能，预防癌症的发生。

•大蒜还能清除自由基，提高免疫力和抗衰老。

食用宜忌

过多食用会引起肝阴、肾阴不足，从而引起口干、视力下降等症状。

有眼部疾患的人不宜食用。

胃肠道疾病，特别是胃溃疡和十二指肠溃疡的患者不宜多吃大蒜。

肝病患者过量食用大蒜，可造成肝功能障碍，引起肝病加重。

要选购那些蒜头大、包衣紧、蒜瓣大且均匀的大蒜，将其用网袋悬挂在通风处或者放在冰箱里冷藏。

大蒜腌制不宜时间过长。

大蒜中的辣素怕热，遇热后易分解，最好生食。

大蒜不宜食用过多。

正常人每日食用3瓣为宜。

魔芋

魔芋又名鬼芋、黑芋头，其原料是一种芋头科多年生的草本植物，原产于我国四川，已有2000多年的栽培历史。魔芋含有大量甘露糖苷、维生素、植物纤维以及一定量的黏蛋白，被誉为"魔力食品"。

功能效用

•魔芋是高水分、高纤维、低热量的食物，其所含的大量水溶性纤维在进入胃时可吸收糖类，直接进入小肠，在小肠内抑制糖类的吸收，有效降低餐后血糖。

•魔芋中的葡甘露聚糖，有吸收胆固醇的作用，使胆固醇浓度正常化，可有效降低高血脂。

•魔芋中的食物纤维在胃肠中吸收水分时，能使胃肠蠕动功能增强，且魔芋的高水分可以软化大便，使肠道润滑，同时它还能包附脂肪和多余的毒素，使这些废物排出体外。

•与鸡肉同食，有很好的温补功效。

食用宜忌

胃肠功能虚弱、腹泻便秘者应忌食。

生食有毒，必须煎煮3小时以上方可食用。

烹调前先用盐搓一搓，去掉附在表面的石灰粉。蒸或清炒可减少其表面的水分。

魔芋每次不宜多食。

每日食用80克为宜。

苦瓜

苦瓜又名凉瓜，是葫芦科植物，为一年生攀缘草本植物。苦瓜是人们喜爱的一种蔬菜，用作配菜佐膳，只觉可口，不觉其苦。以苦瓜切片，晒干贮存，可治疗暑天感冒。

功能效用

•苦瓜中含一种类胰岛素的物质，这种物质能使血液中的葡萄糖转换为热量，降低血糖，故苦瓜被有些人称为"植物胰岛素"。

•长期食用苦瓜不仅可以减轻人体胰岛器官的负担，还有利于胰岛B细胞功能的恢复，起到保护胰岛B细胞的作用。

•苦瓜富含维生素C，具有预防坏血病、防止动脉粥样硬化、保护心脏等作用。

•苦瓜中的苦瓜素被誉为"脂肪杀手"，能降低血脂。

•苦瓜中的蛋白酶能抑制恶性肿瘤细胞的生成和增强免疫细胞的活性，具有明显的抗癌作用。

食用宜忌

脾胃虚寒者不宜食用。

因苦瓜中含有会妨碍钙的吸收的草酸，故在炒苦瓜之前，应先放在沸水中焯一下，待去除草酸后再进行烹饪。

每日食用80克（约1根）为宜。

黄瓜

黄瓜，也称胡瓜、青瓜，属葫芦科植物，广泛分布于中国各地，并且为主要的温室产品之一。最好的黄瓜是黑龙江省产的黄瓜，分旱黄瓜和水黄瓜。

功能效用

•黄瓜热量低，含水量为96%～98%，并且有降血糖的作用，是糖尿病患者很好的亦蔬亦果的食物。

•黄瓜中的苦味素有抗癌的作用。

•黄瓜还能抑制糖类物质转化为脂肪，对肺、胃、心、肝及排泄系统都非常有益。

食用宜忌

黄瓜尾部含有较多的苦味素，不要把"黄瓜尾巴"全部丢掉。

有肝病、心血管病、肠胃病以及高血压的人不要吃腌黄瓜。

脾胃虚弱、腹痛腹泻、肺寒咳嗽者应少吃黄瓜。

黄瓜性寒凉，花生多油脂，二者同食易腹泻。

黄瓜中含有维生素分解酶，故不应与富含维生素的水果蔬菜同食，以免影响维生素的摄取。

每日食用1根为宜。

冬瓜

冬瓜，因瓜熟之际，表面上有一层白粉状的东西，就好像是冬天所结的白霜，故得名冬瓜、白瓜。因瓜形状如枕，还被叫作枕瓜。冬瓜中的不少营养成分具有显著的生理活性。

功能效用

•冬瓜因含有丙醇二酸，故有利尿祛湿之功效。丙醇二酸还是一种能抑制糖类转化为脂肪的化合物，可预防人体内脂肪堆积，具有减肥、降脂的功效，尤其适合肾病、糖尿病、高血压、冠心病患者食用。

•肾病水肿患者多吃冬瓜有消肿作用。

•冬瓜还能够清热解暑，清降胃火。

食用宜忌

冬瓜性偏寒，久病之人不宜多食。

冬瓜和鲫鱼同吃会使人体脱水，解救办法是喝些空心菜汁。

每日食用50克为宜。

南瓜

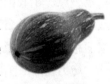

南瓜又叫番瓜、王瓜、倭瓜等，原产于热带，后传入我国。南瓜的果肉、种子与花都可以食用，属于葫芦科，是一种优质的杂粮。

功能效用

•南瓜中大量的果胶纤维素与淀粉类食物混合，可使糖类吸收减慢而推迟胃排空时间，并改变肠蠕动的速度，使饭后血糖不致升高过快。

•南瓜中的钴是胰岛细胞合成胰岛素必需的微量元素，能够促进胰岛素分泌，控制餐后血糖上升。

•南瓜中的铬是胰岛素的辅助因子，也是葡萄糖耐量因子的重要组成部分，可提高糖尿病患者分泌胰岛素的水平，改善糖代谢。

•南瓜还有预防水肿的效果，对糖尿病并发肾病的患者有利。

食用宜忌

南瓜性温，素体胃热炽盛者少食。

南瓜性偏壅滞，气滞中满者慎食。

脚气病和黄疸患者应忌食。

南瓜不可与羊肉同食，否则易发生胸闷胀气。南瓜与虾同食，易引起痢疾。

不能夸大南瓜的降糖作用，且南瓜所含色素的排泄速度小于摄入速度，长期大量食用，会使色素沉积于皮肤，使皮肤黄染。

一定要挑选那些外形整齐、外皮硬、分量相对重的南瓜。完整的南瓜很容易保存，切开后的南瓜最好把内部掏空用保鲜膜包好。

南瓜最好带皮一起吃。

每日食用200克以内最宜。为方便长期少量食用，糖尿病患者可把南瓜晒干烘烤，磨制成南瓜粉，每次取30～40克，放入适量温开水中调匀后服用。

芦荟

芦荟，又名油葱、象鼻草、罗帏花，是集食用、药用、美容、观赏于一 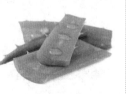 身的保健植物。西方国家把芦荟誉为"天然美容师"，中国古代药典里对芦荟药理作用有了较深刻的论述，现在，人们更称其为"神奇植物""家庭药箱"——对一些医院都束手无策的慢性病、疑难病常常有不可思议的功效。

功能效用

•芦荟中的阿罗勃朗A、B能持续地降低血糖浓度。

•芦荟中含有的多种活性成分可有效地提高人体免疫力，从而更好地治疗糖尿病。

•芦荟酊具有抗菌性，芦荟米酊具有抗肿瘤、破坏癌细胞的作用，芦荟乌辛能治疗胃及十二指肠溃疡。

•芦荟具有使细胞复活作用，可使伤口尽快愈合。

•芦荟还具有强心、促进血液循环、软化血管、降低胆固醇、扩张毛细血管的作用。

•芦荟还有镇痛和利尿作用，可有效消除心脏病、肾炎等引起的水肿。

食用宜忌

体质虚弱、儿童、孕妇和经期女性不宜食用。

每日食用20克为宜。

木耳

黑木耳简称木耳，是担子菌纲木耳属的真菌， 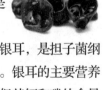 耳片黑褐色。白木耳又称银耳，是担子菌纲银耳属的真菌，耳体白色。银耳的主要营养成分与木耳接近或略低，但其钙和磷的含量高于黑木耳，所以两者的营养成分既相似又略有区别，其保健功能也较接近。

功能效用

•木耳含有丰富的膳食纤维，糖尿病患者食之有延缓血糖上升的作用。

•银耳中含有较多的银耳多糖，它对胰岛素降糖活性有明显影响，对糖尿病患者控制血糖有利。

•银耳还能够提高肝脏的解毒能力，保护肝脏。

•银耳能够养阴清热，生津止渴，对阴虚火旺、平时咽干烦热、便干尿赤的患者来说是良好的补品。

•木耳能增强人体的免疫力，延年益寿，对高血压、动脉粥样硬化患者有很好的疗效。

食用宜忌

舌感刺激或有辣味的银耳说明已用硫黄熏过，不能食用。

白木耳每日食用15克为宜；黑木耳每天食用10克为宜。

海带

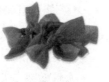

海带又名昆布，叶片似宽带、梢部渐窄，是一种低脂而富含多种微量元素的海藻类食物，有"长寿菜""海上之蔬""含碘冠军"的美誉。

功能效用

•海带中的海带多糖能够使糖尿病患者的糖耐量改善，明显降低血糖，且对胰岛细胞的损伤有保护作用，是一种适合糖尿病患者的保健食品。

•海带多糖能够抗菌，抗病毒，抗肿瘤，同时能够清除自由基，抗氧化，抗疲劳。

•海带在肠道中能促进消化，将多余脂肪带出体外，具有良好的降脂、降胆固醇的功效；它还具有明显的抗凝血、降低血黏度、抑制红细胞和血小板聚集，以及改善微循环的作用。

•海带对放射线造成的损伤有一定的保护作用。

•海带对老年人有健身祛病、延年益寿的功效，故有"长寿菜"之美称。

食用宜忌

海带性凉，脾胃虚寒、腹满便溏者慎食。

海带含碘高，患有甲亢的人不宜食用。

孕妇和乳母也不宜多食海带，以防碘随血液循环进入胎儿体内引起甲状腺功能障碍。

每日食用15~20克为宜。

紫菜

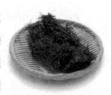

紫菜，是海中互生藻类的统称。紫菜属海产红藻，叶状体由包埋于薄层胶质中的一层细胞组成，呈深褐、红色或紫色。紫菜不仅可食用，还可以入药，制成中药，具有化痰软坚、清热利水、补肾养心的功效。

功能效用

•紫菜富含微量元素硒。硒能明显促进细胞对糖的摄取，具有与胰岛素相同的调节糖代谢的生理活性，可改善糖、脂肪等物质在血管壁上的沉积，降低血液黏稠度，减少动脉硬化及冠心病、高血压等血管并发症的发病率。

•紫菜所含的多糖具有明显增强细胞免疫和体液免疫功能，提高机体的免疫力。

食用宜忌

腹痛便溏者不宜食用，胃肠消化功能不好者应少食。

每日食用15克为宜。

香菇

香菇是世界第二大食用菌，也是我国特产之

一，在民间素有"山珍"之称。它是一种生长在木材上的真菌，味道鲜美，香气沁人，营养丰富，素有"植物皇后"美誉。

功能效用

•香菇中含有较丰富的硒——硒有调节糖代谢的生理活性，能降低血糖、改善糖尿病症状。

•香菇富含维生素C和B族维生素。这两种元素有利于减缓糖尿病并发症的进程，并对糖尿病视网膜病变、肾病都有利。

•香菇含有多种人体必需氨基酸，具有降低血脂及胆固醇，加速血液循环，使血压下降的作用。

•香菇对缓解便秘、消化不良症有一定疗效。

•香菇能调解内分泌系统紊乱，防止神经衰弱，还具有抗癌作用。

食用宜忌

特别大的香菇最好不要吃，因为它们很可能是被激素催肥的，对人体不利。

每日食用4朵左右为宜。

平菇

平菇，又名侧耳、糙皮侧耳、蚝菇、黑牡丹菇，台湾又称秀珍菇，是担子菌门下伞菌目侧耳科一种类，是种相当常见的灰色食用菇。平菇含丰富的营养物质，每100克干品中含蛋白质20~23克，而且氨基酸种类齐全，矿物质含量十分丰富。

功能效用

•多食平菇可以防治高血压病、心血管病、糖尿病、癌症、中年肥胖症等疾病。

•平菇因为富含多糖蛋白，故具有抗肿瘤作用。还因为富含微量牛磺酸，故有降低血压、防治脑血管障碍的作用。

•平菇的营养成分有利于胃肠作用的菌糖、甘露糖、维生素和帮助消化的各种酶，故长期食用平菇可增强体质，抗病防病。

•长期食用平菇对降低血胆固醇和防治尿道结石有一定效果。

•平菇对妇女更年期综合征可起调理作用。

食用宜忌

注意选择新鲜平菇食用，霉变的平菇会引起中毒。

每日食用100克为宜。

草菇

草菇，别名美味草菇、美味苞脚菇、兰花菇、秆菇、麻菇及中国菇等，属伞菌目，光柄菇科，小苞脚菇属。草菇是一种重要的热带亚热带菇类，是世界上第三大栽培食用菌，营养丰富，味道鲜美。

功能效用

•草菇含有丰富的维生素C和人体所需的各种氨基酸，具有良好的保健作用。

•可增强人体免疫能力，降低血浆胆固醇含量，降低血压。

•其所含淀粉量很少，是糖尿病患者的良好食物。

•草菇具有消暑去热的功能和强身壮骨、护肝健胃、发乳、解毒等功效。

•草菇还可增加机体的抵抗力，加速创伤愈合，防癌抗癌。

食用宜忌

草菇性寒，脾胃虚寒、畏寒肢冷、大

便溏稀者少食。

霉变的草菇不要食用。

不论干品鲜品，都不宜浸泡时间过长。

每日食用20克为宜。

口蘑

口蘑是生长在蒙古草原上的一种白色伞菌属野生蘑菇，味道异常鲜美，由于蒙古口蘑土特产以前都通过河北省张家口市输往内地，张家口是蒙古货物的集散地，所以被称为"口蘑"。口蘑产量不大，需求量大，价值昂贵，目前仍然是中国市场上最为昂贵的一种蘑菇。

功能效用

•口蘑中含有丰富的硒。硒能够调节糖代谢，帮助糖尿病患者控制血糖。

•口蘑因含有大量植物纤维，具有预防便秘、促进排毒、预防糖尿病及大肠癌、降低胆固醇含量的作用，而且它属于低热量食品，可预防发胖。

•口蘑具有宽肠益气、散血热的功效。

•口蘑中丰富的微量元素硒还能预防过氧化物损害机体，调节甲状腺的工作，提高免疫力。

•口蘑中含有多种抗病毒成分，这些成分对辅助治疗由病毒引起的疾病有很好的效果。

食用宜忌

最好吃鲜蘑，食用前多漂洗。每日食用30克为宜。

松茸

松茸，学名松口蘑，别名大花菌、松茸、剥皮菌，纳西语称"裕茂萝"，是丽江地产菌类中的山珍。松茸不但味道鲜美，而且还具有独特的治疗保健功能，是中老年人理想的保健食品。在欧洲、日本自古就视松茸为山珍，日本在古代还把松茸作为百姓向贵族和皇亲国戚进献的贡品之一。

此外，还含有丰富的维生素B_1、维生素B_2，维生素C以及烟酸钙、磷、铁等

功能效用

•松茸富含蛋白质、多种氨基酸、不饱和脂肪酸、核酸衍生物、肽类物质等稀有元素，具有强精补肾、健脑益智和抗癌等作用。

•对糖尿病有特殊治疗作用。

•可治脾胃虚弱、肺燥咳嗽等。

•有强身、益肠胃、止痛、理气化痰、驱虫、美容养颜等功效。

食用宜忌

越新鲜越好，香味越浓。

每日食用30克为宜。

鸡腿菇

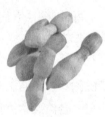

鸡腿菇是鸡腿蘑的俗称，因其形如鸡腿，肉质肉味似鸡丝而得名，是近年来人工开发的具有商业潜力的珍稀菌品，被誉为"菌中新秀"。

功能效用

•鲜鸡腿菇中含多种生物活性酶，如胰蛋白酶、麦芽糖酶等可帮助消化；酪氨酸酶可降低血压，多糖化合物则可防癌抗癌。

•鸡腿菇中的脂肪多为不饱和脂肪，食用后可减少血液中的胆固醇，预防动脉

硬化、心脏病及肥胖症。

•鸡腿菇有调节体内糖代谢，降低血糖的功效，是糖尿病患者的理想食品。

•鸡腿菇具有清神益智，益脾胃，助消化，增加食欲，消食化滞等功效。

食用宜忌

适宜与肉搭配食用。

每日食用60克为宜。

金针菇

金针菇又名金菇、朴菇、毛柄金钱菇、毛柄金钱菌，其菌盖小巧细腻，呈黄褐色或淡黄色。金针菇具有很高的药用食疗作用。

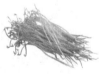

功能效用

•金针菇中含有较多的锌，锌能参与胰岛素的合成与分泌，可增加机体对胰岛素的敏感性，减轻或延缓糖尿病并发症的发生。

•金针菇还能降低胆固醇。

食用宜忌

金针菇性寒，脾胃虚弱、腹泻之人少食。

不熟会中毒，故一定要熟食。

不能和驴肉同食。

金针菇最好用食品袋封好放入冰箱保存。

每日食用20克为宜。

豆芽

豆芽营养丰富，维生素C、水分、蛋白质、维生素、钙、磷、钾、铁等矿物质和膳食纤维含量很高。不管是绿豆芽还是黄豆芽，它们都具有热量低，富含纤维素的特点，食用后能够帮助糖尿病患者控制餐后血糖上升。

功能效用

•豆芽具有热量低、富含纤维素的特点，食用后能够帮助糖尿病患者控制餐后血糖上升。

•豆芽还具有清热解毒、利尿祛湿的功效。

•绿豆芽能够清热解毒，利尿祛湿。

食用宜忌

豆芽中的纤维不易消化，脾胃虚寒、畏寒便溏之人应少食。

市场上卖的肥嫩的豆芽多为激素催成，注意辨别。

豆芽一定要选茎白而粗且不容易折断的。

豆芽最好不要隔夜，要保存的话，最好封在袋里放入冰箱冷藏，冷藏时间最好不要超过两天。

烹调时油盐不要放太多，用强火时间要短。

由于绿豆芽性寒，烹调时最好配上一点姜丝。

每日食用50克为宜。

豌豆苗

豌豆苗又名寒豆苗，是豆科植物豌豆的嫩苗。豌豆苗的供食部位是嫩梢和嫩叶，营养丰富，含有多种人体必需的氨基酸。其味清香、质柔嫩、滑润适口，色、香、味俱佳，用来热炒、做汤、涮锅都不失为餐桌上的上乘蔬菜。

功能效用

•豌豆苗里含有较多的铬。铬是胰岛素的辅助因子，可增加胰岛素的效能，促进机体利用葡萄糖，改善糖耐量，有利于

2型糖尿病患者的辅助治疗。

•豌豆苗含有维生素和矿物质，具有预防心血管疾病、促进胃肠蠕动、帮助消化的功效。

•豌豆苗中的胡萝卜素含量较高，多吃也具有保护眼睛的作用。

食用宜忌

肾功能不好，尤其多尿者，不宜吃得太多。

不要吃过多的豌豆，以免引发腹胀。

鲜豌豆以嫩、软、甜为最佳。豆荚应该是新鲜的且呈均匀的淡绿色。

鲜青豌豆在开锅后煮10~15分钟就能熟，要避免煮得太烂。

豌豆尤其适合与富含氨基酸的食物一起烹调。

每日食用50克为宜。

水果类

许多糖尿病患者都不敢吃水果，因为水果中含糖。这是错误的认识。糖尿病患者是可以吃水果的，要讲究方法和控制量。吃水果的正确方法一要注意时间，二要注意量。最好的时间应选在两餐之间，饥饿时或者体力活动之后。不提倡餐前或饭后立即吃水果，以避免一次性摄入过多的糖类，致使餐后血糖过高，加重胰岛的负担。一般情况下，血糖稳定的患者每天可以吃150克左右含糖最低的新鲜水果。如果每天吃水果达到200~250克，就要从全天的主食中减掉25克，以免全天总能量超标。具体说，患者可以在吃水果之前和吃水果后2小时测一下血糖或尿糖，以便了解自己能吃哪种水果、吃

多少不过量。

西瓜

西瓜又名夏瓜、寒瓜，属葫芦科西瓜属，原产于非洲。汉代时从西域引入，故而称为"西瓜"。

功能效用

•西瓜具有清热解暑、生津止渴、利尿降压、解毒止痛之功效。

•西瓜含有几乎人体所需的各种营养成分，且不含脂肪和胆固醇，是很适合糖尿病患者的营养水果。

•西瓜所含的糖和盐能利尿，对于糖尿病合并肾病的患者有好处。

食用宜忌

糖尿病患者一次不要食用过多，西瓜含糖量约为5%，如果一天中多次食用西瓜，应减掉相应的主食量，以免血糖上升。

脾胃虚寒，湿盛便溏者慎食。

西瓜是夏令瓜果，冬季不宜多吃。

不要吃刚从冰箱里拿出来的西瓜。

西瓜忌与羊肉同食。

完整的西瓜能保存一段时间。如果切开了，最好用保鲜膜包好放在冰箱保存。

每次食用不超过50克、每日150克左右为宜。

甜瓜

甜瓜属葫芦科，一年蔓生草本植物，原产于非洲热带沙漠地区，现在我国各地普遍栽培。据有关专家鉴定，各种甜瓜均含有苹果酸、葡萄糖、氨基酸、甜菜茄、维生素C等丰富营养，具有很好的

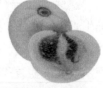

食疗效果。目前我国培育出了一种网纹甜瓜，含有木糖醇和果糖，是糖尿病患者的理想食品。

功能效用

•含有木糖醇和果糖的甜瓜是糖尿病患者的理想食品。

•甜瓜含有大量的柠檬酸、胡萝卜素和维生素，水分充沛，可消暑清热，生津解渴。

•甜瓜中含有转化酶，可以将不溶性蛋白质转变成可溶性蛋白质供肾脏吸收，对糖尿病合并肾病的患者有益。

食用宜忌

甜瓜含糖量较高，血糖控制较好的糖尿病患者可以少量食用，血糖波动较大的糖尿病患者最好不要食用。

吐血、咯血病患者及胃溃疡患者、心脏病患者应慎用。

瓜蒂有毒，生食过量，即会中毒。

每日食用60克左右为宜。

苹果

苹果古称柰，又叫滔婆，酸甜可口，营养丰富，是老幼皆宜的水果。它的营养价值和医疗价值都很高，被越来越多的人称为"大夫第一药"。

功能效用

•苹果所含的果胶能预防胆固醇增高，减少血糖含量。

•苹果中的可溶性纤维可调节机体血糖水平，预防血糖骤升骤降，适量食用苹果对防治糖尿病有一定的作用。

•苹果中丰富的钾和钠，对于高血压患者很有好处，而且能使血液中胆固醇降低，减少冠心病的发生。

•苹果中的大量维生素、苹果酸能促使积存于人体内的脂肪分解，故经常食用苹果能预防肥胖。

•慢性胃炎、消化不良、气滞不通者，便秘、慢性腹泻、神经性结肠炎，高血压、高血脂和肥胖患者，癌症患者、贫血和维生素缺乏者都适宜吃苹果。

•准妈妈每天吃个苹果可以减轻孕期反应。

食用宜忌

糖尿病患者最好选用酸苹果，以免引起血糖增高。

肾炎患者应慎食。

苹果不宜与海味同食。

苹果不宜与胡萝卜同食，胡萝卜中的抗坏血酸酵酶会破坏苹果中的维生素C，降低苹果的营养价值。

苹果放在阴凉处可以保存7～10天，如果装入塑料袋放入冰箱能够保存更长时间。

苹果切开后或剥皮后可以用盐水浸泡，撒上柠檬汁也可以防止变色。

每日食用1个为宜。

桃

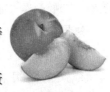

桃，别名仙桃、寿桃、佛桃、水蜜桃等，蔷薇科樱桃属，蔷薇目，原产于我国西北地区，是我国最古老的果树之一，后经亚洲向西传到地中海地区，最后传到欧洲。在我国，桃是福寿祥瑞的象征。

功能效用

•桃子中的大量纤维素和果胶可以吸收胃肠的水分，延迟胃的排空时间，减缓葡萄糖在肠道中的吸收速度，从而使患者的餐后血糖水平下降。

•桃子富含维生素 C、维生素E等多种维生素，能预防糖尿病性血管病变，亦能预防糖尿病患者发生感染性疾病。

•维生素E还具有抵抗血糖过高产生危害的作用以及与抗糖尿病药物类似的抗氧化作用。

•鲜桃或者榨汁饮用，对糖尿病患者有较好的生津、润肠功效。

食用宜忌

糖尿病患者血糖过高时应少食桃子。

内热偏盛、易生疮疖、糖尿病患者不宜多吃。

婴儿、糖尿病患者、孕妇、月经过多者忌食。

桃仁不能吃得过多，以免引起中毒。

桃子忌与甲鱼同食。

新鲜的桃应该是硬的稍微有一点软，果皮应是红的或至少是奶油色的。

食用前要将桃毛洗净，以免刺入皮肤，引起皮疹。桃毛吸入呼吸道，易引起咳嗽、咽喉刺痒等症。

每日食用1个为宜。

杏

杏又名甜梅、杏实、叭达杏，起源于我国。它与扁桃、桃和李子为同一属，被列为五果之一。成熟的杏是橙色或黄色、圆形，果肉黄软，香气扑

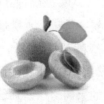

鼻，酸甜多汁，是夏季主要水果之一。

功能效用

•杏中含有丰富的黄酮类物质。黄酮类物质能影响胰岛B细胞的功能，且作用比较缓慢、持久，故糖尿病患者适量吃杏可起到调节血糖的作用。

•黄酮类物质还有很好的调节血脂、改善血液循环、抗氧化、保护血管的作用，可减轻和避免各种糖尿病并发症的发生。

食用宜忌

过食会伤及筋骨、勾发老病，甚至会落眉脱发、影响视力，若产、孕妇及孩童食用过多还容易长疮生疖。

鲜杏易腐蚀牙齿诱发龋齿。

吃了杏后再喝凉水很容易拉肚子。

不要空腹吃杏，也不要在吃了肉类和淀粉食物后再吃杏，以免引起胃肠功能紊乱。

挑选外观丰满、多汁、表面光滑、黄橙色且成熟的杏，放在冰箱可保存2~3天。

每日食用1~2个为宜。

李子

李子是蔷薇科植物李的果实，外形饱满圆润，口味甘甜，是人们喜食的传统果品之一。李子既可鲜食，又可以制成罐头、果脯，是夏季的主要水果之一。

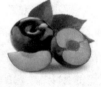

功能效用

•李子具有清肝热、生津、利尿之功效，适用于虚劳有热型糖尿病。

•李子能够促进血红蛋白再生，贫血的人适当食用李子有很好的补益作用。

•李子中含有的西红柿红素能明显减

轻由体内过氧化物引起的对淋巴细胞DNA的氧化损害，减缓动脉粥样硬化的形成。

食用宜忌

李子不可多吃，因其果酸含量高，吃多了容易胃痛。

脾胃虚弱、饭量少、容易腹胀腹泻者需慎食或者不吃，以免生痰助湿。

每日食用2~3个为宜。

山楂

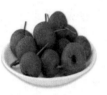

山楂又名红果、棠棣、绿梨、棠球、山果红等，为蔷薇科山楂属植物。山楂有很好的营养和医疗价值。它不仅能增加食欲，改善睡眠，而且能预防动脉粥样硬化，是长寿食品。

功能效用

•山楂具有活血通脉、降低血脂、抗动脉硬化，改善心脏活力，兴奋中枢神经系统的功效。

•山楂还有良好的预防糖尿病血管并发症的作用。

食用宜忌

山楂具有很强的助消化功能，患胃病的人一般不宜空腹喝山楂茶。

胃酸过多、胃炎、胃溃疡、反流性胃炎、反流性食管炎患者，不适合饮用。

山楂可能诱发流产，孕妇不适宜吃山楂。

山楂不宜与海产品同食，海产品中的蛋白质会与山楂中的鞣酸发生反应导致便秘。

山楂食用过多易形成胃石。

新鲜成熟的山楂外表呈深红色、鲜亮且有光泽，果实丰满、圆鼓且叶梗新鲜。

山楂不能空腹吃。

每日食用3~4个为宜。

柚子

柚子是芸香科植物柚的成熟果实，产于我国福建、广东等南方地区，以广东沙田柚为上品。它味道酸甜，略带苦味，含有丰富的维生素C及大量其他营养素，是医学界公认的最具食疗效益的水果。

功能效用

•鲜柚肉中含有的类似胰岛素降糖作用的铬，可以调节血糖水平。

•C反应蛋白是人体出现慢性疾病的一种生物标志，与心脏病、糖尿病等密切相关。柚子中维生素C含量大大超过其他水果，糖尿病患者适当地补充维生素C可降低血液中的C反应蛋白的水平。

•柚子中丰富的维生素C是强抗氧化剂，能够清除体内的自由基，可预防糖尿病神经病变和血管病变的发生、发展，还能够预防糖尿病患者发生感染性疾病。

食用宜忌

服药时不要吃柚子或喝柚子汁，因为柚子与抗过敏药特非那定的相互作用会引起室性心律失常，甚至引发致命性的心室纤维颤动。

与柚子产生不良作用的药物还有环孢素、咖啡因、钙拮抗剂、西沙必利等。

每天食用50克为宜。

橙子

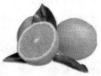

橙子为芸香科植物香橙的果实。橙子颜色

鲜艳，酸甜可口，外观整齐漂亮，是深受人们喜爱的水果。它种类很多，最受青睐的主要有脐橙、冰糖橙、血橙和美国新奇士橙。橙子被称为"疗疾佳果"，含有丰富的营养成分。

功能效用

•常食橙子有助于预防糖尿病及增强抵抗力，对糖尿病的口渴症状也有不错的效果。

•橙子中的橙皮苷、柠檬酸、苹果酸、琥珀酸、果胶和大量维生素C、维生素P等营养成分，具有增加毛细血管的弹性、降低血中胆固醇的功效，还有防治高血压、动脉硬化的作用，对糖尿病引起的一系列血管疾病大有好处。

•服药期间吃一些橙子或饮橙汁，可使机体对药物的吸收量增加，使药效更明显。

食用宜忌

患有胃肠和胰腺疾病的人禁饮橙汁。

健康人吃橙子，喝橙汁最好在饭后20~30分钟，以免引起胃肠功能紊乱。

食用橙子前后1小时内不要喝牛奶，因为牛奶中的蛋白质遇到果酸会凝固。

过度饮橙汁可能会伤肝。

橙汁榨好后应立即饮用，否则空气中的氧会使其维生素C的含量迅速降低。

每日食用1个为宜。

樱桃

樱桃是蔷薇科植物樱桃的果实，号称"百果第一枝"。樱桃果

实虽小如珍珠，但色泽红艳光洁，玲珑如玛瑙宝石一样，味道甘甜而微酸，既可鲜食，又可腌制或作为其他菜肴食品的点缀，备受青睐。

功能效用

•樱桃中的花色素苷能够增加人体内部胰岛素的含量，进而有效地降低糖尿病患者的血糖。

•樱桃含有丰富的维生素E，对于糖尿病患者防治肾脏并发症和心血管系统的并发症有益。

食用宜忌

患急性发热性疾病及虚热、咽干、咳嗽者忌食。

每日食用10个为宜。

橘子

橘子又名福橘、朱橘，是芸香科柑橘属的一种水果。橘子色彩

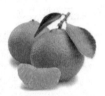

鲜艳、酸甜可口，是秋冬季常见的美味佳果，其营养价值与药用价值都很高。橘子含有多种有机酸和维生素，对人体的生理功能大有益处。

功能效用

•橘子具有开胃理气、止咳润肺的功效，对于消化不良、口渴咽干、干咳无痰等症有一定的治疗效果，同时还能预防心血管疾病和糖尿病。

•橘络（橘瓣外的白色经络）中含有一种名为"芦丁"的维生素，能使人的血管保持正常弹性和密度，减少血管壁的脆性和渗透性。

•芦丁还具有预防毛细血管渗血、高血压患者发生脑出血及糖尿病患者发生视网膜出血的功效。

•对有出血和血管硬化倾向的人，橘络更有益处。

食用宜忌

糖尿病性肾病患者要慎食橘子。

橘子中含有丰富的胡萝卜素，多食会出现皮肤黄染。

肠胃功能欠佳者，吃太多橘子，容易发生胃结石的困扰。

橘子忌与牛奶、萝卜、黄瓜、动物肝脏同食。

空腹不宜吃橘子。

橘子热量较多，食用过多可能会"上火"，促发口腔炎、牙周炎等症。

吃完橘子应及时刷牙漱口。

橘子要选扁圆形的、底部平的、皮薄、弹性好且分量足的。贮藏时最好不要挤压、尽量放在阴凉处。橘子既可以直接食用，也可以做成拼盘或者其他的点心。

每日食用1~2个为宜。

石榴

石榴是石榴科植物石榴的果实。成熟的石榴皮色鲜红或粉红，常

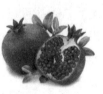

会裂开，露出晶莹如宝石般的籽粒。石榴酸甜多汁，虽吃着麻烦，却回味无穷，因其色彩鲜艳、子多饱满，常被用作喜庆水果，象征多子多福、子孙满堂。

功能效用

•石榴汁的多酚含量比绿茶高得多，是抗衰老和预防癌症的超级明星。

•石榴中含有铬元素。铬在糖和脂肪的新陈代谢中起着重要作用，能提升体内的葡萄糖容量，有益糖尿病患者。

•石榴汁中的抗氧化物，特别有益于降低因糖尿病而造成的心血管病的相关风险。

•石榴能消除女性更年期障碍。

食用宜忌

石榴多食伤肺损齿。

石榴酸涩有收敛作用，感冒及急性盆腔炎、尿道炎等患者慎食。

大便秘结者忌食。

患有痰湿咳嗽，慢性气管炎和肺气肿等病，如咳嗽多痰、痰如泡沫的患者以及有实邪及新痢初起者应忌食石榴。

石榴皮、石榴叶用开水冲泡制成石榴茶，是糖尿病患者的理想饮品。

每日食用30克左右为宜。

草莓

草莓又叫红莓、洋莓、地莓等，为蔷薇科草莓属植物的通称。草

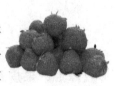

莓的外观呈心形，鲜美红嫩，果肉多汁，含有特殊的浓郁水果芳香。它营养价值高，含丰富的维生素C，有"水果皇后"的美誉。草莓的热量低，食用后血糖不会过快上升，不会增加胰岛的负担。

功能效用

•草莓具有生津止渴、利尿的功效。

•草莓含有丰富的维生素和微量元素，极易被人体吸收，具有辅助降糖的功效。

•草莓所含膳食纤维和果胶能润肠通便，降低血压和胆固醇。

•草莓所含胡萝卜素能转化为维生素A，有养肝明目的作用，并能防止糖尿病引起的眼部病变。

•草莓对动脉粥样硬化也有很好的防

治功效。

食用宜忌

痰湿内盛、肠滑便泻者、尿路结石病人、糖尿病患者不宜多食。

选择色泽鲜亮、有光泽、颗粒大、清香浓郁、蒂头叶片鲜绿、无损伤腐烂的草莓，颜色过白或过青都表示尚未成熟。

草莓表面粗糙，不易洗净，用淡盐水或高锰酸钾水浸泡10分钟既能杀菌又较易清洗。食用前必须用清水彻底洗净干净才能食用，否则易受到污染，危害健康。

草莓保鲜期短，仅能置于冰箱保鲜1~2天。

每日食用150克左右为宜。

荔枝

荔枝为无患子科植物荔枝的果实，呈心形或球形，果皮具多

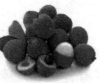

数鳞斑状突起，呈鲜红、紫红、青绿或青白色，假果皮新鲜时呈半透明凝脂状，多汁，味甘甜，含有丰富的糖分、蛋白质、多种维生素、脂肪、柠檬酸、果胶以及磷、铁等，是有益人体健康的水果。

功能效用

•荔枝中含有的α-次甲基环丙基甘氨酸是一种具有降血糖功效的物质，对糖尿病患者十分适宜。

•荔枝核也有降血糖作用，可用于治疗糖尿病。

•荔枝含有丰富的维生素，能够促进微血管的血液循环。

•荔枝也具有补脾益肝、生津止渴、解毒止泻等功效，适用于身体虚弱、病后

津液不足、脾虚泄泻、胃寒证、疝气痛、淋巴结核等症。

•荔枝蜜对促进消化吸收、增进食欲、镇静安眠、提高人体免疫力都有着积极的作用。

食用宜忌

咽干口渴、目赤牙痛、容易上火的人不要食用荔枝。

要适量食用，因为大量食用鲜荔枝有时会引起血糖下降，出现口渴、出汗、头晕、腹泻、甚至昏迷和循环衰竭等症状。

每日食用10个为宜。

橄榄

橄榄又名青果、橄榄子、余甘子、橄、忠果、青子、谏果、青

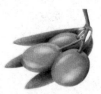

橄榄、白榄、黄榄、甘榄，原产自我国，是橄榄科橄榄属亚热带常绿果树。其果实呈青绿色时即可供鲜食，初吃时味涩，久嚼后，香甜可口，余味无穷，有"天堂之果"的美誉。橄榄含有大量水分及多种营养物质，能有效地补充人体的体液及营养成分。

功能效用

•橄榄含有大量水分及多种营养物质，能有效地补充人体的体液及营养成分，具有生津止渴的功效，对糖尿病烦渴多饮症很有效。

•橄榄所含的橄榄多酚有很强的抗氧化、舒缓血管平滑肌、降低血压等能力，故对冠心病、动脉粥样硬化、糖尿病的心血管并发症等能起到很好的预防作用。

•橄榄多酚还具有促进胶原蛋白生成

的功效，故能修复肌肤。

食用宜忌

橄榄如果色泽特别青绿没有一点黄色，说明已经用矾水泡过，最好不要食用。

色泽变黄且有黑点的橄榄已经不新鲜，一定要用清水洗净后食用。

每日食用2~3个为宜。

木瓜

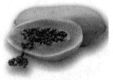

木瓜又名海棠梨、铁脚梨、万寿果等，是世界三大草木果树之一。它原产于美洲墨西哥南部，16世纪传入我国，有"百益果王"之称。木瓜其味清香，具有消积化肉食之功，既是食品，也是药品，含有多种药物成分，如木瓜素、苹果酸、酒石酸和黄酮等。

功能效用

•木瓜中的蛋白分解酵素有助于分解蛋白质和淀粉质，降低血糖。

•蛋白分解酵素还有助于减轻胃肠的工作量，对消化系统大有裨益。

•木瓜中的番木瓜碱具有抗癌功效，有助于糖尿病患者增强体质。

•木瓜中的齐墩果酸成分有软化血管、降低血脂的功效，对于糖尿病合并高血脂及动脉硬化的患者很有好处。

•饭后吃木瓜，可以帮助消化，有辅助治疗肠胃炎、消化不良的效果。

•木瓜非常适宜慢性萎缩性胃炎患者、缺奶的产妇、风湿筋骨痛、跌打扭挫伤患者、消化不良、肥胖患者食用。

食用宜忌

每100克木瓜大约产生27千卡的热量，相当于40克大米的热量，吃的时候注意减掉相应主食的量，以免引起血糖波动。

木瓜含有轻微的毒性，敏感性体质的人慎用。

孕妇应慎食木瓜，因为木瓜可能会引起子宫收缩导致流产，早产。

木瓜也不能多食，过敏体质者应慎食。

木瓜忌与鳗鲡同食，也忌铁、铅器皿。

挑选木瓜时要看它是否稍微有弹性，果皮正在变黑就可以吃了。

切开的木瓜可以用保鲜膜包好放入冰箱保存。

每日食用100克左右（约1/4个）为宜。

阳桃

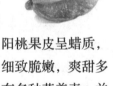

阳桃是酢浆草科植物阳桃的果实，分布在我国东南部及云南。阳桃果皮呈蜡质，光滑鲜艳，果肉黄亮，细致脆嫩，爽甜多汁。阳桃果肉香醇，含有多种营养素，并含有大量的挥发性成分，带有一股清香。

功能效用

•阳桃水分多，热量低，有降低血糖功效，是很适合糖尿病患者的水果。

•阳桃含有丰富的维生素C及有机酸，能够迅速补充人体水分，生津止渴，并能使人体的热毒或酒毒随小便排出。

•阳桃能减少人体对脂肪的吸收，降低血脂、胆固醇，对高血压、动脉粥样硬化等病有预防作用。

食用宜忌

阳桃不适合糖尿病合并肾病的患者。

脾胃虚弱或者患有腹泻的人应当少吃。

空腹不要吃阳桃。

每日食用半个为宜。

柠檬

柠檬也称为柠果、洋柠檬、宜母果。柠檬属芸香科柑橘属常绿小乔木，原产于印度。其味奇酸，肝虚孕妇最喜食，故称益母果或益母子。

功能效用

•柠檬具有止渴生津、祛暑清热、化痰、止咳、健胃、健脾、止痛、杀菌等功效，对于糖尿病、高血压和高脂血症都有很好的防治效果。

•柠檬中所含的大量维生素C对糖尿病患者预防感染性疾病很有帮助。

食用宜忌

胃溃疡、胃酸分泌过多，患有龋齿者和糖尿病患者慎食。

柠檬较酸，饮用柠檬汁后须马上刷牙以保护牙齿。

柠檬一定要选皮有细纹且比较重的。

每日食用1/6个（1~2瓣）为宜。

菠萝

菠萝原名凤梨，原产巴西，属于凤梨科凤梨属的一种热带和亚热带地区的著名水果。菠萝16世纪时传入我国，果形美观、汁多味甜，含用

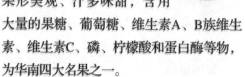

大量的果糖、葡萄糖、维生素A、B族维生素、维生素C、磷、柠檬酸和蛋白酶等物，为华南四大名果之一。

功能效用

•菠萝中的膳食纤维可以促进排便，降低血糖水平，减少糖尿病患者对胰岛素和药物的依赖性。膳食纤维还可增加饱腹感，有利于减肥。

•菠萝中的维生素B₁对预防因糖尿病引起的周围神经功能障碍非常有利。

•菠萝中的糖、盐及酶具有消肿利尿的功效，很适合糖尿病合并肾病的患者食用。

食用宜忌

对菠萝过敏者、患有溃疡病、肾脏病、凝血功能障碍的人应忌食。

发烧及患有湿疹疥疮的人也不宜多吃。

挑选菠萝时，应选择味香且较重的，同时要注意果皮的颜色，有2/3变黄才可生吃。

食用菠萝时要去皮，切成小块，并沾些盐水，以免引起过敏反应。

不要空腹吃菠萝，否则会对胃造成伤害。

成熟的菠萝有果香，同样大小的选重者，如果出现腐烂或霉点就不能食用。

新鲜的菠萝可以用报纸包好放在常温下保存，也可以放在冰箱里保存。

每日食用100克左右（约1/6个）为宜。

椰子

椰子是棕榈科植物椰树的果实，形似西瓜，外果皮较薄，呈

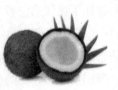

暗褐绿色；中果皮为厚纤维层；内层果皮呈角质。果内有一贮存椰浆的空腔，成熟时，其内贮有椰汁，清如水、甜如蜜，晶莹透亮，是极好的清凉解渴之品。椰汁和椰肉都含有丰富的营养素。

功能效用

•暑热烦渴、吐泻伤津、水肿尿少、

寄生虫病、充血性心力衰竭等病症患者以及糖尿病烦渴多饮者适合食用椰子。

• 椰子浆中含有果糖、葡萄糖、蔗糖、蛋白质、脂肪、维生素C、钙、磷、铁等物质，具有消暑解渴、强心利尿、止吐蚘、消水肿、驱虫、止泻、滋补等功效。

• 椰子浆还能够加速伤口愈合。

食用宜忌

肠胃不好易腹泻的人不宜多饮用。

大量食用椰子肉影响食物消化。

体内热盛，易口干舌燥的人不宜常食椰子。

每日食用50毫升为宜。

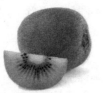

猕猴桃

猕猴桃又名藤梨、山洋桃、野生猴桃、杨梨、野梨等，原产于我国，是一种落叶藤本植物猕猴桃树的果实。猕猴桃营养丰富，素有"水果金矿""抗癌珍果"等美誉。猕猴桃含有维生素C等多种维生素，热量低，营养全面，属于膳食纤维丰富的低脂肪食品，是糖尿病患者较为理想的水果。

功能效用

• 猕猴桃中的肌醇是天然糖醇类物质，对调节糖代谢很有好处。

• 猕猴桃热量低，营养全面，属于膳食纤维丰富的低脂肪食品，是糖尿病患者较为理想的水果。

• 猕猴桃中丰富的精氨酸能有效地改善血液流动，阻止血栓形成，对降低冠心病、高血压、心肌梗死、动脉硬化等心血管疾病的发病率特别有效。

• 猕猴桃富含维生素C，有助于糖尿病患者增加抗感染的能力。

• 猕猴桃果汁能阻断致癌物质在人体内的合成。

食用宜忌

脾虚便溏者、风寒感冒、疟疾、寒湿痢、慢性胃炎、痛经、闭经、小儿腹泻者慎食。

猕猴桃性寒，易伤脾阳而引起腹泻，故不宜多食。

吃猕猴桃后不要马上喝牛奶或者吃乳制品。

挑选猕猴桃时要选质地较软且有香气的，对于尚未软熟的猕猴桃则可以放在塑料袋里密封，在常温下放5天左右。暂时不吃的猕猴桃也可以放在冰箱保存。

每日食用100~200克（2~3个）为宜，且应该分2次在两餐之间进食。

肉类

肉类含有多种人体必需的氨基酸、矿物质、脂肪和蛋白质等。尤其是白色肉类，如鸡、鸭、鱼肉等，更加有益。鱼肉不仅蛋白含量高，而且多为优质蛋白，极易被人体吸收。同时，鱼肉脂肪中含有EPA（二十五碳五烯酸）和DHA（二十二碳六烯酸）两种人体必需的不饱和脂肪酸，具有重要的生理功能，能够降血脂，抗血栓，改善大脑功能。

如果糖尿病患者在坚持饮食控制和适量运动的同时适当搭配肉类，不仅能够补充每日消耗所必需的蛋白质、脂肪以及各种矿物质，还能够增强体质，提高免疫能力，进而更好地保持健康，防止并发症。

牛肉

牛肉是全世界人都喜爱的食品——蛋白质含量高,脂肪含量低,味道鲜美,素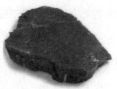有"肉中骄子"的美称。牛肉不仅有补益作用,而且营养成分极易为人体吸引,故有一定的食疗价值。

功能效用

•牛肉因其含锌量高,而具有支持蛋白质的合成、增强肌肉力量、提高胰岛素合成代谢的效率等功效,对糖尿病患者控制血糖有一定好处。

•糖尿病患者食用牛肉,有助于降低心血管并发症的危险。

•牛肉蛋白质所含的必需氨基酸较多,含脂肪和胆固醇却较低,适合胖人和高血压、血管硬化、冠心病患者食用。

•牛肉还可促进蛋白质的新陈代谢和合成,帮助人体增强免疫力。

食用宜忌

发热、过敏、疮疖、湿疹、疮疡、肿毒、皮肤病、肝病等疾病患者慎用。

牛肉属于高蛋白食品,肾病患者不可多食,以免加重肾脏负担。

牛肉肌肉纤维粗不易消化,老人、幼儿及消化能力弱的人不宜多吃。

牛肉与氨茶碱类药物同用会使药效下降。

牛肉不宜与韭菜同食,容易发燥上火。

不宜熏、烤、腌制牛肉,以免产生苯并芘和亚硝胺等致癌物。

新鲜的牛肉有光泽、红色均匀、外表微干、弹性好且不黏手,闻起来有新肉味。老牛肉深红且肉质较粗,嫩牛肉浅红色且有弹性。切牛肉时要横切,不能顺着纤维组织切。

生牛肉放在冰箱里保存。

每日食用80克为宜。

兔肉

兔肉又称为菜兔肉、野兔肉等,属于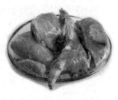高蛋白、低脂肪和少胆固醇的肉类。它含有丰富的蛋白质、脂肪、糖类、无机盐、维生素A、维生素B_1、维生素B_2等营养成分,在国外被称为"美容肉"。

功能效用

•健康人多食兔肉,有助于预防动脉粥样硬化和糖尿病。

•兔肉胆固醇的含量低于所有的肉类,是高胆固醇症者首选的动物性食品之一。

•兔肉中的丰富的卵磷脂有保护血管、预防动脉硬化、预防血栓形成的作用,对维持大脑的活动、细胞膜的完整、血管壁的光滑起着重要的作用。

•兔肉中的烟酸可使人的皮肤细腻、白嫩。

•兔肉因肌纤维细腻、疏松,水分多,易于消化吸收,适于胃肠功能障碍、慢性胃炎、溃疡病、结肠炎患者食用。

食用宜忌

兔肉性偏寒凉,凡脾胃虚寒所致的呕吐、泄泻忌用。

有腹痛喜温、四肢怕冷等阳虚症状的女性不宜食用兔肉。

兔肉不能与鸡心、鸡肝、獭肉、橘子、芥、鳖肉、鸭肉同食。

也不宜与小白菜或姜同食，容易导致腹泻和呕吐。

兔肉既可以单独食用，也可以与其他蔬菜、肉一起烹调。兔肉与其他食物一起烹调时会附和其他食物的味道，做兔肉时加适量花椒可以增强其抗氧化的作用。

每日食用80克为宜。

肝脏

肝脏是动物体内储存养料和解毒的重要器官，不仅含有丰富的营养物质，而且具有营养保健功能。动物肝脏含有丰富的蛋白质、胆固醇、维生素A、钙、铁、磷、硒、锌、钾等，是我们日常的补血佳品，有利于儿童的生长发育和智力发展。

功能效用

•动物肝脏中的硒具有类似胰岛素的作用，有助于体内葡萄糖代谢，故糖尿病患者适当食用肝脏可起到一定的辅助降糖作用。

•动物肝脏中的铁有很好的补血功能。

•动物肝脏中丰富的维生素A具有维持正常生长和生殖功能的作用，能保护夜间视力，防治眼睛干涩、疲劳。

•动物肝脏中的B族维生素和多种微量元素，能增强人体的免疫力。

食用宜忌

糖尿病伴有血脂异常、胆固醇明显增高者，应谨慎食用。

患有高血压、冠心病、肥胖症及血脂

高的人忌食猪肝。

动物肝脏也不宜与维生素C、抗凝血药物、左旋多巴、帕吉林和苯乙肼等药物同食。

鲜肝应在自来水下冲10分钟，放在水中浸泡半个小时，烹调时间也不能太短。

每日食用30克左右为宜。

乌鸡

乌鸡又称武山鸡、乌骨鸡，是一种杂食家养鸟。乌鸡不仅喙、眼、脚是乌黑的，而且皮肤、肌肉、骨头和大部分内脏也都是乌黑的。乌鸡的营养远远高于普通鸡，药用和食疗作用更是普通鸡所不能相比的，故被称为"名贵食疗珍禽"。

功能效用

•乌鸡含有的丰富的抗氧化作用的物质可改善肌肉强度，延缓衰老，有利于预防糖尿病及孤独症等。

•乌鸡含有18种氨基酸和9种人体所需的激素，这些都有助于提高血色素，改善贫血。

•乌鸡具有清洁人体血液和清除血液中垃圾之功能。

•乌鸡能辅助治疗脑卒中、高血压、脑梗死、心肌梗死等心脑血管系统疾病。

•对肝脏、肾脏疾患，甚至贫血、子宫出血等症，乌鸡也有良好的疗效。

食用宜忌

三七炖乌鸡有很好的补益功效，尤其是对因气血不足而引起的身体虚弱、面色萎黄等症。

乌鸡连骨熬汤滋补效果最好。

炖煮乌鸡最好用砂锅。

每日食用100克为宜。

鸭肉

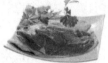

鸭肉又称为鹜肉、白鸭肉等，是一种美味佳肴，也是各种美味名菜的主要原料。它的蛋白质含量比畜肉含量高得多，脂肪含量适中且分布较均匀，可用于滋补。

功能效用

•鸭能"滋五脏之阴，清虚劳之热，补血行水，养胃生津"。

•与芡实合用，有滋阴养胃、健脾利水之功效，可用于糖尿病脾虚水肿。

•鸭肉中的烟酸在细胞呼吸中起重要作用，并对心肌梗死等心脏病患者有保护作用。

•鸭肉中的维生素B_2在细胞氧化过程中起着重要作用。

•鸭肉中的硫胺素是抗脚气病、抗神经炎和抗多种炎症的维生素。

•鸭肉中的维生素E是抗氧化剂，在抗衰老过程中起着重要作用。

食用宜忌

受凉引起不思饮食、腹部疼痛、腹泻清稀、腰痛、痛经等症状的人，不要食用鸭肉，以免加重病情。

感冒患者不宜食用。

鸭肉忌与兔肉、杨梅、核桃、鳖、木耳、栗子等同食。

生鸭肉肉质紧密排列，颜色呈粉红色而有光泽，皮有光泽和张力。千万不能选表面干或者含水较多、脂肪稀松的。

新鲜生鸭肉应该放在冰箱，最好加工后再冷冻保存。

每日食用60克为宜。

鹌鹑肉、蛋

鹌鹑是一种食用性很强的家禽，为人类提供了丰富的蛋白质食物鹌鹑肉和鹌鹑蛋，是颇受人们喜爱的食品，鹌鹑蛋、肉营养丰富，蛋白质含量高，胆固醇含量低，且具有很多的药用价值，是中国市场一致公认的珍贵食品和滋补品，有"动物人参"之称。

功能效用

•据《本草纲目》记载鹌鹑肉能"补五脏，益中续气，实筋骨，耐寒暑，消结热"。

•中医传统理论认为鹌鹑去毛及内脏，取肉鲜用，壮筋骨、止泻、止痢、止咳。

•鹌鹑肉是典型的高蛋白、低脂肪、低胆固醇食物，特别适合中老年人以及高血压、肥胖症患者食用。

•鹌鹑的肉、蛋可辅助治疗糖尿病、水肿、肥胖型高血压、贫血、肝硬化腹水等多种疾病。

•鹌鹑肉和鹌鹑蛋中的卵磷脂和脑磷脂，是高级神经活动不可缺少的营养物质，具有健脑作用。

•鹌鹑蛋中维生素P的含量丰富，故常食有防治高血压及动脉硬化之功效。

•鹌鹑蛋中含有芦丁。芦丁具有降血压的功效，是心血管病患者的理想滋补品。

食用宜忌

猪肉、猪肝忌与鹌鹑肉同食，木耳也不宜与鹌鹑肉同食。

鹌鹑不可与蘑菇同食，尤其不适于大便干燥者，容易引发痔疮。

鹌鹑蛋每日食用3～5个为宜。

鹌鹑肉每日食用60克左右为宜。

鲤鱼

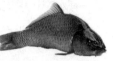

鲤鱼又名赤鲤、黄鲤等，原产于亚洲，是一种温带性淡水鱼，喜欢生活在平原上的暖和湖泊或水流缓慢的河川里。它属于底栖杂食性鱼类，荤素兼食。它含有丰富的蛋白质、氨基酸、矿物质、维生素A和维生素D、不饱和脂肪酸等，有很好的食用价值和观赏价值。

功能效用

• 鲤鱼能调整人体的内分泌代谢，对糖尿病有一定的辅助治疗作用。

• 鲤鱼肉可治小便不利、水肿胀满、咳逆气喘、黄疸烦渴、妊娠水肿、胎气不安、乳汁不通。

• 鲤鱼可以解热毒，治热咳，对小儿热疮肿痛有益。

• 鲤鱼可清热，醋可利湿，二者同食，利湿效果更佳。

食用宜忌

患有恶性肿瘤、淋巴结核、红斑狼疮、支气管哮喘、小儿痄腮、血栓闭塞性脉管炎、痈疽疔疮、荨麻疹、皮肤湿疹等疾病之人忌食。

平素体质阳亢及疮疡者慎食。

鲤鱼忌与绿豆、芋头、牛羊油、猪肝、鸡肉、荆芥、甘草、南瓜、狗肉、红小豆、咸菜同食，也忌与中药中的天冬、麦冬、紫苏、龙骨、朱砂同服。

不宜食用烧焦的鱼肉。

鲤鱼脊上两筋及黑血不可食用。

要选活的、在水中能自由流动的且无缺损的鲤鱼，尽量现买现做。

鲤鱼用于通乳时应少放食盐，烹调时尽量不用味精。

每次食用80克为宜。

鳕鱼

鳕鱼，又名鳘鱼，具三背鳍、二臀鳍、一腭须；体色多样，从淡绿或淡灰到褐色或淡黑，也可为暗淡红色到鲜红色，体上并有深色斑点，是名贵食用鱼，肉嫩质白，味道鲜美可口，营养价值较高，其肝可制鱼肝油。

功能效用

• 鳕鱼中营养成分的比例，正是人体每日所需营养量的最佳比例。

• 鳕鱼做汤饮用，有一定的降糖功效。

• 鳕鱼中的多烯脂肪酸具有防治心血管病的功效，而且还有抗炎、抗癌、增强免疫功能，对大脑发育、智力和记忆力的增长都有促进作用。

• 鳕鱼肝油对结核杆菌有抑制作用，还可以消炎抗菌，促进伤口愈合。

食用宜忌

鳕鱼热量较高，食用不要过多。

红烧加辣椒调味容易引起咽痛、目赤、口舌生疮等上火症状。

每日食用80克左右为宜。

鳗鱼

鳗鱼，别名白鳝、白鳗、河鳗、鳗鲡、青鳝、风馒、日本鳗，富含多种营养成分，一般成年人均可食用，特别适合于年老体弱者及年轻夫妇食用。

功能效用

•鳗鱼能调节血糖，还能益肾养精，治风湿痹痛、筋骨软弱、咳嗽、夜盲。

•鳗鱼具有补虚、养血、祛湿、祛风、抗结核、壮阳、明目等功效，是久病、虚弱、贫血、肺结核等病人的良好营养品，多吃鳗鱼还可防癌。

•鳗鱼中的维生素A能维持发育中的正常视觉，对夜盲症有一定的治疗作用；还能维持上皮组织的正常形态及功能，使皮肤润滑，并促进骨骼发育。

•鳗鱼中丰富的维生素E能维持性功能的正常和性激素的生理协调，增强老年人的体力。

•鳗鲡体内含有一种很稀有的西河洛克蛋白，具有良好的强精壮肾的功效，是年轻夫妇、中老年人的保健食品。

•鳗是富含钙质的水产品，经常食用，能使血钙值有所增加，使身体强壮，对于预防骨质疏松症也有一定的效果。

•鳗鱼含有丰富的"好"脂肪，其中所含的磷脂，为脑细胞不可缺少的营养素。鳗鱼还含有被俗称为"脑黄金"的DHA及EPA（深海鱼油成分，DHA为二十二碳六烯酸，EPA为二十碳五烯酸），含量比其他海鲜、肉类均高，而DHA和EPA被证实有预防心血管疾病的重要作用。

•鳗鱼的皮、肉都含有丰富的胶原蛋白，可以养颜美容、延缓衰老，故被称为"可吃的化妆品"。

食用宜忌

鳗鱼分河鳗和海鳗两种，糖尿病患者

应该少吃河鳗，因为河鳗的脂肪含量和胆固醇含量都很高。

有水产过敏史的人忌食。

每次食用30～50克为宜。

黄鳝

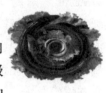

鳝鱼，亦称黄鳝、罗鳝、蛇鱼、长鱼，肉嫩味鲜，营养价值极高。黄鳝一年四季均产，但以小暑前后者最为肥美，民间有"小暑黄鳝赛人参"的说法。黄鳝不仅为席上佳肴，其肉、血、头、皮均有一定的药用价值。

功能效用

•祖国医学认为，黄鳝有补气养血、温阳健脾、滋补肝肾、祛风通络等医疗保健功能，常吃鳝鱼有很强的补益功能，特别对身体虚弱、病后以及产后之人更为明显。

•鳝鱼所含的特种物质"鳝鱼素"，能降低血糖和调节血糖，对糖尿病有较好的治疗作用，加之所含脂肪极少，因而是糖尿病患者的理想食品。

•鳝鱼中丰富的二十二碳六烯酸（DHA）和卵磷脂是构成人体各器官组织细胞膜的主要成分，而且是脑细胞不可缺少的营养，故食用鳝鱼肉有补脑健身的功效。

•黄鳝中丰富的卵磷脂可促进肝细胞的活化和再生，增强肝功能，从而有效降低酒精性肝硬化、脂肪肝等疾病的患病率。

•黄鳝含有丰富的维生素A，对眼部疾患非常有益，能够防止夜盲症和视力减退，有助于多种眼疾的治疗。

•维生素A还有抗呼吸系统感染的作

用，能促进发育，强壮骨骼。

食用宜忌

黄鳝的血液有毒，误食会对人的口腔、消化道黏膜产生刺激作用，严重的会损害人的神经系统，使人四肢麻木、呼吸和循环功能衰竭而死亡。

不宜过量食用黄鳝，肠胃欠佳的人应慎食。

煮熟食用不会发生中毒。

黄鳝不宜与红枣同食，会导致脱发。

每次食用50克为宜。

蛤蜊

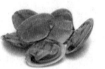

蛤蜊，又叫杂色蛤仔，不仅味道鲜美，而且营养也比较全面，被称为"天下第一鲜""百味之冠"，江苏民间还有"吃了蛤蜊肉，百味都失灵"之说。蛤蜊含有蛋白质、脂肪、碳水化合物、铁、钙、磷、碘、维生素、氨基酸和牛磺酸等多种成分，是一种低热能、高蛋白，能防治中老年人慢性病的理想食品。

功能效用

•蛤蜊含有较为丰富的硒，能明显促进细胞对糖的摄取，具有与胰岛素相类似的调节糖代谢的生理活性，可有效调节糖尿病患者的糖、脂肪、蛋白质的代谢紊乱，预防并发症，减少血液中胆固醇含量，降低血压，软化血管，改善冠脉循环。

•蛤蜊还能够提高人体免疫力，有效预防和阻止结核病菌对人体各个组织器官的侵害；减轻化疗、放疗对人体的损害。

食用宜忌

平素食少畏寒、容易腹泻的脾胃虚弱者不宜多食。

食用蛤类一定要煮透，以免染上肝炎、寄生虫性疾病。

每日食用5个左右为宜。

牡蛎

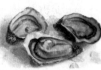

牡蛎又名蛎蛤、牡蛤、海蛎子壳、海蛎子皮、左壳、海蛎子、蛎黄、生蚝、鲜蚵等，属牡蛎科双壳纲软体动物，分布于温带和热带各大洋沿岸水域。每年深秋是牡蛎开始收获的季节，从冬至到次年清明是牡蛎最为肥美的时候。牡蛎营养丰富、有很好的滋补强身之功效，是很有市场前景的保健食品。

功能效用

•牡蛎中含锌量很高，食用后可增加胰岛素的敏感性，调节和延长胰岛素的降血糖作用，对糖尿病有一定的治疗作用。

•牡蛎所含的牛磺酸、二十二碳六烯酸、二十碳五烯酸是智力发育所需的重要营养素。牛磺酸对降血脂、降血压也有一定效果。

•牡蛎中所含的多种维生素与矿物质，特别是硒可以调节神经、稳定情绪。

•牡蛎富含的氨基酸、核酸在蛋白合成中起着重要作用，并能延缓皮肤老化，减少皱纹的形成。

•牡蛎对抗癌和防止癌细胞扩散也有一定效果。

食用宜忌

虚而有寒者应慎食之。

甲状腺功能亢进患者和痛风患者忌食。

孕妇和过敏体质者慎食。

阴虚火旺者可与玄参、麦冬、黄连等同用。

自汗、盗汗者，可与黄芪、麻黄根、浮小麦配伍。

牡蛎以体大而肥满、色黄、光泽新鲜、大小均匀者为上品，用手摇感觉沉甸甸的且没有动静就是新鲜的。

新鲜牡蛎在低温下最多存活5～10天，但品质与口感会有所下降，最好现买现做。

每日食用2～3个为宜。

三文鱼

三文鱼，也叫撒蒙鱼或萨门鱼，是一种生长在高纬度地区的冷水鱼类。三文鱼具有很高的营养价值，素有"水中珍品"的美誉。在三文鱼的产地，买卖鱼实际上是以色论价的，因为三文鱼的颜色和其营养价值成正比，颜色越深，价值越高——颜色越深其含有的虾青素含量越高。

功能效用

• 三文鱼能有效地预防诸如糖尿病等慢性疾病的发生、发展。

• 三文鱼中的Ω–3不饱和脂肪酸能改善人体的胰岛功能，减少患2型糖尿病的可能性，尤其适合肥胖人群作为食物。

• Ω–3脂肪酸更是脑部、视网膜及神经系统所必不可少的物质，有增强脑功能、防治老年痴呆，辅助治疗和预防帕金森症、脑中风、视力减退等作用。

• 三文鱼所含的其他不饱和脂肪酸，还能够帮助降低血脂和胆固醇，有助于防治心血管疾病。

• 三文鱼对心血管疾病患者和脑力劳动者、应试学生更加有益。

食用宜忌

勿烧得过烂，八成熟即可。

生食三文鱼比较容易感染寄生虫病。

每日食用50克左右为宜。

坚果类

坚果又称壳果，多为植物种子的子叶或胚乳，不但营养价值高，还有极强的养生保健功效，比如，清除自由基、降低发生2型糖尿病的危险、降低心脏性猝死的发生率、调节血脂、提高视力、补脑益智等。对于糖尿病患者也是一样，坚果中的有益脂肪可以使人产生饱腹感，有利于糖尿病患者减少能量的摄入。当然，这并不等于糖尿病患者就可以随意吃，具体而言就是要控制摄入的量——每天食用30克左右为宜。如果不小心多吃了，则要在三餐总量中减少用油量和饮食量。

花生

花生又名金果、长寿果、长果、番豆、落花生和长生果等，是蝶形花科落花生属的一种植物。花生滋养补益，有助于延年益寿，有"长生果"的美誉，和黄豆一同被誉为"植物肉""素中之荤"。它的营养价值比粮食高，可与动物性食物媲美。

功能效用

• 花生所含的油脂成分能增强胰岛素的敏感性，有利于血糖的降低，故适量食用花生有利于糖尿病的控制。

•花生中的天然多酚类物质白藜芦醇，生物活性很强，是肿瘤疾病的化学预防剂，也是降低血小板聚集，预防和治疗动脉粥样硬化、心脑血管疾病的化学预防剂，对糖尿病患者预防心血管并发症很有好处。

•花生的红衣能对抗纤维蛋白的溶解，缩短凝血时间，促进骨髓造血功能，增加血小板的含量，加强毛细血管的收缩功能。花生连红衣一起与红枣配合使用，既可补虚，又能止血，最宜于身体虚弱的出血病人。

食用宜忌

甲亢病患者、胆病患者、高脂血症患者、消化不良者、跌打瘀肿者、血黏度高或有血栓的人不宜食用花生。

花生是高热量的食物，一次不要吃太多。

霉变的花生不能食用。

购买时一定要买连皮花生，选择表皮干燥、完整的，吃剩下的可以与干燥剂一起放在密封容器中置于阴凉处保存。

带壳的花生可储存在阴凉、通风、干燥处保存。

每日食用40克左右为宜。

芝麻

芝麻又称为胡麻、油麻等，原产于我国，有黑白两种。通常，黑芝麻的作用比白芝麻更强。芝麻富含脂肪油、芝麻素、芝麻酚、维生素E、叶酸、蔗糖、烟酸、蛋白质以及钙等，营养价值丰富。芝麻具有多种功效，不仅能防治心脑血管疾病，而且还能滋补强身和延缓衰老。

功能效用

•芝麻中的大量天然维生素E能增强亚油酸的功能，起到预防动脉硬化的作用，对于心脏病、高血压、糖尿病、肥胖症等均有治疗和预防作用。

•芝麻中的维生素E、铁和优质蛋白质，对治疗贫血和由贫血引起的呼吸困难、心悸、头晕、肩关节酸痛等病症也有良好的效果。

•从芝麻中提取出来的木聚糖类物质有抑制癌细胞产生的作用，并能够抑制体内导致衰老的过氧化物的生成。

•芝麻中含有丰富的卵磷脂，可以防止头发过早变白和脱落，且能够润肤美容。

食用宜忌

慢性肠炎、便溏腹泻者、肾虚阳痿、遗精、白带过多者应该慎食。

凡患皮肤疮毒、湿疹瘙痒等症的患者应慎食。

芝麻仁外面有一层稍硬的膜，只有把它碾碎，其中的营养素才能被吸收。

炒制时千万不要炒糊。

每日食用20克为宜。

板栗

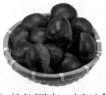

板栗又名栗子、毛栗、大栗和风栗等，起源于欧洲南部和小亚细亚地区，后传入其他国家。板栗含有大量的淀粉、蛋白质、脂肪、B族维生素等多种营养成分，有"干果之王"的美誉，与桃、杏、李、枣并称"五果"，是一种价廉物美、富有营养的滋补品。

功能效用

•板栗富含柔软的膳食纤维，有助于防治餐后血糖上升。板栗的升糖指数比米饭低。

•板栗中所含的丰富的不饱和脂肪酸和维生素，能防治高血压、冠心病、动脉硬化和骨质疏松等病，是抗衰老的佳品。

•板栗有健脾胃、益气、补肾、壮腰、强筋、止血和消肿强心的功用，尤其对肾虚患者有良好的疗效。

食用宜忌

板栗所含的糖分不低，糖尿病患者食用时一定要控制好量，以免影响血糖稳定。

脾胃虚弱，消化不好的人不宜食用板栗。

板栗不宜食用太多，生吃太多不易消化，熟吃太多容易滞气。

霉变的板栗不要食用，否则会引起中毒。

板栗不宜与牛肉同食。

选购充分成熟的、饱满的、无病虫和损伤的板栗，新鲜的生板栗仁外呈表褐色、内部呈淡黄色、口感脆甜。

板栗不易保存，最好放在冰箱里冷藏。

每日食用5个左右为宜。

核桃

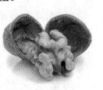

核桃又名胡桃、核桃仁和胡桃肉等，是胡桃科胡桃属的坚果，是"四大坚果"之一。核桃含有丰富的亚油酸、亚麻酸、蛋白质、钙、磷、铁、胡萝卜素、核黄素、维生素B6、维生素E以及磷脂等营养物质。它不仅味美，营养价值也很高，有"万岁子"和"长寿果"的美誉。

功能效用

•核桃中含有相当丰富的Ω-3脂肪酸，能够帮助改善胰岛功能，调节血糖。

•核桃富含的维生素E和生育酚有助于预防糖尿病。

•核桃可帮助糖尿病患者吸收有益的脂类，同时对抗总胆固醇升高，预防心血管系统的并发症。

•核桃仁油及叶可治皮肤病。

•果肉皮煎汁，可做洗发剂和疥癣药，泡酒服可止痛。果隔治遗尿。

食用宜忌

泄泻及脂溢性皮炎者应慎食。

核桃含有较多的脂肪，一次吃得太多会影响消化。

带壳的核桃要选择无裂缝、色斑和空洞的。

核桃仁要在较低的温度下放在密封的容器里中保存。

吃的时候最好连同核桃表面的褐色薄皮一起吃。

吃核桃时应少饮浓茶。

每日食用20克为宜。

榛子

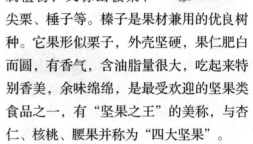

榛子，属桦木科榛属植物，又称山板栗、尖栗、棰子等。榛子是果材兼用的优良树种。它果形似栗子，外壳坚硬，果仁肥白而圆，有香气，含油脂量很大，吃起来特别香美，余味绵绵，是最受欢迎的坚果类食品之一，有"坚果之王"的美称，与杏仁、核桃、腰果并称为"四大坚果"。

功能效用

•榛子的不饱和脂肪酸含量达到60.5%，能使所含的脂溶性维生素更易为人体所吸收，对体弱、病后虚羸、易饥饿的人都有很好的补养作用。

•榛子中维生素E含量高达36%，能有

效地延缓衰老，防治血管硬化，润泽肌肤的功效。

•榛子中含有的紫杉酚可以治疗卵巢癌和乳腺癌以及其他一些癌症，可延长病人的生命期。

•榛子中的β－谷甾醇（甾醇）能够抑制人体对胆固醇的吸收，促进胆固醇降解代谢，抑制胆固醇的生化合成。

•榛子有补脾胃、益气力、明目健行的功效，并对消渴、盗汗、夜尿多等肺肾不足之症有益。

•榛子具有降低胆固醇的作用，避免了肉类中饱和脂肪酸对身体的危害，能够有效地预防心脑血管疾病的发生。

•每天在电脑前面工作的人多吃点榛子，对视力也有一定的保健作用。

•榛子有较强的抗炎作用，还可以作为胆结石形成的阻止剂。

•榛子所含的成分对皮肤有温和的渗透性，可以保持皮肤表面水分，促进皮肤新陈代谢，能抑制皮肤炎症、老化、防止日晒红斑。榛子还有生发养发之功效。

食用宜忌

榛子油脂含量较高，不可过多食用，肝功能严重不良者慎用。

每日食用10个左右为宜。

莲子

莲子是睡莲科水生草本植物莲的种子，又称莲实、莲

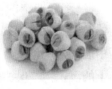

米、莲肉。我国大部分地区均有出产，而以江西广昌福建建宁产者最佳。莲子营养十分丰富，除含有大量淀粉外，还含有

β－谷甾醇，生物碱及丰富的钙、磷、铁等矿物质和维生素。自古就有"吃莲子能返老还童、长生不老"之说。

功能效用

•莲子对糖尿病的多尿症状有一定的疗效。

•莲子有补脾涩肠、养心固肾的功效。

•莲子中含有莲子碱、莲子糖等成分，钙、磷、铁含量也相当丰富，常吃能治脾虚久泻，梦遗滑精。

•莲子具有镇静安神、补中益气、健脾养胃、聪耳明目等功效，可用于病后或产后脾胃虚弱、大便溏泻、心烦易怒、失眠多梦、食欲减退，以及妇女血虚腰酸、白带增多、更年期综合征、心脏病、高血压、性功能减退等病症。

•与木瓜同食，既健脾胃，助消化，又安心神，降血压。

食用宜忌

腹胀和脘腹胀闷者忌食莲子。

每日食用30克为宜。

杏仁

杏果和杏仁都含有丰富的营养物质，

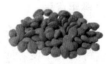

杏仁有苦甜之分，甜杏仁可以作为休闲小吃，也可做凉菜用；苦杏仁一般用来入药，并有小毒，不能多吃。

功能效用

•常食杏仁有利于预防心脏病和糖尿病，还有减肥的功效。

•杏仁中丰富的植物化学成分对癌症有辅助治疗的功效。

•常食杏仁有助于保持正常的血压水平。

食用宜忌

苦杏仁约含3%的有毒成分，须采用水煮等方法加以去除后才能食用。

每日食用5个左右为宜。

腰果

腰果因其坚果呈肾形而得名，腰果果实成熟时香飘四溢，甘甜如蜜，清脆可口，为世界著名的四大干果之一。腰果是一种营养丰富，味道香甜的干果，既可当零食食用，又可制成美味佳肴。

功能效用

•腰果中含有镁、钾、铁等多种微量元素，这些物质都对糖尿病的防治有帮助。

•腰果中的某些维生素和微量元素有很好的软化血管的作用，糖尿病患者常吃可预防心血管方面的并发病。

•腰果中丰富的油脂可以润肠通便，润肤美容，延缓衰老。

•常吃腰果还可以提高机体抗病能力，增进性欲。

食用宜忌

腰果含油脂丰富，不宜多吃。

肾功能不良者应慎食。

腰果过敏者，慎食。

腰果不宜久存。

有"油哈喇"味的腰果不宜食用。

每日食用10粒为宜。

食用油和调味品

日常饮食离不了食用油，因为食物再鲜美也不能都生着吃。食用油不仅是能让我们享受到美食的功臣，从营养学角度，它对我们的健康也是大有裨益的。食用油中含有大量的油酸、亚油酸、维生素E等成分，这些成分能帮助我们软化血管、降低胆固醇，进而起到预防心脑血管疾病、延缓衰老的作用。但要想更好地发挥食用油的养生保健功能，就必须按体质选油，只有当食用油所含的成分和人的体质匹配了，它才能发挥最好的效果，比如富含单不饱和脂肪酸的油，如橄榄油、茶籽油，就特别适合高血糖的人。

调味品也是一样。调味品在开胃消食、增强食物的色香味的同时，也具备一定的营养保健功能，比如姜，对食欲不振、伤风咳嗽、风寒感冒、胃寒呕吐等病症就有很好的治疗作用。因此，对糖尿病患者来说，选择适当适量的调味品对改善病情、促进健康也是很有助益的。

芝麻油

芝麻油简称麻油，俗称香油，是以芝麻为原料加工制取的食用植物油，属半干性油，营养丰富，不饱和脂肪酸含量高达60%以上。芝麻油是人们喜爱的调味品，不但具有浓郁的香气，可促进食欲，更有利于各种营养素的吸收。

功能效用

•经常食用芝麻油有益于预防冠心病、高血压、糖尿病和肥胖等病症。

•芝麻油中的不饱和脂肪酸容易被人体分解、吸收和利用，并可抑制人体血液中胆固醇的增加，有助于消除动脉血管壁上的沉积物，保护血管。

•芝麻油富含维生素E，对软化血管、防止脂质过氧化、清除自由基、抗老防衰等都有重要的意义。

•芝麻油中所含的卵磷脂具有益寿延年、抗衰老的功效，是中老年人最好的冬令补品。

•芝麻油是一种促凝血药，用于治疗血小板减少性紫癜有一定效果。

•饮酒前喝点芝麻油，对口腔、食管、胃贲门和胃黏膜能起到一定的保护作用。

食用宜忌

真正的香油呈淡红色或红中带黄，滴入水中油花呈薄薄的无色透明状，直径约为3厘米，即使剧烈摇晃也很少起泡。

香油最好放在深色的陶瓷罐或玻璃器皿里密封保存，放在避光阴凉处。

香油不能食用过量，炒菜时不宜放得过多，以免不利于消化吸收。

不能高温反复加热香油。

每日食用10～20克为宜。

葵花籽油

精炼后的葵花籽油呈清亮好看的淡黄色或青黄色，气味芬芳，滋味纯正。葵花籽油的人体消化率96.5%，是营养价值很高，有益于人体健康的优良食用油。

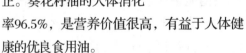

功能效用

•葵花籽油含有丰富的亚油酸，有显著降低胆固醇，防止血管硬化和预防冠心病的作用。

•中老年人经常食用葵花籽油，有助于降低胆固醇、高血压、高血脂，有助于防治心脑血管疾病和糖尿病等。

•葵花籽油中生理活性最强的α-生育酚的含量比一般植物油高。而且亚油酸含量与维生素E含量的比例比较均衡，便于人体吸收利用。

•葵花籽油富含维生素E，具有很好的抗氧化功能，长期食用可以延缓衰老，使肌肤润泽富有弹性。

•葵花籽油具有开胃、润肺、补虚、美容、降血脂等功效。

食用宜忌

食用油不宜久存，一次不要买得过多。

每日食用40克为宜。

茶油

茶油是山茶科植物油茶或小叶油茶的成熟种子"油茶果"用压榨法得到的脂肪油。作为纯天然的高级木本植物油，茶油日益受到现代都市人群的青睐。健康美味且具有保健作用的野生茶油，已成为高收入家庭的首选食用油。

功能效用

•茶油对冠心病、癌症、糖尿病有很好的防治效果。

•茶油是一种有益于心脑血管健康的保健型食用油。

•茶油中的单不饱和脂肪酸可明显降低糖尿病患者的空腹血糖和餐后2小时血糖。

•糖尿病伴有血脂异常的患者，食用茶油后，总胆固醇和低密度脂蛋白水平下降幅度要大于血脂正常者。

•老年人食用茶油可以祛火、养颜、明目、乌发，延缓衰老。

食用宜忌

每日食用30克左右为宜。

橄榄油

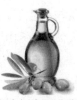

橄榄油是迄今为止最适合人体营养的油脂——由于橄榄油在生产过程中未经任何化学处理，所有的天然营养成分保存得非常完好，不含胆固醇，消化率可达到94%左右。在西方被誉为"液体黄金""植物油皇后"和"地中海甘露"。无论是老年时期，还是生长发育时期，橄榄油都是人类的最佳食用油。

功能效用

• 橄榄油中丰富的单不饱和脂肪酸能调节和控制血糖水平，改善糖尿病患者的脂质代谢，所以，橄榄油是糖尿病患者最好的脂肪补充来源和辅助治疗手段。

• 富含橄榄油的膳食有助于防止和延缓糖尿病的发生。

• 橄榄油能阻止动脉粥样硬化，调节血脂，降低血压，降低血黏度，预防血栓形成，保护心脏免受冠心病的危害，减少心血管疾病的发生。

• 与其他植物油不同的是，橄榄油只降"坏"胆固醇，对"好"胆固醇反而有提升作用。

• 比任何的植物油都要更符合健康标准，被称为"植物油皇后"。

食用宜忌

橄榄油最好在常温、通风、干燥且避光的环境中保存，可密封保存两年。

橄榄油一经加热就会膨胀，用于炒菜所需的量比其他油少。

每日食用30克为宜。

醋

醋又名酢、食醋、米醋和苦酒等，是一种发酵的酸味液态调味品，以含淀粉类的粮食（高粱、黄米、糯米、籼米等）为主料，谷糠、稻皮等为辅料，经过发酵酿造而成。醋在烹调中为主要的调味品之一，以酸味为主，且有芳香味，用途较广。

功能效用

• 喝醋能使糖尿病患者餐后血糖下降，尤其是以糖尿病前期者下降最多。

• 醋还能够增强胰岛素的敏感性，有利于控制病情。

• 经常喝醋能够起到消除疲劳、软化血管等作用。

• 醋中的矿物质可平衡血液的酸碱值，防癌抗癌，预防疾病的发生。

• 醋还能溶解营养素，如无机盐中的钙、铁等，有利于消化和吸收。

• 醋能利尿，预防便秘，防治肾结石、胆结石、膀胱结石和尿路结石等疾病。

• 醋中所含的醋酸、氨基酸、乳酸非常丰富，有益肝脏。

• 醋能去腥解腻，增加鲜味和香味，能在食物加热过程中使维生素C减少损失，还可使烹饪原料中钙质溶解而利于人体吸收。

食用宜忌

正在服用某些药物如：磺胺类药、碱性药、抗生素、解表发汗的中药的人不宜食醋。

胃溃疡和胃酸过多患者、对醋过敏者、低血压者应忌用。

老年人在骨折治疗和康复期间应避免吃醋。

羊肉不宜与醋一起食用。

质量好的醋呈棕色或棕褐色、澄清、无沉淀物，闻起来有浓郁的醋香，酸度适中且略带甜味。

食醋最好放在阴凉处的玻璃容器中保存。

每日食用20毫升为宜。

生姜

生姜又名姜、鲜姜、黄姜，多年生宿根草本。它的根茎肉质，肥厚，扁平，有芳香和辛辣味。姜是一种极为重要的调味品——可将自身的辛辣味和特殊芳香渗入到菜肴中，使之鲜美可口、味道清香，也可作为蔬菜单独食用。姜还是一味重要的中药材。

功能效用

•姜所含有的主要活性成分姜黄素能明显降低血糖，并能减少糖尿病的并发症，比如糖尿病性白内障的形成，还能促进糖尿病患者的创伤愈合。

•姜黄素还有一定的协同抗癌作用。

•姜黄素对血管性痴呆也有一定的治疗作用。

•姜黄素还能抑制多种细菌的生长，如链球菌、葡萄球菌等。

食用宜忌

阴虚火旺导致的心烦失眠、手足心热、目赤咽干或患有痈肿疮疖、肺炎、肺结核、痔疮的人不宜过多或长期服用生姜。

烂生姜不要吃，腐烂的姜会产生毒性很强的物质，可使肝细胞变性、坏死，而诱发肝癌、食管癌等。

炖鱼时在鱼半熟后放一些生姜可以去腥增鲜。

生姜性热，不宜多吃。

一定要选没有裂口和发黑的地方，颜色鲜艳且柔软膨胀状态的新鲜生姜。

生姜可洗净后在冰箱里冷藏，常温下保存也可。

生姜不要去皮，以免妨碍姜的整体功效。

每日食用10克为宜。

茶

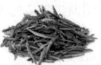

茶叶中包含多种化合物，如蛋白质、茶多酚、生物碱、氨基酸、糖类、矿物质、维生素、色素、脂肪和芳香物质等。其中的茶多糖、茶多酚、儿茶素、葛根黄酮对世界病死亡率最高的三大疾病（癌症、心脑血管疾病、糖尿病）有特殊的防治作用。尤其是茶多酚，保健功效更为强大，是一种强有力的抗氧化物质，具有很强的清除自由基的能力，对细胞的突变有较强的抑制作用，因而能增强细胞介导的免疫力，起到抗衰老的功效。

当然，茶的种类不同，保健功效也不同。有的茶能迅速改善由糖尿病引起的口干、口渴、尿频、肢体肿胀、视物模糊、体乏无力等症状；有的茶对调节血脂、增强身体功能免疫力、改善微循环，特别是对防治糖尿病引起的心、脑、肾、眼底及皮肤等慢性疾病，起着重要作用，作为糖尿病患者就应该有选择地饮用，以达到防治疾病、促进健康的效果。

绿茶

绿茶是指采取茶树新叶，经杀青、揉捻、干燥等典型工艺制成的茶叶，冲泡后的茶汤较多地保存了鲜茶叶的绿色。它的特点是汤清叶绿。我国唐代刘贞亮归纳了饮绿茶的益处：以茶尝滋味、以茶养身体、以茶驱腥气、以茶防病气、以茶养生气、以茶散闷气、以茶利礼仁、以茶表敬意、以茶可雅心、以茶可行道。

功能效用

•绿茶含有一种特殊的抗糖尿病物质，可以将胰岛素的活力增强20倍，改善人体对胰岛素的反应能力，降低血糖，有助于糖尿病患者康复。

•绿茶中含有EGCG（表没食子儿茶素没食子酸酯）等抗氧化物，它是预防皮肤病的主要成分。

•绿茶中的儿茶素、维生素C、维生素E等，能消耗自由基、延缓衰老、预防细胞基因突变、抑制恶性肿瘤生长，还能够降血压、降血脂、防止心血管疾病、预防感冒、蛀牙及消除口臭等，并有利尿、明目、降火、坚齿等诸多功效。

•饱食油腻食物或胸怀烦闷、郁结不开时，饮浓茶1杯，定会使胸腹豁然清新。

食用宜忌

饮用绿茶减肥防病，但经期慎饮。

发热、肾功能不全、心血管疾病、习惯性便秘、消化道溃疡、神经衰弱、失眠患者、孕妇、哺乳期妇女以及儿童应慎饮。

绿茶的嫩芽，含茶氨酸较丰富，用凉开水浸泡半小时左右，使其茶氨酸溶出即可饮用。

绿茶护肤品效果不错，但以当年的新茶制品为最好。

每日5克左右为宜。

红茶

红茶因其干茶色泽和冲泡的茶汤以红色为主调故而得名。它属于发酵茶类，是以茶树的芽叶为原料，经萎凋、揉捻（切）、发酵、干燥等典型工艺过程精制而成。红茶在加工过程中发生了以茶多酚酶促氧化为中心的化学反应，产生了茶黄素、茶红素等新成分，使红茶具有红茶、红汤、红叶和香甜味醇的特征。

功能效用

•红茶具有促进人体产生胰岛素的功效，故糖尿病患者常饮红茶可以获得控制血糖水平、保持血糖稳定的辅助治疗效果。

•红茶中的儿茶素在发酵过程中大多变成茶黄素、茶红素以及分子量更大的聚合物，这些聚合物具有很强的抗氧化性，进而红茶就有了抗癌、抗心血管病等功效。

•红茶还可帮助胃肠消化、促进食欲、利尿、消除水肿，并强壮心肌。

•红茶的抗菌力强，用红茶漱口可预防病毒引起的感冒，并预防蛀牙与食物中毒，降低血压。

•有利于女性糖尿病患者预防骨质疏松。

•在红茶中加入柠檬，坚持饮用，还能够强壮骨骼，有效预防骨质疏松的发生。

食用宜忌

神经衰弱、心脑血管病的患者应适量饮用，睡前或空腹时不宜饮用。

少女忌喝浓茶。

服药前后1小时内不要饮茶，人参、西洋参不宜和茶一起食用。

不宜与鸡蛋同食。同食对胃有刺激作用，且不利于消化吸收。

忌用浓茶解酒。

饭前不宜饮茶，饭后也忌立即喝茶。

新鲜红茶最好放置半个月以后饮用，因

为未经氧化的多酚类、醛类及醇类等物质可能会诱发胃病。

红茶不适于放凉饮用，会影响暖胃效果，放置时间过长还能降低营养含量。

泡红茶最好用敞口杯，不要等到杯中的水都喝尽才补充热水。

每日15克左右。

甜茶

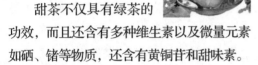

甜茶不仅具有绿茶的功效，而且还含有多种维生素以及微量元素如硒、锗等物质，还含有黄铜苷和甜味素。

功能效用

•甜茶中因为含有黄酮苷，所以具有降血糖作用，可辅助治疗糖尿病和肥胖症。

•甜茶中含有甜味素，饮用后不反酸，齿颊留甘，清凉解渴，有防暑的功效。

•有清热、润肺、祛痰、止咳之功效。

•具有防癌、治癌、预防心脑血管疾病、抗氧化、防治花粉过敏等功效。

•能够降血压、降血脂、降低血黏度。

•适合超重、高血压、糖尿病、心血管病、肾病等患者长期饮用。

•将适量甜茶和绿茶一起冲泡饮用，口感清爽，更有益降糖。

食用宜忌

畏寒者慎用。

每日5~10克为宜。

枸杞茶

枸杞茶的主要营养成分有枸杞多糖、甜菜碱等物质。

功能效用

•枸杞茶中因为含有枸杞多糖，所以能增强2型糖尿病患者胰岛素的敏感性，增加

肝糖原的储备，降低血糖水平。并能防止餐后血糖升高，提高糖耐受量。

•具有抗疲劳和降低血压的功效。

•能软化血管、降低血液中的胆固醇、三酰甘油水平，预防心血管疾病。

食用宜忌

正在感冒发热、身体有炎症、腹泻的人最好别吃。

不宜与绿茶一起冲泡饮服，会引发身体不适。

泡水或煲汤时，每日30克左右为宜。

咀嚼更有效。一般每天吃20克左右比较合适。

石榴茶

石榴茶主要是由石榴皮和叶制成的饮品，主要成分有铬、石榴皮碱及多种生物碱。

功能效用

•有降低血糖、血脂，增强胰岛素的敏感性的功效。

•对金黄色葡萄球菌、溶血性链球菌、霍乱弧菌、痢疾杆菌等有明显的抑制作用。

•石榴皮煎剂还能抑制流感病毒。

•石榴叶具有耐缺氧，迅速解除疲劳的效果。

食用宜忌

罐装茶每日5克左右为宜；袋泡茶每日1~2袋为宜。

石榴茶需置于干燥、阴凉、通风、洁净处，不宜曝晒。

玉米须

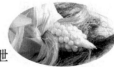

功能效用

•具有降血糖、泄

热、平肝、利胆、降血压等作用，适合作为糖尿病患者的辅助治疗饮品。

•有利尿作用，能增加氯化物的排出量。其利尿作用是肾外性的，对各种原因引起的水肿都有一定的疗效。

•对末梢血管有扩张作用，有降压作用。

•可作为止血药兼利尿药，可应用于膀胱及尿路结石。

食用宜忌

低血压者不宜饮用。

每日50克为宜。

西洋参茶

西洋参茶的主要营养成分是皂苷和多糖。

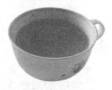

功能效用

西洋参茶中因含有皂苷和多糖，所以不仅有显著的降血糖作用，而且可以降血脂，促进血液循环，从而有助于改善糖尿病患者的全身症状。

•能够强化心肌及增强心脏的活动能力，强壮中枢神经，安定身心并恢复体力，有镇静及解酒功效，增强记忆力，特别对老年痴呆症有显著疗效。

•能够抑制癌细胞生长，增加免疫功能；调节血压，暂时性或持久性使血压下降，抑制动脉硬化。

•夏季用西洋参和菊花同泡茶，饮服，可以滋阴生津，清热明目。

食用宜忌

中焦脾胃虚寒或夹有寒湿、腹部冷痛、泄泻的人不宜服用。

每日5克左右为宜。

补品

补品，即滋补身体的食品或药物。适时适量进补不但能够增强体质，延缓衰老，促进健康，还可以对疾病起到一定的防控作用。比如，人参之于糖尿病患者，不但能增强患者体质——健脾补肺、生津止渴、安神益智，还能辅助降低血糖，预防并发症的发生。

不过，有一点需要提醒，就是补品用得好可以起到补益的作用，用得不好反而可能会伤害身体，补品变“毒药”的事也是很常见的。所以，不管是谁，使用补品时都应该咨询医生，力争做到认清补药的药性和个人的体质类型，根据病情辨证论补。

花粉

花粉含有糖尿病患者缺乏的锌、钙、镁、铬等微量元素，B族维生素，还含较多的纤维素，这些都对糖尿病患者有辅助治疗的效果。此外，还含有氨基酸、核酸、芦丁及黄酮类化合物。

功能效用

•对糖尿病患者有辅助治疗的效果。

•可保护和修复胰岛内的B细胞。

•可增强机体免疫功能。

•对胃液的正常分泌和增加胃肠蠕动有良好作用。

•有护肝保肝的作用。

•对抗动脉粥样硬化、降血脂和软化血管的效果良好。

•不仅为人体补充营养要素，增强新陈代谢，调节内分泌功能，还可增加应激能力，对延缓衰老有益。

食用宜忌

某些人在服用花粉初期会出现不适状况，这是花粉在调整机体平衡过程中的正常现象，不必担忧。

花粉饭前服用最好，餐前15～30分钟吸收能力最强。

勿与热水共食：温度超过60℃，活性酵素、氨基酸和维生素会被破坏，达不到预期效果。

每日食用5～15克为宜。

蜂胶

蜂胶的主要营养成分包括黄酮类、萜烯类物质，黄酮类化合物及多种活性酶和抗病毒成分。

功能效用

•有恢复胰脏功能的作用。

•有促进肝糖原合成的作用，从而可以调节血糖。

•能明显降低血液中胆固醇、三酰甘油的含量，降低血液黏稠度，改善血液循环，有利于保护心脑血管。

•具有杀菌消炎和促进组织修复的作用，可以修复因糖尿病而造成的久不愈合伤口。

食用宜忌

应在医生指导下服用，不要擅自服用。

原料蜂胶中含有超标重金属和非天然夹杂物，不能直接食用。最好在医生指导下，选择经国家药政部门批准的，有批准文号的蜂胶产品。

蜂王浆

蜂王浆主要营养成分有癸烯酸、黄酮类物质、磷脂、蛋白质、糖类。

功能效用

•能使受损胰岛B细胞代谢恢复正常，进而促进胰岛素分泌，有助于血糖控制，但不能取代药物。

•能预防冠状动脉疾病、恶性贫血和动脉粥样硬化。

•能增强人体免疫功能及代谢能力，有明显的抗癌、抑癌效果。

•具有双向调节血压的功效，非常适合年老体弱和血压偏低或偏高者食用。

食用宜忌

每日食用10克左右（约1勺）为宜。

人参

人参的主要营养成分是肽类物质。

功能效用

•具有降低血糖、控制脂肪分解的作用。

•具有调节与糖尿病脂类代谢有关激素的功能，可使之恢复正常，从而起到治疗作用。

•能调节中枢神经系统，改善大脑的兴奋与抑制过程，并起到抗疲劳的作用。

•能增加心肌收缩力，减慢心率，增加心排血量与冠脉流量，可抗心肌缺血与心律失常；还能降低血中胆固醇与三酰甘油，具有抗动脉粥样硬化之功效。

食用宜忌

不可滥用，需咨询医生，长期大量服用会使人患"人参滥用综合征"，出现失眠、心悸、血压升高等症。

凡有高热、烦躁、大便干、小便黄的人，不宜用人参。

睡前不宜服，人参对大脑皮质有兴奋作用，睡前服人参易导致失眠和饱闷。

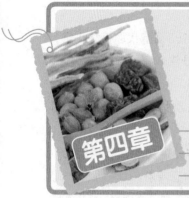

第四章

糖尿病的中草药疗法

传统医药治疗糖尿病的优势不仅仅在于降低血糖，更重要的是通过辨证论治的方法采用综合措施解除患者临床症状，防治多种慢性并发症，延长糖尿病患者的寿命。

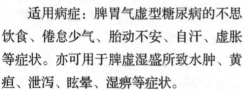

治疗糖尿病的常用中草药

中医药治疗糖尿病历史悠久。早在2000多年前，古人对此病就已有认识。《内经》中把有"多饮、多食、多尿、身体消瘦或尿浊、尿有甜味"特征的病证名为"消渴"。其描述的症状与现代医学对糖尿病症状的描述完全一致。历代医家在《内经》基础上，对本病研究不断进展，根据消渴的特点，形成了清热润肺、清胃泻火、滋阴固肾、生津止渴等治疗大法，并派生出不少有效方药。

治疗糖尿病的常用中草药有以下几种：

白术

特性功效：味甘、苦，性温，入脾、胃经，具有健脾益胃、利水渗湿、固表敛汗等功效。

适用病症：脾胃气虚型糖尿病的不思饮食、倦怠少气、胎动不安、自汗、虚胀等症状。亦可用于脾虚湿盛所致水肿、黄疸、泄泻、眩晕、湿痹等症状。

用法用量：水煎服。每次用量为10~15克。

苍术

特性功效：味辛、苦，性温，入脾、胃经，具有健脾燥湿、祛风除寒、解表明目等功效。

适用病症：消渴、脾困湿盛、腹胀、食欲不振、无力、嗜睡、腹泻、呕吐、水肿、风寒湿痹、夜盲等病症。

用法用量：水煎服。每次用量为6~10克。

赤芍

特性功效：味酸、苦，性凉，入肝经，具有活血化瘀、凉血止痛、疏肝明目等功效。

适用病症：糖尿病的血瘀经闭、瘀肿、腹痛、胸胁疼痛、鼻出血、血痢、目赤、痈疽等症状。

用法用量：水煎服。每次用量为6~12克。

川子

特性功效：味苦，性寒，有小毒，入肝、胃、小肠、膀胱经，具有行气止痛、杀虫治癣之功效。

适用病症：肝气郁结、肝胃不和型糖尿病的脘腹疼痛、胁肋疼痛等症状。

用法用量：水煎服。每次用量为3～10克。

防己

特性功效：味辛、苦，性寒，入脾、肾、膀胱经，具有祛风止痛、利水燥湿等功效。

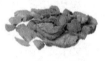

适用病症：糖尿病的水肿、腹水、脚气、浮肿、风湿疼痛等症。

用法用量:水煎服。每次用量为5～10克。

葛根

特性功效：味辛、甘，性平，入脾、胃经，具有清热除烦、举阳解肌、止泻透疹等功效。

适用病症：糖尿病的头痛项强、烦热、腹泻等症状。

用法用量：水煎服。每次用量10～15克。

枸杞子

特性功效：味甘，性平，入肝、肾、肺经，具有滋阴补肾、补肝明目、清肺润燥等功效。

适用病症：糖尿病的头晕、目眩、视力减退、腰膝酸软、遗精、消渴等症。

用法用量：水煎服。每次用量为5～10克。

黄芪

特性功效：味甘，性微温，入脾、肺经，可补气举阳、固表益卫、利水消肿、托毒

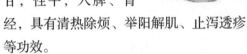

生肌。

适用病症:脾肺气虚、气滞血瘀型糖尿病患者的中气下陷、表虚自汗、肢体麻木、关节痹痛、半身不遂等症状。

用法用量：水煎服。每次用量为10～15克，最大剂量不能超过60克。若用其补气升阳之功，宜炙后使用；其他则可以生用。

黄柏

特性功效：味苦，性寒，入肾、膀胱、大肠经，具有清热解毒、泻火祛湿等功效。

适用病症：阴虚发热型糖尿病的骨蒸潮热、盗汗、遗精等症状。

用法用量:水煎服。每次用量为3～10克。

何首乌

特性功效：味苦、甘、涩，性微温，入肝、肾经，具有补益肝肾、补益精血、收敛固涩等功效。

适用病症：精血不足型糖尿病的头晕、目眩、须发早白、腰酸足软、遗精、崩漏、带下不止等症。

用法用量：水煎服。每次用量为10～30克。鲜何首乌的解毒、润肠通便的功效比生何首乌更理想，故若补益精血宜用制何首乌，若截疟、解毒、润肠通便宜用生何首乌。

鸡血藤

特性功效:味微甘、苦，性温，入肝经，具有补血行血、活血化瘀、舒筋通络等功效。

适用病症：血虚、血瘀型糖尿病的月经不调、经行不畅、痛经、闭经及关节酸痛、手足麻木、肢体瘫痪、风湿痹痛等病症。

用法用量：水煎服。每次用量为10～15克，最大剂量不能超过60克。

麦冬

特性功效：味甘、微苦，性微寒，入肺、心、胃经，具有滋阴润肺、生津益胃、清心除烦等功效。

适用病症：阴虚型糖尿病的燥咳、痰黏、劳嗽、咳血、口舌干燥、心烦失眠、肠燥便秘等症状。

用法用量：水煎服。每次用量为5～12克。

墨旱莲

特性功效：味甘、酸，性寒，入肝、肾经，具有滋阴补肾、凉血止血等功效。

适用病症：肝肾阴虚、阴虚血热型糖尿病之头晕、目眩、须发早白、吐血、衄血、尿血、便血、崩漏等症状；也可用于缓解外伤出血。

用法用量：水煎服。每次用量为6～30克。

牡丹皮

特性功效：味辛、苦，性微寒，入心、肝、肾经，具有清热凉血、活血化瘀之功效。

适用病症：温热型糖尿病的高热、舌绛、身发斑疹、吐血、衄血、发热、骨蒸等症状，也可用于跌打损伤、瘀阻作痛、瘀血积聚、肠痛腹痛、女性闭经、痛经等。

用法用量：水煎服。每次用量5～10克。

女贞子

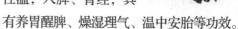

特性功效：味甘、苦，性凉，入肝、肾经，具有补益肝身、清热明目等功效。

适用病症：肝肾不足型糖尿病。

用法用量：水煎服。每次用量为9～15克。

砂仁

特性功效：味辛，性温，入脾、胃经，具有养胃醒脾、燥湿理气、温中安胎等功效。

适用病症：脾胃湿阻气滞型糖尿病的脘腹胀痛、食欲不振、呕吐、泄泻、妊娠恶阻、胎动不安等症状，亦可用于脾胃虚寒、腹泻等症。

用法用量：水煎服。每次用量3～6克。入汤剂时，宜后下。

桑葚

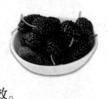

特性功效：味甘，性寒，入肝、心、肾经，具有补血养肝、滋阴益肾、生津润肠等功效。

适用病症：糖尿病的热病伤津所导致的口渴、消渴；阴血两虚所致头晕、目眩、耳鸣、视物不清、失眠、须发早白等症，也可用于阴虚血虚所导致的肠燥便秘。

用法用量：水煎服。每次用量为15～30克，鲜品每次可使用60克。

山药

特性功效：味甘，性平，入脾、肾、肺经，具有滋阴补肾、健脾补气等功效。

适用病症：消渴、脾虚泄泻、虚劳咳

嗽、遗精、带下、小便频数等病症。

用法用量：水煎服。每次用量为10～30克。

生地黄

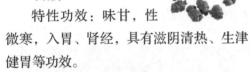

特性功效：味甘、苦，性凉，入肝、肾、心经，具有滋阴清热、生津凉血之功效。

适用病症：阴虚内热型糖尿病患者之吐血、鼻出血、尿血、月经不调、便秘、风湿痹痛等症。

用法用量：水煎服。每次用量为10～15克，最大剂量不能超过60克。

石斛

特性功效：味甘，性微寒，入胃、肾经，具有滋阴清热、生津健胃等功效。

适用病症：热病伤津、胃阴亏虚型糖尿病，也适用于阴虚津少、虚热不退、视力减退、肾阴亏虚、腰膝软弱等症。

用法用量：水煎服。干品每次使用6～12克，鲜品每次使用15～30克。

熟地黄

特性功效：味甘，性微温，入肝、肾经，具有滋阴补血、补益精髓之功效。

适用病症：血虚、肾阴不足型糖尿病的消渴、面色萎黄、头晕、目眩、心悸、失眠、月经不调、崩漏、潮热、盗汗、遗精等症状，也可用于精血不足型糖尿病的腰足酸软、耳鸣、耳聋、须发早白等症状。

用法用量：水煎服。每次用量为10～30克。

桃仁

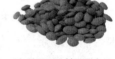

特性功效：味甘、苦，性平，入肝、心、大肠经，具有活血化瘀、清热润燥等功效。

适用病症：糖尿病的痛经、闭经、产后瘀滞腹痛、血燥便秘等症状，也可用于跌打损伤、血瘀肿痛、肺痈等。

用法用量：水煎服。每次用量为5～10克。

天花粉

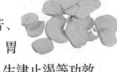

特性功效：味苦、微甘，性寒，入肺、胃经，具有清热消肿、生津止渴等功效。

适用病症：消渴、口干舌燥、烦渴、肺热咳嗽、痈肿、热毒炽盛等症。

用法用量：水煎服。每次用量为10～15克。

天冬

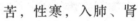

特性功效：味甘、苦，性寒，入肺、肾经，具有滋阴降火、清肺润燥等功效。

适用病症：有燥咳、痰黏、劳嗽、咳血、热病伤阴所致口舌干燥、津少肠燥便秘等病症的糖尿病。

用法用量：水煎服。每次用量为7～15克。

乌梅

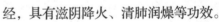

特性功效：味酸，性平，入肝、脾、肺、大肠经，具有敛肺涩肠、生津安蛔等功效。

适用病症：糖尿病的肺虚久咳、久泻、久痢、虚热、蛔厥、腹痛、呕吐、崩漏下血等症。

用法用量：水煎服。每次用量为3～10克。

西洋参

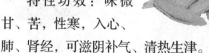

特性功效：味微甘、苦，性寒，入心、肺、肾经，可滋阴补气、清热生津。

适用病症：伴有热证的糖尿病患者的气虚、阴伤、烦倦、口渴、阴虚火旺、咳喘、痰血、津液不足、口舌干燥等；亦适宜气阴两伤型糖尿病患者服用。

用法用量：每次用量为3~6克，宜另煎，再与其他药汤和服。

玄参

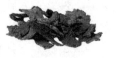

特性功效：味苦、咸，性凉，入肺、肾、心经，具有清热解毒、滋阴润燥、软坚散结之功效。

适用病症：糖尿病之烦渴、发斑、骨蒸劳热、失眠、自汗、盗汗、便秘、咽喉肿痛、痛疽、吐血、鼻出血等症。

用法用量：水煎服。每次用量为10~15克。

薏苡仁

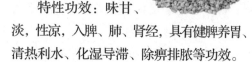

特性功效：味甘、淡，性凉，入脾、肺、肾经，具有健脾养胃、清热利水、化湿导滞、除痹排脓等功效。

适用病症：湿热型糖尿病的小便不利、水肿、脾虚泄泻、脚气、风湿痹痛、筋脉挛急、肺痈、肠痈等症状。

用法用量：水煎服。每次用量为10~30克。若取其健脾之效宜炒后服用；其他功效则可生用。

治疗糖尿病的常用药对

现代医学经过大规模的临床及实验室研究证实六味地黄丸、甘露饮、玉女煎、玉泉丸等传统中药的降血糖作用有着良好的前景。另外，已证实确有降糖作用的单味中药达70余种，复方药30多个。研究还发现，某些中药同时还能阻断慢性并发症，如糖尿病眼病、糖尿病肾病、糖尿病足、糖尿病神经病变、动脉硬化、脑血管意外（中风）、冠心病的发生、发展，在针对胰岛素抵抗、降糖药物失效等方面也有确切疗效。

补气类药对

 白术+茯苓

药对出处：张元素《医学启源》。

药对功效：白术味甘性温，有健脾燥湿、益气生血之功效，且偏于守中；茯苓味甘、淡，性渗湿，有健脾止泻、宁心安神的功效。白术能健脾燥湿，茯苓能利水渗湿，两药合用，有补有渗，守中有通，能很好地发挥渗湿健脾之效用。

适用病症：脾虚不运、痰饮内停、水湿为患、饮停心下、铮铮有声、头晕目眩、痞满吐泻、食欲不振、脾虚小便不利、水肿等症；也适用于美尼尔综合征；脾虚挟湿或脾虚水停性质的糖尿病尤其糖尿病自主神经病变、糖尿病性胃轻瘫、糖尿病腹泻等症，也可随方加入枳壳、枳实、半夏，或随方加入山药、莲子、炒薏苡仁、砂仁等。另，糖尿病脑血管病变、脑供血不足眩晕症，可加用天麻、钩藤、葛根、丹参等，以熄风定眩、活血化瘀；糖尿病性心脏病心功能不全之心悸、胸闷、水肿等症，可加用黄芪、丹参、猪苓、泽泻等，可收获益气活血、利水消肿的功效。

用法用量：白术10~15克，茯苓10~15克。

使用禁忌：气虚下陷、虚寒精滑者不可服用。

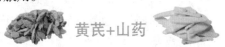
黄芪+山药

药对出处：《施今墨药对》。

药对功效：黄芪味甘性温，具有补气升阳、利水消肿的功效，且偏于补脾、肺、肾之气；山药味甘性平，具有补脾养肺、益肾固精、养阴生津的功效，且偏于补脾阴、肺肾之阴。两者配伍，阴阳相合，能更好地促进健脾固肾、涩精止遗、益气生津功效的发挥。

适用病症：中医辨证属于脾气虚弱或脾肾两虚者以及糖尿病脾肾气阴不足、气虚等症皆可用，尤其适用于糖尿病自主神经病变、胃肠功能紊乱、糖尿病腹泻等。

用法用量：黄芪10~30克，山药10~30克。

使用禁忌：湿盛中满、表实邪盛、阴虚阳亢、食积内停、气滞湿阻、内有实热、疮痈初起或溃后热毒尚盛者均不可用。

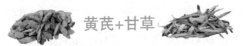
黄芪+甘草

药对出处：《证类》卷七；《鸡峰普济方》卷三十。

药对功效：黄芪味甘性温，可补脾肺、升清阳；甘草味甘性平，可补脾胃、益中气。两药为伍可使补中益气之功效增强。生黄芪、生甘草合用，有补虚托毒、排脓解毒之作用，因为生黄芪能托毒排脓、敛疮收口，生甘草能清热泻火、补虚解毒。

适用病症：脾胃气虚之食少、便溏、体倦；气虚发热、渴喜温饮、自汗出、少气懒言等；气血不足、疮疡内陷或久不收口；糖尿病久病气虚者，如糖尿病自主神经功能紊乱汗出异常、体温调节异常、糖尿病腹泻等；糖尿病足坏疽、糖尿病合并慢性疮疡、久不收口、慢性皮肤溃疡等。

用法用量：黄芪10~30克，甘草6~10克。

使用禁忌：湿盛中满、腹胀水肿、表实邪盛、气滞湿阻、食积内停、内有实热、阴虚阳亢、疮痈初起或溃后热毒尚盛等，均不可用；甘草与大戟、甘遂、芫花、海藻相反，使用时应注意规避。

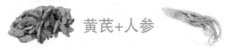
黄芪+人参

药对出处：《三因方》卷九，玉屑膏。

药对功效：人参味甘微苦而性微温，补五脏之气功效显著，且能兼养阴，守而不走；黄芪味甘性温，善走肌表，能补气扶阳，走而不守。两药配伍，二者一走一守，能大大增强补气助阳、补元气、生精血之功效，且可以阴阳兼顾，彻里彻外，通补无泻。

适用病症：一切气虚不足之证，脾胃气弱者用之可鼓舞中气，肺虚卫弱者用之可补气固卫，心虚气祛者用之可补心助脉；久病虚弱、中气不足、中气下陷所引起的胃下垂、子宫脱垂等内脏下垂症；脾胃虚弱，消化不良、食少便溏、倦怠乏力、动则汗出等症；脾不统血之出血证；糖尿病之气阴两虚，如糖尿病性心脏病心功能不全、心律失常、糖尿病自主神经紊乱、糖尿病性腹泻、糖尿病汗出异常等症。

用法用量：人参6~10克，黄芪10~30克。

使用禁忌：实证、邪盛、热证慎用，气滞湿阻、食积内停、疮痈初起、阴虚内热、腹胀等，均不可用；人参与藜芦相反，畏五灵脂，恶皂荚，不可与之同用；服药时不可同时喝茶、吃萝卜，否则会影响药力发挥。

  黄芪+生地

药对出处：《施今墨药对》。

药对功效：黄芪味甘性温，有补气升阳、利水消肿之功效，且偏于健脾补气；生地黄味甘、苦，性寒，有凉血、清热、滋阴之功效。两者配伍，阴阳相合，相互促进，能更好地发挥健脾补肾、益气生津的效用。

适用病症：糖尿病之气阴两虚症、阴阳俱虚症。此药对为降糖类药方的基本构成，是治疗糖尿病及其并发症最著名的对药。

用法用量：黄芪10~30克，生地黄10~30克。

使用禁忌：表实邪盛、内有实热、阴虚阳亢、湿盛中满、气滞湿阻、食积内停、疮痈初起或溃后热毒尚盛等均不可用。

 黄芪+黄精

药对功效：黄芪味甘性温，具有补气升阳之功效，且偏于健脾补气；黄精味甘性平，具有益气养阴、健脾补肾之功效，且偏于补肾养阴。两药合用，能更好地发挥气阴两益、脾肾两补、健脾补肾、益气生津之效用。

适用病症：糖尿病及其并发症气阴两虚证。另，如挟内热，可加入黄连、黄芩、生地、天花粉、地骨皮等，以滋阴清热；如阴损及阳，可加如枸杞子、淫羊藿、肉桂等，以补肾助阳。

用法用量：黄芪10~30克，黄精10~15克。

使用禁忌：表实邪盛、内有实热、阴虚阳亢、湿盛中满、气滞湿阻、食积内停、疮痈初起或溃后热毒尚盛等不可用。

 黄芪+地龙

药对出处：《医林改错》。

药对功效：黄芪甘、微温，可补脾肺元气；地龙咸、寒，可通经活络。两药配伍，更加有利于益气生血而和血、通经活络而致新生。

适用病症：有气虚血瘀症状的肾炎或肾病；糖尿病肾病水肿、蛋白尿；糖尿病周围血管神经病变肢体麻木疼痛、冷凉等症。另，肢体冷凉突出、阳痿、脉沉者，可加用桂枝、淫羊藿、鹿角片，以温阳补肾；糖尿病足坏疽，肢体皮肤溃疡腐烂，舌红脉滑数者，可配合四妙勇安汤加蒲公英、紫花地丁等，以清热凉血解毒；糖尿病脑血管病变中风偏瘫、口舌歪斜、失语等症，可随方加入水蛭、土鳖虫、丹参、川芎、鸡血藤等，以活血通络。

用法用量：黄芪10~60克，地龙10~15克。

使用禁忌：表实邪盛、阴虚阳亢、气滞湿阻、脾胃虚弱、食积内停、疮痈初起或溃后热毒尚盛等均不可用。

 黄芪+防风

药对出处：《丹溪心法》玉屏风散；《医说》黄芪防风汤。

药对功效：黄芪味甘，性温，是补剂中的风药，能益脾肺、补三焦、补益中气、固表止汗。防风则是风药中的润剂，可祛风于肌腠之间。两药合用，防风可引黄芪达表而御风邪，黄芪得防风而无留邪之弊，防风得黄芪不致发散太过，一补一散，补中寓散，补散兼施，可谓相得益彰，效用大增。

适用病症：中气虚弱、卫表不固、表虚自汗、感冒及荨麻疹等症；糖尿病之表虚不固、兼挟风邪所致的自汗恶风等症。

用法用量：黄芪10~30克，防风5~15克。

使用禁忌：表实证、血虚痉急或头痛不因风邪者不宜服用。

 黄芪+白术

药对出处：《金匮要略》防己黄芪汤。

药对功效：两药均有补气之功效，黄芪可补肺，白术善补脾，两药配对使用，可健脾补中、补肺益气。

适用病症：糖尿病患者之久病体弱、抵抗力下降时的气虚证；糖尿病及其自主神经病变糖尿病性胃轻瘫、糖尿病腹泻之脾虚者，可用炙黄芪、炒白术。另，糖尿病足顽固性皮肤溃疡、疮疡痛肿不溃、溃久不愈等症，可加用当归、炮山甲等，以补托透疮。

用法用量：黄芪9~30克，白术9~15克。

使用禁忌：胸脘湿、滞气阻、痞满、无气虚证者忌服。

养阴类药对

 白芍+甘草

药对出处：《伤寒论》芍药甘草汤。

药对功效：白芍苦、酸，微寒，归肝经，具有养血敛阴、泻肝柔肝之功效；甘草甘缓，性平，具有和逆气、补脾胃之功效。两药相配，酸甘化阴，肝脾同治，可收到缓肝和脾、益血养阴、缓急止痛等功效。

适用病症：肝脾不和、气血失调之胸胁不适、腹中拘急疼痛、手足挛急、头晕头痛、痛经、经期腹痛等症。另，糖尿病合并骨质疏松或糖尿病肾病肾功能不全、肾性骨病、腰膝酸软、筋骨酸痛、足跟痛或腿抽筋患者，可加用薏苡仁、生龙牡等，以收到更好的疗效。

用法用量：白芍12~30克，甘草6~9克。

使用禁忌：湿盛胀满、浮肿、阳衰虚寒之证者不宜用；甘草与海藻、大戟、甘遂、芫花相反，白芍与藜芦相反，配伍使用时应注意规避。

葛根+天花粉

药对功效：葛根有生津补液、舒通经络之效；天花粉有养阴增液、清热生津之效，两药配伍，可收养阴清热、生津止渴之效。

适用病症：热病发热、烦渴、喜饮者；糖尿病患者阴虚内热、热结较甚、热伤津液、口渴多饮、便干尿赤、舌红苔少津液等症。另，大便干结者，可加用生地、麦冬、大黄等；心烦失眠、小便黄赤、舌尖红者使用时可加入生地、竹叶、山栀、莲子心等。

用法用量：葛根15～30克，天花粉15～30克。

使用禁忌：脾虚湿盛、腹泻便溏、里寒证者不宜服用。

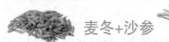 麦冬+沙参

药对功效：麦冬和沙参性味归经相仿，都有养阴生津之效，两药合用，可使肺胃同治，大大增强清肺凉胃、养阴生津之功效。

适用病症：阴虚肺燥或热伤肺阴之干咳少痰、咽喉干燥等症；热伤胃阴或久病阴虚津亏之咽干口渴、大便干燥，舌红少苔等症；糖尿病肺热津伤、肺胃阴虚证，特别是糖尿病合并肺结核或慢性咳嗽的患者。另，糖尿病性便秘阴虚证患者使用时可配合生地、玄参等；糖尿病及其继发的心脏病心阴不足或心肺气阴两虚心悸气短、汗出、脉细数、细弱患者，可加入太子参、五味子等。

用法用量：沙参9～15克，麦冬6～12克。

使用禁忌：脾虚或虚寒便溏以及湿邪偏盛的患者不宜服用；选方用药时也要注意规避相反之物。

 麦冬+天冬

药对出处：《摄生秘剖》二冬膏。

药对功效：天冬有养阴清热、润燥生津、润肺止咳之效；麦冬有清心润肺、养胃生津、养阴润燥之效，两药配伍，可使滋阴润燥、清肺、心、胃、肾之虚热、甘寒清润、畅利三焦之用大增。

适用病症：阴虚之肺阴虚、心肺阴虚、肺胃阴虚、肺肾阴虚等证；咽干口渴、干咳、心烦、咳血等症；糖尿病阴虚证之咽干口渴、多食易饥、干咳、心烦等症；糖尿病合并支气管炎、肺部感染、肺结核等的咽干口干、口渴、干咳少痰、心烦不安等症；热伤肺络、血不循经、咳嗽咯血、痰中带血等症亦可用。

用法用量：天冬10～15克，麦冬10～15克。

使用禁忌：无严格禁忌证。

 乌梅+生地

药对功效：生地黄味甘苦，性寒，有清热养阴的功效；乌梅味酸涩，性平，有敛虚火、生津液的功效。两药合用，清者可清内热，敛者可敛虚火，且酸甘化阴，可谓标本兼顾，可收获清热、养阴、生津之功效。

适用病症：阴虚内热之口渴多饮、烦热；温病后期阴伤津耗、暑热伤阴之口

渴、烦热等症；糖尿病、尿崩症及胃酸缺乏症的辅助治疗。

用法用量：生地黄10~15克，乌梅10克。

使用禁忌：乌梅是收敛之品，故温热初起、邪热亢盛兼见阴伤或暑热挟湿、中土失运、津不上承而口渴时，不宜选用，否则会有恋邪留湿的危险；外有表邪、内有实热积滞、湿热相兼者不宜服用。

 乌梅+五味子

药对出处：《施金墨药对》。

药对功效：乌梅味酸，有清凉生津、益胃止渴、敛肺止咳等功效；五味子有敛肺滋肾、敛汗止汗、生津止渴、养心安神、涩精止泻等功效。两药合用，可增强养阴强心、敛肺止汗、降低血糖等效用。

适用病症：糖尿病之尿糖不降之症；糖尿病自主神经紊乱汗证、腹泻或男子遗精等症。自汗、盗汗等症，使用时可加用麦冬、党参，以收益阴强心之效。

用法用量：乌梅6~10克，五味子6~10克。

使用禁忌：无严格禁忌证。

 玄参+苍术

药对出处：《施今墨药对》。

药对功效：玄参味咸，性寒，质润多液，具有滋阴降火、泻火解毒、软坚散结、清利咽喉等功效；苍术味苦，性温，燥湿，具有辛香发散、健脾燥湿、升阳散郁、祛风明目等功效。苍术偏重于燥，玄参偏重于润，两药配伍，玄参之润可制苍术之燥，苍术之温燥可制玄参之滞腻，进

而能更好地发挥建中宫、止漏浊、降低血糖之功效。

适用病症：糖尿病脾肾不足、湿热阻滞、血糖增高等症。另，伴有胆固醇增高的糖尿病患者，可随方加减用之。

用法用量：苍术10~15克，玄参15~30克。

使用禁忌：无严格禁忌证。

 玄参+生地

药对出处：《辨证录》。

药对功效：生地黄和玄参两药性味基本相同，均甘寒味苦，且都有清热凉血、养阴生津的功效，只是生地偏于凉血止血，玄参偏于凉血解毒，故两药配伍，清热凉血、养阴生津之效用倍增。

适用病症：糖尿病阴虚津亏、内热伤阴、燥热伤阴、阴虚火旺、血分有热阴虚便秘以及糖尿病足热毒壅盛等症。

用法用量：生地10~30克，玄参10~30克。

使用禁忌：脾胃虚寒、食少便溏者不宜服用；玄参与藜芦相反，配对组方时应注意规避。

清热类药对

 大黄+甘草

药对出处：《金匮要略》大黄甘草汤。

药对功效：大黄性味苦寒，具有通便泄热，解毒疗疮、活血化瘀及清胃降逆等功效，但其攻破之力甚猛，易伤中焦脾胃；甘草性味甘平，具有和中缓急、调和

药性、泻火解毒等功效。两药配伍，可扬长避短，助功杜弊，能更好地发挥解毒、消肿、止痛、去腐敛疮清热、和胃、止呕等作用。

适用病症：当用大黄又恐伤正者，疮疡痈疽症既可内服又可外用；糖尿病胃肠热结证之心烦口干、大便偏干、舌红、苔黄、脉滑数等症。另，糖尿病便秘者使用时可加入生地、玄参、天花粉；糖尿病胃肠自主神经功能紊乱之心下痞、大便不畅、进食后呕吐者使用时可加用陈皮、半夏、芦根等；糖尿病合并痈疽患者使用时可加用野菊花、金银花、蒲公英、地丁、天花粉等清热解毒药物；糖尿病肾病肾功能不全患者使用时可加用当归补血汤、二陈汤、温胆汤。

用法用量：大黄3～15克，甘草3～6克。（胃肠热结不甚或实中有虚者可用熟大黄、炙甘草；胃肠热结甚或热毒壅郁证候突出者可用生大黄、生甘草。）

使用禁忌：脾胃虚寒、血虚气弱、无实热、积滞、瘀结者不宜服用；妇女胎前、产后应谨慎服用。

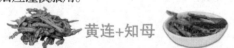
黄连+知母

药对功效：知母性味苦、寒，入胃经，有凉胃热、泻火存阴、清热滋阴等功效；黄连性味大苦大寒，有燥泄胃肠之湿热、清泻心胃之实火、解毒等功效；两药合用，可使清热泻火之效用更强，且泻火的同时还不伤阴。

适用病症：糖尿病胃热阴虚、胃肠结热、胃火亢盛致口渴多饮、消谷善饥等症；

糖尿病挟心火上炎之不寐、口糜等症。

用法用量：知母6～9克，黄连3～6克。

使用禁忌：脾胃虚寒者不宜服用。

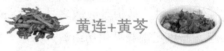
黄连+黄芩

药对出处：《医心方》黄连汤；《圣济总录》黄芩汤。

药对功效：黄连性味大苦大寒，具有泻实火、解热毒之功效；黄芩性味苦寒，具有燥湿清热、清泻实火之功效。两药配伍，能更好地发挥泄中、上二焦之邪热、清热燥湿、泻火解毒、清热安胎之功效。

适用病症：热病高热烦躁、神昏谵语者；湿热中阻、气机不畅、脘腹痞满、恶心呕吐者；湿热泻痢、腹痛、里急后重者；痈肿疔疮、肠风下血者；妊娠恶阻或胎动不安者；糖尿病中医辨证内热壅盛或湿热壅郁之口渴多饮、心烦躁扰、尿黄目赤、舌红苔黄、头身沉重、心胸烦闷、呕恶、痞满、舌红苔黄腻等症。内热壅盛者可加用生地、玄参等，以养阴；湿热壅郁者可加用苍术、白术、薏苡仁，以健脾除湿。

用法用量：黄连6～12克，黄芩6～12克。（清热可生用，安胎可炒用，清上焦热可酒炙用。）

使用禁忌：脾胃虚寒者不宜服用。另，过服久服会伤脾胃。

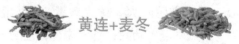
黄连+麦冬

药对出处：《普济方》引《十便良方》治消渴丸。

药对功效：黄连性味苦寒，可清燥，具有清泄心胃之火以驱邪之功效；麦冬味性甘润，入肺、胃经可清补肺胃阴虚，入心经可清心除烦安神。两药合用，扶正祛邪，既可清心胃之火而不伤阴，又可养阴而不留邪，清心胃、养阴液之功效大增。

适用病症：心阴不足，心经有热之烦躁口苦、胆怯心惊等症；胃中嘈杂似饥、恶呕欲吐、烦渴引饮、胃阴不足等症；糖尿病及其并发症患者阴虚热盛证之消渴不止、烦渴引饮、小便频繁等症；糖尿病性自主神经病变之心率快、心烦失眠、舌红、脉数等症；糖尿病性心脏病之快速性心律失常者。

用法用量：黄连6～12克，麦冬9～12克。（清养肺胃之阴应去心，清心除烦不必去心；火盛明显，黄连可适当加量；阴伤严重，麦冬可适当加量。）

使用禁忌：脾虚便溏者不宜服用。

 黄柏+知母

药对出处：《活人心统》四制黄柏丸。

药对功效：黄柏性味苦寒，沉降，可用于清热燥湿，具有清肾经相火、泄下焦湿热而坚阴等功效；知母性味苦寒，质柔性润，具有清肺热、泻肾火、退胃脘实热、滋阴润燥等功效。两药合用，黄柏清热除湿以保阴，知母泻火助坚阴，可使清热燥湿、养阴降火之效用大大增强。

适用病症：阴虚火旺之低热潮热、盗汗咯血衄血、虚烦不寐症；糖尿病阴虚相火妄动、遗精、阳强、女子性欲亢进等症；阴虚挟下焦湿热所致的糖尿病合并泌尿系感染、妇女外阴阴道炎之小便短赤、大便泻而不爽、妇女带下黄浊等症。

用法用量：黄柏9～12克，知母9～15克。

使用禁忌：脾虚便溏者不宜服用。

 黄芩+知母

药对功效：黄芩性寒，气薄，具有除上、中二焦火邪、泻肺火、解肌热等功效；知母性味甘苦、寒凉，具有上清肺火、中凉胃热、下泻肾火、滋养肺、胃、肾三脏之阴等功效。两药配伍，可发挥清泻肺火、养阴润燥之功效。

适用病症：糖尿病合并肺部感染、肺胃实热证之发热、咳嗽、痰黄黏稠等症；糖尿病性便秘之大便秘结、数日不下、伴咳喘气粗、面红目赤等症。

用法用量：黄芩9～12克，知母9～15克。

使用禁忌：表证未解而有发热者不宜服用。

 金银花+黄芪

药对出处：《活法机要》回疮金银花散。

药对功效：银花性味甘寒，具有清热、解毒、凉血、散瘀、消肿等功效，主治疮痈肿毒；黄芪甘温，升补，具有补气升阳、益气、托毒、解毒等功效。两药合用，补不助热，清不伤正，托毒清解之功效更为显著。

适用病症：糖尿病足之顽固性皮肤溃疡、坏疽等患者。

使用禁忌：表实邪感、气滞湿阻、食积内停、阴虚阳亢、疮痈初起或溃后热毒尚盛等证均不宜服用。

决明子+茺蔚子

药对功效： 决明子具有清肝益肾、祛风明目、润肠通便等功效；茺蔚子具有凉肝、益精、明目、活血、调经、利水等功效。两药配伍，二者之效用能得到更好的发挥。

适用病症： 糖尿病合并血脂代谢紊乱肝肾亏虚、湿热积滞者，使用时可加入枸杞子、山楂、泽泻；糖尿病性白内障肝肾阴虚、目窍失养者，使用时可加入枸杞子、菊花、石斛；糖尿病视网膜病变之肝肾阴虚、风火上熏、热扰目系、络破血溢者，使用时可加入生地、白芍、三七粉、蒲黄等。

用法用量： 决明子9～30克，茺蔚子6～15克。

使用禁忌： 脾胃虚寒便溏者不宜服用。

桑白皮+地骨皮

药对出处：《小儿药证直诀》泻白散。

药对功效： 桑白皮性味甘寒，入肺经，具有清热而不伤气、行水而不伤阴等功效，可用于清热平喘、止嗽祛痰；地骨皮性味甘淡，寒，具有泻肺中伏火、清肾中虚热以退蒸之功效。两药相配，可使肺火清而逆气降，肾热清而虚火宁，咳喘、骨蒸劳热均可解除。

适用病症： 肺热阴虚喘嗽、午后热甚、低烧不退、汗出、水肿、小便不利、目赤、舌红脉细数等症；肺热阴伤、肺失清肃之喘咳、正气稍弱、伏火不盛的患者；糖尿病肺之肾阴虚、肺热津伤、咽干口渴、咳嗽等症；糖尿病合并肺系疾病证之肺火邪热、咳喘上逆等症。

用法用量： 桑白皮9～30克，地骨皮9～30克。

使用禁忌： 肺虚无火者、外感风寒咳嗽者、脾胃虚寒者不宜服用。

生地+黄连

药对出处：《外台》黄连丸。

药对功效： 生地黄性味甘寒，质润，入肾经，具有滋肾阴、益精血之功效；黄连苦寒，性燥，入心经，具有泻心火、解热毒之功效。两药合用，黄连清燥膈上之热，生地滋培下焦之阴，清上滋下，泻火却不伤阴，滋阴却不留邪，实为妙对。

适用病症： 肾水不足、心火自旺、心烦失眠、烦渴多饮、心中有热、扰神津伤、心烦口干、舌红苔黄症状的糖尿病。

用法用量： 生地黄15～30克，黄连6～12克。

使用禁忌： 消渴病阳虚中寒者不宜服用。

生地+黄柏

药对出处：《兰室秘藏》当归六黄汤。

药对功效： 生地黄性味甘寒，质润，入肾经，具有滋阴降火，使阴生则热自退的功效；黄柏味寒沉降，可泻火坚阴，且火去而不伤阴，主泻肾火。两药合用，泻火以坚阴，滋阴以清热，泻中寓补，补中寓泻，可很好地发挥泻火滋阴之功效。

适用病症： 阴虚内热、骨蒸潮热，盗汗遗精等症；糖尿病之肾阴不足、尿频量多、胃热牙宣、牙龈肿痛、下焦湿热尿血、便血等症。另糖尿病自主神经功能紊乱之乏力、咽干、汗出多、心烦失眠等症，可加用黄芪、乌梅、酸枣仁等。

用法用量：生地黄15～25克，黄柏9～12克。

使用禁忌：脾胃虚弱、纳差便溏者不宜服用。

 知母+石膏

药对出处：《伤寒论》白虎汤。

药对功效：知母性味苦寒而不燥，质润，沉中有降，降中有升，上行可肃降肺气、清胃火、除烦渴，下行能泻相火、滋肾燥；石膏味辛甘，性寒，质重气浮，入肺经可清泄肺热而平喘，清泄气分实热以解肌，入胃经则可清泄胃火。两药配伍，清中有润，润中有散，可使清热止渴除烦之效用大大增强。

适用病症：阳明病气分热盛证之壮热、烦渴引饮、汗出恶热、脉洪大或浮滑等症；胃火上炎、肾水亏虚之证所引起的牙痛齿松、烦渴咽燥、舌红少苔、脉细数等症；糖尿病之口干舌燥、口渴多饮、多食易饥、大便偏干、舌红苔黄或苔少津液者；糖尿病合并多种感染性疾病、发热汗出、烦渴；糖尿病合并牙周炎牙龈红肿热痛者。

用法用量：知母6～10克，石膏20～30克。

使用禁忌：脾胃虚寒证不宜服用。

 知母+麦冬

药对出处：《症因脉治》门冬知母汤。

药对功效：知母性味甘寒，可清泻肺火、滋阴润肺、泻胃热、生津止渴；麦冬性味甘寒，入肺、胃经可清补肺胃阴虚，入心经可清心、除烦、安神。两药配伍，可增强滋阴清热之效用。

适用病症：肺热伤津、燥咳痰少或无痰者；糖尿病肺胃津伤、肺肾阴虚咽干口燥、口渴多饮或干咳者。

用法用量：知母6～9克，麦冬10～15克（清养肺胃之阴须去心，清心除烦不必去心。）

使用禁忌：脾虚便溏或有湿邪者不宜服用。

 知母+天花粉

药对功效：知母性味苦寒，质润，具有润肺泻火、清热滋阴、清胃热、润燥除烦之功效；天花粉性味苦寒，甘酸，具有清肺胃之烦热、生津润燥止渴、清热化痰之功效。两药合用，能更好地发挥清热泻火、润燥生津之功效。

适用病症：热病热邪伤津、口干舌燥烦渴者；肺热燥咳、干咳无痰者；糖尿病肺胃阴虚、热盛伤津之口渴、多饮、多尿等症；另，气虚者，可加用黄芪、人参等，以益气；内热者可加用石膏、黄连等，以清热。

用法用量：知母6～12克，天花粉10～15克。

使用禁忌：脾胃虚寒、大便滑泄者以及孕妇不宜服用；天花粉与乌头相反，组方时应注意规避。

知母+葛根

药对出处：《医学衷中参西录》玉液。

药对功效：知母性味苦寒，质润，具有润肺泻火、清热滋阴、清胃热、润燥除烦之功效；葛根性味辛平，具有轻扬升发、解肌退热、生津止渴、滋润筋脉、扩张心脑血管、改善血液循环、降低血糖等功效。两药合用，更能促进清热泻火、润燥生津、清热养阴、祛瘀生新、降低血糖之功效的发挥。

适用病症：糖尿病症见口渴、多饮、多尿者。

用法用量：知母6~12克，葛根10~15克。

使用禁忌：脾胃虚寒，大便溏泄者不宜服用。

 知母+山药

药对功效：知母性味苦寒，质润，具有润肺泻火、清热滋阴、清胃热、润燥除烦、补肾阴泻虚火之功效。山药味甘微涩，可补益脾肺肾之气、滋养脾肺肾之阴。两药合用，既能泻肺火、清胃热，又能补肺阴、养胃阴、滋肾水。

适用病症：糖尿病脾胃阴虚内热、多食易饥者；肺燥咳嗽、干咳无痰、口唇干燥者；糖尿病及其并发症之肾阴亏虚，致腰膝酸软、遗精健忘等症。

用法用量：知母6~15克，山药10~30克。

使用禁忌：湿盛中满、热证邪实者不宜服用；山药恶甘遂，组方时应注意规避。

 知母+黄芪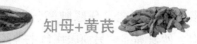

药对出处：《医学衷中参西录》。

药对功效：知母性味甘寒，质润，具有消肺金、制肾水化源之火，去火可以保阴等功效；黄芪性味甘温，具有补肺脾之气、益肾水之源、使气旺而自能生水等功效。两药相配，可增强益气、养阴、清热之效用。

适用病症：糖尿病气阴两虚证之疲乏少力、咽干口渴、气短，或见劳嗽者；糖尿病性心脏病、冠心病心绞痛、冠心病心功能不全、心律失常之气短胸闷、努力呼吸似喘、脉短或脉象三五不调等症。

用法用量：知母9~12克，黄芪12~24克。

使用禁忌：实热、肝阳上亢、气火上冲者不宜服用。

 知母+五味子

药对功效：知母性味甘寒，可养阴，除燥痰，止燥咳，泄降，降肺之气逆；五味子味酸，有敛肺益肾、生津止泻之功效。两药配伍，可加强止咳、养胃之效。

适用病症：肺阴虚损、久咳不止、干咳无痰者；糖尿病阴虚内热、口渴多饮者；糖尿病自主神经病变口渴多饮、伴自汗出者。

用法用量：知母6~15克，五味子3~12克（生津止渴用生五味子，滋阴润肺用制五味子。）

使用禁忌：外感咳嗽者不宜服用。

知母+牡蛎

药对出处：《杂病源流犀烛》保精汤。

药对功效：知母性味苦寒，入肾经，具有泻肾火、滋肾水之功效；牡蛎质重性寒，味咸而涩，入肾经，具有清热益阴潜阳、调阴阳而收敛固涩之功效。两药配伍，可发挥出滋阴降火、补肾固本之功效。

适用病症：阴虚火旺所致的男子遗精滑泄、耳鸣腰酸，包括男性糖尿病患者之遗精症；肝肾阴虚或阴虚肝旺糖尿病患者之头晕眼花、咽干口渴、腰膝酸软等症。

用法用量：知母6～15克，牡蛎15～25克。

使用禁忌：肾虚无火、精寒自出者不宜服用。

理气类药对

百合+乌药

药对出处：《时方歌括》百合汤。

药对功效：百合具有养阴生津、补养胃阴之功效；乌药辛温香窜，有行气、止痛之功效。两药合用，既能防乌药过辛散，又能制约百合滋腻滞胃。

适用病症：气滞中脘、胃痛不适、因胃疼过服热药、胃阴受伤者；糖尿病胃轻瘫证之气滞痞满、胃阴不足症。另，糖尿病酮症酸中毒之口渴多饮、脘腹灼热疼痛、自觉气上撞心、恶心欲吐、饥而不欲食、舌红苔少等症，使用时可加用白芍、甘草、陈皮、枳壳、苏叶、黄连等，以收养阴柔肝、清热和胃之效果。

用法用量：百合9～30克，乌药6～9克。

使用禁忌：风寒痰嗽和中寒便溏者不宜服用。

柴胡+白芍

药对功效：柴胡性味辛散，有疏肝解郁、宣畅气血之功效；白芍性味酸收，有补血养阴柔肝之功效。两药合用，散收相济，疏不耗肝阴，柔养不碍滞，补肝体而和肝用，可使肝气得舒，肝血得补。

适用病症：情志不遂、肝气郁结所致的情绪抑郁或急躁易怒、胸胁苦满、两肋乳房胀痛、月经不调、肝脾失调、清阳不升、浊阴不降所致的胸胁胀闷、脘腹疼痛、泄利、脉弦等症。另，糖尿病及糖尿病合并脂肪肝、糖尿病合并自主神经紊乱、糖尿病视网膜病变等有肝郁气滞、兼郁热症者，使用时可加用黄芩、黄连、夏枯草等，以清热凉肝；肾阴虚者使用时可加用增液汤、六味地黄丸等，以滋阴补肾；脾虚者使用时可加用白术、茯苓、山药等，以健脾益气。

用法用量：柴胡6～12克，白芍10～30克。

使用禁忌：阳衰虚寒、真阴亏损、肝阳上升者不宜服用；白芍与藜芦相反，组方时应注意规避。

柴胡+薄荷

药对功效：柴胡有升发之性，可上行头面五官，故具有散风邪于头面、泻肝火而促其下潜、阻其上炎扰乱清空之害、升举清阳而充养头面之功效；薄荷味辛凉爽，质轻芳香，具有疏散上焦风热而清头目、利咽喉、入肝经可疏肝解郁之功效。两药合用，薄荷得柴胡，上散风邪愈强，柴胡得薄荷，疏肝解郁尤甚，进而能更好地发挥散风清热、疏肝解郁之功效。

适用病症：风热上壅、头目作痛、肝郁气滞之胁痛等症；糖尿病或糖尿病合并脂肪肝、并发视网膜病变的肝郁气结症者。另，糖尿病患者外感风热见头晕目赤、恶寒发热者，须加大柴胡剂量。

用法用量：柴胡9～12克，薄荷3～6克。

使用禁忌：体弱多汗、阴虚发热者不宜服用。

 陈皮+枳壳

药对出处：《圣惠方》陈橘皮散。

药对功效：枳壳具有行气宽中、调胃、理肠之功效；陈皮具有理气调中、行气化痰之功效。两药配伍，可收到行气、调中、化痰的效果。

适用病症：脘腹胀满、胸膈满闷、嗳气呕吐、咳嗽多痰等症；糖尿病合并胃肠自主神经病变胃轻瘫之脘腹胀满、嗳气频频、恶心呕吐、大便不爽等症。另，痞满为主者，使用时可加入苏梗、香附、香橼、佛手等，以理气宽中；大便不通者，使用时可加用木香、槟榔、炒莱菔子、大黄等，以通腑宽肠；糖尿病性冠心病之胸闷憋气、心胸闷痛症，使用时可加用瓜蒌、半夏、丹参、甘菘等，以理气宽胸、活血通脉；糖尿病合并外感咳嗽、咽痒不舒症，使用时加用薄荷、钩藤等，以疏风化痰止咳；糖尿病合并脂肪肝、胆囊炎之

肝气郁结、肝胃不和等症，使用时可加用柴胡、赤白芍、郁金、内金、金钱草等，就可收到疏肝理气和胃的效果。

用法用量：枳壳6～12克，陈皮6～12克。

使用禁忌：单纯脾虚便溏者不宜服用。

 橘核+荔枝

药对出处：施今墨先生经验药对。

药对功效：橘核入足厥阴肝经，具有行气、散结、止痛等功效；荔枝核入肝经，具有行气、散寒、止痛等功效。两药配伍，可更好地发挥祛寒、止痛、散结、消肿之功。

适用病症：小肠疝气、阴囊、睾丸肿痛等症；气滞血瘀、小腹刺痛等症；腹内包块，如慢性附件炎、卵巢囊肿、子宫肌瘤、输卵管积水等症；虚寒性带下、乳腺增生等症；糖尿病气滞证之胸胁满闷、嗳气、脘腹、小腹胀满疼痛等症。另，糖尿病合并泌尿系统感染、前列腺疾病之腰腹痛、小腹胀满不舒、排尿不畅等症，使用时可加用土茯苓、石韦、马鞭草、刘寄奴等；糖尿病性胃轻瘫气滞血瘀证之胃脘胀满、疼痛、小腹疼痛、大便不调等症，使用时可加用香附、陈皮、枳壳、乌药等，以行气消胀。

用法用量：橘核6～15克，荔枝核6～15克。

使用禁忌：无寒湿滞气者不要服用。

 枳实+枳壳

药对出处：施今墨先生经验药对。

药对功效：枳实、枳壳皆出于枳，枳

实取于幼果，枳壳取于将熟之果，两者都有行气散结、化痰消痞的功效。但两者也有差别，枳实主脾胃，破气作用较强，能消积除痞、导滞通便，枳壳主脾肺，作用较缓和，能行气宽中除胀。两药相配，调气血、行气消胀、理气消痞、消积除满之用益彰。

适用病症：糖尿病胃轻瘫之心胸痞闷、腹满等症。另，糖尿病自主神经病变胸胁胀满、肋间神经痛等症，使用时可加用延胡索、川楝子、旋覆花、茜草等；糖尿病合并脂肪肝、胆囊炎之胁痛症，使用时可加用茵陈、郁金、鸡内金、决明子等。

用法用量：枳实6～12克，枳壳6～12克（炒用为佳）。

使用禁忌：久病体虚、脾胃虚弱者、孕妇不宜服用。

活血化瘀类药对

赤芍+丹皮

药对出处：《金匮要略》桂枝茯苓丸。

药对功效：牡丹皮味辛苦，性寒，有清血热、行瘀血、凉血去瘀除蒸、凉血不留瘀、活血而不动血之功效；赤芍味苦，性寒，有泻肝降火、清血分实热、散瘀血留滞而通脉止痛之功效。两药相须为用，可使凉血活血、清热泻火、清热凉血、活血化瘀之功效更强。

适用病症：温病热入营血、迫血妄行所致的发斑发疹、吐血衄者；瘀血阻滞所致的经闭痛经、瘕瘕结聚；下焦湿热、小便混浊、淋漓涩痛者；糖尿病及其并发症

血瘀证、血瘀挟热者；糖尿病合并疮疡、糖尿病足、糖尿病皮肤瘙痒者，多血分有瘀热者。另，糖尿病合并疮疡或糖尿病足坏疽等症，使用时可加用蒲公英、紫花地丁、金银花等，以收清热解毒之效果；糖尿病皮肤瘙痒症，使用时可加用苦参、地肤子、白鲜皮等，以便清热祛湿止痒。

用法用量：牡丹皮10～15克，赤芍10～25克。

使用禁忌：热在气分、孕妇、气不摄血所致的出血证及脾胃虚寒者不宜服用；赤芍与藜芦相反，组方时应注意回避。

赤芍+白芍

药对功效：白芍药味苦酸，性微寒，有养血敛阴、柔肝止痛之功；赤芍药味苦，性微寒，有清热凉血、祛瘀止痛之效。赤、白二芍，白收而赤散，白补而赤泻；白则养血和营，赤则行血活滞。两药配伍，有养血活血、和营止痛的功效。如《本草正义》所云："补血，益肝脾真阴，而收摄脾气之散乱，肝气之恣横，则白芍也；逐血导瘀、破积泄降，则赤芍也。故益阴血，滋润肝脾，皆用白芍；活血行滞，宣化疡毒，皆用赤芍。"

适用病症：营血不足兼有血行不畅出现拘急疼痛一类病证，偏热者用之最宜，若偏寒者当加用桂枝、当归等；糖尿病及其并发症相关的多种痛证，如糖尿病周围神经病变，肢体麻木疼痛、糖尿病酮症腹痛、糖尿病并骨钙代谢异常肢体酸痛、增生性骨关节炎关节疼痛，糖尿病肾病肾功能不全骨骼酸痛、小腿抽筋等；糖尿病性

便秘、糖尿病脑血管病变肢体痉挛、糖尿病性冠心病心绞痛等。另，糖尿病自主神经病变之营卫不和汗出异常者，使用时可加用桂枝，以调和营卫；糖尿病周围神经病变之气血痹阻、气血不调、络道不畅、肢体疼痛等症，使用时可加用桂枝、木瓜、川牛膝、怀牛膝、薏苡仁等，以舒筋活络。

用法用量：赤芍9～30克，白芍9～30克。

使用禁忌：脾虚便溏者需谨慎服用。

 川牛膝+怀牛膝

药对出处：《证类本草》。

药对功效：川牛膝、怀牛膝两药形态、功用相似。怀牛膝有补肝肾、强筋骨、活血通络，多用于肝肾不足的闭经、痛经、腰膝酸软等症；川牛膝有散瘀血之效，多用于实证的血瘀。两药相伍为用，一补一活，可使同类相从之效发挥得更好，进而增强补肝肾、活血脉之效用。

适用病症：糖尿病久病肝肾不足、血脉瘀结以及多种并发症。

用法用量：川牛膝9～15克，怀牛膝9～15克。

使用禁忌：中气下陷、脾虚泄泻、下元不固、梦遗失精、月经过多者、孕妇不宜服用。

 当归+川芎

药对出处：《千金方》。

药对功效：川芎性辛温而燥，有活血行气之功；当归性味甘补辛散，有养血活血之效。两药配伍，因川芎偏于行气散血、当归偏于养血和血，可同时收到活血、养血、行血3个效果；且两药润燥相济，可祛瘀却不耗伤气血，养血不致血壅气滞，故能增强活血祛瘀、养血和血之功效。

适用病症：血虚、血瘀头痛、月经不调、痛经、闭经等症；产后瘀血腹痛、风湿痹痛等；糖尿病心脏病心肌缺血等症。另，糖尿病脑血管病变、血管性头痛患者，可重用川芎30克，并加用芍药、甘草；糖尿病肾病蛋白尿、水肿患者，可加用土茯苓、薏苡仁、石韦等，以利湿；糖尿病肾病肾功能不全贫血者，使用时可加用黄芪、丹参，以益气生血；糖尿病性便秘患者，使用时可加大当归用量至30克。

用法用量：川芎6～10克，当归3～12克。

使用禁忌：无严格禁忌证。

 当归+赤芍

药对出处：《医林改错》血府逐瘀汤。

药对功效：当归味甘辛，性温，甘补辛散，苦泄温通，有补血活血化瘀之功；赤芍性味苦寒，有清热凉血、祛瘀止痛之效，两药配伍为用，可增强化瘀止痛之力。

适用病症：痛经、闭经、产后腹痛、胸痹心痛、风湿痹痛等症。糖尿病便秘者、糖尿病性心脏病心绞痛、糖尿病足肢体麻木、疼痛以及妇女糖尿病合并闭经者。

用法用量：当归10克，赤芍10～30克。（糖尿病便秘者，使用时可加大剂量，且当归宜用生当归。）

使用禁忌：血寒经闭、湿盛中满、便溏者不宜服用；芍药与藜芦相反，组方时应注意规避。

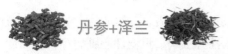

丹参+泽兰

药对功效：丹参和泽兰都有活血化瘀的功效，且丹参可通利血脉，泽兰可利尿，两药配伍，祛瘀以行水，利水以活血，水血并调，即可平和中正，又不会有伤气血。

适用病症：慢性肾炎肾病水肿之瘀血阻滞症；慢性肝炎、肝硬化腹水之水瘀互结症；经脉回流障碍之血瘀水停症；妇女经行浮肿、产后浮肿腹水、闭经等症；糖尿病肾病蛋白尿、水肿等症；糖尿病合并周围血管病变、糖尿病脑血管病变卒中后遗症肢体肿胀等症。

用法用量：丹参10～15克，泽兰10～15克。

使用禁忌：内无瘀滞者、小便清长者及孕妇不宜服用。

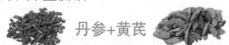

丹参+黄芪

药对功效：丹参能活血化瘀，且有养血之功；黄芪能补益脾肺元气。两药配伍，益气与活血并用，可增强益气活血、推陈出新之效用。

适用病症：卒中后遗症、胸痹心悸、肢体麻木等属气虚血瘀者；肝硬化腹水、肝脾肿大，肾炎肾病水肿，癥瘕积聚等属气虚血瘀者；再生障碍性贫血、消渴属气虚血瘀者；糖尿病、糖尿病并发冠心病心绞痛、糖尿病脑血管病变、糖尿病肾病、糖尿病合并中风、糖尿病周围血管神经病变等之气虚血瘀者。

用法用量：丹参10～30克，黄芪15～30克。糖尿病合并中风、糖尿病周围血管神经病变两症使用时黄芪剂量须增至30～120克之间。

使用禁忌：内有实热、肝阳上亢、气火上冲、湿热气滞者不宜服用。

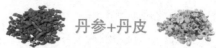

丹参+丹皮

药对功效：丹参味苦，微寒，性泄，具有通行血中之滞、凉散血中之热、清心安神、祛瘀生新等功效；牡丹皮味辛苦，性寒，气清芳香，具有活血凉血之功效。二药相须为用，可增强凉血活血、祛瘀生新、清透邪热之效用。

适用病症：血热瘀滞所致的月经不调、痛经经闭、产后瘀阻腹痛；温热病热入营血之吐血、衄血、发斑等症；热痹、关节红肿疼痛等症；糖尿病挟有血瘀、血热、瘀热互结者；糖尿病酮症、糖尿病合并感染之痈肿疮疖、皮肤灼热、瘙痒，心烦或有发热等症；糖尿病足坏疽。另，糖尿病性心脏病之快速性心律失常者，使用时可加用生地、黄连、苦参等。

用法用量：丹皮10～15克，丹参10～30克。

使用禁忌：血虚有寒、月经过多、孕妇不宜服用。

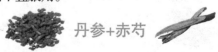

丹参+赤芍

药对功效：赤芍性味苦寒，有清热凉血、散瘀止痛之功；丹参味苦，性微寒，有通行血脉祛瘀止痛之效。两药相须为用，可增强活血通经、祛瘀止痛之效用。

适用病症：血热瘀滞所致的月经不

调、经闭痛经、产后瘀痛；心血瘀阻、胸痹心痛等症；糖尿病性心脏病、糖尿病足、糖尿病合并疮疡等之血瘀、血瘀挟热等症。

用法用量：赤芍6～12克，丹参5～15克。（活血化瘀须酒炙用。）

使用禁忌：血寒经闭者不宜服用；赤芍与藜芦相反，组方时应注意规避。

丹参+川芎

药对功效：川芎性味辛温，香窜，入肝经，有升散、行气活血之功；丹参味苦，性微寒而润，有降泄、清热，入心肝二经可活血化瘀而不伤气血、凉血消痈、养血安神之效。两药配伍，一温一寒，一升一降，可使活血化瘀、通络止痛之功大大增强。

适用病症：气滞血瘀之心腹疼痛、痛经、闭经等；糖尿病性心脏病。另，脑动脉硬化头痛者，可重用川芎至30克，以收祛风活血之效果，或加用芍药、甘草；糖尿病肾病蛋白尿、水肿者，使用时可加用猪苓、茯苓、石韦、土茯苓、薏苡仁等，以收利水渗湿之效果。

用法用量：川芎6～15克，丹参10～30克。

使用禁忌：无瘀滞者不宜服用。

丹参+益母草

药对功效：丹参、益母草两药均有活血化瘀、调经通脉之功效，并且丹参又能清心凉血，益母草尚可利水解毒，故两药配伍可使化瘀活血、通经利水之功更强。

适用病症：各种心脏病，有瘀血阻滞

或水瘀交阻者，如冠心病、高血压、高血压性心脏病、风湿性心脏病等；肾炎肾病水肿、特发性水肿、肝硬化腹水属水瘀交阻者；糖尿病性心脏病心功能不全水肿、糖尿病肾病水肿；妇女糖尿病有月经不调等症者。

用法用量：丹参10～25克，益母草10～15克。

使用禁忌：孕妇、无瘀血者不宜服用。

葛根+丹参

药对出处：《施今墨药对》。

药对功效：葛根轻扬升发，具有解肌退热、生津止渴、滋润筋脉、扩张心脑血管、改善血液循环、降低血糖之功效；丹参具有活血祛瘀、化瘀生新、凉血消痈、镇静安神、降低血糖的功效。两药配伍，可促进并增强活血化瘀、祛瘀生新、降低血糖的效用。

适用病症：糖尿病之舌质黯、有瘀点、瘀斑、舌下静脉瘀滞等症；另，糖尿病并发冠心病气滞血瘀、气阴两伤证之乏力体倦、口干多饮、胸闷胸痛、烦热心悸、肌肤甲错、舌质紫黯或淡黯、有瘀点、瘀斑、舌下静脉怒张、面部有瘀斑等症，使用时可加用黄芪、沙参、玉竹等，可收益气养阴之效果；糖尿病周围血管神经病变之肢体刺痛、疼痛固定不移、肌肤甲错等症，使用时可配入水蛭、地龙等，可收活血通络之效果。

用法用量：葛根10～30克；丹参10～30克。

使用禁忌：无严格禁忌证。

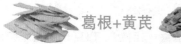 葛根+黄芪

药对出处：《证治汇补》黄芪葛根汤。

药对功效：黄芪甘、微温，具有补脾肺元气而升清阳、扩张血管、降低血压、对抗肾上腺素、利尿等功效；葛根甘辛，性平，具有升清阳、生津、增加脑及冠状动脉血流量、保护心肌免其缺血等功效。两药配伍，黄芪补气升阳，葛根升清活血，二者相辅相成，可加强益气升清、通脉止眩之功效。

适用病症：气阴两虚之高血压、糖尿病、卒中后遗症等；糖尿病合并高血压、冠心病和脑血管病变的患者；糖尿病性腹泻者，须用炙黄芪、煨葛根。

用法用量：葛根15～30克，黄芪15～30克。血压高的患者黄芪须加大剂量至30克以上，并发卒中后遗症者须加大剂量至120克。

使用禁忌：表虚多汗、麻疹已透、表实邪盛、气滞湿阻、食积内停、内有实热、阴虚阳亢、疮痈初起或溃后热毒尚盛等都不能用此药对。

 鸡血藤+络石藤

药对功效：鸡血藤有养血和血、活血通络之功，络石藤有祛风通络、凉血消肿之效，两药配伍，既可祛风活血通络，又可养血舒筋活络、消肿止痛。

适用病症：风寒湿痹、经脉痉挛、肢节酸痛、风湿热痹、筋脉拘挛、关节肿痛、瘀血红肿等症；糖尿病脑血管病变肢体偏瘫，特别是肢体关节拘挛者。另，糖

尿病周围神经病变，肢体麻木，疼痛拘挛者，使用时可加用丹参、桃仁、红花，可收活血通络之效。

使用禁忌：无严格禁忌证。

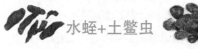 水蛭+土鳖虫

药对功效：水蛭有破血通经、消癥散结之功；土鳖虫有活血散瘀、通经止痛之效，两药合用则破血消癥、逐瘀通经、活血止痛之效用可大大增强。

适用病症：血瘀经闭、腹部癥瘕积聚；周围血管疾病；糖尿病周围神经病变、糖尿病足等证属瘀血阻络者；糖尿病并发脑血管病变、并发冠心病等。另，糖尿病之气虚或气阴两虚者，使用时可加用黄芪、沙参、生地、玉竹等，以收益气活血通络或益气养阴活血通络之效果；糖尿病之阳虚或阴阳俱虚者，使用时可加用桂枝、麻黄、鹿角片、淫羊藿等，以收温阳补肾、活血通络等效果。

用法用量：水蛭1.5～12克，土鳖虫3～9克。

使用禁忌：体弱、血虚、无瘀血阻滞者以及孕妇不宜服用。

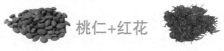 桃仁+红花

药对功效：桃仁味苦甘，性平，入心、肝、大肠经，有破血祛瘀、润燥滑肠之功；红花味辛，性温，入心、肝经，有活血通经、祛瘀止痛之效，两药合用，大大加强了消肿、止痛、祛瘀、生新效力，且扩大了作用范围。

适用病症：心脉瘀阻、心腹疼痛、血

滞经闭、痛经、产后腹痛等症；跌打损伤等引起的瘀血肿痛、痈肿疮疡；糖尿病及其并发症诸多血瘀证，如糖尿病性心脏病、糖尿病脑血管病变、糖尿病周围神经病变、糖尿病周围血管病变等。

用法用量:桃仁6～12克，红花6～12克。

使用禁忌：孕妇、血虚及无瘀滞者、月经过多、有出血倾向者不宜服用；服用红花有的人可能会出现过敏反应，轻重不一，如皮疹作痒、浮肿、腹痛、呼吸不畅、吞咽困难、两肺可闻及哮鸣音等，组方时应予以注意。

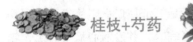

桂枝+芍药

药对出处：《三因方》桂枝芍药汤；《保命集》芍药散。

药对功效：桂枝有和营解肌、气薄升浮之性能，可用于解肌表、通阳气、祛邪；白芍有和营敛阴而入营和里之性能，两药合用，桂枝能解除肌表之风寒，攘外以调卫；白芍能固护外泄之阴液，安内以和营，可收解表而不伤阴、敛阴而不碍邪的效果，并可增强调和脾胃、缓中和里之效用。

适用病症：风寒表虚证之发热、恶风汗自出、脉浮缓者；中焦受寒、脘腹疼痛、呕吐、泄泻者；妇女冲任虚寒，瘀血内阻所致的月经后期量少，经期腹痛、痛经及崩漏等；脾肺虚弱、营卫不和的自汗、盗汗等；糖尿病及其并发周围血管神经病变的肢体麻木、疼痛、冷凉等症；糖尿病自主神经病变之汗出恶风或体温调节失调等症。另，糖尿病肾病肾功能不全之血虚挟寒、筋骨酸痛、小腿抽筋、遇寒加重等症，使用时可加用甘

草、薏苡仁、牡蛎等。

用法用量：桂枝9～12克；白芍9～12克，大剂量15～30克。（平肝、敛阴多生用；养血调经多炒用或酒炒用。）

使用禁忌：表实无汗、表寒里热、无汗烦躁及温病初起、发热口渴、咽痛脉数者不宜服用。

化痰祛湿类药对

 陈皮+半夏

药对出处：《局方》橘皮半夏汤。

药对功效：半夏味辛，性温，燥烈，有燥湿化痰、降逆止呕之功；陈皮味辛苦，性温，有理气健脾、燥湿化痰之效。两药配伍，半夏得陈皮之助，则气顺而痰自消，化痰湿之力尤胜；陈皮得半夏之辅，则痰除而气自下，理气和胃之功更著，并能更好地发挥燥湿化痰、健脾和胃、理气止呕之效用。

适用病症：痰湿内阻之胸膈胀满、咳嗽痰多；脾胃失和、湿浊内蕴而致脘腹胀满、恶心呕吐；糖尿病肾病肾功能不全湿浊中阻之厌食食少、恶心呕吐、脘腹痞满、舌苔腻等症。另，糖尿病高脂血症之形体肥胖、头沉、肢体沉重、舌苔腻等症，使用时可加用茯苓、泽泻、苍术、荷叶等，可收渗湿醒脾之效。

用法用量：半夏6～10克；陈皮6～10克。（若电解质紊乱高钾者应用姜半夏。）

使用禁忌：热痰、燥痰之证不宜服用。

 苍术+白术

药对出处：《遵生八笺》九转长生神

鼎玉液膏。

药对功效：苍术有健脾燥湿、祛风明目之功，白术有健脾益气、燥湿固表之效，二者同为能燥湿健脾之要药。但是，白术重补，守而不走，苍术重燥，走而不守，故两药配伍，白术得苍术，补脾之不足而泻湿浊之有余；苍术得白术，运脾湿、泻湿之有余而益脾之不足，能更好地促进燥湿与健脾之功效的发挥。

适用病症：脾胃不健、运化失常、纳差、纳后腹胀、脘闷呕恶等；外湿困脾、气机不利、胸脘满闷、呼吸不畅等；湿气下注肠间之腹胀、肠胀、泄泻等症；糖尿病中医辨证脾虚或挟湿者。另，糖尿病自主神经功能紊乱腹满、腹泻者，使用时可加用山药、莲子、煨葛根等；脾气虚与肾阴虚同在者，使用时可加用生地、玄参等，以滋阴补肾；糖尿病周围神经病变，或糖尿病合并泌尿系统感染之腰腿酸困、沉重疼痛、小便黄赤、大便不爽、舌偏红、苔腻而黄等症，使用时可加用黄柏、薏苡仁、土茯苓、萆薢等，以清利湿热；糖尿病合并妇科带下过多、外阴瘙痒者，使用时可加用地肤子、苦参、白鲜皮等，内服加外洗，可清热、利湿、止痒。

用法用量：苍术6～15克，白术10～15克。

使用禁忌：忌食桃、李、雀、蛤、海味。

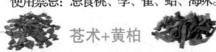

苍术+黄柏

药对出处：《丹溪心法》二妙散。

药对功效：黄柏性味苦寒，有除下焦湿热、清上炎之火而坚真阴的功效；苍术性味辛香苦燥，有燥湿健脾、发散风湿之功

效。两药相须为用，苍术直达中州燥湿健脾治其本，黄柏下降肝肾清下焦湿热治其标，标本兼治，中下两宣，可大大增强清热除湿、泻火坚阴之功效。

适用病症：湿热下注经络、郁而化热所致脚膝浮肿、麻木重着、筋骨疼痛、软弱无力、小便不利之脚气证等；湿热腰痛、臁疮、白带、阴囊湿疹等；热痹、肌肉热极、唇干燥、筋骨痛不可按、体上如鼠走状者；糖尿病周围神经病变之腰腿酸困疼痛、大便不爽、小便黄赤、舌红苔腻黄等症，使用时可加用薏苡仁、川牛膝、怀牛膝、萆薢、土茯苓、木瓜、赤白芍，或加用水蛭、土鳖虫等，可收活血通络之效果；糖尿病合并泌尿系统感染、妇科带下病、外阴瘙痒者，使用时可加用地肤子、土茯苓、苦参等，以便于清利湿热。

用法用量：黄柏9～12克，苍术9～12克。

使用禁忌：孕妇不宜服用。

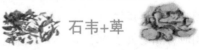

石韦+萆薢

药对功效：石韦性味微寒，有清肺热、利膀胱之功；萆薢性味苦平，有祛风除湿、利水通淋、泌别清浊之效。石韦以通淋为主，萆薢兼可利湿除痹，两药合用，利尿、通淋、除痹之效用更强。

适用病症：泌尿系统感染、泌尿系结石，即热淋、膏淋、石淋以及风湿痹证等，及产后水肿、男性前列腺炎等症；糖尿病合并泌尿系统感染、糖尿病肾病下肢浮肿等。另，糖尿病肾病蛋白尿、水肿，辨证属气阴两虚，甚至气血阴阳俱虚者，使用时可加用黄芪、沙参、白术、茯苓、当归、川芎等，以益气利水；糖尿病合并高尿酸血症，或有尿路结石，或时有痛风发作者，使用时可加用金钱草、虎杖、秦艽、威灵仙等，以清利湿热、除湿止痛。

用法用量：石韦10~15克；草15~30克。

使用禁忌：阴虚及无湿热者忌服。

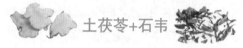

土茯苓+石韦

药对功效：土茯苓性味甘淡，有通淋、利湿、解毒之功，石韦有利尿、通淋、清肺热之效，两药合用，可清热、除湿、利尿、通淋。

适用病症：糖尿病合并泌尿系统感染尿频、尿急、尿痛的患者；糖尿病合并痛风、泌尿系结石或有肾功能损害者。另，糖尿病肾病蛋白尿、水肿者，使用时可加用白术、猪苓、茯苓等；糖尿病合并泌尿系统感染见血尿者，使用时可加用白茅根、仙鹤草、地锦草、生地榆、小蓟等；糖尿病合并肺部感染、肺热咳喘痰多者，使用时可加用黄芩、知母、桑白皮等。

用法用量：土茯苓5~15克，石韦6~12克。

使用禁忌：肝肾阴亏者、阴虚及无湿热者不宜服用。

补肾类药对

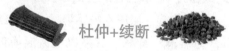

杜仲+续断

药对出处：《赤水玄珠》杜仲丸。

药对功效：杜仲有补肝肾、强筋骨、壮腰膝、安胎之功，续断有补肝肾、强筋骨、利血脉、安胎之效，两药配伍，可使补肝肾、壮筋骨、调冲任、安胎元的作用增强。

适用病症：肝肾不足所致的腰酸、腰痛、下肢软弱无力等症；风湿为患、腰膝疼痛等症；妇女冲任不固、崩漏下血、胎动不安、腰痛欲堕等症。另，糖尿病周围神经病变肢体麻木疼痛、腰腿酸软无力甚至肌肉萎缩等，使用时可加用全蝎、蜈蚣等，可收活血通络之效果。女性糖尿病患者习惯性流产、需要保胎治疗者，使用时可加用白术、黄芩、桑寄生等，可收健脾气、清胎热、补肾安胎的效果。

用法用量：杜仲6~15克，续断6~15克。

使用禁忌：瘀血阻滞、内有实热者不宜服用。

附子+肉桂

药对出处：《圣济总录》附桂散；《普济方》附子散。

药对功效：附子性味辛热，燥烈，善入气分，可散寒止痛，且走而不守；肉桂味辛甘，性大热，浑厚降着，能走能守，善入血分，可温经通脉。两药配伍可更好地发挥温肾助阳、温经散寒、止痛、降压之作用。

适用病症：肾阳不足之腰膝痛楚、形寒无力、男子阳痿早泄、女子宫寒不孕；风寒湿痹、关节酸痛不能转侧者；糖尿病日久，出现糖尿病多种并发症，肾虚阴阳不足之腰膝酸冷、阴囊汗出、阳痿、性欲淡漠、尿频或排尿无力、舌淡有齿痕、脉沉细等症；糖尿病足之下肢冷痛症，附子可适当重用，并可加用活血通络药；糖尿病合并高血压中医辨证为阴阳俱虚、虚阳浮越、头晕目眩、颜面潮红、腰膝酸冷、汗出、脉沉细或弦大无力等症，使用时可加用龙骨、牡蛎、人参、山茱萸等，以收收摄浮阳之效果。

用法用量：附子：10克（温肾助阳、散寒止痛），1.5～3克（引火归元）；肉桂：10克（温肾助阳、散寒止痛），1～2克（引火归元）。

使用禁忌：出血、热证、阴虚火旺之证以及孕妇忌服；附子与白及、贝母、半夏、白蔹、瓜蒌、天花粉、犀角相反，组方时注意规避；肉桂超量服用可出现头晕、眼花、口干、便秘等反应，组方时也应慎用。

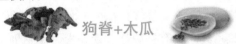

狗脊+木瓜

药对功效：狗脊有补肝肾、强腰膝、祛风湿、坚筋骨之功；木瓜有养脾胃、舒筋活络、祛湿热之效。两药合用，可使补肝肾、强腰膝、舒筋活络、通痹止痛之效用倍增。

适用病症：肝肾不足，以致头晕耳鸣，腰膝酸痛、足软无力等症；风湿为患，腰痛酸痛，膝足无力等症。另，糖尿病周围神经病变、糖尿病合并骨质疏松之腰腿酸软、筋骨酸痛、肢体麻木、下肢乏力甚至步履艰难等症，使用时可加用续断、杜仲、白芍等；肢体麻木冷凉疼痛者，使用时可加用全蝎、蜈蚣、刺猬皮等。

用法用量：狗脊6～15克，木瓜6～15克。

使用禁忌：阴虚有热、小便不利、腰膝无力、精血虚、真阴不足、伤食脾胃未虚、积滞多者不宜服用。

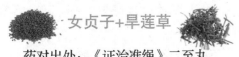

女贞子+旱莲草

药对出处：《证治准绳》二至丸。

药对功效：女贞子有补肾滋阴、养肝明目、强筋骨、乌须发之功；旱莲草有养肝益肾、凉血止血、乌须发之效。两药配伍，交通节气，顺应阴阳，可大大增强补肝肾、强筋骨、凉血止血、清虚热、乌须发之功效。

适用病症：肝肾不足虚热诸症；肝肾阴亏、血不上荣所致的头昏、目眩、失眠、健忘、腿软无力、头发早白等症；阴虚火旺、迫血妄行所致的鼻衄、齿衄、咯血、吐血、尿血、便血、崩漏下血等症；神经衰弱和多种慢性虚弱疾病辨证属肝肾阴虚者；糖尿病、糖尿病肝肾阴虚证。另，糖尿病合并泌尿系统感染尿血患者，使用时可加用土茯苓、白茅根、白花蛇舌草等，以利尿通淋；糖尿病视网膜病变、糖尿病性白内障视物模糊患者，使用时可加用夏枯草、谷精草、决明子、枸杞子、菊花等，可收清肝火、养肝阴以明目的效果；糖尿病合并肺结核患者，使用时可加用地骨皮、桑白皮、百部、黄芩、夏枯草、仙鹤草等。

用法用量：女贞子6～12克，旱莲草6～15克。

使用禁忌：脾虚湿滞、脘腹胀痛、痰湿内停、食少便溏者不宜服用。

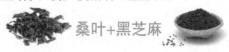

桑叶+黑芝麻

药对出处：《寿世保元》扶桑至宝丹。

药对功效：桑叶性轻清升散，有疏风清热、平肝明目之功；黑芝麻质润多脂，色黑降下，入肝肾，有滋肾养肝、润燥乌发、滑肠通便之效。两药升降相伍，可清上滋下，尽收补益肝肾、滋阴润燥、养血凉血、乌须黑发之效用。

适用病症：肝经虚热、阴虚血燥、头晕眼花、久咳不愈、津枯便秘、风湿麻痹、肌肤甲错；发须早白、脱发等症；糖尿病合并高血压病、糖尿病性白内障、糖尿病视网膜病变肝肾阴虚者，使用时可加用枸杞子、菊花、决明子、茺蔚子等，可收到滋补肝肾、明目等效果；糖尿病性阴虚便秘患者，使用时可加用生地、玄参、首乌、生当归等，以收滋阴润肠的效果；糖尿病脑病头晕、痴呆、健忘者，使用时可加用天麻、磁石、炙远志、茯神、石菖蒲、龟板等，可填精补肾、健脑益智。

用法用量：桑叶6～12克，黑芝麻9～30克。

使用禁忌：脾胃虚寒便溏者不宜服用。

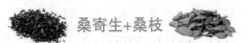

桑寄生+桑枝

药对功效：桑寄生具有补肝肾、强筋骨、祛风湿、补血通脉的功效；桑枝可横行四肢，具有行津液、利关节、清热祛风、除湿消肿、通络止痛等功效。两药配伍，桑寄生补，桑枝通，补通互用，能更好地发挥补肝肾、壮筋骨、祛风湿、通络道、止疼痛、降血压的效用。

适用病症：风湿痹阻所致的腰酸腰痛、关节屈伸不利、筋骨疼痛等症；高血压病、冠心病肝肾不足、阴虚阳亢所致的头痛、头晕、耳鸣、心悸、肢体麻木等症。另，糖尿病脑血管病变、糖尿病周围神经病变肢体痹痛、麻木、伸屈不利等症，使用时可加用木瓜、鸡血藤、络石藤等，可收舒筋活络的效果；或可加用水

蛭、土鳖虫、地龙等，可收搜风通络的效果；糖尿病合并血脂紊乱、高血压病和糖尿病性冠心病等症，使用时可加用葛根、丹参、山楂、决明子等。

用法用量：桑枝15～30克，桑寄生15～30克。

使用禁忌：出血、里实热盛者不宜服用。

 ## 桑寄生+续断

药对出处：《本草求原》。

药对功效：桑寄生具有祛风湿、舒筋络、安胎气、强筋骨之功效，能补肾强腰；续断具有补肝肾、续筋骨、安胎孕、调血脉之功效。两药配伍，可使补肝肾、强筋骨、通痹、安胎等功效大大增强。

适用病症：高年积损或风湿久病后的肝肾亏虚、筋骨失养所致的腰膝酸痛、肢体痿痹等症；妇女的肾虚胎动不安、崩漏下血等症。另，糖尿病合并高血压、冠心病者使用时，可加用夏枯草、黄芩、葛根、丹参、生石决明等，可收凉肝平肝、活血化瘀之功效；糖尿病合并周围神经病变、肢体麻木疼痛或腰膝酸软无力者，使用时可加用木瓜、牛膝、杜仲等，以收补肝肾、通经络的效果；糖尿病合并骨质增生、骨质疏松者的腰酸背痛、足跟痛、腿抽筋等症，使用时可加用赤白芍、薏苡仁、牛膝、龙骨、牡蛎等，可收补肝肾、强筋骨、舒筋解痉的效果。

用法用量：桑寄生9～15克，续断9～15克。

使用禁忌：无严格禁忌证。

生地+山茱萸

药对出处:《金匮要略》肾气丸。

药对功效:生地性味甘寒,有滋阴补肾清热之功,山茱萸味酸涩,性微温,有补益肝肾、涩精固脱之效。两药配伍为用,可补肾固肾。

适用病症:肾虚精微不固所致的腰膝酸痛、眩晕耳鸣、自汗盗汗、阳痿遗精、月经过多等;气阴两脱、口渴、汗出淋漓不止者,可加大山茱萸剂量;糖尿病及糖尿病肾病肾虚、精微不固之腰膝酸软、头晕眼花、咽干耳鸣、汗多、尿频量多、尿糖、尿蛋白等症。另外,糖尿病自主神经病变自汗、盗汗者,使用时可加用浮小麦、五味子、生龙牡等,可收固表止汗之效果;糖尿病肾病蛋白尿、水肿者,使用时可加用土茯苓、薏苡仁、石韦、茯苓等,以收渗湿利水之效果;加用当归、川芎、丹参、水蛭等,可收到化瘀散结的效果。

用法用量:山茱萸6～12克,生地5～12克。

使用禁忌:无严格禁忌证。

 生地+黄精

药对功效:生地有滋阴补肾、清热之功,黄精有养阴补肾、补脾肺而益气之效。两药相须为用,既可补肾养阴,又可使肺脾肾三脏同补、气阴两补。

适用病症:多种虚损性疾病,如肺脾肾虚损、气阴不足之腰膝酸软、体虚乏力、咳嗽少气、头晕眼花、口干食少、脉沉细等症;糖尿病及其多种并发症阴虚、气阴两虚或阴阳两虚之症。另,糖尿病阴虚挟热者,使用时可加用黄连、黄芩、知母、玄参等;气阴两虚者,使用时可加用黄芪、太子参、沙参等;阴阳俱虚者,使用时加用淫羊藿、肉桂、山茱萸、枸杞子等。

用法用量:黄精9～15克,生地6～15克。

使用禁忌:中寒泄泻、痰湿、痞满、气滞者不宜服用。

❤ 治疗糖尿病的中成药

复方丹参胶囊

中药组成:丹参浸膏、三七、冰片。

主要功效:活血化瘀、芳香开窍、理气止痛。

适用病症:糖尿病患者伴有胸闷、心烦、心前区疼痛、失眠等症状者。

用法用量:口服。每次3粒,每日3次,温水送服。

使用禁忌:孕妇禁用。服药期间忌食辛辣、刺激性食物。

甘露消渴胶囊

中药组成:熟地黄、生地黄、党参、菟丝子、黄芪、麦冬、天冬、元参、山萸肉、当归、茯苓、泽泻等。

主要功效:滋阴补肾,益气生津。

适用病症:2型糖尿病。

用法用量:口服,每次1.8克,每日3次。

固经丸

中药组成：龟甲、黄柏、白芍、香附、黄芩、椿皮。

主要功效：清热滋阴、养血固经。

适用病症：阴虚内热型糖尿病患者，亦可用于月经过多、崩漏、经血色紫黑且成块等症。

用法用量：口服。每次6~9克，每日2~3次，于空腹时用黄酒或温水送服。

使用禁忌：感冒患者慎用。

金樱子颗粒

中药组成：金樱子。

主要功效：补肾固精。

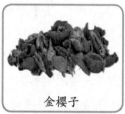

金樱子

适用病症：脾肾不足型糖尿病患者，症见遗精、遗尿、尿频、滑精、带下过多、痢疾、消化不良等。

用法用量：口服。每次1袋，每日2次，开水冲服。儿童用量减半。

使用禁忌：相火妄动型遗精患者禁用。

降糖舒

中药组成：人参、生地黄、熟地黄、黄芪、黄精、刺五加、荔枝核、丹参等。

主要功效：益气养阴，生津止渴，对改善口干、便秘、乏力等临床症状及降低血糖有一定作用。

适用病症：2型糖尿病无严重并发症者。

用法用量：口服，每次6片，每日3~4次。

使用禁忌：1型糖尿病及有严重并发症者不宜服用。

明目地黄丸

中药组成:熟地黄、生地黄、山药、泽泻、山茱萸、丹皮、柴胡、茯神、当归、五味子。

主要功效：滋补肝肾，平肝明目。

适用病症：糖尿病性视网膜病变及白内障。

用法用量：口服，每次1丸，每日2次。

龟芪参口服液

中药组成：龟甲胶、黄芪、人参、鹿茸、枸杞子、牛膝、丹参、山药、菟丝子、熟地黄、五味子、桑寄生。

主要功效：滋阴补阳。

适用病症：伴有体重下降、倦怠乏力、失眠等症状的糖尿病患者。

用法用量：口服。每次服用10毫升，每日2次，饭前服用。

使用禁忌：脾胃虚弱、消化不良、呕吐、腹泻、腹胀、咳嗽痰多者慎用。

降糖宁

中药组成：人参、石膏、知母、黄芪、天花粉、地黄。

主要功效：清肺胃，益气生津，止渴。

适用病症：2型糖尿病，烦渴引饮、口干舌燥，随饮随渴，舌边尖红，苔薄黄，脉大无力。

用法用量：口服，每次6~9克，每日3次。

降糖甲片

中药组成：黄芪、酒制黄精、地黄、

太子参、天花粉。

主要功效：滋阴补气、生津止渴。

适用病症：气阴两虚型2型糖尿病之口渴多饮、神疲乏力、尿频而多、头晕耳鸣、腰酸无力、舌红少苔、脉沉细无力等症。

用法用量：口服。每次服用6片，每日3次。

使用禁忌：非气阴两虚者慎服。

牛黄清胃片

中药组成：牛黄、黄芩、黄柏、栀子、大黄、枳实、生石膏、冰片、菊花、连翘、元参、麦冬、甘草等。

适用病症：糖尿病，以多食易饥、形体消瘦、大便干燥、苔黄、脉滑实等胃热炽盛的中消证为主者。

用法用量：口服，每次4~6片，每日2次。

使用禁忌：孕妇忌服，年老体弱者慎用。

金芪降糖片

中药组成：金银花、生黄芪、黄连等。

主要功效：清热益气，生津止渴。

适用病症：伴有气虚内热、口渴多饮、易饥多食、气短乏力等症状的轻、中度2型糖尿病。

用法用量：饭前30分钟口服，每次7~10片，每日3次，连服2个月为1个疗程。或遵医嘱。

使用禁忌：非气虚内热者慎服；偶见腹胀，继续服药后，自行缓解。

六味地黄丸

中药组成：熟地黄、制山茱萸、牡丹皮、山药、茯苓、泽泻。

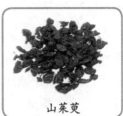
山茱萸

主要功效：补肾滋阴。

适用病症：肾阴不足型糖尿病，可见头晕、耳鸣、耳聋、腰膝酸软、骨蒸潮热、遗精、盗汗、五心烦热、小便淋沥等症状。

用法用量：口服。每次服用9克，每日2次。

使用禁忌：本品不能与感冒药同时服用。实热体质者以及对本品过敏者禁用。过敏体质者、孕妇、幼儿慎用。

首乌片

中药组成：何首乌、熟地黄、牛膝、女贞子、桑葚、墨旱莲、桑叶、菟丝子、金樱子、补骨脂、黑芝麻、金银花、豨莶草。

主要功效：补益肝肾、滋阴补血。

适用病症：肝肾阴虚型糖尿病患者，症见头晕目眩、耳鸣、耳聋、腰腿酸软、须发早白、面色萎黄、舌红苔少、脉象沉细等。

用法用量：口服。每次4片，每日2~3次，于饭前温水送服。

使用禁忌：脾胃虚弱者慎用。

金贞桂附地黄丸

中药组成：肉桂、制附子、熟地黄、丹皮、山药、茯苓、泽泻、女贞子、金樱子。

主要功效：温补肾阳，滋阴补血，养肝补脾。

适用病症：糖尿病后期，阴阳俱虚，小便频多，混浊如膏，饮一溲一，或余沥不尽，伴有口干欲饮、腰酸不舒、腰以下冷感、面色黧黑、阳痿、形寒畏冷、舌淡，苔白，脉沉细无力。

用法用量：口服，每次9克，每日2～3次。

使用禁忌：感冒时停服。

麦冬颗粒

中药组成：麦冬、半夏、人参、大枣、甘草、粳米。

主要功效：生津养胃、理气降逆。

适用病症：伴有肺阴不足、咳痰不爽、咳逆上气、手足心热、气火上炎、咽喉干燥、口渴、胃阴不足、气逆呕吐、舌红苔少、脉虚数的糖尿病患者。

用法用量：口服。每次1袋，每日2～3次，温水送服。5日为1个疗程。

使用禁忌：虚寒证者禁用。

消渴平片

中药组成：人参、黄连、天花粉、天冬、黄芪、丹参、枸杞子、沙苑子、葛根、知母、五倍子、五味子。

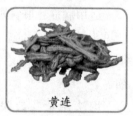

黄连

主要功效：益气养阴，益肾缩尿，清热泻火、补肾缩尿。

适用病症：糖尿病，多饮，多食，多尿，身体消瘦，腰膝酸软，舌红苔黄，脉细数。

用法用量：口服，每次6～8片，每日

3次。

使用禁忌：脾胃虚寒、气滞内停者慎服。

参芪降糖片

中药组成：人参皂苷、黄芪、五味子、山药、生地黄、麦冬等。

主要功效：益气养阴，滋脾补肾。

适用病症：2型糖尿病。

用法用量：口服，每次3～8片，每日3次。

使用禁忌：实热证者禁用。

糖尿灵片

成分组成：天花粉、葛根、生地黄、麦冬、五味子、甘草、炒黄糯米、南瓜粉。

主要功效：滋阴益肾、清热生津、除烦止渴。

适用病症：轻、中度2型糖尿病。

用法用量：口服。每次服用4～6片（每片0.3克），每日3次。

使用禁忌：服药期间忌食含糖食物。

清胃黄连丸

中药组成：黄连、石膏、黄芩、栀子、黄柏、地黄、丹皮、赤芍、连翘、知母、天花粉、元参、甘草等。

主要功效：清胃泻火，解毒消肿。

适用病症：胃热炽盛型糖尿病。

用法用量：口服，每次9克，每日2次。

生津消渴丸

中药组成：天花粉、黄芩、地黄、知母、石膏、五味子、麦冬、北沙参等。

主要功效：清热润肺，生津止渴。

适用病症：糖尿病，烦渴多饮，口干

舌燥，尿频量多。

用法用量：口服，每次6粒，每日3次，巩固期每次2粒，每日3次。

山海丹胶囊

中药组成：人参、三七、山羊血、丹参、海藻、灵芝、连翘心、葛根、苏合香等。

主要功效：活血化瘀、补益气血、健脾通阳、通利经络。

适用病症:血瘀型糖尿病合并冠心病患者。

用法用量：口服。每次4～5粒，每日3次，饭后服用。

使用禁忌：孕妇慎用。

消渴灵片

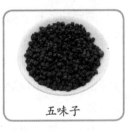
五味子

中药组成：地黄、五味子、麦冬、牡丹皮、黄芪、黄连、茯苓、红参、天花粉、石膏、枸杞子。

主要功效：滋补肾阴，生津止渴，益气降糖。

适用病症：轻、中度2型糖尿病。

用法与用量：口服，每次8片，每日3次。

使用禁忌：孕妇禁用。

补阳还五汤

中药组成：黄芪120克，当归尾6克，赤芍5克，川芎3克，桃仁3克，红花3克，地龙3克。

主要功效：活血通络、补气健脾。

适用病症：伴有半身不遂、口眼歪斜、口角流涎、大便秘结、小便频数、遗尿等症状的糖尿病患者。

用法用量：水煎服。每日1剂，分2次服用。

大补阴汤

中药组成：黄柏、知母各12克，熟地黄、龟甲各18克。

主要功效：滋阴泻火。

适用病症：糖尿病之肝肾阴虚、虚火上炎。常表现为骨蒸潮热、盗汗、遗精、咳嗽、咳血、心烦、易怒、足膝疼热或足膝痿软、舌红少苔、脉数而有力等症状。

用法用量：炼蜜为丸，每丸约重15克。每次1丸，每日分早、晚2次服用，用淡盐水送服。

消渴丸

中药组成：黄芪、生地黄、花粉、优降糖（每丸含 0.25毫克，即10粒消渴丸含1片优降糖）。

主要功效：滋肾养阴，益气生津，具有改善多饮、多尿、多食等临床症状及较好的降低血糖的作用。

适用病症：2型糖尿病。

用法用量：饭前30分钟服用，每次5～20粒，每日2～3次。

使用禁忌：由于本药内含优降糖，所以严禁与优降糖同时服用，以免发生严重的低血糖。严重的肝、肾疾病患者慎用，1型糖尿病患者不宜服用。

下消丸

中药组成：莲子、何首乌、山药、芡实、金樱子、菟丝子、龙骨、莲须、茯苓、泽泻等。

主要功效：补肾健脾，固涩缩尿，降浊导滞。

适用病症：糖尿病，尿量频多，舌淡，苔薄白，脉细。亦可用于治疗遗精、精浊、遗尿等病症。

用法用量：口服，每次6～9克，每日2次。

使用禁忌：阴虚火旺、湿盛便浊者不宜服用；服药期间忌酒、辛辣饮食，节房事，应坚持服药3～6个月始能收效。

二冬汤

中药组成：麦冬9克，天冬6克，黄芩3克，天花粉3克，知母3克，荷叶3克，人参1.5克，甘草1.5克。

主要功效：滋阴清热、生津止渴。

适用病症：上消型糖尿病患者，症见口渴多饮、肺热咳嗽、痰少、舌红、脉细数等。

用法用量：水煎服。每日1剂，分2次服用。

二至汤

中药组成：女贞子、墨旱莲各12克。

主要功效：补益肝肾。

适用病症：肝肾阴虚型糖尿病患者，症见口苦咽干、头晕眼花、失眠多梦、腰膝酸软、下肢痿软、遗精、须发早白等。

用法用量：水煎服。每日1剂，分2次服用。

参苓白术散

中药组成：人参16克，白茯苓16克，白术16克，甘草16克，山药16克，白扁豆12克，莲子肉8克，桔梗8克，砂仁8克，薏苡仁8克，陈皮8克。

主要功效：健脾补气。

适用病症：脾胃气虚、脾失健运型糖尿病患者，症见四肢无力、体质虚弱、形体羸瘦、纳食欠佳、大便溏薄、腹泻呕吐、胸脘痞闷、面色萎黄、舌苔白腻、脉象虚缓。

用法用量：水煎服。每日1剂，分2次服用。

沙参麦冬汤

中药组成：沙参10克，玉竹10克，麦冬10克，白扁豆10克，天花粉10克，桑叶6克，生甘草5克。

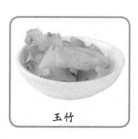
玉竹

主要功效：滋阴清热、清肺润燥、生津益胃。

适用病症：糖尿病之燥伤肺胃、津液亏损，症见咽干口燥、干咳、少痰、舌红少苔等。

用法用量：水煎服。每日1剂，分2次服用。

龟鹿二仙汤

中药组成：龟甲25克，鹿角5克，枸杞子15克，人参6克。

主要功效：双补阴阳、益气填精。

适用病症：阴阳两虚型糖尿病患者，症见腰膝酸软、精神萎靡、倦怠乏力、形体羸瘦、遗精、阳痿、双目昏花、脉沉细无力等。

用法用量：水煎服。每日1剂，分2次服用。

黄芪汤

中药组成：黄芪15克，麦冬15克，人参10克，五味子10克，桑白皮10克，枸杞子5克，甘草3克，粳米15克。

主要功效：健脾益气、滋阴补肾。

适用病症：伴有气虚乏力、渴不欲饮、舌淡苔薄、脉细弱等症状的糖尿病患者。

用法用量：水煎服。每日1剂，分2次服用。

● 治疗糖尿病的验方秘方

普通糖尿病

验方秘方1

中药组成：山药50克，生地黄25克，知母20克，玉竹15克，石斛20克，红花10克，制附子（先煎）5克，肉桂5克，沙苑子20克，猪胰1具。

适用病症：阴虚燥热型糖尿病，口渴多饮，多食，多尿，形体消瘦。

用法用量：各药共煎3次，将煎出的药液和匀，早晚各服1次，猪胰分3次生吞。

辨证施治：偏上消，加麦冬25克，天冬25克，沙参15克；偏中消，加生石膏50克，天花粉15克；中气不足，加人参（另煎）10克，黄芪30克；偏下消，加山萸肉15克，枸杞子15克，五味子15克。

验方秘方2

中药组成：生地黄30克，熟地黄30克，天冬12克，麦冬12克，党参30克，当归9克，山萸肉12克，菟丝子30克，元参12克，黄芪30克，泽泻15克。

适用病症：糖尿病。

用法用量：每日1剂，水煎2次，药液混合后分2~3次服。

辨证施治：阳虚，加用金匮肾气丸，桂枝、附子可用至10克；阳明热甚口渴者，加用白虎汤、黄连；腹胀，加大腹皮；腹泻，加用茯苓、泽泻，去生地黄，熟地黄减量；兼有冠心病者，加用瓜蒌、薤白、半夏；兼有高血压者，加用杜仲、牛膝。

验方秘方3

中药组成：人参（另煎）9克或党参27克，陈皮9克，黄芪30克，山药30克，茯苓30克，白术15克，甘草12克。

适用病症：糖尿病。

用法用量：水煎服，每日1剂，也可制成散剂服用。

辨证施治：并发血管病变，加丹参30克，桃仁12克；并发皮肤感染，加苦参18克，黄柏12克。

验方秘方4

中药组成：莲子肉60克，芡实60克，党参60克，熟地黄 60克，红参60克，天竺子60克，桑葚60克，肉苁蓉60克，阿胶60克，黄精60克，西洋参30克，白芍60克，黄柏30克，生黄芪90克。

适用病症：糖尿病中医辨证为中消者。

用法用量：共研细末，雄猪肚1具，煮烂如泥，和为小丸，每服6克，每日3次。

验方秘方5

中药组成：山药30克，天花粉30克，丹参30克，生地黄20克，吴茱萸15克，丹皮15克，泽泻15克，麦冬15克，乌梅10克，桃仁10克，红花10克。

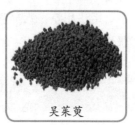
吴茱萸

适用病症：糖尿病。

用法用量：水煎，分2次服，每日1剂，1个月为1个疗程。

辨证施治:头晕，合并高血压者，加夏枯草30克，钩藤30克；伴有皮肤瘙痒者，加地肤子30克；合并血脂高者，加生山楂30克；并胸痛、胸闷者，加瓜蒌15克，薤白15克。

验方秘方6

中药组成：白参10克，千里光10克，黄芪15克，生地黄15克，熟地黄15克，麦冬20克，沙参20克，天冬20克，枸杞子20克，五味子5克，天花粉30克，黄连4克。

适用病症：气阴两虚型糖尿病，倦怠无力，自汗盗汗，气短懒言，口渴喜饮，五心烦热，心悸失眠，尿赤便秘，舌红少津，舌体胖大，苔薄或花剥，脉弦细或细数无力。

用法用量：水煎服，每日1剂，3周为1个疗程，连续治疗2个疗程。

验方秘方7

中药组成：人参（另煎）9克，黄芪30克，黄精30克，生地20克，熟地20克，山药20克，玄参20克，知母10克，山茱萸10克，黄连10克，丹参10克，五味子10克。

适用病症：糖尿病。

用法用量：每日1剂，水煎服，20天为1个疗程，一般治疗2个疗程。

辨证施治：多食善饥者，加丹皮、生石膏、薏苡仁；口渴甚者，加天花粉、乌梅；便溏，浮肿者，加茯苓、泽泻；头晕目眩者，加菊花、白蒺藜；瘀血阻络者，加赤芍、红花、水蛭。

验方秘方8

中药组成：黄芪20克，山药20克，生地黄15克，熟地黄15克，苍术10克，麦冬10克，五味子8克，五倍子8克，生牡蛎（先煎）20克，茯苓10克，天花粉10克，葛根10克，山萸肉10克。

适用病症：糖尿病，口渴，多饮，多尿，善食而消瘦，舌红，苔薄黄，脉弦细数。

用法用量：水煎，分2次服，每日1剂。

辨证施治：口渴甚者，加石斛、乌梅；小便多者，加桑螵蛸。

验方秘方9

中药组成：党参30克，黄芪30克，苍术15克，知母15克，五味子15克，生地黄20克，枸杞子20克，山茱萸20克，僵蚕20克。

适用病症：糖尿病，血糖、尿糖异常，倦怠乏力，心悸气短，口渴欲饮，头晕耳鸣，自汗盗汗，小便量多，舌质嫩红，苔薄，脉细。

用法用量：每日1剂，水煎，分早、

午、晚服，1个月为1个疗程。

辨证施治：口干口渴明显者，加葛根、天花粉、玉米须；小便频数者，加益智仁、桑螵蛸；合并末梢神经炎者，加当归、鸡血藤、海风藤；合并皮肤感染者，加赤芍、紫花地丁、蒲公英。

验方秘方10

中药组成：生黄芪30克，党参15克，麦冬25克，天花粉20克，葛根15克，地黄25克，炙杷叶15克，石斛15克，乌梅肉10克，芦根20克。

适用病症：糖尿病，周身倦怠乏力，形体日渐消瘦，肌肤燥涩失荣，口干舌燥，虽渴而不多饮，胃纳日减，食后燥涩难下，或大便秘结，苔薄乏津，脉细数或细弱。

用法用量：水煎2次，药液对匀，分2次服，每日1剂。

辨证施治：烦渴欲饮冷水者，去党参、黄芪，加生石膏30克，西洋参15克；津伤而大便秘结者，加玄参10～20克，黑芝麻20～30克；心烦，胃脘灼热感者，去党参、黄芪，加栀子10～15克，竹茹15～25克。

验方秘方11

中药组成：黄芪、生地黄、山药各30克，山萸肉15克，枸杞子15克，地骨皮30克。

适用病症：糖尿病，精神倦怠，少气懒言，腰酸，心悸失眠，形体消瘦。

用法用量：将诸药煎煮2次，药液对匀，分2次服，每日1剂。

辨证施治：烦渴，多饮，多食明显，加人参叶30克，天花粉30克，黄连5克；尿频数而量多，加桑螵蛸15克，覆盆子15克。

验方秘方12

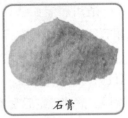

石膏

中药组成：石膏20克，知母10克，甘草5克，北沙参15克，麦冬12克，石斛12克，地黄15克，丹皮6克，茯苓12克，泽泻12克，山药15克，天花粉12克，鸡内金6克。

适用病症：糖尿病属于热燥阴虚型，烦渴多饮，口干舌燥，善食，尿频，舌红少苔，脉洪数。

用法用量：将上药煎煮2次，药液混合均匀，分2次服，每日1剂。

辨证施治：胃热盛者，加黄连3克；便秘者，加大黄6克。

验方秘方13

中药组成：熟地黄24克，山药12克，山茱萸12克，丹皮9克，茯苓9克，泽泻9克，熟附子（先煎）6克，肉桂3克，黄芪20克，党参20克，葛根20克，白术15克。

适用病症：糖尿病，小便频数，混浊如膏，形寒肢冷，神倦乏力，足膝酸痛。

用法用量：配合服用降糖西药。每日1剂，水煎，分2次服，1个月为1个疗程，治疗3个疗程。

辨证施治：伴阴虚火旺者，加知母20克，玄参15克；有气滞血瘀者，加丹参30克，生地黄30克，山楂15克，何首乌15克。

验方秘方14

中药组成：黄芪20克，茯苓20克，天花粉20克，苍术20克，山茱萸15克，威灵仙15克，山药15克，丹参25克，黄连10

克，鸡内金10克。

适用病症：糖尿病。

用法用量：每日1剂，水煎，分2次服，病情稳定后改为丸剂以巩固疗效。

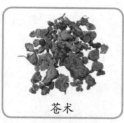
苍术

辨证施治：早期以阴虚燥热为主，去苍术、茯苓、威灵仙、鸡内金，加生地黄25克，麦冬10克，枸杞子15克；伴湿热内蕴者，加黄柏10克，知母10克；病久而见瘀血证者，加地龙10克，王不留行10克。

验方秘方15

中药组成：天花粉30克，石斛30克，山药30克，熟地黄20克，麦冬20克，女贞子20克，旱莲草20克，桑寄生20克，黄芪20克，白芍20克，知母15克，牛膝10克，甘草8克。

适用病症：糖尿病。

用法用量：每日1剂，水煎服，1个月为1个疗程，连续服用2～3个疗程。服药期间控制饮食，定期检查血糖，血糖正常后可间断服本方以巩固疗效。

辨证施治：腰痛甚者，加续断20克，狗脊20克；消谷善饥者，加石膏15克；四肢麻木者，加当归20克，何首乌15克。

验方秘方16

中药组成：熟地黄12克，山药12克，枸杞子12克，黄精12克，牡蛎（先煎）12克，山萸肉9克，覆盆子9克，五味子6克，丹皮6克，茯苓4.5克。

适用病症：糖尿病，证属肾虚精亏、固摄无权者。

用法用量：每日1剂，水煎，分2次服。

辨证施治：阴虚火旺，五心烦热者，加黄柏6克，龟板15克；阴损及阳，尿清足冷，脉细迟，去黄精，加制附子（先煎）9克，肉苁蓉9克，肉桂（后下）5克。

验方秘方17

中药组成：麻子仁18克，白芍12克，杏仁10克，枳实10克，厚朴10克，黄精20克，生地黄20克，天花粉30克，山药30克，生大黄（后下）10克。

适用病症：糖尿病证属阴虚内热者。

用法用量：水煎2次，药液混合，分2次服，每日1剂。畏寒肢冷，腰膝酸软，饮一溲二者，忌用本方。

辨证施治：肾阴虚，加山萸肉、五味子；肺燥明显，加生石膏、知母；胃热甚，加黄连、葛根。

验方秘方18

中药组成：柴胡6克，白芍20克，香附20克，益母草20克，黄芪20克，丹参15克，丹皮15克，生地黄12克，知母12克，玉竹12克，薏苡仁30克，山药30克，甘草6克。

适用病症：糖尿病。

用法用量：每日1剂，水煎服，20天为1个疗程。

辨证施治：阴虚燥热，加地骨皮、胡黄连；兼见脾肺气虚，加黄精、党参。

妊娠合并糖尿病

验方秘方1

中药组成：人参（另煎）10克，天

冬15克，麦冬15克，沙参15克，天花粉15克，黄芩10克，知母10克，荷叶10克，甘草10克，菟丝子15克。

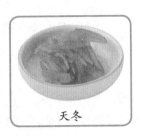
天冬

适用病症：妊娠合并糖尿病气阴两虚型，妊娠期口渴引饮，咽干舌燥，神疲乏力，消瘦，气短懒言，头晕目眩，手足心热，午后潮热，腰酸腿软，尿少便结，胎儿宫内生长迟缓，舌质红绛，少苔或无苔，脉细数无力。

用法用量：上药先用冷水浸泡半小时，煎煮2次，药液对匀后早晚分服，每日1剂。

验方秘方2

中药组成：人参（另煎）10克，白术12克，茯苓15克，木香10克，藿香10克，葛根12克，甘草10克，山萸肉10克，菟丝子12克。

适用病症：妊娠合并糖尿病脾胃虚弱型，妊娠后口渴喜饮，食多而便溏，精神不振，四肢乏力，下肢浮肿，或胎水肿满，胎儿过大，舌质淡，苔白少津，脉细弱。

用法用量：上药加水煎煮2次，药液对匀，分3次温服，每日1剂。

验方秘方3

中药组成：天花粉15克，葛根12克，麦冬15克，人参（另煎）6克，茯苓12克，甘草10克，乌梅12克，生黄芪10克，蜜炙黄芪12克。

适用病症：妊娠合并糖尿病肺胃燥热型，妊娠期口渴引饮，咽干舌燥，消谷善饥，小便频多，身体渐瘦，舌质红少苔，脉滑数。

用法用量：水煎，分2次服用，每日1剂。

辨证施治：大便燥结，加玄参12克，知母10克。

验方秘方4

中药组成：黄芪10克，生地黄15克，熟地黄15克，人参（另煎）10克，石斛12克，天冬15克，麦冬15克，枳壳10克，枇杷叶10克，泽泻10克，甘草10克，山萸肉12克。

适用病症：妊娠合并糖尿病肝肾阴虚型，妊娠期小便频多，头晕耳鸣，腰膝酸软，皮肤干燥，胎儿宫内生长迟缓，舌质红，少苔，脉细数。

用法用量：水煎服，每日1剂。

老年糖尿病

验方秘方1

中药组成：熟地黄25克，黄精25克，山茱萸15克，山药15克，泽泻10克，桃仁10克，茯苓12克，丹皮12克，人参（另煎）12克，大黄7.5克，桂枝7.5克，制附子（先煎）7.5克，甘草10克。

适用病症：老年糖尿病证属肾虚者。

用法用量：水煎2次，分2次服，每日1剂，2个月为1个疗程。

辨证施治：阴虚甚者，加天冬、麦冬、玄参；肝肾阴虚者，加女贞子，改熟地黄为生地黄；口渴者，加天花粉、知母；燥热苔黄者，去制附子。

验方秘方2

中药组成：麦饭石（先煎）30~60克，生石膏30~60克，乌梅20克，天冬15~30

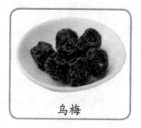

乌梅

克，玄参15~30克，枸杞子20克，苍术10~20克，僵蚕15~30克，地骨皮15~30克，羊带归10~20克，鸡内金15克，金刚刺15~30克，玉竹20~50克。

适用病症：老年糖尿病之气阴两虚型。

用法用量：水煎，分2次服，每日1剂。

辨证施治：咳嗽咽干，加桑叶、桑白皮；疲乏易汗，加黄芪、黄精；多食易饥，加熟地黄、黄连；眼底出血者，加紫草、生地黄；并发白内障者，加木贼、谷精草；大便溏薄，加薏苡仁、白术、芡实；皮肤瘙痒者，加白鲜皮、地肤子；生疮疖者，加金银花、蒲公英；并发肺结核者，加百部、白及；血压偏高者，加葛根、夏枯草；血酮偏高者，加生地黄、黄连；尿中出现酮体，加生地黄、白术、茯苓；尿糖不稳定者，加黄精、生地黄、黄芪；尿糖不降者，重用乌梅，加生地黄、五味子；大便干结，加肉苁蓉或紫菀；尿多频数，加桑螵蛸、山萸肉。

验方秘方3

中药组成：黄芪30克，丹参30克，太子参15克，山药15克，山茱萸10克，生地黄10克，黄连10克，苍术10克，牛膝10克。

适用病症：老年性糖尿病。

用法用量：水煎，分2次服，每日1剂。

辨证施治：口渴较明显者，加黄精30克，天花粉30克；有明显高脂血症者，加何首乌15克，枸杞子15克；合并周围神经病变者，加白芍30克，鸡血藤30克；合并肾脏病变者，加益母草30克，车前子（包）30克。

验方秘方4

中药组成：黄芪50克，山药50克，苍术20克，桑螵蛸20克，玄参20克，五味子20克，

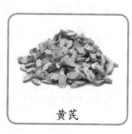

黄芪

山茱萸20克，生地黄25克，丹皮25克，益母草25克，丹参30克，泽兰15克。

适用病症：老年性糖尿病，口干口渴欲饮，尿频量多，以夜尿多尤甚，小便浑浊如脂膏，腰膝酸软，气短神疲，乏力，或日渐消瘦。

用法用量：水煎2次，药液混合，分2次服，每日1剂。

辨证施治：偏阳虚者，加制附子（先煎）10克，肉桂6克；视物模糊者，加石斛30克，菊花15克，谷精草15克，枸杞子20克；眩晕者，加钩藤35克，石决明（先煎）25克，天麻15克，牛膝15克，杜仲20克；燥热偏盛者，加石膏30克，黄连15克；肢麻疼痛者，加全蝎10克，水蛭10克；痈疽者，加蒲公英30克，紫花地丁30克，金银花30克；胸痹者，加桃仁15克，红花15克，柴胡15克，桔梗15克。

治疗糖尿病之古方

半夏散方

古方出处：《古今医统大全》。

中药组成：半夏（半两汤洗七遍去滑），赤茯苓（一两），人参（一两去芦头），白术三分，木香（半两），甘草（半两炙微赤锉），陈橘皮（一两汤浸去白瓤焙）。

适用病症：消渴。饮水腹胀、烦热呕吐、不思食。

用法用量：上药，捣粗罗为散，每服三钱，以水一中盏，入生姜半分，竹茹一分，枣二枚，煎至六分，去滓，不计时候温服。

三消汤

中药组成：天花粉、葛根、生地（或熟地）、玄参、丹参、山药各15～30克，生石膏、黄芪各15～50克，苍术、黄柏、知母、泽泻、麦冬、五味子各10～20克。

主要功效：滋阴清热，益气。

适用病症：糖尿病及其并发症属阴虚燥热型。

辨证施治：气阴两虚加黄精、太子参、人参，重用黄芪、山药；肾阳虚去石膏，酌减清热药量，加制附子、肉桂、干姜、淫羊藿等；血糖下降缓慢者加黄连、玉竹、乌梅，重用苍术、玄参；轻重酮症加黄芩、黄连。

陈橘皮散方

古方出处：《太平圣惠和剂局方》。

中药组成：陈橘皮一两，诃黎勒皮半两，赤茯苓半两，桂心半两，大腹皮半两，川芎半两，枳壳半两，赤芍药半两，甘草一分。

适用病症：消渴，饮水过多，心腹胀满，或胁肋间痛，腰腿沉重。

用法用量：上药，捣筛为散，每服四钱，以水一中盏，入生姜半分，煎至六分，去滓。每于食前温服。

双补降糖胶囊

中药组成：黄芪、党参、茯苓、生地、枸杞子、熟地、山萸肉、山

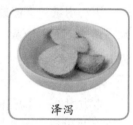

泽泻

药各4克，泽泻、石斛、玄参、丹参、黄柏、知母、丹皮各3克，黄芩、黄连、苍术、附子、肉桂各2克。

主要功效：益气养阴，补脾固肾。

适用病症：2型糖尿病属气阴两虚夹瘀者。

现代研究：本方具有降低血糖、尿糖、血脂、果糖胺水平，并可改善血流变性的作用。

黄芪丸

古方出处：《圣惠方》。

中药组成：黄芪一两，牡蛎（烧为粉）三两，瓜蒌根半两，甘草半两，炙麦门冬一两，地骨皮半两，白石脂半两，泽泻半两，知母半两，黄连半两，薯蓣半两，熟生地半两。

适用病症：消中渴不止，小便赤黄，

脚膝少力，纵食不生肌肤。

用法用量：上为末蜜和，捣至二百杵，丸如梧桐子大，每服不计时候，以清粥饮下三十丸。

枸杞根汤

古方出处：《圣济总录》。

中药组成：枸杞根、瓜蒌根、麦门冬、黄连各一两半，土瓜根、知母、车前子各一两。

适用病症：胃干渴，饮水不止。

用法用量：上锉如麻豆，每服五钱，水一盏半，入生地黄半分，同煎至八分，去渣温服，日三。

苦参丸

古方出处：《普济方》。

中药组成：苦参二两，黄连、瓜蒌根、知母、麦冬、人参、牡蛎、黄芪、生地各一两。

适用病症：久病消渴，饮水不绝。

用法用量：共为末，以牛乳汁和成丸，如梧子大。每服三十丸，温水下，不拘时。

鹿茸丸

古方出处：《世医得效方》。

中药组成：鹿茸七钱，麦门冬二两，熟地、黄芪、鸡内金、苁蓉、山茱萸、补骨脂、川牛膝、五味子各三分，白茯苓、地骨皮各半两，人参去芦三分。

适用病症：失治伤肾，肾虚消渴，小便无度。

用法用量：上药共研细末，水煎，分次服下。

连梅汤

古方出处：《温病条辨》。

中药组成：黄连二钱，乌梅三钱，麦冬三钱，生地三钱，阿胶二钱。

适用病症：暑邪深入少阴，消渴者，连梅汤主之。人厥阴，麻痹者，连梅汤主之。心热烦躁，神迷甚者，先与紫雪丹，再与连梅汤。

用法用量：水5杯，煮取2杯，分2次服。脉虚大而芤者，加人参。

牡蛎丸

古方出处：《圣济总录》。

中药组成：牡蛎、赤石脂、瓜蒌根各一两，黄连三两，肉苁蓉（酒浸一宿切焙干）一两，土瓜根锉黄芩、知母焙、泽泻、天门冬焙、鹿茸酒浸炙、五味子、桑螵蛸各三两，熟生地一两半。

适用病症：消中。食已即饥，手足烦热，背膊疼闷，小便稠浊。

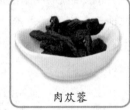

肉苁蓉

用法用量：上药为末，炼蜜为丸，如梧子大，每服十丸。

三和甘露饮

古方出处：《古今医统大全》。

中药组成：滑石、石膏、人参、知母、白术、茯苓、猪苓、泽泻、甘草各等份。

适用病症：大治消渴，每日进二服，小便短涩者宜服之。

用法用量：每服五钱，水二盏煎一盏，食远温服。

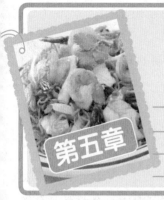

糖尿病的食疗

糖尿病的食疗是各种类型糖尿病基础治疗的首要措施。饮食治疗的原则是：控制总热量和体重。减少食物中脂肪，尤其是饱和脂肪酸含量，增加食物纤维含量，使食物中碳水化合物、脂肪和蛋白质的所占比例合理。

♥ 茶饮

扁豆木耳饮

功能效用：清热益气、燥湿利水。适用于气阴两虚型糖尿病患者食用。

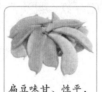

扁豆味甘、性平，归脾、胃经。

材料组成：扁豆50克，黑木耳30克。

制作方法：将扁豆、黑木耳分别洗净，晒干，一同研为细末，冲入开水即可。

用法用量：每次取9克细末，开水冲服。

冬瓜汁

功能效用：清热利水。用于糖尿病。

材料组成：鲜冬瓜1000克（洗净）。

制作方法：加水适量煮熟，绞取汁。

用法用量：作茶饮。

番石榴汁

功能效用：降血糖。用于糖尿病。

材料组成：番石榴1000克（洗净）。

制作方法：压榨取汁。

用法用量：饮用。每次1杯，每天3次。

葛根麦冬饮

功能效用：滋阴补肾，生津止渴。用于下消。

材料组成：葛根15克，麦冬15克，牛奶10克。

制作方法：前2味药加水煎取汁，兑入牛奶，煮沸即成。

用法用量：每日1剂，早餐饮完。

杞枣豆汁饮

功能效用：健脾，养阴。适用于糖尿病低血糖出现的头晕、心悸、出虚汗等。

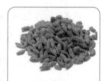

枸杞味甘、性平。

材料组成：枸杞子15克，大枣15克，鲜豆浆500毫升。

制作方法：将枸杞子、大枣洗净，入锅加水300毫升，用小火煎煮15分钟，再倒进豆浆煮沸取汁即可。

用法用量：作为汤饮，一餐食用。

瓜皮白霜饮

功能效用：清热利尿。适用于各种类型的糖尿病患者饮用。

冬瓜性寒味甘，清热生津。

材料组成：冬瓜1个。

制作方法：用小刀轻轻刮去冬瓜皮上的白霜。每次刮下如弹丸大的白霜即可。

用法用量：以开水冲服。每日服用2次，连续服用2~3天。

瓜皮花粉茶

功能效用：清热，生津止渴。用于糖尿病。

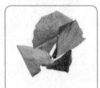

西瓜皮味甘、性凉。

材料组成：西瓜皮10克，冬瓜皮10克，天花粉10克。

制作方法：分别洗净，切成小片，加水煎煮10~15分钟。

用法用量：每日1剂，作茶饮。

红薯叶冬瓜饮

功能效用：清热利水。适用于各种类型的糖尿病患者饮用。

红薯叶有提高免疫力、降糖等作用。

材料组成：新鲜红薯叶100克，冬瓜50克。

制作方法：将冬瓜去皮，洗净备用。将新鲜红薯叶洗净，与冬瓜同入锅中，加入适量清水，煮20~30分钟即可出锅。

用法用量：饮汤吃冬瓜。每日饮用1次。

苦菊芹菜饮

功能效用：清热降压，降糖消脂。用于糖尿病及并发高血压、高脂血症患者。

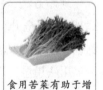

食用苦菜有助于增强机体免疫力。

材料组成：鲜苦瓜60克（洗净），菊花10克，鲜芹菜250克（洗净，切段）。

制作方法：将以上3味加水煎煮20分钟去渣即成。

用法用量：作茶饮。

萝卜绿豆饮

功能效用：清热行气。用于上消证。

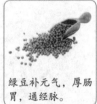

绿豆补元气，厚肠胃，通经脉。

材料组成：绿豆200克（洗净），梨1个（洗净切碎），青萝卜250克（洗净切碎）。

制作方法：将绿豆加水煮至将熟时，放入后2味（血糖控制不佳时不加梨）同煮熟即成。

用法用量：每日1剂，分2次趁热喝汤吃绿豆、梨及青萝卜。

杞子五味茶

功能效用：养阴生津。用于糖尿病口渴津少。

材料组成：枸杞子15克，五味子15克。

制作方法：沸水冲泡，加盖焖10分钟。

用法用量：作茶频饮，每日1剂，冲泡3~5次。

羌活扁豆瓜花茶

功能效用：健脾生津止渴。用于糖尿病上中消。

材料组成：羌活10克，白扁豆15克，南瓜花20克（切碎）。

制作方法：沸水冲泡，加盖闷15分钟。

用法用量：每日1剂，冲泡3~5次，作茶饮。

芹菜饮

功能效用：清热平补，利水降压，降脂降糖。用于肥胖型糖尿病。

芹菜清热利湿，平肝健胃。

材料组成：鲜芹菜500克（洗净，捣烂）。

制作方法：榨取菜汁。

用法用量：每日1剂，分2次服。

桑白糯米饮

功能效用：补益中气、清热利水。

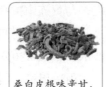

桑白皮根味辛甘，性寒，无毒。

材料组成：桑白皮根30克，糯米50克。

适用病症：适用于气虚型糖尿病患者食用。

制作方法：将桑白皮洗净，切为寸段。将糯米爆为米花。取锅，倒入清水，并将桑白皮、糯米花一同放入锅中，煮熟即可。

用法用量：每日分早、晚2次服用。

沙参乌梅茶

功能效用：养阴润燥，生津止渴。用于上消。

北沙参甘苦味淡，微寒。

材料组成：北沙参10克，麦冬10克，石斛10克，玉竹10克，乌梅5枚。

制作方法：研为粗末，加冰糖少许。

用法用量：每日1剂，沸水冲泡，加盖闷15分钟，作茶饮。

山药花粉茶

材料组成：山药（切薄片）200克，生花粉200克（洗净，切薄片）。

山药味甘，性平，归脾、肺、肾经。

功能效用：清热健脾，生津止渴。用于消渴。

制作方法：沸水冲泡，加盖闷15分钟。

用法用量：每日1剂，冲泡3~5次，作茶饮。

上消茶

功能效用：滋阴润肺，清热生津。用于肺热伤津型上消。

材料组成：沙参15克，玄参12克，天冬15克，麦冬15克，生地黄30克，天花粉30克，生石膏30克，葛根15克，黄芩10克，知母12克，石斛10克，五味子10克，普洱茶30克。

制作方法：将前12味药洗净，装入纱布袋内，与茶叶同放茶壶内，加水1000毫升，用大火煮沸，改小火煎煮15分钟，滤出汁液，再加水600毫升，煎煮10分钟，滤出汁液，合并两次汁液，过滤即成。

用法用量：每日1料，分3次饮完。

参杞茶

功能效用：补肾益气，生津止渴。用于糖尿病。

西洋参能补气，养阴，清火。

材料组成：西洋参片6克，枸杞子15克。

制作方法：均洗净，放入炖杯内，加清水200毫升，大火煮沸，改小火煎40分钟即成。

用法用量：每日1料，分次饮服。

熟地苁蓉双参茶

功能效用：补益肝肾，益气生津。用于糖尿病。

材料组成：熟地黄25克，苁蓉15克，党参25克，西洋参6克。

熟地黄能补血滋润、益精填髓。

制作方法：加水煎15分钟。

用法用量：沸水冲泡，作茶饮，每日

1剂。

石斛生地黄茶

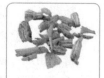

石斛益胃生津、滋阴清热。

功能效用：清胃养阴，止渴通便。适用中消型糖尿病之能食善饥、身体消瘦、口干欲饮、头昏无力、腰痛、尿频、便秘等症。

材料组成：石斛9克，生地黄9克，熟地黄9克，天冬9克，麦冬9克，沙参9克，女贞子9克，茵陈9克，生枇杷叶9克，炒黄芩4克，炒枳实4克，西瓜汁100毫升。

制作方法：将以上药物用纱布袋装好，扎紧口，放入锅内，加水800毫升，煎煮2次，每次20分钟，合并煎液，过滤。将西瓜挖去瓤，用纱布绞出汁液，把药汁与西瓜汁混匀即成。

用法用量：每次2次，每次饮100毫升。

天花瓜皮饮

天花粉清热泻火、生津止渴。

功能效用：清热利水。适用于各种类型糖尿病患者饮用。

材料组成：天花粉12克，冬瓜皮、西瓜皮各50克。

制作方法：将冬瓜皮、西瓜皮分别洗净，切为条状，随后与天花粉一同放入锅中，加入适量清水，煮15～20分钟即可。

用法用量：每次服用150毫升，每日2次。

乌梅黄连饮

乌梅敛肺、涩肠、生津。

功能效用：清热利水、生津止渴。适用于各种类型的糖尿病患者饮用。

材料组成：鲇鱼涎30毫升，黄连末30克，乌梅15克。

制作方法：取鲇鱼口中或身上的滑涎，与黄连末搅拌均匀，捏为绿豆大小的丸状，晒干。将乌梅放入锅中，加入适量清水，煎15～20分钟后，留取汁液。

用法用量：每次服用3～6粒黄连丸，以乌梅汤送服。每日服用3次。

鲜奶玉露

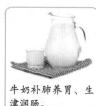

牛奶补肺养胃、生津润肠。

功能效用：补脾益肾，温阳滋阴。适用于糖尿病阴阳两虚型，临床表现为小便频数，混浊如膏，甚或小便无度，尿量多于所饮，面色黧黑，耳轮焦干，腰膝酸软，形寒畏冷，舌淡少苔，脉沉细无力。

材料组成：牛奶1000毫升，炸胡桃仁40克，生胡桃仁20克，粳米50克。

制作方法：将粳米淘净，用水浸泡1小时，捞起沥干水分，将四物放在一起搅拌均匀，用小石磨磨细，再用细筛滤出细茸待用。

锅内加水煮沸，将牛奶胡桃茸慢慢倒入锅内，边倒边搅拌，稍沸即成。

用法用量：早晚服食，连服3～4周。

鲜李汁

李子清热生津、泻肝涤热。

功能效用：平肝清热、生津利水。适用于各种类型的糖尿病患者食用。

材料组成：新鲜李子200克。

制作方法：将李子去核，取肉，再将李子肉剁碎，装入纱布袋中，绞挤取汁。

用法用量：每次饮用1匙，每日3次。

养脾饮

功能效用：滋阴补肾，生津止渴。用于糖尿病。

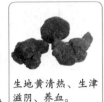

生地黄清热、生津滋阴、养血。

材料组成：生地黄20克，枸杞子15克，五味子10克，山药15克，黄芪15克，天花粉15克。

制作方法：加水煎取汁。

用法用量：每日1剂，作茶饮。

益胃生津茶

功能效用：益胃生津。用于上消证。

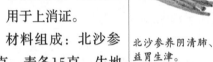

北沙参养阴清肺、益胃生津。

材料组成：北沙参15克，麦冬15克，生地黄15克，玉竹10克。

制作方法：共研为粗粉，水煎取汁。

用法用量：每日1剂，分2~3次作茶饮。

鱼胆干姜饮

功能效用：清热疏肝、和中燥湿。适用于各种类型的糖尿病患者饮用。

生姜辛、微温，归肺脾胃经。

材料组成：鲫鱼胆汁2个，生姜30克。

制作方法：将生姜洗净，阴干，切为细末，与鲫鱼胆汁和为绿豆大小的丸。

用法用量：每次服用3~6丸，以米汤送服。

玉米须桃胶饮

功能效用：平肝清热、燥湿利水。适用于各种类型的糖尿病患者饮用。

玉米须泄热通淋，平肝利胆。

材料组成：玉米须50克，桃树胶20克。

制作方法：将玉米须、桃树胶分别处理干净，同入锅中，加入适量清水，以小火煎煮20~30分钟，即可出锅。

用法用量：代茶饮。每日不拘时饮用。

玉竹银耳饮

功能效用：滋阴清热。适用于阴虚火旺型糖尿病患者饮用。

玉竹用于肺胃阴伤，燥热咳嗽。

材料组成：玉竹50克，银耳30克。

制作方法：将银耳用清水泡发，洗净，随即与玉竹同入锅中，加入适量清水煎煮至银耳烂熟后，即可出锅。

用法用量：喝汤吃银耳。每日饮用2次。

止消渴速溶饮

功能效用：清热，生津，止渴。适用糖尿病。

材料组成：鲜冬瓜皮1000克，西瓜皮1000克，瓜蒌根250克，白糖500克。

制作方法：将鲜冬瓜皮、西瓜皮削去外层硬皮，切成薄片，瓜蒌根捣碎，先以冷水泡透，再同放入锅中，加水适量，煎煮1小时，去渣，再以小火继续加热煎煮浓缩，至较黏稠将要干锅时停火，待温，加入干燥的白糖，把煎液吸净，拌匀，晒干，压碎，装瓶备用。

用法用量：每次10克，以沸水冲化，频频代茶饮用，每日数次。

中消消渴茶

功能效用：清胃泻火，养阴保津。用于中消。

葛根清热、降火、排毒。

材料组成：葛根50

克，干姜50克，桑白皮50克，牛蒡根150克，生地黄30克，地骨皮30克，银花藤30克，薏苡仁30克，菝葜24克。

制作方法：共研粗末。另取黄白楮皮白皮根切细，煮取浓汁，和入药末，捻成

饼子，1个5克，中心穿孔，晒干，挂于通风处。

用法用量：1次1个，放炭火上炙，令香熟，勿令焦，捣成碎末，煎以代茶，也可放少量食盐。

♥ 粥

绿豆百合粥

功能效用：清热解毒。适用于糖尿病合并肺部感染引起的炎症。

材料组成：绿豆30克，百合15克，玉竹12克，款冬花10克（鲜品15克），粳米100克。

制作方法：将粳米、绿豆、百合、玉竹、款冬花洗净，先把绿豆、粳米、百合放进煮锅，加水800毫升慢慢熬煮，另将玉竹、款冬花用锅加水300毫升煎至150毫升，待米、豆煮熟后加进药液，将绿豆煮熟烂即可。

用法用量：作为饭粥，1~2餐食用。

百合葛根粳米粥

功能效用：补肺清热，止渴生津。用于上消。

材料组成：百合15

百合治疗肺燥或肺热咳嗽等。

克（洗净，撕成瓣），葛根10克（洗净，切片），粳米100克（淘洗干净）。

制作方法：将葛根加水500毫升，煎煮30分钟，滤去渣，投入粳米、百合，用大火煮沸，再用小火煮至粥熟即成。

用法用量：每日1剂，分3次食完。

大蒜粥

功能效用：降低血糖、血脂，消炎止泻。适用于糖尿病诸症以及糖尿病肠病。

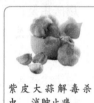
紫皮大蒜解毒杀虫、消肿止痛。

材料组成：紫皮大蒜30克，绿豆30克，小米100克。

制作方法：大蒜去皮，绿豆、小米淘净，放入砂锅内，加水适量，文火煮粥。

用法用量：每日1剂，早、晚分食。

冬瓜粳米粥

功能效用：健脾利水，清热止渴。用于脾虚湿盛型糖尿病。

粳米降低胆固醇，减少心脏病发作。

材料组成：新鲜连皮冬瓜100克（洗净，切成小块），粳米50克（淘洗干净）。

制作方法：如常法加水同煮成粥。

用法用量：每日1剂，作早、晚餐代主食食用。

二冬粥

功能效用：滋阴润燥、清热止渴。适用于糖尿病证属上、中消者。

天冬滋阴、润燥、降火。

材料组成：天冬、麦冬各50克，大、小米各60克。

制作方法：天冬、麦冬洗净（同布包），大米、小米淘净，一同放入锅内，加水适量，用大火烧沸，改为小火煎煮25～30分钟，除去药渣即可。

用法用量：供早、晚餐食用。

葛根粉粥

功能效用：清热生津，止渴，降血压。适用于糖尿病伴高血压、冠心病、心绞痛。

材料组成：葛根粉30克，粳米100克。

制作方法：将新葛根洗净切片，经水磨后澄取淀粉，晒干备用。用时先以水将米浸一夜，滤出，与葛根粉同煮粥。

用法用量：做早晚餐食用。

葛根降糖粥

功能效用：适用于糖尿病有血瘀之征者以及糖尿病合并冠心病者。

材料组成：葛根60克，丹参100克，红曲30克，粳米100克。

制作方法：葛根、丹参（同布包），与红曲、粳米一同入锅，加水适量，煮为粥状。

用法用量：早、晚分别食用。

枸杞山药粳米粥

功能效用：补肾益精。用于下消。

材料组成：枸杞子15克（洗净），山药30克（洗净，切薄片），粳米50克（淘洗干净）。

制作方法：共入锅内，加水500毫升，先用大火煮沸，再用小火煮至粥熟即成。

用法用量：每日1剂，作早餐食用。

海带粳米粥

功能效用：降压、降脂、降糖。用于肥胖型糖尿病。

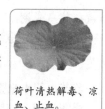
海带消痰软坚、止咳平喘。

材料组成：海带30克（洗净切丝），粳米50克（淘洗干净）。

制作方法：如常法煮成粥。

用法用量：每日1剂，作早餐代主食温热食用。

荷叶绿豆粳米粥

功能效用：降脂减肥，降压降糖。用于糖尿病伴肥胖、高血压、高脂血症者。

荷叶清热解毒、凉血、止血。

材料组成：绿豆20克（泡发），粳米（洗净），荷叶1张（洗净）。

制作方法：将绿豆加水煮至豆开，加入粳米如常法煮成稠粥，半熟时将荷叶盖粥上，15分钟后取出荷叶即成。

用法用量：每日1剂，代早餐食用。

黑米南瓜粥

功能效用：健脾养胃、补气和中。适用于中消型糖尿病患者食用。

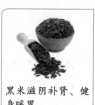
黑米滋阴补肾、健身暖胃。

材料组成：黑米100克，南瓜150克。

制作方法：将南瓜去皮，洗净，切为小块。将黑米淘洗干净，用清水充分浸泡后，与南瓜一同放入锅中，加入适量清水，熬煮至黑米开花后即可出锅。

用法用量：代主食食用。

黄芪降糖粥

功能效用：补脾益肾，敛脾精降尿糖。适用于糖尿病证属脾肾两虚者；糖尿病尿糖久久不除者；糖尿病肾病肾功能不全、尿蛋白久久不除者。

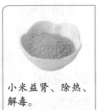

小米益肾、除热、解毒。

材料组成：生黄芪60克，山药60克，枸杞子30克，小米100克。

制作方法：黄芪、山药（同布包），小米淘净，与枸杞子一并放入锅内，加水适量，共煮成粥。

用法用量：早、晚食用（食用时去其黄芪、山药）。

黄芪山药小米粥

功能效用：健脾益胃。用于上下消。

黄芪可以气固表、生肌等。

材料组成：黄芪15克（洗净，切片），山药30克（洗净，切片），小米100克（淘洗干净）。

制作方法：放入锅内，加水500毫升，先用大火煮沸，再用小火煮至粥熟即成。

用法用量：每日1剂，作早餐食用。

鸡内金菜根粥

功能效用：润燥养胃、生津止渴。适用于各种类型的糖尿病患者食用。

鸡内金消食健胃、涩精止遗。

材料组成：鸡内金10克，菠菜根100克，粳米50克。

制作方法：将菠菜根洗净，切碎。将粳米淘洗干净。随后，将菠菜根与鸡内金一同放入锅中，加入适量清水，煎煮约35分钟后，下入粳米，待粳米烂熟后即可出锅。

用法用量：每日食用2次。

苦瓜粥

功能效用：降低血糖、清热止渴。适用于各型糖尿病。

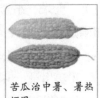

苦瓜治中暑、暑热烦渴。

材料组成：苦瓜150克，粟米50克。

制作方法：将苦瓜洗净，去籽与内瓤，皮切碎，粟米淘净，一同放入砂锅内，加水适量，大火煮沸后，改为小火煨煮成粥。

用法用量：佐餐食用，每日1～2次。

芦笋红枣粳米粥

功能效用：滋阴清热、平肝降压。适用于糖尿病合并高血压者。

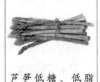

芦笋低糖、低脂肪、高纤维素。

材料组成：芦笋100克，大红枣10～20克，粳米100克。

制作方法：将芦笋洗净切段备用，将红枣等洗净，与淘净的粳米一同放入锅内，加水适量，用旺火煮沸后改为小火，煨煮成粥。待粥将熟时，把芦笋段加入，再煨煮5～10分钟即可。

用法用量：供早、晚餐食用。

绿豆薏苡仁粥

功能效用：益脾胃、促运化、解毒热、止消渴。适用于糖尿病证属上消诸症者。

材料组成：绿豆30～50克，薏苡仁30～90克。

制作方法：绿豆、薏苡仁淘净，放入锅内，加水适量共煮成粥。

用法用量：供早、晚餐食用。

萝卜糯米粥

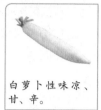

白萝卜性味凉、甘、辛。

功能效用：止渴利浊行气。用于糖尿病。

材料组成：新鲜白萝卜750克（洗净，切成薄片，捣碎取汁，每次100毫升，或鲜萝卜200克，切碎即可），糯米10克（淘洗干净）。

制作方法：加水如常法煮成粥。

用法用量：每日1剂，作早、晚餐代主食温热服用。

螺肉桑葚粳米粥

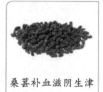

桑葚补血滋阴生津止渴。

功能效用：补肝益肾，清热除烦。用于下消。

材料组成：鲜活田螺肉50克（洗净，切碎），桑葚30克（洗净，去杂质），粳米50克（淘洗干净），盐5克。

制作方法：将前3味加水500毫升，煮至粥熟，加入盐拌匀即成。

用法用量：每日1次，每次50克，作早餐食用。

马齿苋粥

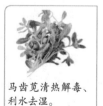

马齿苋清热解毒、利水去湿。

功能效用：清热解毒、降低血糖。适用于糖尿病肠病以及急性肠炎、痢疾。

材料组成：鲜马齿苋60～100克，小米120克。

制作方法：将马齿苋洗净，切成小段备用。把小米淘净放入锅内加水适量，并

加入备好的马齿苋，共熬成粥即可。

用法用量：早、晚各食1次。

南瓜山药粥

功能效用：健脾、益气、止渴。适用于糖尿病诸症。

材料组成：南瓜50克，山药30克，粳米100克。

制作方法：南瓜、山药洗净，切为小丁，与粳米共煮成粥。

用法用量：供佐餐食用，每日1～2次。

南瓜粥

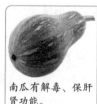

南瓜有解毒、保肝肾功能。

功能效用：补中健脾、降低血糖、减肥降脂、通便。用于各型糖尿病。

材料组成：鲜青南瓜250克（洗净切块）。

制作方法：加水，煮成稀糊状。

用法用量：早晚分2次代主食用，病情稳定后，间歇食用。

芹菜红枣粥

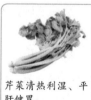

芹菜清热利湿、平肝健胃。

功能效用：降低血压，降脂通便。适用于糖尿病高血压病和糖尿病高脂血症。

材料组成：芹菜150克，大红枣15～30枚，枸杞子30克，粳米100克。

制作方法：将芹菜洗净、切碎，红枣、枸杞子、粳米洗净，一同放入锅内，加水适量，大火烧沸后改为小火煮熟呈糊状即可。

用法用量：早、晚餐食用，每日1～2次。

沙参莲子粳米粥

功能效用：滋阴健脾，生津止渴。用

于上消。

材料组成：北沙参15克（洗净，润透，切小段），莲子30克（洗净，浸泡1夜，去心），粳米10克（淘洗干净）。

制作方法：将上三味同入锅内，加水1000毫升，用大火煮沸，再小火煮至粥熟即成。

用法用量：每日1剂，作早餐食用。

山药茯苓粥

功能效用：健脾益气，调节血糖。适用于各型糖尿病。

材料组成：山药30克，茯苓30克，粳米100克，盐3克。

制作方法：将粳米、山药、茯苓淘洗干净，放入锅内，加水适量，用旺火烧开，煎熬成粥，加入食盐拌匀即成。

用法用量：作早餐食用。

山药莲子粥

功能效用：滋阴补肾。适用于脾肾两虚型肾病。

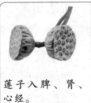

莲子入脾、肾、心经。

材料组成：山药30~60克，莲子10克，粳米100克。

制作方法：将山药切碎，加适量清水煎汁，去渣，取汁与莲子、粳米同煮成稀粥，熟后服用。

用法用量：佐餐食用。

山药桂圆粥

功能效用：补益心肾，止渴固涩。适用于心肾阴虚引起的消渴，小便频数，心悸，失眠。

桂圆肉益心脾、补气血。

材料组成：鲜生山药100克，桂圆肉15克，荔枝肉3~5个，五味子3克。

制作方法：将生山药去皮，切成薄片，与桂圆肉、荔枝肉、五味子同以水煮为粥。

用法用量：早、晚食用。

山药粳米粥

功能效用：补脾养肺，固肾益精。用于糖尿病。

材料组成：怀山药40克（研为细粉），粳米60克（淘洗干净）。

制作方法：先将粳米常规煮至粥将熟时，加入山药粉，待熟即成。

用法用量：每日1剂，作早餐食用。

生地酸枣粥

功能效用：清心安神。适用于伴有心烦失眠等症状的糖尿病患者食用。

材料组成：生地黄30克，酸枣仁20克，大米80克。

制作方法：将生地黄、酸枣仁入锅中，加入适量清水，煎20~30分钟后，留取药汁，撇去药渣。将煎好的药汁与淘洗干净的大米同入锅中，加入适量清水，熬煮至米粒开花后即可出锅。

用法用量：不拘时代粥食用。

熟地山萸粥

功能效用：大补元气、强阴益精。适用于老年人糖尿病，证属气虚精亏者。

材料组成：熟地黄30~60克，山萸肉30克，生山楂30克，粳米100~150克。

制作方法：熟地黄、山萸肉、山楂（同布包），粳米淘净，一并放入锅内，加水适量共煮成粥。

用法用量：早、晚分次食用。

双耳粳米粥

银耳益气清肠、滋阴润肺。

功能效用：滋阴润肺，生津止渴。用于上下消。

材料组成：银耳5克（泡发，去杂质，撕成小瓣），木耳5克（泡发，去杂质，撕成小瓣），粳米100克（淘洗干净）。

制作方法：共入锅内，加水1000毫升，用小火煮至粥熟即成。

用法用量：每日1剂，作正餐食用。

天花粉山药粥

山药生津益肺、补肾涩精。

功能效用：健脾益肾，补虚安中，清热降火，生津止渴。适用于糖尿病上消型。

材料组成：天花粉15克，山药10克，粳米30克，蜂蜜半匙。

制作方法：将天花粉、山药洗净，滤干，打碎，备用。粳米洗净，并将天花粉、山药一起倒入锅内，加冷水三大碗，旺火烧开，煮20分钟，离火，再加蜂蜜半匙，拌匀。

用法用量：作早餐或当点心吃，每次1碗，每日2次，2个月为1个疗程。

天花粉粳米粥

粳米可以益脾胃、除烦渴。

功能效用：清热生津。用于糖尿病。

材料组成：天花粉20克（洗净），粳米100克（淘洗干净）。

制作方法：取天花粉水煎，去渣取汁，加入粳米煮至粥熟即成。

用法用量：每日1剂，作早餐食用。

西瓜子大米粥

西瓜子清肺润肠，和中止渴。

功能效用：清热养胃、生津止渴。适用于中消型糖尿病患者。

材料组成：西瓜子50克，大米60克。

制作方法：将大米淘洗干净备用。将西瓜子入水中捣烂，随即以小火煎煮15分钟后，留汁去渣。将煮好的西瓜子与大米一同放入锅中，加入适量清水，熬煮至米粒开花后，即可出锅。

用法用量：不拘时代粥食用。

燕麦山药粥

燕麦片降血脂、降血糖。

功能效用：健脾补肾。用于脾肾两虚型消渴证。

材料组成：燕麦片50克，鲜山药10克（洗净去皮）。

制作方法：加水共煮成粥。

用法用量：每日1剂，作早餐代主食食用。

燕麦芝麻粥

黑芝麻补肝肾、益精血、润肠燥。

功能效用：糖尿病证属肝肾两虚者。

材料组成：燕麦100克，黑芝麻30克，小米60克，枸杞子30克。

制作方法：燕麦洗净，黑芝麻拣去杂质，与小米、枸杞子一同放入锅内，加水适量，文火（小火）煮熟成糊状即可。

用法用量：供早、晚餐食用。

羊胰粥

功能效用：清肺热，止消渴。适用于中消型糖尿病。

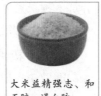

大米益精强志、和五脏、通血脉。

材料组成：羊胰1具，大米100克，绍酒10毫升，葱5克，盐5克。

制作方法：把羊胰洗净，切成3厘米见方的块状；大米淘洗干净，同放入锅内，加水600毫升，加入葱、盐、绍酒，用旺火烧沸后，再用文火煮30分钟即成。

用法用量：每日1次，当早餐食用，每次吃羊胰30～50克。

苡仁生地粳米粥

功能效用：清热利湿，健脾补肺。用于上消。

粳米补中益气、健脾养胃。

材料组成：薏苡仁30克（淘洗干净），生地黄30克（洗净，切小块），粳米100克（淘洗干净）。

制作方法：将上三味加水1000毫升，用大火煮沸，再用小火煮至粥熟即成。

用法用量：每日1剂，作早餐食用。

❤ 饭、饼、糕

八珍糕

功能效用：补肾固精，健脾祛湿。用于糖尿病。

人参补五脏、安精神、定魂魄。

材料组成：人参10克，山药30克，茯苓30克，白术30克，莲肉30克，薏苡仁30克，白扁豆30克，米粉500克，甜味剂适量。

制作方法：将前7味药共研细粉，加入米粉拌匀，加水做成糕，蒸熟即成。

用法用量：作主餐食用。

淡菜粳米饭

功能效用：益五脏、补精血、止虚汗。用于糖尿病。

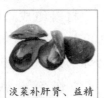

淡菜补肝肾、益精血、消瘿瘤。

材料组成：淡菜100克（拣净，浸软），鲜姜10克，料酒5克，豆豉5克，花生油5克，粳米100克（淘洗干净）。

制作方法：将淡菜用料酒、花生油、豆豉及姜汁浸腌。粳米按常规煮成饭，将淡菜捞出，摆在饭上，再用小火焖至熟烂，拌匀。

用法用量：作主食。

杜蒲银杏饭

功能效用：降糖，降脂，降压。适用于糖尿病并发脑动脉硬化、高血压、高血脂、老年痴呆等症。

杜仲补肝肾、强筋骨、降血压。

材料组成：杜仲10克，石菖蒲8克，籼米150克，白果仁粉5克。

制作方法：将前三味洗净，取一煮锅，放入杜仲、石菖蒲，加水250毫升，用慢火煎煮，待药液煎至约50毫升时停火，取液倒入蒸锅，并加入淘洗好的籼米及适量水，将蒸锅置于旺火上煮沸，加入白果粉，改慢火煮熟即可。

用法用量：作为主食，一餐食用。

枸杞南瓜粳米饭

功能效用：补肾明目。用于糖尿病。

枸杞有解热止咳之效用。

材料组成：枸杞子15克（洗净），青南瓜100克（洗净，去皮、瓤，切成小方丁），粳米100克（淘洗干净）。

制作方法:共入锅内，常规煮至饭熟即成。

用法用量：每日1剂，作主食食用。

枸杞山药粳米饭

功能效用：补气健脾，固肾壮腰。用于糖尿病。

材料组成：枸杞子15克（洗净，去杂质），五味子6克（洗净），怀山药30克（洗净，切小丁），桂圆肉10克（切小丁），粳米100克（淘洗干净）。

制作方法:共入锅内，常规煮至饭熟即成。

用法用量：每日1剂，作主食食用。

花粉绿豆饭

功能效用：降糖，软坚。适用于糖尿病并发高血压、动脉硬化等症。

材料组成：松花粉10克，绿豆20克，粳米100克。

制作方法：先将松花粉用箩筛过，去除松叶等杂质待用；另将绿豆、粳米淘洗干净，取蒸锅放入绿豆、粳米，加水500毫升煮沸，加进松花粉改慢火煮熟即可。

用法用量：作为主食，一餐食用。

黄鳝饭

功能效用：补阴血，健脾胃。用于糖尿病。

黄鳝可以强筋骨、祛风湿。

材料组成：黄鳝肉100克（洗净，切成段），姜汁10毫升，花生油5克，食盐5克，粳米100克（淘洗干净）。

制作方法：将黄鳝肉放入碗中，调入姜汁、花生油、食盐。粳米按常规煮至饭将熟时，再将黄鳝肉取出放于米饭表面，用小火煮熟即成。

用法用量：作主餐食用。

黄精荞麦面

功能效用：滋阴补血，止渴降糖。用于胃热津伤型糖尿病。

黄精补气养阴，润肺，益肾。

材料组成：黄精30克（洗净，切成碎丁），豆腐干50克（洗净，切成碎丁），荞麦挂面100克，葱花、姜末、大蒜末、精盐、味精、植物油适量。

制作方法：将油锅加热，放葱花、姜末煸炒，加入黄精、豆腐干，熘炒片刻，加鸡汤或水适量，再加入大蒜末、精盐、味精等调料，盛起作为面汤料；将荞麦面下入沸水中，煮至熟透，捞起放汤料中即成。

用法用量：作主食食用。

苦蒂茵陈饭

功能效用：清热解毒。适用于糖尿病并发肝功能障碍、脂肪肝等。

材料组成：鲜苦菜50克，鲜茵陈50

克，精盐1克，籼米100克。

制作方法：将苦菜和茵陈洗净，用沸水汆透，捞出放冷水中过滤去热，挤去水分，切成碎末倒进蒸锅，加进米、精盐及适量水，用旺火煮沸，改慢火蒸成米饭即可。

用法用量：作为主食，一餐食用。

莲子茯苓糕

功能效用：健脾宁心，滋阴降糖。用于脾气虚弱、心阴不足型糖尿病。

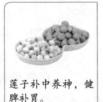

莲子补中养神，健脾补胃。

材料组成：莲子（温水泡后去皮、心）、茯苓（切片）、麦冬各等份，桂花适量。

制作方法：将前3味研磨成细粉，加水揉和，制成糕坯，撒上桂花，上笼蒸20分钟即成。

用法用量：作早、晚餐主食或作点心食用。

粟米糕

功能效用：清热祛烦，补虚止渴。用于糖尿病。

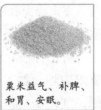

粟米益气、补脾、和胃、安眠。

材料组成：粟米500克（洗净，晒干，研磨成粉），黄豆粉300克。

制作方法：将以上配料加水及适量碱水揉合，平铺于蒸笼上，表面撒上黑芝麻，淋上麻油少许，大火蒸30分钟，待熟后取出切块即成。

用法用量：作主食食用。

苓仁桂花包

功能效用：健脾养血，安神。适用于糖尿病伴心脏病、失眠倦怠、心悸气短、面部或眼睑水肿。

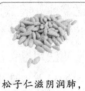

松子仁滋阴润肺，美容抗衰。

材料组成：茯苓粉50克，松子仁30克，酸枣仁30克，核桃仁100克，鲜桂花10克（干品5克），菊糖1克，发酵粉5克，山药面100克，玉米面200克，糯米面200克，面粉50克。

制作方法：将松子仁、酸枣仁炒黄，与核桃仁一并研成小粒，放在汤碗内，加桂花、菊糖拌匀备用。将山药面、玉米面、糯米面、茯苓粉放入面盆拌匀，用温水溶化发酵粉，将面和成发酵面坯，稍放待发酵，待面醒后用干面粉揉匀下20个剂子，擀成包子皮，包上馅，捏成小包，用旺火蒸25分钟即可。

用法用量：作为主食，分多餐食用。

南瓜饼

功能效用：降低血糖。用于糖尿病。

材料组成：青嫩南瓜50克（煮熟，剥去皮，捣烂），面粉100克或米粉100克。

制作方法：共揉成饼，蒸熟即成。

用法用量：每日1剂，作主食食用。

荞麦饼

功能效用：清热解毒，补虚健脾、降糖降脂。用于各型糖尿病，特别适合于合并便秘的中老年糖尿病患者。

荞麦面消炎、止咳、平喘。

材料组成：荞麦面250克，粗麦粉100克，天花粉50克（洗净，晒干，研成粉末），薏苡仁60克（洗净，晒干，研成粉末），葱花、姜末、精盐、味精、植物油适量。

制作方法：将荞麦面、粗麦粉拌匀，加水、麻油、葱花、姜末、精盐、味精等拌匀，调成糊状。将油锅烧至六成热，将面糊逐个煎成松脆圆饼即成。

用法用量：作主食食用。

山药蛋炒饭

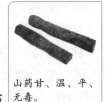

山药甘、温、平、无毒。

功能效用：健脾和胃，补气益血。用于糖尿病。

材料组成：鲜山药30克（洗净，去皮，煮熟，切小丁），鸡蛋1个，葱花5克，食盐3克，熟粳米饭50克。

制作方法：将山药丁放入碗中，打入鸡蛋，放入葱花、食盐，拌匀。将适量植物油放入锅内，烧至热时，将山药、鸡蛋倒入锅内，煎炒至熟，再倒入粳米饭共炒香即成。

用法用量：每日1剂，作主食食用。

山药益脾饼

白术健脾益气、燥湿利水。

功能效用：健脾开胃，调节血糖。适用于各型糖尿病。

材料组成：山药50克，白术30克，干姜6克，鸡内金15克，面粉500克，菜油50毫升，盐3克。

制作方法：把白术、山药、姜用纱布包成药包，入锅内加水适量，先用旺火烧沸，后用文火熬煮1小时，除去药包，取

药汁备用。将鸡内金研成细粉，与面粉混合均匀，再将药汁倒入加水适量，和成面团，分成若干小团，做成薄饼，用文火烙熟即成。

用法用量：每日1次，作早餐食用。

山药汤圆

功能效用：补脾益肾。用于脾虚肾亏型糖尿病。

材料组成：山药50克（洗净，捣碎，蒸熟），胡椒粉适量，糯米粉250克。

制作方法：将山药加入胡椒粉调成馅，糯米粉加水揉成面团，纳入山药馅，包成汤圆，倒入热水锅中煮熟即成。

用法用量：作早餐食用。

山药芝麻糕

薏苡仁性凉、味甘、淡。

功能效用：滋补肝肾，生津润燥，止渴降糖。用于肾阴亏虚型糖尿病。

材料组成：山药200克，薏苡仁100克，黄精50克，黑芝麻500克，葛根粉50克，黄芪50克，天花粉50克，植物油适量。

制作方法：将前4味配料洗净，晒干，共研为细粉，加入葛根粉拌匀成糕粉。将黄芪、天花粉洗净，加水煎，滤取浓汁，与糕粉拌匀，加水适量及植物油，揉成面团，糕模定形，上笼蒸20分钟即成。

用法用量：作早餐或夜宵用。

山药泥

功能效用：健脾和胃，降低血糖。适用于各型糖尿病。

材料组成：山药200克，豆沙150克，京糕100克，水淀粉50克，食盐2克，猪油30毫升。

制作方法:把山药粉碎成细末，加盐2克，加水少许，搅拌成细泥；京糕加工成细泥，另置碗内，加少许食盐拌匀，豆沙另置碗中，均上笼蒸熟，取出待用。将炒锅置火上，加清水少许，用水淀粉勾成汁，浇在三泥面上即成。

用法用量：作早餐食用。

山药羊肉鸡蛋面

功能效用：健脾补肺，固肾益精。用于脾胃虚弱、肾阴亏虚型糖尿病。

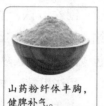

山药粉纤体丰胸，健脾补气。

材料组成：山药粉100克，面粉250克，豆粉10克，鸡蛋1个，羊肉适量（切丁），葱花、姜末、精盐、味精适量。

制作方法：将前4味和精盐加水和好，揉面，切条，入沸水中煮沸。羊肉丁炒透，加姜末、葱花、精盐、味精，拌入面条。

用法用量：作主食食用。

丝瓜馅饼

功能效用：止渴充饥，降低血糖。适用糖尿病诸症。

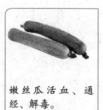

嫩丝瓜活血、通经、解毒。

材料组成：嫩丝瓜350克，南瓜250克，葱10克，精盐9克，味精2克，花生油10克，面粉650克。

制作方法：取面粉500克，加水和出面坯，待面醒后备用；丝瓜、南瓜洗净去外皮，切成细丝，放入调馅盆中，加盐5克拌匀，挤出水分，剁碎后再放入盆中，并加葱末、盐、味精、花生油，搅拌均匀，制成馅料；将醒好的面揉成团，分为小剂子，将面剂按扁，擀成圆皮儿，将菜馅摊在面片上、包瓢、压实周边，摆放平底锅内，慢火烙熟。

用法用量：作主食或配餐之用，每餐100～200克。

菟丝鸡蛋饼

功能效用：滋补肝肾。用于糖尿病。

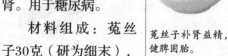

菟丝子补肾益精，健脾固胎。

材料组成：菟丝子30克（研为细末），面粉200克，鸡蛋1个，精盐10克，葱花10克，植物油10克。

制作方法：将以上配前5味拌匀，加清水适量调成糊状。锅内加入植物油，用大火烧至六成热时，将菟丝子糊匀制成饼状，放入锅内，用中火将其两面煎黄即成。

用法用量：每日1次，作主餐食用。

一品山药饼

功能效用：滋阴补肾。用于肾阴亏虚型糖尿病。

材料组成：山药500克（洗净、去皮、煮熟、切碎），面粉150克，核桃仁、什锦果料、猪油、荛粉适量。

制作方法：将山药加入面粉揉成面团，制成圆饼状，上置核桃仁、什锦果料，上笼蒸20分钟，出锅后淋上已加热过的猪油和荛粉即成。

用法用量：作早点或夜宵食用，每日1次，每次适量。

苡仁蛋炒饭

功能效用：清热利湿，补气益血。用于糖尿病。

材料组成：薏苡仁30克（洗净），鸡蛋1个，精盐2克，味精2克，葱花3克，花生油10克，粳米100克。

制作方法：将薏苡仁、粳米按常规煮成饭。再将鸡蛋打入碗中，加入精盐、味精、葱花、花生油拌匀，倒在已煮熟的饭上，煮5分钟即成。

用法用量：每日1剂，作主食食用。

♥ 汤

白萝卜山药绿豆汤

功能效用：生津润燥，健脾止漏，利尿解毒。适用于糖尿病证属上消者。

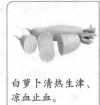
白萝卜清热生津、凉血止血。

材料组成：白萝卜250克，鲜山药150克，绿豆100克。

制作方法：白萝卜洗净切成细丝，鲜山药洗净去皮切成片，绿豆淘净，一并放入砂锅中加水适量，煮熟呈糊状即可。

用法用量：供佐餐分次食用。

百合莲子鲜藕汤

功能效用：清心润肺，健脾止渴。用于糖尿病。

百合莲子鲜藕粥健脾润肺。

材料组成：百合30克（洗净，撕成瓣），莲子30克（去心），鲜莲藕200克（洗净，去皮，切薄片），精盐3克，味精1克，胡椒粉2克，花生油15克。

制作方法：将百合、莲子、鲜莲藕共入锅内，用大火煮沸，再用小火煮45分钟，加入精盐、味精、胡椒粉、花生油调味即成。

用法用量：作佐餐食用，每日1次。

鳖鱼滋肾汤

功能效用：滋补肝肾，滋阴养血。适用于糖尿病。

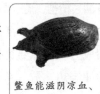
鳖鱼能滋阴凉血、补肾健骨。

材料组成：鳖鱼1只（500克左右），枸杞子30克，熟地黄15克，料酒适量。

制作方法：将鳖鱼切块，加枸杞子、熟地黄、料酒和清水适量，先用武火烧开后改用文火煨炖至肉熟透即可。

用法用量：可佐餐食用或单食。

冬瓜鸡丝汤

功能效用：益气补中；利尿止渴、消除尿糖。适用于糖尿病证属气阴两虚、尿糖不除者以及糖尿病肾病诸症。

材料组成：冬瓜350克，鸡胸脯肉150克，生黄芪30克，怀山药30克，精盐、黄酒、味精各适量。

制作方法：冬瓜去皮、瓤、籽，洗净切成薄片；山药去皮、洗净切成薄片；冬瓜、山药片在沸水中烫过备用；鸡脯肉切成细丝，生黄芪布包，一同放入锅中加水500毫升，炖至八成熟时，放入冬瓜、山药，共煮至熟，再加入适量精盐、黄酒、味精调味后稍煮片刻即可。

用法用量：供佐餐食用。吃肉，喝汤，每日1剂，分2次吃完。

冬瓜草鱼汤

功能效用：利尿消肿、减肥降压。适用于糖尿病诸症以及肥胖症、高脂血症、高血压病。

材料组成：冬瓜450克，草鱼肉350克，料酒、精盐、葱、姜、植物油各适量。

制作方法：冬瓜去皮、瓤、籽，洗净切成方块；草鱼肉洗净，切成小块；炒锅加油烧热、放入鱼块稍煎，再加入料酒、冬瓜、精盐、葱、姜、清水煮至鱼熟烂入味即可。

用法用量：供佐餐食用，吃肉、喝汤。

党参梅枣汤

功能效用：健脾养胃、生津止渴。适用于脾胃不和型糖尿病患者饮用。

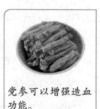
党参可以增强造血功能。

材料组成：党参25克，乌梅4枚，大枣8枚，冰糖5克。

制作方法：将党参、乌梅、大枣同入锅中，加入适量清水，待水煮沸后，再煮20分钟，随即下入冰糖，煮至汤汁黏稠后，即可出锅。

用法用量：每次服用3匙，亦可同时食用乌梅、大枣。

党参萝卜黑鱼汤

功能效用：补中益气，生津利水。用于脾胃虚弱、气血两虚型糖尿病。

材料组成：党参15克（润透，切小段），胡萝卜150克（洗净，切小方块），黑鱼1条（约300克，宰杀后去鳞、腮、肠杂，洗净，沥干，切片），料酒10克，酱油10克，姜片10克，葱段10克，精盐5克，味精3克，植物油50克，芫荽30克（洗净，切小段），上汤200毫升。

制作方法：将鱼片加入淀粉、精盐、料酒、蛋清腌渍，放入六成热油锅内滑一下，捞起，沥干油。将油锅烧至六成热时，加入姜片、葱段爆香，加入上汤、鱼片、料酒、党参、胡萝卜、酱油，烧熟，调入精盐、味精，撒入芫荽即成。

用法用量：佐餐食用，每日1次。

党参百合猪肚汤

功能效用：清心润肺，益气补血。用于中消。

党参百合猪肚汤清心润肺，益气补血。

材料组成：党参15克（润透，切片），百合30克（洗净，撕成瓣状），猪肚200克（用盐洗净，切成小方块），姜3克（拍松），葱段5克，红枣10枚（去核），绍兴黄酒10克，盐5克。

制作方法：将猪肚放锅内，加入上汤，放入姜、葱、绍兴黄酒、盐、红枣、百合、党参，用大火煮沸，再用小火炖1小时即成。

用法用量：每日1次，食猪肚30～50克，随意食百合、党参，喝汤。

荸荠蕹菜汤

功能效用:清热解毒,凉血通便。用于糖尿病或合并便秘、便血、痔疮等。

荸荠消渴痹热、温中益气。

材料组成:荸荠10枚(去皮,洗净),鲜蕹菜200克(去杂质,洗净,切小段),葱末5克,姜丝5克,料酒3克,精盐5克,味精3克,熟猪油10克,肉汤500毫升。

制作方法:将锅烧热,加入猪油、葱、姜爆香,放入蕹菜、精盐、料酒、味精,翻炒片刻,加入肉汤,放入荸荠同煮熟。调味后即成。

用法用量:佐餐食用。

葛根红枣绿豆汤

功能效用:补养脾胃,清热降火,生津止渴。适用于糖尿病中消型。

材料组成:葛根30克,红枣10个,绿豆50克。

制作方法:将葛根洗净,滤干。红枣用温水浸泡片刻,洗净,与葛根一起倒入砂锅内先煎汤,再加冷水二大碗,用小火煎半小时,离火,滤出汁水,取出红枣,去葛根渣。绿豆洗净后倒入有红枣药汁的砂锅内(如药汁量少,可再加适量水),用小火慢炖40~60分钟,离火。

用法用量:淡食,每次1碗,每日2次,当天吃完。

鬼针草鸡蛋汤

功能效用:补中益气、清热利水。适用于各种类型糖尿病患者食用。

鬼针草祛风除湿、活血消肿。

材料组成:鬼针草30克,鸡蛋1枚。

制作方法:将鬼针草洗净、晾干,并用适量清水煮熟后,打入鸡蛋,待鸡蛋煮熟即可出锅食用。

用法用量:每日分早、晚2次服用。

枸杞杜仲鹌鹑汤

功能效用:补益肝肾,养血生精。用于肝肾亏虚型糖尿病。

材料组成:枸杞子30克(洗净,去杂质),杜仲10克(洗净),鹌鹑1只(宰杀去毛、内脏,洗净)。

制作方法:共入锅内,加水煎煮至熟,去药渣。

用法用量:喝汤食肉。

枸杞银耳香菇汤

功能效用:补肝益肾,和中养血。用于肾阴亏虚型糖尿病。

枸杞银耳香菇汤生津补虚,提高免疫力。

材料组成:枸杞子30克(洗净,去杂质),银耳30克(温水泡发,洗净,切细丝),天花粉30克(洗净,晒干,研成细粉),香菇30克(温水泡发,洗净,切细丝),精盐、味精、淀粉、芝麻油适量。

制作方法:锅内加水1000毫升,用大火煮沸,加入枸杞子、银耳、香菇,改小火煨煮30分钟,倒入天花粉末,加精盐、味精,拌匀,并用淀粉少量勾芡,淋上芝麻油即成。

用法用量:佐餐食用。

枸杞黄瓜蛋汤

功能效用:清热养阴,利咽明目,降糖止渴。用于肾阴亏虚型糖尿病。

材料组成：枸杞子30克（洗净，去杂质），鲜嫩黄瓜300克（洗净，切片，加盐少许腌渍30分钟），鸡蛋1个，葱花、精盐、味精等调料。

制作方法：锅内加水800毫升，用大火煮沸，加入枸杞子、黄瓜，调入打匀的鸡蛋，炖煮数分钟，再加入葱花、精盐、味精等调料，并用淀粉少许勾芡，淋上麻油即成。

用法用量：佐餐食用。

枸杞海参猪胰汤

功能效用：滋阴润燥，止渴降糖。用于肾阴亏虚、胃燥津伤型糖尿病。

枸杞海参猪胰汤适合肾阴亏型糖尿病患者食用。

材料组成：海参4只（水发，洗净，切段），枸杞子30克（洗净），猪胰1具（洗净，切片），鸡蛋1个，黄酒、精盐、味精、五香粉适量。

制作方法：将猪胰和海参加入打匀的鸡蛋液，拌匀，上笼蒸熟后倒入砂锅，加清水适量，大火煮沸后加黄酒，倒入枸杞子，改小火煨炖30分钟，加少量精盐、味精、五香粉，拌匀即成。

用法用量：喝汤食肉。

枸杞荞麦汤

功能效用：补肝、肾，调节血糖。适用于各型糖尿病。

材料组成：枸杞子20克，荞麦粉150克，草果半个，羊肉50克，食盐2克，鸡精2克。

制作方法：将枸杞子洗净，羊肉洗净切2厘米见方的小块，草果洗净，荞麦粉

用冷水调匀，备用。将草果、枸杞子、羊肉放入锅内，加水，用旺火烧沸，用文火炖煮15分钟，再加入荞麦粉、盐、鸡精，搅匀即成。

用法用量：每日1次，作早餐食用。

枸杞猪腰汤

功能效用：滋阴补肾，止渴明目。用于下消。

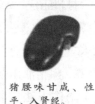
猪腰味甘咸、性平、入肾经。

材料组成：枸杞子15克（洗净，去杂质），猪腰1只（切为两半，去白色臊膜，洗净，切片），葱段10克，姜片5克，料酒10克，精盐5克，胡椒粉3克，菜胆100克（洗净，切小段），植物油20克。

制作方法：将油入锅内烧热，加入葱、姜爆香，加入上汤或鸡汤500毫升，煮沸，再加入猪腰、枸杞子、菜胆、精盐、胡椒粉，煮熟即成。

用法用量：佐餐食用，每日1次，每次食猪腰50克，喝汤。

枸杞西芹白菜汤

功能效用：滋阴补肾，生津止渴。用于下消。

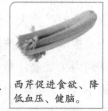
西芹促进食欲、降低血压、健脑。

材料组成：枸杞子15克（洗净，去杂质），西芹50克（洗净，切小段），瘦猪肉50克（洗净，切薄片），白菜100克（洗净，切小段），葱段10克，姜片5克，料酒10克，精盐5克，味精2克，植物油30克。

制作方法：油锅烧至六成热时，投入姜、葱爆香，放入上汤500毫升，煮沸，

加入瘦猪肉、枸杞子、西芹、白菜、料酒、精盐，煮熟即成。

用法用量：佐餐食用，每日1次。

海蜇马蹄汤

功能效用：清热泻火，滋阴生津。用于糖尿病。

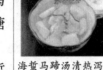

海蜇马蹄汤清热泻火，益阴生津。

材料组成：海蜇60克（漂洗去咸味，切丝），生荸荠60克（洗净，去皮，切片）。

制作方法：共入锅内，加水煮熟即成。

用法用量：喝汤吃海蜇、荸荠。

荷叶泥鳅汤

功能效用：清热燥湿、补虚益肾。适用于肾阴不足型糖尿病患者食用。

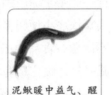

泥鳅暖中益气、醒酒、解除消渴症。

材料组成：干荷叶3张，泥鳅6条。

制作方法：将泥鳅阴干，去除头、尾，烧为灰烬后碾成细末备用。将干荷叶研为细末，与同等量的泥鳅末混合后，分为数等份，一份10克。

用法用量：每次服用1份，以凉开水送服。感到口渴时再服，直至不渴为止。

荷叶苦瓜牛蛙汤

功能效用：清热解毒，生津止渴。用于上中消。

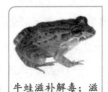

牛蛙滋补解毒；滋阴壮阳。

材料组成：鲜荷叶半张（洗净，切成块），苦瓜100克（洗净，去瓤，切成小块），牛蛙100克（去皮、内脏、爪，切成4块），葱段10克，姜片10克，料酒10克，精盐5克，胡椒粉3克。

制作方法：将牛蛙、葱、姜、料酒、精盐、胡椒粉共入碗内，腌渍30分钟。将苦瓜、荷叶、牛蛙放入锅内，加水1000毫升，用大火煮沸，再用小火煮至熟，去除荷叶即成。

用法用量：佐餐食用，每日1次，每次食蛙肉30克，喝汤。

胡萝卜枸杞汤

功能效用：降低血糖、血压，明目。适用于糖尿病诸症及糖尿病眼病。

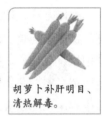

胡萝卜补肝明目、清热解毒。

材料组成：胡萝卜60克，雏鸡2只，枸杞子30克，调料适量。

制作方法：将雏鸡去毛，开膛去内脏，然后放入开水中烫透捞出，去掉血沫，置于盘中，加入葱、姜；胡萝卜洗净切成小块，与雏鸡肉放在一起，再加入鸡汤、枸杞子，上屉蒸1.5小时左右，出锅后加鸡精、精盐、胡椒粉等调料即可。

用法用量：供佐餐食用。

黄精黑豆汤

功能效用：补中益气，强肾益胃，降血糖，降血压。适用于糖尿病之中消型，食多易饥，形体消瘦。另外，糖尿病恢复期用此方进行调养，也甚相宜。

材料组成：黄精30克，黑豆30克，蜂蜜半匙。

制作方法：将黄精与黑豆洗净，倒入砂锅内，加水浸泡10分钟，再用小火慢炖

2小时，离火，最后加蜂蜜半匙。

用法用量：当点心吃，黄精与黑豆同食，每日2次，每次1小碗。

黄芪山药胰片汤

功能效用：补肾气，降血糖。适用于卜消型糖尿病。

材料组成：黄芪20克，山药15克，天花粉15克，麦冬10克，生地黄15克，猪胰1只，绍酒10毫升，葱10克，姜5克，盐5克。

制作方法：把猪胰洗净，切成薄片；将药物除生地黄、山药外装入纱布袋中；姜拍松，葱切段。把猪胰、药袋、山药、生地黄、姜、葱、盐、绍酒同放锅内，加水或鸡汤1000毫升，用旺火烧沸，再用文火炖煮40分钟即成。

用法用量：每日1次，每次吃猪胰1只。

黄芪薯叶冬瓜汤

功能效用：清热解毒，利水消肿。用于下消。

材料组成：黄芪30克（润透，切片），鲜番薯叶50克（洗净，切小段），冬瓜200克（洗净，去瓤不去皮，切小长块），精盐5克。

制作方法：共入锅内，加入清水1000毫升，用大火煮沸，再用小火煮至瓜熟即成。

用法用量：每日1剂，喝汤吃瓜。

荠菜猪胰汤

功能效用：滋阴止血，降低血糖。用于上下消。

材料组成：荠菜

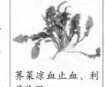
荠菜凉血止血、利尿除湿。

100克（洗净），猪胰1只（洗净，切薄片），鸡蛋1个，姜丝5克，葱花10克，料酒10克，精盐5克，酱油10克，植物油30克，生粉20克。

制作方法：将猪胰放入料酒、精盐、酱油、鸡蛋、生粉碗内，加清水拌成糊状。油入锅内，烧至六成热时，加入姜、葱爆香，加入上汤1000毫升，煮沸，放入猪胰、荠菜煮熟即成。

用法用量：佐餐食用，每日1次，每次吃猪胰50克，随意食荠菜，喝汤。

豇豆汤

功能效用：健脾补肾。适用于糖尿病，口渴喜饮之小便频多、饥不欲食、食后腹胀、腰腿酸软、眼花耳鸣。

豇豆理中益气、健胃补肾。

材料组成：带壳豇豆100~150克。

制作方法：将豇豆洗净入锅，加水煮至熟即成。

用法用量：吃豆喝汤，每日1次，常吃。

菌蘑佛手汤

功能效用：疏肝理气。适用于糖尿病合并的各种肝病。

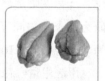
佛手消胃寒、和中行气。

材料组成：密环菌蘑50克，佛手100克，蜡梅花10克（干品5克），精盐1克，鸡精1克，芝麻油1毫升。

制作方法：将菌蘑、佛手洗净，佛手切成3厘米见方的薄片，菌蘑用刀平片成薄片，取煮锅加水500毫升，加进菌蘑、佛手片以及精盐、蜡梅花，用旺火煮沸，待瓜菜熟后盛入汤碗中，加上鸡精、芝麻油即可。

用法用量：作为菜肴，佐餐食用。

苦瓜降糖汤

苦瓜降糖汤清暑除热，降糖解毒。

功能效用：清热泻火、降低血糖。适用于糖尿病血糖过高，久久不降者。

材料组成：苦瓜450克，玄参30克，炒苍术15克，精盐、味精各适量。

制作方法：苦瓜去瓤、洗净、切成小片；玄参、苍术（同布包）；一起放入锅中，加水适量，煮汤，待冬瓜煮熟后加入精盐、味精调味。

用法用量：捞出苍术、玄参，吃菜喝汤，供佐餐食用。

莲子苡仁番茄汤

莲子味甘涩、气平寒、无毒。

功能效用：健胃消食，生津止渴。用于中消。

材料组成：莲子30克（发透，去心），薏苡仁30克（发透，洗净），番茄100克（洗净，切薄片），葱段10克，姜片5克，绍兴黄酒10克，味精5克，精盐5克，鸡蛋1个，植物油50克。

制作方法：将莲子、薏苡仁用大火蒸熟。取植物油入锅内烧至六成热时，打入鸡蛋，两面黄，加入清水1000毫升，再加入熟莲子、熟薏苡仁，投入姜片、葱段、绍兴黄酒、味精、精盐、番茄，煮沸5分钟即成。

用法用量：佐餐食用，每日1次。

六味滋脾肝胰汤

功能效用：滋补肝肾，生津止渴。用于糖尿病。

材料组成：生地黄20克（洗净），山药30克（洗净），黄芪15克（洗净），天花粉15克（洗净），五味子6克（洗净），枸杞子15克（洗净），猪肝50克（洗净，沥干血水），猪胰1具（洗净，沥干血水），鸡蛋1个，姜片10克，葱段10克，生粉20克，料酒10克，酱油10克，精盐5克，味精5克，胡椒粉2克。

制作方法：将前6味药用纱布袋装好并扎紧袋口。将猪肝、猪胰加入鸡蛋、生粉、精盐、酱油、料酒、味精，腌渍15分钟，加水调成糊状。将药袋放入锅内，加水1000毫升，用大火煮沸，再用小火煮30分钟，去药包，加入鸡汤500毫升，煮沸，放入猪肝、猪胰、葱、姜，煮沸至熟，加入精盐、胡椒粉即成。

用法用量：佐餐食用，每日1次，每次共吃肝、胰50克，喝汤。

绿茶姜盐汤

生姜开胃止呕、发汗解表。

功能效用：清热润燥。适用于各种类型糖尿病患者饮用。

材料组成：绿茶5克，生姜2片，食盐1克。

制作方法：将绿茶、生姜、食盐一同放入锅中，加入适量清水，煮15分钟即可。

用法用量：每日饮用1000毫升，不拘时分次饮完。

芦笋鲤鱼汤

功能效用：滋阴清热、降压止渴。适用于糖尿病并发高血压者。

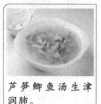

芦笋鲫鱼汤生津润肺。

材料组成：芦笋150克，鲤鱼1条（约450克），黄酒、葱、姜、盐、味精、胡椒粉各适量。

制作方法：将芦笋洗净、切成小段，放入沸水中稍烫后捞出，放入冷开水中备用；将鲤鱼宰杀去鳞、鳃、内脏，洗净后放入砂锅中加水适量，先用大火煮沸，撇去浮沫，加黄酒、葱、姜后改用小火煨炖，待鱼将熟时加入芦笋，以及精盐、味精、胡椒粉等调料，用小火再煮片刻即可。

用法用量：当菜佐餐，随意食用。

三粉银耳汤

功能效用：润肺健脾，降糖止渴。用于阴虚阳浮、燥热伤肺型糖尿病。

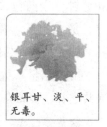

银耳甘、淡、平、无毒。

材料组成：南瓜粉50克，山药粉30克，猪胰粉30克，银耳30克（泡发后去蒂，撕成小片），海带15克（洗净，切成小片），葱花、姜末、黄酒、精盐、味精、五香粉等调料适量。

制作方法：油锅加热，加入葱花、姜末爆香，加清水适量，倒入银耳，用小火煨煮30分钟，调入海带、猪胰粉、山药粉、南瓜粉，加黄酒拌匀再煮沸，撒入精盐、味精、五香粉，拌匀即成。

用法用量：作汤，佐餐食用。

沙参养胃汤

功能效用：益气和胃，止渴降糖。用于中消。

材料组成：北沙参15克（润透，切片），山药15克（洗净，切片），玉竹15克（洗净，切小段），鹅肉200克（洗净，去骨），蘑菇30克（发透，去蒂），姜5克（拍松），葱段10克，绍兴黄酒10克。

制作方法：共入锅内，加水1000毫升，先用大火煮沸，再以小火煮2小时即成。

用法用量：每日1次，每次吃鹅肉50克，喝汤。

三子黑鱼汤

功能效用：健脾益胃，除湿消肿。用于上中消。

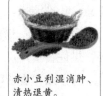

赤小豆利湿消肿、清热退黄。

材料组成：赤小豆30克（洗净，泡发），莲子15克（洗净，去心），薏苡仁30克（洗净），山药30克（洗净，切片），黑鱼1条（约500克，去内脏，洗净），葱段10克，姜片6克，精盐5克，料酒10克。

制作方法：将黑鱼放入料酒、精盐、葱、姜腌渍30分钟。将前4味放入锅内，加水1000毫升，先用大火煮沸，再用小火煮50分钟，加入黑鱼，煮熟即成。

用法用量：作佐餐食用，每日1次，每次吃鱼50克。

生地石斛蛤蜊汤

功能效用：益胃生津，养阴清热。用于热病伤津型糖尿病。

材料组成：生地黄30克（洗净，切薄片），石斛15克（洗净，切小段），蛤蜊肉200克（洗净，切薄片），料酒10克，姜片5克，葱段10克，精盐3克，味精2克，香油15克，胡椒粉2克。

制作方法：将前6味共入锅内，加水1000毫升，先以大火煮沸，再用小火煮至肉熟，加入其余调料搅匀即成。

用法用量：佐餐食用，每日1次。

山药兔肉汤

功能效用：滋阴清热、健脾益气。适用于气阴两虚型糖尿病患者饮用。

材料组成：山药60克，兔肉150克。

制作方法：将兔子去毛、内脏，清洗干净，与山药同入锅中，加入适量清水，先用大火煮沸，再改用小火炖至兔肉烂熟即可。

用法用量：吃肉喝汤，放凉后饮用更佳。

山药玉竹鸽子汤

功能效用：滋补肝肾，养阴固精。用于肝肾亏虚型糖尿病。

材料组成：怀山药50克（洗净，切片），玉竹50克（洗净），鸽子1只（约500克，宰杀后去毛、内脏，洗净，切小块），精盐3克。

制作方法：共入锅内，加水煎煮至鸽肉熟烂后，加入精盐即成。

用法用量：喝汤食肉，佐餐。

山药冬瓜汤

功能效用：补脾胃，清肺热。用于糖尿病。

材料组成：鲜山药50克（去皮，洗净，切片），冬瓜300克（洗净，去瓤不去皮，切小方块）。

制作方法：共入锅内，加清水适量，用大火煮沸，再用小火煮熟即成。

用法用量：佐餐食用。

参叶鸡汤

功能效用：补气益血，生津止渴。用于糖尿病。

材料组成：人参叶20克（洗净，润透），母鸡1只（约300克，宰杀后去毛、内脏），葱段10克，生姜5克（拍松），精盐5克，味精2克，料酒10克。

制作方法：将葱、姜放入鸡腹内，料酒、精盐涂擦于鸡身上，放入锅内，加水2000毫升，放入人参叶，用大火煮沸，再用小火煮至熟透，调入味精即成。

用法用量：佐餐食用，每日1次。

熟地杞子甲鱼汤

功能效用：滋阴补肾。用于肾阴亏虚型糖尿病。

材料组成：枸杞子30克（洗净，去杂质），熟地黄30克，鳖1只（约300克，放入沸水中烫死，去头爪，揭去鳖甲，洗净切块）。

制作方法：共入锅内，加水适量，先用大火煮沸，再用小火煨炖至鳖肉熟透即成。

用法用量：喝汤食鳖肉。

双耳牡蛎汤

功能效用：滋阴，润肺，补肾。用于肾阴虚型下消。

材料组成：银耳10克（发透，去杂质，撕成瓣状），黑木耳10克（发透，去蒂头，撕成瓣状），牡蛎肉200克（洗净，切薄片），葱段10克，姜片6克，料酒10克，精盐3克，味精2克，胡椒粉2克，鸡油15克。

制作方法：将前6味共入锅内，加水1000毫升，先以大火煮沸，再用小火煮熟，加入精盐、味精、胡椒粉、鸡油，搅匀即成。

用法用量：作佐餐食用，每日1次。

丝瓜山药汤

功能效用：健脾补肾、养阴生津。适用于糖尿病诸症。

丝瓜清凉、利尿、解毒。

材料组成：丝瓜150克，山药50克，枸杞子15克，调料适量。

制作方法：丝瓜、山药去皮，洗净，切成小块，与枸杞子一同放入锅中，加入水适量，共炖为汤，再加入调料即成。

用法用量：供佐餐用，吃菜喝汤，每日1～2次。

蕹菜鲤鱼汤

功能效用：滋阴止渴、平肝降压。适用病症于糖尿病证属阴虚火旺者和糖尿病合并高血压者。

鲤鱼补肝养目、通乳汁。

材料组成：鲜蕹菜250克，活鲤鱼1条（约450克），枸杞子30克，黄酒、葱、姜、五香粉、盐、味精、香油各适量。

制作方法：将新鲜嫩蕹菜洗净，入沸水中烫一下，捞出后备用；将鲤鱼宰杀，去鳞、鳃、内脏，洗净后放入砂锅，先用清水煮沸，撇去浮沫，加黄酒、葱、姜、枸杞子，改为小火煨煮至鲤鱼熟烂，鱼汤呈乳白色，再加入蕹菜，再煮至沸，加入盐、味精、五香粉，拌匀，淋入香油少许即成。

用法用量：当菜佐餐，随意食用。

乌梅猪肺汤

功能效用：清肺热，止消渴。用于上消。

材料组成：乌梅10克（洗净），猪肺100克（洗净，切成小方块），红枣10枚（洗净，去核），绍兴黄酒10克，葱段10克，姜5克（拍松），精盐5克。

制作方法：共入锅内，用大火煮沸，再用小火煮熟即成。

用法用量：佐餐食用，每日1次。

雪蛤鸡肉汤

功能效用：滋阴润肺，清热利尿。

雪蛤乌鸡汤利水消肿、养肺滋肾。

材料组成：雪蛤6克（去筋皮，洗净，用温水泡发2小时），鸡300克（宰杀后去毛、爪、内脏，洗净，切块，入沸水中汆去血水），姜片15克，葱段15克，胡萝卜200克（洗净，切小方块），精盐3克，味精2克，料酒6克，胡椒粉2克。

制作方法：将鲜汤放入锅内，投入鸡块、胡萝卜、姜片、葱段、料酒，煮1小时，再加入雪蛤，煮15分钟，再加入精盐、味精、胡椒粉即成。

用法用量：佐餐食用，每日1剂，每次食鸡肉50克，喝汤，吃雪蛤。

洋参红枣黑鱼汤

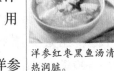

洋参红枣黑鱼汤清热润脏。

功能效用：生津止渴，清热利水。用于上消。

材料组成：西洋参10克（洗净，切片），红枣10枚（洗净，去核），黑鱼300克（洗净，去内脏），姜、葱、盐、味精、胡椒粉、料酒、淀粉各适量。

制作方法：将黑鱼放入锅内，加入上汤500毫升、红枣、西洋参，用大火煮沸，加入调料，再用小火煮25分钟即成。

用法用量：每日1次，喝汤吃鱼肉50克。

洋参石斛鸡肉汤

功能效用：养胃清胃，生津止渴。用于糖尿病。

材料组成：西洋参10克（洗净，切片），石斛15克（洗净），鸡肉200克（洗净），葱段5克，姜片5克，精盐3克，味精2克，料酒5克。

制作方法：将前5味及料酒共入锅内，加清水适量，先用大火煮沸，再改小火煮1小时，加入精盐、味精即成。

用法用量：作佐餐，喝汤吃肉，每周1~2次。

洋参鲫鱼汤

功能效用：清热消肿，生津止渴，降低血糖。用于胃燥津伤型糖尿病。

材料组成：西洋参片6克，黄精30克

（洗净，切小段），鲫鱼300克（宰杀后去鳞、内脏，洗净，入油锅内煸炒片刻），红枣10枚（洗净，去核）。

制作方法：砂锅内加水1000毫升，用大火煮沸后，放入鲫鱼、红枣，改小火煨炖30分钟，加入西洋参、黄精煮沸即成。

用法用量：喝汤吃肉，嚼食西洋参、黄精、红枣。

苡仁黄瓜汤

功能效用：健脾补肺，清热利湿。用于上中消。

材料组成：薏苡仁30克（泡发，洗净），黄瓜200克（洗净，切小方块），姜片5克，葱段10克，料酒5克，精盐3克，味精2克。

制作方法：将薏苡仁、姜、葱、料酒共入锅内，加水1000毫升，先用大火煮沸，再用小火煮30分钟，加入黄瓜、精盐、味精，煮至黄瓜熟即成。

用法用量：佐餐食用，每日1次。

银耳菠菜根汤

银耳滋补生津、润肺养胃。

功能效用：滋阴润燥、生津止渴。适用于阴虚火旺型糖尿病患者食用。

材料组成：银耳10克，菠菜根100克。

制作方法：将银耳用清水充分浸泡备用。将菠菜根洗净，切为寸段，与银耳同入锅中，加入适量清水，煮至银耳烂熟后即可出锅。

用法用量：喝汤吃银耳。每日食用

2次。

竹笋蘑菇汤

新鲜蘑菇微寒、性凉、味甘。

功能效用：养阴清热。适用于糖尿病。

材料组成：新鲜蘑菇100克，新鲜竹笋100克，西红柿60克，精盐、味精、姜末、香油各适量。

制作方法：将新鲜竹笋洗净，切成薄片；将新鲜蘑菇洗净，撕成小片；西红柿洗净、去皮、切成小块；将炒锅烧热加少量香油，将西红柿、竹笋、蘑菇一并倒入，炒热，再加水适量，接着加入姜末、精盐，煮3～5分钟，最后放入味精，淋少量香油即可。

用法用量：供佐餐食用，吃菜喝汤。

猪脊汤

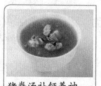

猪脊汤补钙养神。

功能效用：滋阴清热、健脾理气。适用于中消型糖尿病患者食用。

材料组成：猪脊骨1具，木香3克，莲子肉80克，大枣肉50克，甘草10克。

制作方法：将猪脊骨洗净、剁碎备用。将木香、甘草装入纱布袋中，扎紧袋口。随后，将猪脊骨、莲子肉、大枣肉及纱布袋一同放入锅中，加入适量清水，先用大火煮沸，再改用小火炖4小时左右，即可出锅。

用法用量：喝汤吃肉、枣、莲子。每

日食用1次。

猪胰蚌肉煨汤

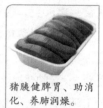

猪胰健脾胃、助消化、养肺润燥。

功能效用：清补五脏，除热解渴。适用于糖尿病。

材料组成：猪胰200～300克，鲜蚌肉250克，植物油、黄酒、细盐各适量。

制作方法：将猪胰洗净，切块。活河蚌去壳，取出蚌肉，洗净，切块。起油锅，放植物油2匙，用中火烧热油后倒入蚌肉，翻炒5分钟，加黄酒1匙，然后焖烧5分钟，至散发出香味时盛入砂锅内。将猪胰倒入砂锅内，加冷水浸没，用中火烧开后加黄酒1匙，再改用小火慢煨2小时，然后加细盐半匙，继续慢煨1小时，直至蚌肉软烂离火。

用法用量：每日2次，每次1小碗，以饮为主，也可佐餐食。

猪胰海参汤

功能效用：补肾益精，除虚热。适用于糖尿病。

材料组成：海参3只，鸡蛋1个，猪胰1个，地肤子10克，向日葵秆芯10克。

制作方法：将海参泡发，去内脏洗净切块，猪胰切片，鸡蛋打入盘中，打匀放入食盐，调入海参和猪胰，上屉蒸熟，出锅后倒入砂锅中，加水煎煮，煮沸后，将用纱布包好的地肤子和向日葵秆芯放入锅内同煮40分钟即可。

用法用量：可作辅食或作点心食用。

♥ 羹

莲子芡实雪蛤羹

功能效用：滋阴补血。用于糖尿病。

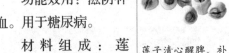

莲子清心醒脾、补脾止泻。

材料组成：莲子15克（浸泡，去心），芡实15克（浸泡发透，洗净），雪蛤膏5克（温水泡发，涨大后去黑子、筋膜），葱花5克，姜片5克，精盐3克，味精1克，胡椒粉1克。

制作方法：将莲子、芡实放入锅内，加水适量，煮30分钟，加入雪蛤膏、葱花、姜片、精盐、鸡汤200毫升，再煮20分钟，加入味精、胡椒粉即成。

用法用量：作佐餐食用。每日1次。

枇杷百合藕羹

功能效用：滋阴润肺，清热生津。用于肺胃燥热型糖尿病。

材料组成：鲜百合50克（洗净），枇杷30克（去核，洗净），鲜荷藕30克（洗净，切片），淀粉3克，桂花2克。

制作方法：将前3味共入锅内，加水煎煮，将熟时用淀粉勾芡，煮熟即成。

用法用量：作早餐食用。

人参米粉羹

功能效用：补气养阴。适用于糖尿病低血糖昏迷等。

材料组成：人参粉10克，冻粉（琼脂）5克，鲜牛奶200毫升，菊糖0.31克。

制作方法：取煮锅加进牛奶，置小火上慢煮，并加入人参粉、冻粉、菊糖，边煮边搅至沸成汤羹即停火，倒入汤碗。

用法用量：作为汤饮，一餐食用。

玉液羹

功能效用：补气益阴。用于气阴两虚型糖尿病。

五味子味甘、酸，性温。

材料组成：生山药粉30克，天花粉15克（研细末），生鸡内金粉10克，黄芪20克，五味子10克，知母15克，淀粉5克，葛粉10克。

制作方法：先将黄芪、知母、五味子放入锅内，加水500毫升，煎至300毫升，去渣。再将山药粉、天花粉、生鸡内金粉、葛粉用冷水调成糊状，趁药液沸滚时倒入，搅拌为羹。

用法用量：每次100毫升，每日3次。

紫河车银耳羹

功能效用：养阴润肺，调节血糖。适用于肺阴虚型糖尿病。

材料组成：紫河车粉15克，水发银耳50克。

制作方法：将紫河车粉和银耳放锅内，加水500毫升，用旺火烧沸，再用文火炖煮45分钟即成。

用法用量：每日1次，作早餐食用。

猪胰菠菜蛋羹

功能效用：补脾益肺，润燥止渴。适用于糖尿病胃燥津伤型。

材料组成：猪胰1个，鸡蛋3枚，菠菜

60克。

制作方法：将猪胰切成薄片备用，鸡蛋打入碗内拌匀，菠菜切碎备用。先将猪胰入锅煮熟，再把拌匀的蛋慢慢调入，成蛋花样，加入切碎的菠菜，煮沸后加入葱、姜、食盐调味即成。

用法用量：佐餐食用，可常食。

❤ 煲

牡蛎龟草煲

功能效用：软坚散结。适用于糖尿病性心脏病。

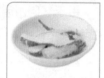

白芷祛风湿、活血排脓、生肌止痛。

材料组成：鲜牡蛎肉100克，生龟甲15克，白芷15克，甘草3克，胡萝卜200克，精盐、味精、酱油、芝麻油各适量。

制作方法：将牡蛎肉、胡萝卜、龟甲等原料洗净，胡萝卜切成小丁块，一起放入煲锅，加上白芷、甘草、精盐、酱油，并加入1000毫升水，用慢火煲熟，加入味精、芝麻油即可。

用法用量：作为汤菜，分1~2餐食用。

芹菜蚬肉煲

功能效用：滋肝养肾，利水降压。用于糖尿病肺肾阴虚期。

材料组成：芹菜150克（洗净，切小长段），蚬肉100克（洗净，沥干），葱花10克，姜丝10克，料酒10克，精盐5克，味精3克，植物油10克。

制作方法：油锅烧热，加入葱、姜爆香，加入蚬肉炒熟，再加入芹菜炒匀，取出放入煲内，加清水适量，煲至熟烂，加入精盐、料酒即成。

用法用量：作佐餐食用，每2天进食1次。

山药枸杞煲苦瓜

功能效用：补肺肾，止消渴。适用于糖尿病。

材料组成：山药100克，枸杞子12克，苦瓜100克，葱10克，姜5克，盐5克，酱油10毫升，猪瘦肉50克，味精5克，鸡汤200毫升，素油50毫升。

制作方法：把山药洗净切片，枸杞子洗净去杂质；苦瓜去瓤，切3厘米见方的块；猪肉洗净，切3厘米见方的块；葱切段，姜切丝。把锅置中火上，加入素油，烧六成热时加入猪肉，炒变色，下入苦瓜、山药片、枸杞子、葱段、姜丝、酱油、鸡汤，用文火煲至汤稠，加入味精即成。

用法用量：每日1次，佐餐食用，每次吃猪肉30~50克。

山药枸杞煲苦瓜

功能效用：补肺肾、止消渴。用于上下消。

材料组成：山药15克（洗净，切片），枸杞子15克（洗净，去杂质），苦瓜100克（去瓤，切小方块），瘦猪肉50克（洗净，切小方块），姜丝5克，葱段

10克，精盐5克，味精5克，酱油10克，植物油50克。

制作方法：油锅烧至六成热时，加入猪肉，炒变色，加入苦瓜、山药、枸杞子、葱段、姜丝、精盐、酱油、鸡汤300毫升，用小火煲至汤稠，起锅前加入味精，拌匀即成。

用法用量：作佐餐食用，每日1次，每次吃猪肉50克。

沙参玉竹煲猪腰

功能效用：滋阴补肾。用于糖尿病。

材料组成：北沙参15克（润透，切片），玉竹15克（润透，切片），山药15克（润透，切片），茯苓10克（润透，切片），猪腰2只（洗净，一切两半，去除白色臊腺，切成腰花），姜片5克，葱段10克，料酒10克，酱油10克，精盐5克，味精5克。

制作方法：将腰花放入蒸盆内，加入料酒、精盐、葱、姜、酱油、味精，拌匀，加入鸡汤300毫升，再将北沙参、山药、玉竹、茯苓放在腰花上面，置于蒸笼内，用大火大气蒸45分钟即成。

用法用量：作佐餐食用，每日1次，每次吃猪腰30克，喝汤。

天冬鲜藕煲兔肉

功能效用：滋阴补肺，清热解毒。用于肺热伤津型糖尿病。

材料组成：天冬15克（洗净，切片），鲜荷藕150克（洗净，切小块），兔肉100克（洗净，切小方块），姜片5克，葱段10克，料酒10克，精盐3克，味精2克，胡椒粉2克，植物油10克。

制作方法：油锅加热，放葱、姜爆香，放入兔肉炒变色，加清水适量及天冬、鲜荷藕、料酒、精盐，用大火煮沸，再改小火煲至汤浓稠时，撒上味精、胡椒粉拌匀即成。

用法用量：作佐餐食用，每日1次，喝汤，吃兔肉50克，随意吃荷藕。

鱼腥草煲龟鱼

功能效用：清热，补阴，宣肺。适用于糖尿病合并肺结核所致骨蒸潮热，久咳，痰中带血。

鱼腥草清热解毒、利尿通淋。

材料组成：嫩鱼腥草茎叶30克（干品15克），石斛10克，百部6克，乌龟1只（约500克），葱、姜、精盐、味精、芝麻油、酱油、葡萄酒各适量。

制作方法：将鱼腥草、百部、石斛洗净，另将乌龟剁去头、尾，去内脏，洗净放入煲锅，加入石斛、百部、葱段、姜片、盐、酱油和水500毫升，用慢火炖煮，待龟肉熟后加进鱼腥草、葡萄酒再煮，至肉烂时加入味精、芝麻油即可出锅。

用法用量：作为菜肴，一餐或多餐食用。

玉竹煲兔肉

功能效用：润肺，生津，止渴。用于上消。

材料组成：玉竹20克（洗净，切小段），西芹50克（洗净，切长段），香菇15克（发透，洗净，去蒂，切为两半），火腿肉50克（切薄片），兔肉150克（切小方块），姜5克（榨取汁），葱段10克，料酒10克，精盐5克。

制作方法：将玉竹、西芹、兔肉、香菇、姜汁、葱段、料酒放入煲锅内，加入鸡汤500毫升，先用大火煮沸，加入精盐，再用小火煲1小时即成。

用法用量：作佐餐食用，每日1次，每次吃兔肉50克。

玉竹沙参煲猪腰

功能效用：滋阴补肾。适用于糖尿病。

材料组成：玉竹20克，南沙参15克，

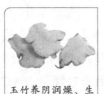

玉竹养阴润燥、生津止渴。

山药10克，茯苓10克，猪腰2只，绍酒10毫升，盐5克，葱10克，姜5克，酱油10毫升，味精5克，鸡汤300毫升。

制作方法：把玉竹润透，切4厘米长的段；南沙参、山药、茯苓润透切片；将猪腰洗净，一切两半，除去臊腺，切腰花；葱切段，姜切片。把腰花放入蒸盆内，加入绍酒、姜、葱、盐、酱油、味精拌匀，加入鸡汤，猪腰上面放南沙参、山药、茯苓、玉竹，把蒸盆放蒸笼内，用旺火蒸45分钟即成。

用法用量：佐餐食用，每次吃猪腰30克，每日1次。

♥ 菜肴

白果莲子猪肚

功能效用：健脾益胃，调节血糖。适用于各型糖尿病。

材料组成：白果

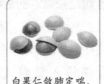

白果仁敛肺定喘、止带浊、缩小便。

仁30克，猪肚1个，莲子40粒，香油35毫升，盐5克，葱10克，生姜5克，蒜5克。

制作方法：将猪肚洗净，白果仁、莲子去心后装入猪肚内，用针线把口缝合，放入锅内，加水炖熟，捞出晾凉，将猪肚切成细丝，同白果仁、莲子心同放入盘中，加香油、葱、姜、盐、蒜拌匀即成。

用法用量：可单食，或佐餐。

百合莲子煨猪肉

功能效用：益脾胃，养心神，调节血糖。适用于糖尿病。

材料组成：百合50克，莲子50克，猪瘦肉250克，姜5克，葱10克，食盐3克，料酒10毫升，鸡精3克。

制作方法：将莲子去心，用清水把莲子、百合洗净；将猪肉洗净，切成小块。将莲子、百合、猪肉放入锅内，加水1200毫升，再加入葱、姜、食盐、料酒，用旺火烧沸，文火煨炖1小时即成。

用法用量：加入少量鸡精，吃莲子、百合、猪肉，喝汤。

陈皮炸全蝎

功能效用：通络，降脂。适用于糖尿病并发高脂血症，并有头晕头痛，胸胁闷痛，手足麻木，脑卒中偏瘫等。

陈皮理气健脾、燥湿、化痰。

材料组成：活全蝎50克，陈皮粉3克，

盐1克，花生油500毫升（实耗50毫升）。

制作方法：将全蝎冲洗，用沸水焯烫，捞出沥去水分待用。取炒锅置旺火上，加花生油，待油温80℃左右时投入全蝎，炸至黄酥捞出，沥尽油码在盘中，均匀地撒上陈皮粉和精盐即可。

用法用量：作为菜肴，一餐食用。

翠衣爆鳝

功能效用：清暑解热，平肝补虚。是糖尿病、高血压、营养不良患者夏季理想的菜肴。

材料组成：西瓜皮20克（洗净，榨取汁），芹菜50克（洗净，切丝），黄鳝100克（去骨、肠杂，洗净，撕成丝），鸡蛋清半个，葱丝2克，姜丝2克，大蒜丝2克，精盐、味精、酱油、醋、黄酒、胡椒粉、麻油适量。

制作方法：将黄鳝加适量淀粉、精盐、味精及一半西瓜汁，拌匀后下油锅翻炒几下，沥油捞出。原锅重加热，投入芹菜、葱、姜、蒜，翻炒几分钟，放入黄鳝共同爆炒至肉熟，取剩下一半西瓜汁、黄酒、酱油、淀粉、胡椒粉、肉汤兑成汁，最后加入麻油、醋即成。

用法用量：作佐餐主菜。

党参山药烧鸡腿

功能效用：补气益血，健脾益胃。用于气血亏虚、脾胃虚弱型糖尿病。

材料组成：党参30克（润透，洗净，切小长段），山药30克（润透，洗净，切薄片），胡萝卜100克（去皮，洗净，切成小方块），鸡腿2只（洗净，剁成小方块，用精盐、料酒腌渍10分钟），姜片10

克，葱段10克，精盐3克，味精3克，料酒10克，酱油10克，淀粉5克，植物油50克。

制作方法：起油锅，加入姜、葱爆香，投入鸡腿炒至七成熟，加入上汤300毫升、料酒、酱油，炒变色，放入党参、山药、胡萝卜，烧熟，调入精盐、味精，用湿淀粉勾芡即成。

用法用量：作佐餐食用，每日1次，每次吃鸡腿肉50克，喝汤。

党参莴苣炒虾仁

功能效用：补中益气，生津壮阳。用于气血两虚、糖尿病阳痿患者。

材料组成：党参15克（洗净，润透，切小段），莴苣100克（去皮，切丁），虾仁100克（洗净，去壳皮），姜片10克，葱段10克，精盐3克，味精3克，料酒10克，植物油50克。

制作方法：起油锅，加入姜、葱爆香，投入虾仁、料酒，炒变色，加入党参、莴苣、精盐、味精，炒熟即成。

用法用量：作佐餐食用，每日1次。

党参葛根蒸鳗鱼

功能效用：滋阴补气。用于气阴两虚型糖尿病。

材料组成：党参30克（润透，切薄片），葛根30克（润透，切薄片），鳗鱼肉300克（洗净，切段），葱段10克，姜片5克，精盐3克，味精3克，料酒10克，酱油10克。

制作方法：将鳗鱼放入蒸盆内，加入料酒、酱油、精盐、姜、葱拌匀，腌渍30分钟，放入党参、葛根、上汤300毫升，置于蒸笼内，用大火大气蒸30分钟，调入味精即成。

用法用量：作佐餐食用，每日1次，每次食鳗鱼肉50克。

党参莴苣炒鸡丝

功能效用：补中益气，生津补血。用于脾胃虚弱、气血两虚型糖尿病。

材料组成：党参15克（润透，切小段），鸡胸脯肉200克（洗净，切丝），莴苣50克（去皮，洗净，切丝），姜丝10克，葱丝10克，精盐3克，味精3克，料酒10克，植物油50克。

制作方法：起油锅，加入葱、姜爆香，加入鸡丝、料酒炒变色，再加入党参、莴苣、精盐、味精，炒熟即成。

用法用量：作佐餐主菜，每日1次，每次吃鸡肉50克。

党参蘑菇烧鸡肉

功能效用：补气益血。用于气血两虚型糖尿病。

鸡肉温中益气、补肾填精、养血。

材料组成：党参30克（润透，切小段），蘑菇50克（洗净，切薄片），鸡肉200克（洗净，切小方块），姜片10克，葱段10克，精盐3克，味精3克，酱油10克，料酒10克，植物油40克。

制作方法：起油锅，加入姜、葱爆香，投入鸡肉、酱油、料酒，炒变色，再加党参、蘑菇、精盐、味精、上汤200毫升，烧熟即成。

用法用量：作佐餐食用，每日1次，每次食鸡肉50克。

冬瓜炒竹笋

功能效用：减肥降压、利湿止渴。适用于糖尿病并发高血压，肥胖者。

材料组成：冬瓜450克，竹笋罐头250克，植物油25克，黄豆芽汤少许，精盐、味精、湿淀粉各适量。

制作方法：将罐头打开取出竹笋放在盘中；将冬瓜洗净，去皮、籽，放入沸水锅中淖透捞出，放入凉水中浸泡，再捞出沥干水分，与竹笋放在一起；将炒锅置火上烧热，放入植物油25克，待油烧至六成热时，再加入竹笋和冬瓜，翻炒片刻，再放入少量盐与黄豆芽汤，见汤汁浓稠时用湿淀粉勾芡，再加入味精拌匀即可出锅。

用法用量：供佐餐食用。

杜仲蚕蛹蒸猪腰

功能效用：补益肝肾，止渴缩尿。用于糖尿病。

猪腰补肾、强腰、益气。

材料组成：杜仲粉20克，鲜蚕蛹30枚（洗净），猪腰2只（洗净，切为两半，去除白色臊腺，切成腰花），姜片10克，葱段10克，精盐5克，味精3克，酱油10克，料酒10克，鸡蛋1个。

制作方法：将猪腰放入蒸盆内，加入杜仲粉、蚕蛹、葱、姜、料酒、酱油、鸡蛋、精盐，拌匀，加入鸡汤200毫升，置于大火大气笼内蒸35分钟，加入味精即成。

用法用量：作佐餐食用，每日1次。

杜仲腰花

功能效用：补肾益精。用于下消。

材料组成：杜仲15克（加清水熬成浓汁50毫升），猪腰250克（洗净，一切两半，去白色膘膜，切成腰花），葱花50克，姜片10克，精盐5克，味精2克，酱油10克，醋10克，料酒20克，干淀粉20克，大蒜片10克，花椒1克，植物油20克。

制作方法：杜仲汁加入淀粉及各种调料兑成芡汁，分为两份，将猪腰放入盘中，调入一份芡汁。

用法用量：作佐餐食用。

炖海蚌

功能效用：降低血糖。用于糖尿病。

材料组成：鲜海蚌适量（在清水中浸1夜，漂去泥沙）。

海蚌安神镇定、降低胆固醇。

制作方法：取蚌肉捣烂，炖熟。

用法用量：每日数次温食，每次50~100克。

二冬炖牡蛎肉

功能效用：滋阴清热，养胃润肺。用于中消。

材料组成：天冬15克（润透，切薄片），麦冬15克（润透，去内梗），牡蛎肉200克（洗净，切薄片），姜片10克，葱段10克，精盐3克，味精2克，料酒10克，胡椒粉2克，鸡油15克。

制作方法：将天冬、麦冬、牡蛎肉、姜、葱、料酒共入炖锅内，加水1000毫升，先用大火煮沸，再用小火炖熟，加入精盐、味精、胡椒粉、鸡油，搅匀即成。

用法用量：作佐餐食用，每日1次，每次食牡蛎肉50克。

茯苓莴苣炒虾仁

功能效用：渗湿利水，益脾和胃，宁心安神。用于糖尿病合并痰饮咳嗽、水肿胀满、惊悸健忘、泄泻、遗精、阳痿。

材料组成：白茯苓30克（研为细末），莴苣100克（去皮洗净，切丁），虾仁100克（洗净，去壳皮），姜片10克，葱段10克，精盐3克，味精3克，料酒10克，植物油50克。

制作方法：起油锅，投入姜、葱爆香，加入虾仁、料酒，炒变色，放入莴苣、精盐、味精、茯苓，炒熟即成。

用法用量：作佐餐，每日1次，每次食虾仁50克。

大蒜炖雏鸡

功能效用：降血糖、血脂，延缓衰老。适用于糖尿病体质虚弱者及高脂血症。

材料组成：大蒜60克，雏鸡500克，枸杞子60克，鸡汤若干，葱、姜、胡椒粉、盐、料酒各适量。

制作方法：将雏鸡去毛、开膛去内脏洗净、切成小块，放入开水中淖透捞出；余汤除去血沫，放入砂锅中，再加入枸杞子与其他调料，加鸡汤、水各适量，煮至肉烂即可。

用法用量：供佐餐食用，吃肉喝汤，用量自行掌握。

茯苓山药肚

功能效用：补肾益胃，健脾渗湿，平解虚热，缓降血糖。适用于糖尿病下消型。

材料组成：茯苓200克，山药200克，猪肚1只，细盐、黄酒各适量。

制作方法：将茯苓、山药洗净，加冷水一小碗、黄酒1匙，浸泡2小时，使之发胀，备用。在浸泡过程中须翻拌2次。将猪肚洗净，用盐反复擦其内外壁，用线将两头扎牢，再将猪肚切开一个口子，将茯苓、山药连同浸液倒入肚内，用线将切口缝好。将全肚放入大砂锅内，缝口朝上，加冷水浸没，用中火烧开后加黄酒2匙、细盐半匙，再改用小火慢炖4小时，至猪肚酥烂离火。将猪肚剖开，拆除线，倒出茯苓、山药，冷却后烘干，研为细末，装瓶。猪肚切厚片，仍入砂锅内，再煨片刻，以供食用。

用法用量：茯苓山药粉每次6～10克，每日2～3次，饭后开水送服，猪肚及肚汤均可佐餐，肚片可蘸酱油食用。

葛根山楂炖牛肉

功能效用：降糖、降压，化痰行滞。适用于糖尿病，证属络道不畅，血脉瘀滞者。

葛根解表退热、升阳止泻。

材料组成：葛根30克，生山楂60克，牛肉250克，白萝卜250克，料酒、精盐、生姜、大料、花椒各适量。

制作方法：葛根、山楂、花椒、大料同布包；牛肉、白萝卜洗净，切成3厘米见方的小块；一同放入锅中，加水和料酒适量，用武火烧沸，改用文火炖1小时即成。

用法用量：供佐餐分次食用。

枸杞韭菜爆虾仁

功能效用：补益肝肾，滋养气血。用于阴阳两虚型糖尿病。

材料组成：枸杞子15克（洗净，温水浸泡片刻，沥去水分），韭菜100克（洗净，切段），虾仁50克（洗净），葱花、姜末、精盐、味精、黄酒、植物油适量。

制作方法：起油锅，投入葱、姜爆香，加入虾仁，急火熘炒，烹入黄酒，加入韭菜、枸杞子，翻炒几下，加入精盐、味精，炒匀入味即成。

用法用量：作主菜佐餐。

枸杞炒苦瓜

功能效用：补肾养肝，清火明目。用于肝肾阴虚型糖尿病。

材料组成：枸杞子30克（洗净，用温水泡软），苦瓜200克（去子，洗净，切丝），葱花、精盐、味精、植物油适量。

制作方法：起油锅，投入葱花爆香，加入苦瓜、枸杞子，炒至将熟时，加入精盐、味精再炒几下即成。

用法用量：作佐餐主菜。

枸杞肉丝

功能效用：滋阴补血，益肝补肾。用于糖尿病、贫血、神经衰弱等症。

材料组成：枸杞子15克（洗净），熟青笋50克（切细丝），瘦猪肉100克（洗净，切丝），料酒10克，精盐5克，味精1克，淀粉2克，麻油15克。

制作方法：起油锅，加入肉丝、笋丝翻炒，加入料酒、精盐、味精、淀粉、枸杞子，翻炒均匀即成。

用法用量：作主菜佐餐。

海带烧芹菜

功能效用：降血压、血脂。适用于糖尿病高血压及糖尿病高脂血症。

材料组成：海带200克，芹菜150克，

老陈醋10克，精盐、味精、植物油、葱、姜片、料酒各适量。

制作方法：将海带洗净，切成细丝，用沸水烫过；芹菜洗净，切成小段，在沸水中烫过；将锅置于火上，加植物油适量，待油烧热后，加入葱、姜，炒出香味时将海带丝倒入，加水、盐、糖、醋、料酒适量；烧煮半小时，再倒入芹菜，烧煮片刻，加味精适量调味即可。

用法用量：供佐餐食用。

黑蚁炒苦瓜

功能效用：清热泻火，降低血糖。用于糖尿病。

材料组成：拟黑多刺蚁30克（用沸水烫起，漂洗干净，沥去水分），苦瓜250克（洗净，入沸水中烫1分钟，切成丝），葱花、姜丝、精盐、味精、五香粉、植物油适量。

制作方法：起油锅，投入葱花，姜丝爆香，放入黑蚁煸炒数下，倒入苦瓜、精盐、味精、五香粉，爆炒片刻即成。

用法用量：作佐餐主菜。

黄瓜炒木耳

功能效用：清热凉血、补血益气、养阴润肺、降低血糖、血脂。适用于糖尿病并发高脂血症。

木耳补气养血、润肺止咳。

材料组成：黄瓜100克，黑木耳100克，虾仁25克，黄花菜30克，葱、生姜丝、味精、精盐、芝麻油、猪油、清汤各适量。

制作方法：木耳用温水浸泡，除去根蒂；虾仁用冷水泡软、洗净；黄瓜洗净切成片；炒锅用旺火烧热，加入猪油少许，放入黑木耳、虾仁、黄花菜煸炒，加入精盐、清汤，烧沸后再加入黄瓜片、葱、姜、味精，再烧沸后淋上芝麻油，出锅即成。

用法用量：供佐餐用。

黄芪山药烧鸡肉

功能效用：补气益血，健脾补胃。用于气血两亏、脾胃虚弱型糖尿病。

材料组成：黄芪30克（润透，切薄片），鲜山药50克（洗净，去皮，切片），胡萝卜100克（去皮，洗净，切小方块），鸡肉200克（洗净，切小方块），精盐5克，味精3克，料酒10克，酱油10克，植物油40克。

制作方法：起油锅，加入姜、葱爆香，投入鸡肉、料酒、酱油，炒变色，再加入黄芪、山药、胡萝卜、精盐、味精、上汤300毫升，烧熟即成。

用法用量：作佐餐食用，每日1次，每次食鸡肉50克。

黄芪马铃薯烧猪爪

功能效用：补中益气，利水消肿。用于气衰血虚型糖尿病或并发内伤劳倦、脾虚泄泻、脱肛等。

材料组成：黄芪30克（润透，切片），马铃薯50克（去皮，洗净，切小方块），猪爪2只（洗净，去毛，剁小方块），姜片10克，葱段10克，精盐5克，味精3克，酱油10克，料酒10克，植物油50克。

制作方法：起油锅，加入姜、葱爆香，投入黄芪、马铃薯、猪爪、精盐、味精、酱油、料酒、上汤300毫升，烧熟即成。

用法用量：作佐餐食用，每日1次，

每次吃猪爪50克。

黄芪蒸黄鳝

功能效用：补肾气，降血糖。用于糖尿病。

黄芪补气固表、利尿排毒。

材料组成：黄芪30克（润透，切片），枸杞子30克（洗净，去杂质），黄鳝100克（去骨、内脏、切片），姜片10克，葱段10克，精盐3克，味精3克，胡椒粉2克。

制作方法：将黄鳝在沸水锅中焯一下，放入蒸杯内，加入枸杞子、黄芪、姜、葱、精盐、味精、料酒，放入大火大气蒸笼内蒸40分钟，撒入胡椒粉即成。

用法用量：作佐餐食用，每日1次，每次吃黄鳝50克。

黄芪枸杞蒸仔鸡

功能效用：滋补肝肾，补益气血。用于糖尿病。

材料组成：黄芪15克（洗净，切片），枸杞子15克（洗净，去杂质），仔鸡300克（宰杀后去毛、爪、内脏），姜片5克，葱段10克，精盐3克，味精2克，料酒10克，胡椒粉2克。

制作方法：将料酒、酱油、精盐抹于鸡身上，将姜、葱、黄芪、枸杞子纳入鸡腹内，加入清汤适量，置于大火大气蒸笼内蒸45分钟取出，调入味精、胡椒粉即成。

用法用量：作佐餐食用，每日1次，每次吃鸡肉50克。

黄精天冬蒸白鸽

功能效用：清热滋阴，滋补脾胃。用于中消。

材料组成：黄精30克（洗净，切片），天冬30克（洗净，切片），白鸽1只（宰杀后去毛、爪尖、内脏），葱段10克，姜片5克，精盐3克，味精3克，料酒10克。

制作方法：将精盐、料酒抹于白鸽上，放入蒸盆内，加入黄精、天冬、姜、葱、味精、鸡汤200毫升，放入蒸笼内，用大火大气蒸50分钟即成。

用法用量：作佐餐食用，每日1次，每次吃鸽肉50克，随意喝汤，吃黄精及天冬。

金银豆腐

功能效用：清肺养胃，降脂降糖。用于肺胃阴虚型糖尿病或糖尿病并发肺结核、支气管炎、便秘者。

金针菜养血平肝、利尿消肿。

材料组成：金针菜20克（洗净，切细丝），银耳10克（洗净，发透，撕成瓣），冬菇50克（洗净，发透，切丝），豆腐200克（洗净，切小方块），粉条30克（洗净，泡软），葱丝5克，精盐3克，味精3克，胡椒粉适量，猪油15克。

制作方法：将猪油放入锅内烧热，投葱丝、豆腐煎香，加清水适量，加入金针菜、银耳、冬菇，用小火炖出香味时，放入粉丝炖熟，再加入精盐、味精、胡椒粉即成。

用法用量：作佐餐食用，每日1次。

空心菜炒肉丝

功能效用：清热解毒，补虚降糖。用于糖尿病。

空心菜清热凉血、利尿除湿。

材料组成：空心

菜300克（洗净，切段，入沸水焯一下，沥去水分），瘦猪肉100克（洗净，切丝），鸡蛋清1个，葱花、姜末、黄酒、淀粉、精盐、味精、植物油适量。

制作方法：将猪肉加少许精盐、黄酒、淀粉、鸡蛋清，拌匀后下油锅熘炒数下，沥油捞出。原锅加热，投入葱花、姜末爆香，加入肉丝熘炒，烹入黄酒，加入空心菜及酱油、清汤适量，翻炒至肉熟，撒上精盐、味精，拌匀，用淀粉适量勾芡，淋上麻油即成。

用法用量：作佐餐主菜。

苦瓜山药烧豆腐

功能效用：补脾益气，清热去火，生津止渴，降低血糖。适用于糖尿病诸症。

材料组成：苦瓜150克，山药120克，豆腐100克，植物油、葱、生姜、精盐各适量。

制作方法：将苦瓜洗净、去瓤、切片；山药洗净、去皮、切片；将炒锅置于火上，加入植物油适量，待油烧热后，放入山药片先炒，再放入苦瓜片；最后放豆腐、精盐、葱、生姜烧熟。

用法用量：供佐餐用。

苦瓜焖鸡翅

功能效用：清热解毒，止渴降糖。适用于糖尿病诸症。

鸡翅可强健血管及皮肤弹性蛋白等。

材料组成：苦瓜250克，鸡翅1对，调料适量。

制作方法：先将锅烧热，放入鸡翅，炒至9成熟时，再放入苦瓜片、调料焖熟。

用法用量：供佐餐食用。

苦瓜拌海米

功能效用：降血糖、血脂、血压。适用于糖尿病合并高血压、高脂血症。

豆豉和胃、除烦、去寒热。

材料组成：苦瓜250克，海米75克，豆豉50克，香菜少许。

制作方法：海米用温水浸泡1小时，切成细末；苦瓜对切，去瓤、籽，切为细丝，用沸水烫过；将海米、苦瓜放入碗中，再放入豆豉拌匀；待锅烧热后放入锅里，然后加入精盐、味精、蒜泥、花椒油、醋，并加入少量开水，煮沸后加香菜少许，即可出锅。

用法用量：供佐餐用。

莲子瘦肉蒸豆腐

功能效用：健脾益胃，补气益血。用于糖尿病。

材料组成：莲子15克（烘干，研细粉），猪瘦肉50克（洗净，剁成肉糊），豆腐200克（切成20块），红枣20枚（洗净，去核），鸡蛋1个，淀粉20克，精盐3克。

制作方法：将肉糊中加莲子粉、淀粉、精盐，打入鸡蛋，加水适量调拌成稠肉糊，制成丸子20只，在每块豆腐中间挖一个孔，放入肉丸，上面再放一枚红枣，排列于蒸盘内，加入鸡汤200毫升，放于蒸笼内，用大火大气蒸熟即成。

用法用量：作佐餐食用，每日1次，每次吃豆腐5块。

凉拌黄瓜

功能效用：清热止渴、降低血糖。适用于糖尿病证属上消者以及糖尿病并发高血压、高血脂、肥胖症者。

材料组成：黄瓜250克，芝麻油3克，酱油3克，蒜末2克，葱白2克，精盐4克。

制作方法：将黄瓜烫洗干净，切成细丝，盛入盘中，浇上作料拌匀即可。

用法用量：供佐餐食用。

绿茶蒸鲫鱼

功能效用：健脾燥湿、清热利水。适用于各种类型糖尿病患者食用。

材料组成：鲫鱼1条，绿茶10克。

制作方法：将鲫鱼去鳞、鳃、内脏，在鱼腹中填入绿茶，放入盘中，上锅蒸至鱼肉熟透即可。

用法用量：每日食用1次。

芡实煮老鸭

功能效用：滋阴养胃，固肾涩精。适用于糖尿病肾病之水肿、尿频量多。

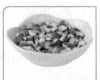

芡实固肾涩精，补脾止泄。

材料组成：芡实200克，鸭子1只（约1000克），食盐5克，黄酒适量。

制作方法：将鸭子宰杀好，去毛洗净，将芡实填于鸭腹中，放砂锅内加水煮，煮沸后加入黄酒，改文火煮2小时，至肉烂，加盐即可。

用法用量：佐餐食用。

清水煮南瓜

功能效用：补中益气、健脾养胃。适用于中消型糖尿病患者食用。

材料组成：南瓜400克。

制作方法：将南瓜去皮，洗净，放入锅中，加入适量清水，以小火煮至南瓜熟

透即可。

用法用量：每日分早、晚2次食用。

清蒸冬瓜瓤

功能效用：清热解毒、利水祛痰。适用于各种类型糖尿病患者食用。

材料组成：冬瓜500克。

制作方法：将冬瓜去皮，洗净，入蒸锅中蒸至冬瓜肉熟透即可。

用法用量：每次食用100克，于饭后食用。

清蒸山药

功能效用：健脾补气、补肾止泻。适用于脾肾两虚型糖尿病患者食用。

材料组成：山药100克。

制作方法：将山药去皮，洗净，入蒸锅中，蒸至烂熟即可。

用法用量：每日食用2次，于饭前食用。

清水蘑菇

功能效用：开胃和中、理气化痰。适用于各种类型糖尿病患者饮用。

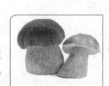

蘑菇补脾益气、润燥化痰。

材料组成：蘑菇100克。

制作方法：将蘑菇洗净，入锅中，加入适量清水，以小火煎煮30分钟即可。

用法用量：不拘时代茶饮。

清蒸参芪鸡

功能效用：养五脏，除消渴，补气益胃，补虚固脱。适用于糖尿病中消型。

材料组成：党参30克，炙黄芪60克，母鸡1只（重约1000克），细盐、黄酒各适量。

制作方法：将母鸡活杀，去毛，剖腹，洗净，切成小块，与党参、黄芪倒入大瓷盆中，拌匀，再撒上细盐，淋上黄酒，用旺火隔水蒸3小时（瓷盆不加盖，让水蒸气进入），至鸡肉熟烂离火。

用法用量：饭前空腹食，每日2次，每次1小碗，党参与黄芪片可嚼渣后吐弃。如佐膳食也可，但不宜过量，分2～3天吃完。

清蒸枸杞鸽

功能效用：补肾益精，养肝润肺。适用于糖尿病。

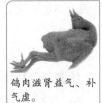

鸽肉滋肾益气、补气虚。

材料组成：枸杞子30克，鸽子1只，黄酒、细盐各适量。

制作方法：将鸽活杀，去毛，剖腹，洗净，把枸杞子洗净后放入鸽腹内，淋上黄酒、冷水，加细盐，用线将鸽身扎牢，放入瓷盆中，不加盖，让水蒸气进入，用旺火隔水蒸2小时离火。

用法用量：喝汤吃肉，分2次吃完，枸杞子也可食，或细嚼后弃渣。

清蒸茶鲫鱼

功能效用：补虚弱，止消渴。用于上消。

材料组成：鲫鱼500克（宰杀后去鳞、肠杂，洗净），绿茶20克，姜片10克，葱段10克，精盐5克，味精3克，植物油30克。

制作方法：将绿茶放入鱼腹内，置于蒸盘内，放上姜、葱，撒上精盐、味精，淋上植物油，上笼蒸熟即成。

用法用量：作佐餐食用，每日1次。

忍冬拌腐皮

功能效用：清热，通络。适用于肢体麻木，筋骨疼痛，皮肤有烧灼感、蚁行感等，糖

金银花清热解毒、疏散风热。

尿病自主神经病变及末梢神经炎等症。

材料组成：嫩忍冬（金银花）茎叶75克，嫩首乌茎叶75克，豆腐皮50克，姜末2克，精盐1克，味精1克，酱油2毫升，醋1毫升，芝麻油1毫升。

制作方法：将前3味洗净，用沸水将忍冬茎叶、首乌茎叶焯一下，捞出过凉水去热，切成3厘米长段，放进菜盆，豆腐皮也切成丝与忍冬等合并，加进姜末、精盐、味精、芝麻油、醋等调拌均匀。

用法用量：作为菜肴食用。

生地麦冬炖甲鱼

功能效用：滋阴润肺，清热生津。用于糖尿病。

材料组成：生地黄30克（洗净，切片），麦冬15克（洗净），甲鱼1只（宰杀后去头、爪、内脏，刮去粗皮，入沸水中汆去血水），生姜片10克，葱段10克，精盐4克，味精3克，料酒10克，胡椒粉3克，香油25克。

制作方法：将生地黄、麦冬、甲鱼、葱、姜、料酒共入炖锅内，加水2000毫升，先用大火煮沸，再改小火炖至熟，加入精盐、味精、胡椒粉、香油即成。

用法用量：作佐餐食用，每日1次，每次吃甲鱼肉50克，喝汤。

生地石斛炖蛤肉

功能效用：清热养阴，益胃生津，用

于中消。

材料组成：生地黄30克（洗净，切薄片），石斛10克（洗净，切小段），蛤蜊肉200克（洗净，切薄片），姜片10克，葱段10克，精盐3克，味精2克，料酒10克，胡椒粉2克，鸡油15克。

制作方法：将生地黄、石斛、蛤蜊肉、姜、葱、料酒共入炖锅内，加水1000毫升，先用大火煮沸，再改用小火炖煮至熟，加入精盐、味精、胡椒粉、鸡油，搅匀即成。

用法用量：作佐餐食用，每日1次，每次食蛤蜊肉50克。

三子银耳炖猪腰

功能效用：滋阴润肺补肾。用于糖尿病。

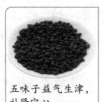

五味子益气生津，补肾宁心。

材料组成：五味子15克（洗净），枸杞子15克（洗净，去杂质），黑豆30克（浸泡一夜，洗净），银耳10克（发透，去蒂头，撕成瓣），猪腰2只（洗净，切为两半，去除白色臊腺，切成腰花），姜片10克，葱段10克，精盐5克，味精3克，料酒10克，香油25克。

制作方法：将五味子、枸杞子、黑豆、猪腰、银耳、葱、姜、料酒共入炖锅内，加水1000毫升，先用大火煮沸，再用小火煮熟，加入精盐、味精、香油即成。

用法用量：作佐餐食用，每日1次，每次食猪腰50克。

沙参枸杞炖乌鸡

功能效用：滋阴补肾，调节血糖。适用于糖尿病。

材料组成：沙参30克，枸杞子20克，乌骨鸡1只（1000克左右），料酒10毫升，姜5克，葱10克，盐3克，鸡精2克，鸡油30毫升。

制作方法：将沙参润透，切3厘米长的段；枸杞子洗净；乌鸡宰杀后去毛、内脏及爪；姜拍松，葱切段。将沙参、枸杞子、乌鸡、料酒同放入炖锅内，加水2800毫升，置旺火上烧沸，再用文火炖煮35分钟，加入盐、鸡精、鸡油即成。

用法用量：每日1次，佐餐食用。

沙参荸荠炖猪肚

功能效用：益胃生津，止燥止渴。适用于中消型糖尿病。

材料组成：北沙参10克，荸荠30克，猪肚50克，绍酒10毫升，葱10克，姜5克，盐5克。

制作方法：将猪肚洗净，切块；荸荠去皮，一切两半；沙参切片；姜拍松，葱切段。把猪肚、荸荠、姜、葱、盐、绍酒放入锅内，加水1000毫升，用旺火烧沸，再用文火炖煮1小时即成。

用法用量：每日1次，佐餐食用。

沙参石斛炖猪肺

功能效用：清肺热，止消渴。用于糖尿病。

材料组成：沙参15克（润透，切片），石斛10克（洗净，润透，切小段），猪肺200克（洗净，切小方块），姜片10克，葱段10克，精盐3克，味精2克，料酒10克，胡椒粉适量。

制作方法：将沙参、石斛、猪肺、

姜、葱、精盐放入锅内，加清水适量，用大火煮沸，再用小火炖熟即成。食前加入味精、胡椒粉。

用法用量：作佐餐食用，每日1次，吃肺，喝汤。

沙参炖燕窝

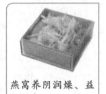

燕窝养阴润燥、益气补中。

功能效用：滋阴润肺，清热生津。用于肺热伤津型糖尿病。

材料组成：沙参15克（润透，洗净，切薄片），燕窝2克（温水发透，去除燕毛），精盐3克。

制作方法：共入蒸杯内，加入鸡汤50毫升，放于蒸笼内炖1小时即成。

用法用量：作早餐，每日1次。

沙参百合炖鱼翅

功能效用：润肺止咳，益胃生津。用于糖尿病。

材料组成：北沙参30克（润透，切片），鲜百合30克（洗净，撕成瓣），鱼翅50克（发透，洗净，撕成条），精盐5克，菜胆100克（洗净，切小段），味精2克，料酒10克，胡椒粉2克。

制作方法：将菜胆加精盐水煮熟。取北沙参、百合放入炖盅内，加入高汤适量，投入鱼翅，隔炖1.5小时，加入熟菜胆、精盐、味精、料酒、胡椒粉即成。

用法用量：作佐餐食用，每日1剂，分2次食完。

沙参天冬蒸鲫鱼

功能效用：健脾和胃，利湿消肿。用于糖尿病。

材料组成：北沙参15克（洗净，润透，切片），天冬15克（洗净，润透，切片），鲫鱼300克（去鳃、鳞、内脏，刮净鱼腹中黑膜），姜片10克，葱段10克，精盐3克，味精2克，料酒10克。

制作方法：将北沙参、天冬加水50毫升，入笼蒸半小时取出。将精盐、料酒抹于鱼上，放入蒸盆内，将北沙参、天冬放在鱼身上，连汁液倒入鱼盆，再将姜、葱盖在鱼上，置于蒸笼内，用大火大气蒸12分钟即成。

用法用量：作佐餐食用，每日1次。

沙参天冬炖老鸭

功能效用：滋阴补肺，祛热解毒。用于上消。

材料组成：北沙参15克（洗净，切片），天冬15克（洗净，切片），黄精15克（洗净，切片），老鸭1只（宰杀后去毛、内脏，洗净），香菇20克（水发透，切为两半），葱段10克，姜片10克，精盐5克，味精3克，料酒10克。

制作方法：将北沙参、天冬、黄精、老鸭、香菇、葱、姜共入砂锅内，加入水适量、精盐、料酒，用大火煮沸，去除浮沫，用小火煨炖至熟烂即成。

用法用量：作佐餐食用，每日1次，每次吃鸭肉50克。

山药炖羊肚

功能效用：补脾胃，益气阴。适用于糖尿病之口渴不饮、小便频数清长、食欲不振、形体消瘦、大便稀溏、腰膝酸软、头晕耳鸣等症。

材料组成：山药200克，羊肚300克，生姜、葱、盐、味精、绍酒各适量。

制作方法：将羊肚洗净，切成小块，山药洗净切片。将山药、羊肚与诸味调料同入砂锅中，加水4000～5000毫升，先用旺火烧沸，再用文火炖熬羊肚至熟。

用法用量：食时加入少许味精，每日2次，连续服用。

山药炒豆芽

功能效用：补肾明目，健脾除湿。适用于糖尿病。

材料组成：山药12克，黄豆芽100克，枸杞子12克，素油30毫升，葱5克，盐5克，醋3毫升。

制作方法：将黄豆芽洗净，去须根；山药润透，切丝；枸杞子洗净，葱切段。把炒锅置火上烧热，加入素油，六成热时下入葱花爆香，随即下入豆芽、醋、盐、枸杞子、山药丝，炒熟即成。

用法用量：每日1次，佐餐食用。

山药炖萝卜

功能效用：健脾胃，清肺热。适用于糖尿病。

材料组成：山药20克，白萝卜200克，胡萝卜200克，盐10克，猪瘦肉100克，姜5克，葱10克。

制作方法：将白萝卜、胡萝卜洗净，切成3厘米见方的块；山药洗净切片；猪肉切块；姜拍松，葱切段。把猪肉、胡萝卜、白萝卜、盐、姜、葱、山药同入锅内，加水1000毫升，用旺火烧沸，再用文火炖煮40分钟即成。

用法用量：每日1次，佐餐食用，每次吃猪肉30～50克。

山药莴苣炒虾仁

功能效用：健脾补肺，固肾壮阳。用于糖尿病并发虚劳咳嗽、脾虚泄泻、遗精、阳痿、带下。

材料组成：山药30克（浸透，切片），鲜虾仁100克（洗净，去壳皮），莴苣10克（洗净，去皮，切丁），姜片10克，葱段10克，精盐3克，味精3克，料酒10克，植物油50克。

制作方法：起油锅，加入葱、姜爆香，投入虾仁、料酒，炒变色，加入山药、莴苣、精盐、味精，炒熟即成。

用法用量：作佐餐，每日1次，每次食虾仁50克。

山药炒猪腰

功能效用：滋阴润燥，滋补肝肾。用于肝肾阴虚型糖尿病。

材料组成：鲜山药50克（去皮，洗净，切片），猪腰1只（洗净，切为两半，去除白色臊腺，切成腰花），葱段10克，姜片10克，精盐5克，味精2克，料酒10克，酱油10克，淀粉10克，植物油30克。

制作方法：将猪腰加入精盐、料酒、淀粉腌渍30分钟。起油锅，加入姜、葱爆香，投入猪腰、山药、精盐、味精、料酒、酱油，用淀粉勾芡，炒熟即成。

用法用量：作佐餐食用，每日1次，每次食猪腰50克。

山药炒螺肉

功能效用：清热解毒，健脾利尿。用于糖尿病。

田螺清热、利水。

材料组成：鲜山药50克（洗净，切丝），田螺肉100克（洗净，切片），姜片10克，葱段10克，精盐3克，酱油10克，料酒10克，韭菜50克，味精3克，植物油50克。

制作方法：起油锅，下姜、葱爆香，加入田螺肉、韭菜、精盐、酱油、料酒、山药炒熟，再加入味精即成。

用法用量：作佐餐食用，每日1次，每次吃螺肉50克。

山药枸杞炒金钩

功能效用：补肾明目，健脾除湿。用于糖尿病。

材料组成：鲜山药50克（洗净，切丝），枸杞子15克（洗净，去杂质），黄豆芽10克（洗净，去根须），精盐5克，葱花10克，醋3克，植物油30克。

制作方法：起油锅，加入葱花爆香，投入黄豆芽、山药、枸杞子、醋、精盐，炒熟即成。

用法用量：作佐餐食用，每日1次。

双耳煮肉

功能效用：滋阴，润肺，补肾。用于阴虚型下消。

材料组成：白木耳10克（发透，去蒂，撕成瓣），黑木耳10克（发透，去蒂，撕成瓣），瘦猪肉200克（洗净，切薄片），姜片5克，葱段6克，精盐3克，味精2克，胡椒粉2克，鸡油15克，料酒10克。

制作方法：将白木耳、黑木耳、瘦猪肉、葱、姜、料酒共入炖锅内，加水

1000毫升，先用大火煮沸，再用小火煮熟，加入精盐、味精、鸡油、胡椒粉，搅匀即成。

用法用量：作佐餐食用，每日1次，每次吃猪肉50克，喝汤吃双耳。

山药胡萝卜烧鸡腿

功能效用：健脾和胃，补气益血。用于气血两虚、脾胃虚弱型糖尿病。

材料组成：鲜山药50克（洗净，去皮，切片），胡萝卜100克（去皮，洗净，切小方块），姜片10克，葱段10克，鸡腿2只（洗净，切小方块），精盐5克，味精3克，料酒10克，植物油50克。

制作方法：起油锅，下姜、葱爆香，投入鸡腿、山药、胡萝卜、料酒、精盐、味精、上汤300毫升，烧熟即成。

用法用量：作佐餐食用，每日1次，每次吃鸡肉50克。

山药南瓜煮牛肉

功能效用：补中益气，生津止渴。用于中消。

南瓜补中益气、消炎止痛。

材料组成：山药30克（洗净，润透，切片），青南瓜200克（洗净，去瓤，切小方块），牛肉100克（洗净，切小块），姜片10克，葱段10克，精盐5克，料酒10克，植物油50克。

制作方法：起油锅，加入葱、姜爆香，投入牛肉，炒变色，放入南瓜、山药、上汤1000毫升，先用大火煮沸，再用小火煮熟即成。

用法用量：作佐餐食用，每日1次，

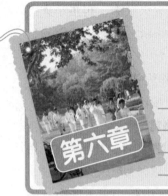

糖尿病的运动疗法

第六章

治疗糖尿病的运动疗法，要根据自己的体质、年龄、病情轻重来确定运动项目，最好在饭后1~2小时进行。穿合适的鞋及保护设施（如护膝、护腿），不要在过冷或过热条件下运动，运动后要补充水分和吃水果。

♥ 运动对机体葡萄糖调节的影响

运动疗法在糖尿病的防治当中起着很重要的作用，它与饮食、药物、教育并称为治疗糖尿病的"四驾马车"。长期有规律的科学性体育运动，再配合饮食治疗和药物治疗等疗法，能使糖尿病的治疗达到最佳的效果。运动疗法对治疗糖尿病最大的作用体现在对糖尿病患者机体葡萄糖的调节上，运动可使患者全身组织对葡萄糖的利用增加，从而可以不同程度地降低血糖水平，有效控制糖尿病。

运动对机体葡萄糖的调节主要是通过调节胰岛素来实现的，胰岛素是机体内唯一能够降低血糖的激素，胰岛素能促进全身组织对葡萄糖的摄取和利用，并抑制糖原的分解和糖原异生。胰岛素分泌不足或胰岛素受体缺乏常导致血糖升高，若超过肾糖阈值，则糖从尿中排出，引起糖尿，导致糖尿病的发生。

运动可以增加人体全身组织对胰岛素的敏感性，改善糖代谢紊乱。肌肉组织是胰岛素敏感性增加的最主要部位，运动锻炼可以增加肌肉组织对胰岛素的敏感性：

（1）运动可以增加肌细胞膜上胰岛素受体的数量，提高胰岛素与受体的结合力；

（2）运动可以增加肌细胞内葡萄糖转运蛋白4（GLUT4）的含量；

（3）运动可以提高肌细胞内糖原合成酶和氧化代谢酶的活性，使肌糖原的储存能力和氧化代谢能力增强。

运动提高了机体对胰岛素的敏感性，降低了对胰岛素的抵抗性，胰岛素分泌增加。而胰岛素的增加可以提高机体对葡萄糖的利用，抑制糖原的分解和糖原异生，改善血液循环，从而有效降低血糖水平。胰岛素对葡萄糖的调节主要是通过以下几个方面得以实现的：

（1）促进肌肉、脂肪组织等处的靶细胞细胞膜载体将血液中的葡萄糖转运入细胞。

（2）通过共价修饰增强磷酸二酯酶活性、降低环磷酸腺苷（cAMP）水平、升高环磷酸鸟苷（cGMP）浓度，从而使糖原合成酶活性增加、磷酸化酶活性降低，加速糖原合成、抑制糖原分解。

（3）通过激活丙酮酸脱氢酶磷酸酶而使丙酮酸脱氢酶激活，加速丙酮酸氧化为乙酰辅酶A，加快糖的有氧氧化。

（4）通过抑制PEP羧激酶的合成以及减少糖原异生的原料，抑制糖原异生。

（5）抑制脂肪组织内的激素敏感性脂肪酶，减缓脂肪动员，使组织利用葡萄糖增加。

由以上可以看出，运动疗法是通过增加全身组织对胰岛素的敏感性来达到调节机体葡萄糖水平的作用的，从而有效降低糖尿病患者的血糖水平。因此，对于糖尿病患者来讲，坚持运动疗法，对其治疗糖尿病有着很重要的作用。

❤ 糖尿病患者与运动

运动对于葡萄糖有调节作用，对于糖尿病患者来说，运动疗法的作用与益处远非如此。运动不仅可以降低糖尿病患者的血糖水平，还在改善脂类代谢、心肺功能、降低血压、降低体重、防止骨质疏松、陶冶情操等方面有着非常重要的作用。因此，糖尿病患者应该积极参加体育锻炼，并持之以恒。我们可以从下面的内容了解到运动对糖尿病患者的益处与治疗作用。

• 改善脂类代谢。运动可以加速脂肪的分解，降低血脂和控制肥胖。可以提高肌肉脂蛋白酶的活性，加速极低密度脂蛋白的降解，使部分极低密度脂蛋白的密度达到高密度脂蛋白水平，增加高密度脂蛋白的含量，提高高密度脂蛋白与低密度脂蛋白的比值，使低密度脂蛋白胆固醇和三酰甘油水平下降，这对预防动脉粥样硬化、冠心病及周围血管病变等严重并发症有着重要意义。

• 改善心肺功能，降低血压。运动能提高最高摄氧量，增加血管弹性，降低血压；使血液循环和呼吸功能加强，氧供应量增加，使人的心肺功能得到锻炼。因此，运动对糖尿病并高血压有一定的防治作用，尤其是轻中度的高血压。

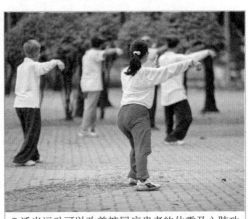

◎适当运动可以改善糖尿病患者的体重及心肺功能，降低血压，对治疗和缓解起到积极作用。

• 降低体重。相关数据表明，有将近80%的2型糖尿病患者体重超过标准值，肥胖妨碍了胰岛素在体内的作用。

运动疗法是治疗糖尿病的又一大法宝

运动疗法，并不是指一些特别的体育运动和竞技，它是根据患者的年龄和体力选择慢跑、体操等日常的运动，以此来达到控制血糖的目的。运动疗法与饮食疗法、药物疗法共同称为糖尿病治疗的三大方法。

❶《诸病源候论》

中国最早的以内科为主，论述疾病的病因和病候的专著。

❷《外台秘要》

中国唐代由文献辑录而组成的综合性医书。

在体育锻炼中找回身体的"元气"

对糖尿病病人来说，运动疗法是很重要的一个治疗环节，尤其是对于老年患者和肥胖患者更为重要。

· 中国隋朝时候的名医巢元方在公元610年辑录的《诸病源候论》❶一书中就提到：患消渴病的人应该"先行一百二十步，多者千步，然后食之"。这里的"消渴病"就是糖尿病。

· 唐代名医王焘在《外台秘要》❷一书中也说：消渴患者要食后千步走。

一些轻型糖尿病患者只要能够坚持体育锻炼，同时控制好饮食，就能使身体得到康复。

阳光、空气、水、运动是健康的四大源泉

"医学之父"希波克拉底讲过一句流传了2400年的话，他说："阳光、空气、水和运动是生命和健康的源泉"。也就是说，一个人要想得到生命和健康，就离不开阳光、空气、水和运动。

法国思想家、哲学家伏尔泰也有一句名言："生命在于运动。"现代医学认为，决定人体健康的四大基石是"合理膳食，适量运动，戒烟限酒，心理平衡"。运动不仅有益于常人，也是糖尿病患者综合治疗中的一项重要手段。

运动对糖尿病患者的三点益处

对糖尿病患者而言，适当的体育锻炼主要有以下三个方面的益处。

① 运动有益于增强体质

适度、持久，而且有规律的运动，可以增强糖尿病患者的运动能力和体力。

② 运动有益于病人控制血糖

运动，可以使身体组织对胰岛素的敏感性增强，体内糖代谢恢复平稳。

③ 运动有益于病人维持正常体重，增强胰岛素降糖作用

运动可以加速体内脂肪的分解，减少脂肪堆积，让肌肉组织更多地利用脂肪酸。

运动改善血糖之七大功效

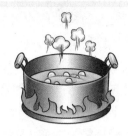

① 改善缓慢的糖代谢

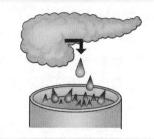

② 改善胰岛素功能

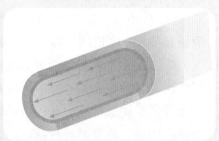

③ 防止血管老化

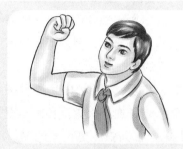

④ 增强身体抵抗力

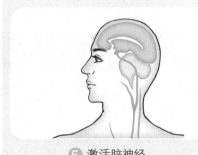

⑤ 激活脑神经

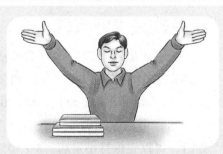

⑥ 缓解工作压力

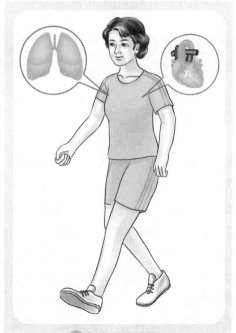

⑦ 提高心肺功能

而长期运动可减少体内脂肪，从而达到减轻体重的效果。体重的降低可以使胰岛素受体数上升，机体对胰岛素敏感性提高，有效减轻胰岛素血症和胰岛素抵抗。此外，长期锻炼还可以使脂肪组织中的肥胖基因表达增加，瘦素产生增加，抑制下丘脑饮食中枢，减少食物摄入，使机体产热，起到减肥降脂的作用。

•防治骨质疏松。随着年龄的增加，女性绝经以后经常会出现骨质疏松，糖尿病会使这种状况更加恶化，但体育运动可以防止这一情况的进一步恶化。

•改善凝血功能。对于糖尿病患者来讲，体育运动会增加血小板数量和血小板活性，激活其凝血机制。更重要的是，体育运动可以促进凝血酶生成和纤溶酶活性，减少血小板聚集和血栓形成。

•消除压力、增强患者战胜疾病的信念。过大的精神压力可能会诱发糖尿病的产生或使糖尿病进一步恶化。运动则会改善这一情况，研究显示，运动时，糖尿病患者脑部会分泌一种名为β-内啡肽的激素，这种物质能激活脑细胞、振奋精神，使人心情愉快，保持良好的心理状态，防止细胞老化，并提高身体的免疫力和自愈力。

•运动还可以陶冶情操，培养生活情趣，放松紧张情绪，提高生活质量。

总之，适当的体育运动能促进人体新陈代谢，降低血糖、血脂，提高糖尿病患者的身体抵抗能力，促进糖尿病的治疗。所以，应鼓励所有糖尿病患者积极参加体育锻炼，并持之以恒。

❤ 运动治疗的原则

准备活动必不可少

采用运动疗法的糖尿病患者在进行体育运动前，首先要做的一件事便是准备活动。必须先做15分钟左右的热身运动，使全身肌肉活动起来，避免运动时肌肉拉伤。例如，在跑步或快走前可以先做一些伸腰、踢腿动作，再慢走10分钟，使身体活动起来，心率达到运动要求的频率。还要注意的是，在运动快结束时不要骤然停止，也要做一些整理运动，最好是10分钟左右的恢复运动。如慢跑半个小时后，可以逐渐变为快走、慢走、逐渐放慢脚步，然后伸伸腰、压压腿、再坐下休息。记住，突然开始运动或骤然结束运动容易导致事故的发生。

循序渐进量力而行

糖尿病患者在进行体育锻炼活动时应遵守循序渐进的原则，运动量要由小到大，运动时间由短到长，动作由易到难，这样可以保证机体逐步适应。在开始时，可以先保持小量运动5~10分钟，然后再逐渐加量，持续20~30分钟，一般在1~2个月内逐渐将运动时间从

5～10分钟延长到20～30分钟。此外，运动也要保持适度，不片面追求运动时间和强度，否则可能会适得其反。如果遇到身体不适或天气不好，可以暂停运动或移到室内进行，运动要量力而行，以舒适为度。

坚持锻炼持之以恒

糖尿病患者在身体不适或天气不好时可灵活地选择休息或进行其他活动，但这并不意味着在采用运动疗法时可以随时中断。运动疗法要想取得一定的效果，必须遵守长期坚持、持之以恒的原则，决不能三天打鱼、两天晒网。只有坚持下去才能达到降糖、降脂、降血压、降低血液黏度等效应，达到治疗糖尿病的目的。

配合治疗效果更好

长期坚持运动疗法能起到治疗糖尿病的功效，但也不能过分依赖运动疗法，它并不是万能的，必须与饮食或药物治疗等疗法有机结合，才能起到相应的效果。比如，糖尿病患者在进行体育运动后，血糖有所下降，就以为达到治疗的效果了，而放松了饮食控制，随意增加含量，或者随意减少药物用量甚至停药，这样就会导致运动疗法前功尽弃，病情也可能进一步恶化。

不适合采用运动疗法的情况

对糖尿病患者来讲，运动疗法在其治疗过程中十分重要。但是，并不是所有的糖尿病患者都适用运动疗法。在很多的情况下，运动疗法可能会使患者病情进一步恶化。因此，对这些情况必须加以重视。

（1）严重代谢异常；

（2）患有糖尿病并发症，如患有糖尿病性神经病变、视网膜病变、肾病、高血压和动脉硬化等症状时不宜采用运动疗法；

（3）患有心律失常、心绞痛等心脏疾病；

（4）四肢麻木或走路时感到脚部剧烈疼痛；患有神经痛、腰痛等疾病；

（5）由糖尿病性视网膜病变而引起眼底出血的情况；

（6）患有足部坏疽；

（7）氮质血症和血肌酐增多；

（8）由于感冒而引起发热；

（9）膝盖和足部关节障碍。

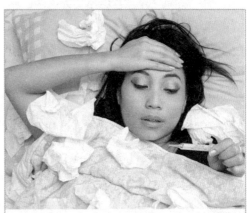

◎糖尿病患者在感觉到身体不适，或是由感冒而引起发热时，不应进行运动疗法。

糖尿病的运动治疗方法

运动的形式多种多样。糖尿病患者的运动疗法中涉及的运动基本上都是一些不太剧烈、任何人都可以进行的运动。在糖尿病的治疗中，最好选择有氧运动，因为，医学研究证明，有氧运动在治疗糖尿病的运动疗法中是最为有效的，患者在运动时不断吸入氧气，能使体内的糖分和脂肪充分燃烧，可以达到明显控制血糖的功效。治疗糖尿病的有氧运动包括散步、慢跑、体操、游泳、瑜伽等，下面将对此进行相关的介绍。

散步健身法

散步是一种简便易行且十分有效的锻炼方法。其优点是不受时间地点的限制，运动强度较小，对年龄较大、身体较弱的糖尿病患者来讲是一种十分安全的健身方法。糖尿病患者如果长期坚持散步，对其身体代谢、降低血糖等有十分良好的功

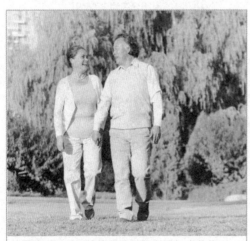

◎散步对于糖尿病患者能够起到增加身体代谢、降低血糖等的作用。

效。据相关报道，中老年人以3000米每小时的速度散步1.5~2个小时，其代谢率增高48%；糖尿病患者经一天的徒步旅行，其血糖水平可降低3.4毫摩尔/升。散步能促使肌糖原和血液中葡萄糖的利用，因而有降低血糖的功效。研究证明，饭后血糖的升高与运动强度成负比例。因此，糖尿病患者每天进行1~3次，每次持续20~30分钟散步运动，对糖尿病的治疗是十分有益的。下面介绍一种定量散步法：在30°斜坡的路上散步100米，以后逐渐增加在50°斜坡的路上散步2000米，或在30°~50°斜坡的路上散步15分钟，接着在平地上散步15分钟。

慢跑健身法

慢跑也是一种比较轻松的锻炼方法，其运动强度大于散步，适合年轻、身体条件较好，有一定锻炼基础的糖尿病患者。其优点是不需任何器械，不受时间、地点限制，运动效果好，运动量易控制。缺点是下肢关节受力较大，容易引起膝关节和踝关节疼痛。慢跑以清晨进行最好，开始前做3~5分钟准备活动，速度以每分钟100~200米为宜，每次时间半个小时左右。结束后，不要突然停下来，要缓行或原地踏步，调匀呼吸。

保健操

第一节扩胸运动：两臂置胸前屈肘，掌心向下。两臂经前向后摆，还原成立正

姿势。重复8次。

第二节振臂运动：左臂上举，同时右臂向后摆，左臂经前向下，向后摆，同时右臂经前向上举。重复16~20次。

第三节踢脚运动：两手叉腰，左脚前踢，与上体成90°，左腿还原；右腿前踢，与上体成90°，右腿还原。交替重复16~20次。

第四节体侧运动：左脚侧出一步，脚尖点地，同时两臂侧举。左臂弯曲至背后，前臂贴于腰际；同时右臂上举，身体向左侧屈两次，还原。出右脚，换相反方向做，动作相同。重复8次。

第五节腹背运动：两臂经体前上举，掌心向前，抬头，体后屈。体前屈，手指尽量触地。上体伸直，屈膝半蹲，同时两臂前举。

第六节原地跳跃：两脚跨并立，同时两手叉腰。连续跳20~30次。

第七节原地踏步：两臂自然放松，随踏步做前后摆动。连续踏步30次左右。

登山、登楼梯

户外登山可以显著提高腰、腿的力量，增强心、肺功能，增强抵抗能力，促进新陈代谢。此外，对于糖尿病患者，可以提高身体对胰岛素的敏感性，增强其控制血糖的能力。对于病情较严重、体质较弱的中老年人可改为登楼梯，同样能达到类似功效。登山、登楼梯运动的时间最好是在饭后半小时，可以有效防止发生低血糖。

游泳

游泳是一种全身性运动，它可以有效增强人体神经系统的功能，改善血液循环，提高人体对营养物质的消化和吸收，增强体质，提高抵抗能力。要科学地掌握游泳的运动量，这样既可达到锻炼目的，又不至于过于疲劳而使身体发生不良反应。对于糖尿病患者，采取游泳方式来锻炼身体，要根据年龄、体质来控制运动量。年轻、身体强壮者可每周进行2次大运动量的游泳锻炼，中年人宜中运动量，老年人则适宜小运动量的游泳锻炼。

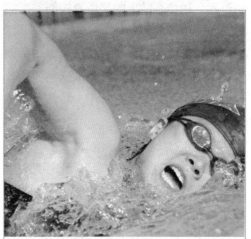

◎采取游泳方式来锻炼身体的糖尿病患者，要根据年龄、体质来控制运动量。

太极拳

太极拳是我国传统的健身运动，它对于体质较弱、不适宜进行大运动量的糖尿病患者而言是一种比较好的锻炼方式。而且太极拳能疏通经络，调理气血，促进血液循环，对防治糖尿病并发症有着良好作用。

适应人群和禁忌人群

适应人群

（1）运动疗法适合于2型糖尿病患者，尤其是肥胖的患者。此类患者采取适当的运动，可消耗体力和热能，从而抑制热能转换为脂肪，有效减轻肥胖患者的负担。

（2）运动疗法适于胰岛素治疗，病情比较稳定的1型糖尿病患者。适当的运动有助于提高此类患者的生活质量。

（3）运动疗法适合于有动脉硬化、高血压、冠心病等并发症但不严重的糖尿病患者，运动有助于此类患者控制并发症的发展。

（4）空腹血糖一般在11.0～16.7毫摩尔/升以下的糖尿病患者可采取适当的体育锻炼。

禁忌人群

（1）血糖控制不佳、不稳定型糖尿病患者。特别是空腹血糖水平大于16.7毫摩尔/升的1型糖尿病患者更不宜采取运动，因为运动会降低血糖，在胰岛素作用的高峰时刻，如上午11点，很容易引起患者低血糖而昏迷。

（2）胰岛素严重缺乏的1型糖尿病患者。此类患者不宜参加体育运动，因为运动会使其肝糖原输出增多，但胰岛素缺乏，肌肉对葡萄糖的利用不能相应增加，会引起血糖增高，使病情加重，严重的还会出现酮症酸中毒。

（3）合并Ⅳ期以上视网膜病变、眼底有活动性出血的患者。运动时容易使其血压升高，诱发眼底再次出血，严重的大出血会导致失明。

（4）合并较重的糖尿病肾病、肾功能不全、大量尿蛋白患者。运动会使此类患者血压升高，增加其尿蛋白排出，加重肾病的发展。

（5）合并严重高血压、缺血性心脏病、近期有心绞痛的糖尿病患者。运动会加重其心脏负担、诱发心绞痛，严重的可能会导致心肌梗死。

（6）有严重感染、发热、活动性肺结核的糖尿病患者。

（7）注射胰岛素后未进食者以及口服降糖药后经常出现低血糖的糖尿病患者，不宜参加体育运动，尤其在胰岛素作用最强的时候，很容易出现低血糖。

（8）有严重的糖尿病神经病变、下肢感觉缺失、足部溃疡（坏疽）者，不宜参加体育运动。

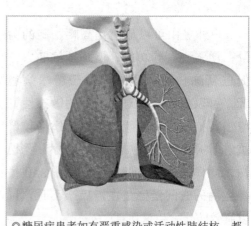

◎糖尿病患者如有严重感染或活动性肺结核，都不应进行运动锻炼。

（9）伴有急性感染、酮症酸中毒等急性并发症的糖尿病患者。

（10）妊娠、呕吐、腹泻及有低糖倾向的糖尿病患者。

（11）老年人糖尿病合并老年痴呆症患者不宜单独进行户外体育锻炼。

♥ 运动前的身体检查评诂

运动对糖尿病患者有着特殊的作用，但因为糖尿病患者本身的特殊性，这就限制了其运动的随意性。糖尿病患者如果要进行运动，必须考虑一系列的问题，如是否适合运动，运动量多大最合适，哪种运动更适合，运动中需要注意什么等。因此，在运动之前，糖尿病患者必须进行身体的检查评估，如果随便选择不适当的运动，可能会使病情更加恶化。

应该到医院做一次全面的检查，包括血糖、糖基化血红蛋白、血压、心电图、眼底、肾功能、心功能和神经系统检查。如果年龄已经超过40岁，最好做运动激发试验后的心电图，以此来判断心功能是否适合运动。

要时刻监测身体血糖水平。在血糖控制不良的情况下，不宜参加运动。如果患者在一段时间内出现多吃、多饮、多尿、体重减少，甚至出现脱水情况，则代表其血糖过高，应该停止任何运动，直到血糖水平得到平衡控制。如果患者出现饥饿、头昏眼花、四肢无力、冒冷汗等症状，则表示其血糖过低，在这种情况下如果进行运动，很容易使脑部和心脏受到损伤。

血糖值与运动

血糖值在5.56毫摩尔/升以下，应该补充点心后再运动。可以喝一杯240毫升的纯牛奶。

血糖值在5.56毫摩尔/升以上，则不需要补充点心。

血糖值在3.89毫摩尔/升以下或13.89毫摩尔/升以上时，应该停止运动。

生理功能评估。糖尿病患者的生理功能评估主要包括三项：体能、体重指数（BMI）和代谢功能。体能包括耐力、心肺功能、肢体关节、平衡协调能力等，如果患者体能状况不是很理想，运动就应该从轻量级开始，不可贸然开始剧烈运动。体重指数（BMI）是利用身高和体重的比例来衡量体形，太胖的患者应该注意避免剧烈运动，以防膝盖和关节部位受伤。代谢功能的评估主要是血脂、血压和尿酸三项。

体重指数（BMI）

BMI是Body Mass Index的缩写，意思是体重指数。计算公式：

BMI值	18.5以下	18.5～24	24～30	30以上
身体状况	太瘦	适中	略胖	过胖

BMI＝体重（千克）/身高（米）的平方

除了血糖不稳定或其他糖尿病症状，另外的一些问题也需要引起糖尿病患者的注意。如气喘、癫痫、怀孕等，这些在运动前或运动中都要特别注意，不要引起不必要的麻烦。

♥ 运动时间的选择

以进食来选择运动时间

一般来讲，糖尿病患者在每次进食后半小时到一小时之间，血糖会升到最高点，然后才缓慢下降，直到下一次进食再回升。因此，从事运动最佳的时间，便是进食后半小时到一小时之间，因为在这段时间运动，可以快速消耗糖质，维持血糖的稳定。反过来，糖尿病患者在空腹时不宜做运动，因为空腹时体内的葡萄糖几乎全都消耗，而运动会加速血糖下降，从而可能造成低血糖。另外，在胰岛素作用最强的时候也不宜做运动，如上午11点，也容易引起低血糖。

以血糖的变化来决定运动时间

时刻监测血糖值。当血糖在3.89毫摩尔/升以下，应停止运动，吃15克碳水化合物，等20分钟再量一次；如果在4.44毫摩尔/升以下，再吃15克碳水化合物，等20分钟再量一次；若血糖在4.44～6.67毫摩尔/升，可以开始缓慢运动，运动中如果需要，还可补充一些碳水化合物。

若血糖在3.89～5.56毫摩尔/升，吃15克碳水化合物，继续运动，在运动中如果需要，可补充一些碳水化合物；若血糖在4.44～5.56毫摩尔/升，继续运动，在运动

中如果需要，可补充一些碳水化合物；若血糖超过5.56毫摩尔/升，继续运动，在运动中如果需要，可补充一些碳水化合物；若血糖超过13.89毫摩尔/升，停止运动直到血糖恢复稳定。

（注：15克碳水化合物相当于一个小苹果或小桃子，一小袋水煮马铃薯条，一片饼干，一杯不含酒精的饮料。）

糖尿病患者不宜晨练

很多人认为早上空气新鲜，这时候锻炼效果最好。但对于糖尿病患者来讲，选择清晨锻炼并不是一个很好的选择。第一，清晨气温比较低，部分糖尿病患者并发心脑血管功能不全者，在冷刺激下血管会强烈收缩，容易引起心脑血管病发作。

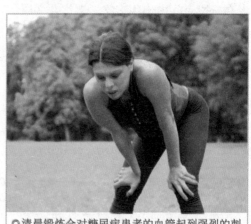

◎清晨锻炼会对糖尿病患者的血管起到强烈的刺激引起收缩，并会引起心脑血管病发作。

第二，清晨锻炼大都处于空腹状态，糖尿病患者自身调节血糖稳定的能力较差，容易引发低血糖。第三，清晨近地面逆温层使空气在早6时之前最不易扩散，空气污染物深度很高，经呼吸道吸入的灰尘、细菌、污染微粒会显著增加，而糖尿病患者抵抗力比较差，容易引起呼吸道感染。

运动强度的选择

糖尿病患者在进行运动时，除了要注意时间上的选择，还要注意运动强度和运动频率的选择，因为运动的强度与频率直接影响到运动疗法的效果。运动强度过低，对血糖影响较小，强度过高，容易引起低糖反应，因此，糖尿病患者应该以中等强度的运动为宜，这样才会对降血糖和尿糖有明显作用。运动频率因人而异，但有一个要求就是要持之以恒，最好是每天都能进行，如果做不到每天坚持，则每个星期至少坚持3天或者隔一天进行一次。

那么，糖尿病患者如何来衡量自己适合什么强度的运动呢？一般来说，有两个标准：一方面是生理的承受能力，另一方面则是心理的承受能力。因此，下面就介绍两种测量方法来衡量运动强度是否适合自己身体状况。

心率测量法

心率测量法是一种比较简单但实用的用来衡量自己适合什么运动强度的方法。糖尿病患者在运动前，佩戴一个有秒针的手表或秒表，在运动进行中，每5～10分钟便测量一次，然后将脉搏数进行以下计算：

最大心率=220－年龄

储备心率=最大心率－休息时的心率

目标心率=储备心率×各型运动百分比＋休息时心率

运动强度	储备心率所占比例
轻量级	30%
中等强度	30%～70%
高等强度	70%以上

这三个数值中储备心率代表长时间内可维持的心跳数，目标心率代表理想运动时的心跳数。举个例子：假设王先生的年龄是50岁，休息时的心率是65。那我们就可以算出他的最大心率为170，储备心率为105。如果王先生想进行轻量级的运动时，那他就应该把自己的心率控制

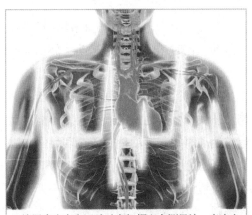

◎糖尿病患者在运动时应根据心率测量法，来决定合适的运动时间和强度，以确保不会加重病情。

在一分钟96.5次（目标心率=105×30%+65=96.5）。其他的运动强度心率值依照公式计算即可得出。

在临床工作中为了方便，常按年龄计算出靶心率（靶心率最简单的计算公式为：靶心率=170－年龄），如果运动中的心率接近靶心率，说明运动强度适度，如果运动中的心率明显快于靶心率，应当减小运动强度，反之可适当加大运动强度。

自觉运动强度测量法

判断运动量是否适度，除了测量心率外，还应该根据患者运动后的反应综合判定。我们可以采用自觉运动强度测量法进行评判。在糖尿病患者运动后，请他按照自己所感觉的难度对运动强度打分。分值以0～10表示，0表示一点感觉都没有，后面数字越大，表示感觉运动强度越难。

一般最适合糖尿病患者的运动，运动强度最适当的范围应在2～5之间，超过此范围，可能会使患者在运动过后感到精神不振、疲乏无力、心率加快，应该重新调整运动强度。

运动强度等级	对此项运动的感觉
0	一点感觉都没有
0.5	非常非常轻松
1	非常轻松
2	轻松
3	适中
4	有点吃力
5	吃力
6	很吃力
7	相当吃力

♥ 制定一套运动计划

制定运动计划的原则

内容明确：计划的内容应该包括做什么运动，何时运动，何地运动，怎么运动等方面。

量力而行：运动计划要根据自己的病情、体质以及其他情况来确定，不能片面追求运动时间与运动量，要合理科学，以身体舒适为度。

长短结合：计划可明确到每一天，在此基础上做好长期运动的计划。

弹性原则：可以在适当的时候对计划

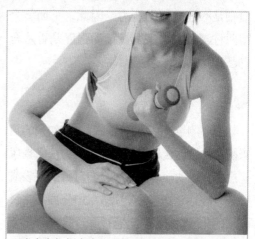

◎患者应根据自身切实情况的不同，制定不同的运动计划，这样才能起到真正的锻炼效果。

的内容进行修改，加入新的可行性运动内容，以达到最佳的锻炼效果。

运动时间的安排

对于糖尿病患者来讲，运动的频率每周应保持3次或以上，最好每天一次，这样坚持下去，运动疗法才能达到应有的效果。开始时，可能不是很习惯，但慢慢适应下来，运动疗法的好处就会开始慢慢显现出来。据有关专家研究得出的结论，糖尿病患者每周进行5次运动，每次运动时间持续30分钟，可以减少糖尿病患者的死亡率。运动的时间也并不是固定不变的，糖尿病患者可根据自己病情、体质的不同适当调整，让自己保持在舒适、没有疼痛和负担的状态。除了时间计量外，糖尿病患者也可采取热量值来选择运动量。一般来讲，运动疗法最理想的目标是患者一天消耗240千卡的热量，可根据下表来计算消耗热量所需的时间（运动时间=240/换算

值）。假设王先生体重是70千克，那么他慢跑时间=240/9.7=24.74，大约25分钟。

时刻记录，自我监测

糖尿病患者运动时，应该及时记录下自己的血糖、心跳等数值，这样可以更好地监测自己的病情，并随时做出调整。

每天可以依据下表来填写：

运动记录表

项目	记录
运动种类	
花费时间	
血糖水平	
心跳数	
运动自觉强度	
血压	

♥ 运动治疗的风险

适当的运动对每个人都是非常有益的，而对糖尿病患者来讲，适当的运动既是保健又是治疗，它不但可以增强体质，还有利于控制血糖，减少心血管病的发作，同时还可以起到防止骨质疏松、放松紧张的情绪等作用。然而不恰当的运动也有风险，运动疗法潜在的副作用也应引起重视。

（1）运动增加心脏负担，可能会使缺血性心脏病或高血压恶化，引起心脏功能不全或心律不齐，严重的可能引发心绞

痛甚至心肌梗死。因此，并发缺血性心脏病或高血压的糖尿病患者必须在医生的严密监测和指导下进行体育锻炼。

（2）运动时糖尿病患者心率加快，同时外周血管阻力增高，使血压升高。运动后，皮肤血管处于显著扩张状态，产生直立性低血压。

（3）运动时血压升高，再加上某些运动如头低位、提举重物，可能会引起伴有眼底病变的糖尿病患者玻璃体和视网膜

出血，增殖视网膜病变性进展。

（4）对于糖尿病肾病的患者，运动时会降低其肾血流量，容易引起缺血性损害，再加上毛细血管对蛋白质通透性增高，会造成尿蛋白排出增多，导致糖尿病肾脏病变。

（5）严重的糖尿病患者，特别是1型糖尿病患者，在没有很好控制血糖的情况下，运动会使胰岛素缺乏和拮抗激素分泌增加，导致血糖升高。当胰岛素缺乏时，脂肪分解增加，肝糖异生和糖原分解增加，酮体生成过多，导致尿酮体，甚至发生酮症酸中毒。

（6）1型糖尿病患者运动时皮下注射的胰岛素吸收加速，胰岛素处于相对的高水平，会抑制肝糖异生和肝糖原分解，同时部分病人的儿茶酚胺分泌和胰高血糖素分泌受损，导致低血糖的发生。2型糖尿病患者运动时一般不会发生低血糖，但当应用胰岛素和口服降糖药时，胰岛素会抑制肝糖异生，从而导致低血糖。

（7）对下肢感觉减退的糖尿病患者，因其四肢感觉迟钝，运动可能会造成创伤。

以上就是糖尿病病人在实施运动疗法过程中，非常容易发生的一些风险。面对这些情况，我们必须有一个好的预防措施，只要掌握运动的适应证，并且加强对糖尿病患者体育运动的指导与监护，是完全可以避免上述风险的。

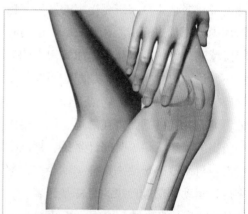

◎下肢感觉减退的糖尿病患者，因其四肢感觉迟钝，运动可能会造成创伤。

运动时间与体重之间的换算值表

运动项目	耗能值									
体重（千克）	40	45	50	55	60	65	70	75	80	85
散步	1.9	2.1	2.3	2.6	2.8	3.0	3.2	3.5	3.7	3.9
步行60米/分	2.1	2.4	2.7	2.9	3.2	3.5	3.7	4.0	4.3	4.5
快步走90米/分	3.6	4.1	4.5	5.0	5.4	5.9	6.3	6.8	7.2	7.7
慢跑	5.5	6.2	7.0	7.6	8.3	9.0	9.7	10.4	11.1	11.8
爬楼梯	4.0	4.5	5.0	5.5	6.0	6.5	7.0	7.5	8.0	8.5
体操	2.2	2.5	2.8	3.0	3.3	3.6	3.9	4.1	4.4	4.7
跳绳	7.0	8.6	9.5	10.5	11.4	12.4	13.3	14.3	15.2	16.2
自行车	3.2	3.6	4.0	4.4	4.8	5.2	5.6	6.0	6.4	6.8

❤ 运动治疗的注意事项

运动治疗与饮食治疗、药物治疗有机结合，能够使疗效更加显著。但是我们应该认识到，并不是所有的糖尿病患者都能进行体育运动，在某些情况下，要禁止进行运动锻炼。由于糖尿病患者的病情、体质等具体情况的不同，在运动时应该注意以下问题：

• 运动项目的选择。糖尿病患者应根据自己的病情、年龄和体质等因素选择适当的运动项目。应该选择一些有氧运动，如行走、慢跑、骑车、爬楼、游泳、打太极拳、广播操等，而不是无氧运动。重症糖尿病患者要避免做剧烈运动，应选择一些轻松的体育活动。

• 运动前的准备和运动后的整理。糖尿病患者进行体育运动前应先做5~10分钟的准备活动，然后再开始运动，运动强度要缓慢增加，快结束时要缓慢减低强度。突然开始运动或骤然结束运动容易导致事故的发生。运动后，要做舒缓的整理活动来缓解运动后的肌肉紧张。

运动前伸展运动的要点

（1）有意识地活动身体某些部位的肌肉。

（2）强度要由弱到强。

（3）伸展运动以"感觉舒服"为标准。

（4）运动时不要用力过猛。

（5）放松、自然呼吸。

• 运动着装应该轻松、舒适。选择透气性好、底子厚、弹性好的鞋子，以保证运动中具有一定的缓冲力。此外，鞋帮要软、被子要松紧适宜，以免擦伤皮肤。

• 及时补充水分。在运动过程中应及时补充水分，不然有可能会大量出汗而导致脱水。糖尿病患者可饮用矿泉水、茶或运动饮料来补充水分，但注意不要饮用含糖过高的饮料。

• 量力而行，不要勉强自己。运动要适度，不要片面追求运动强度与时间，否则可能会适得其反。也不要勉强自己，如果身体不适或天气不好时，应选择休息或移到室内进行。另外，晚上室外光线比较昏暗，亦尽量不要在晚上运动。

• 运动后不要马上冲浴。运动后，不能马上就用冷水或热水冲浴，要休息一段时间，待心率恢复到正常时再进行温水淋浴。因为，刚运动完皮肤的毛孔处于开放状态，若用冷水冲洗，毛孔会迅速收缩、闭合，体内热量不能散发出来，滞留在体内容易引起高热症，导致抵抗力下降；而

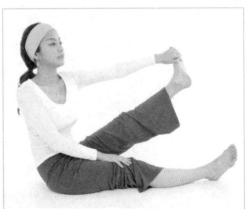

◎做伸展运动时，一定要做到由弱到强来进行，切记不可用力过猛，以免拉伤身体。

降糖要选择适合自己的有氧运动

运动量, 即运动所消耗的热量, 因运动的种类不同而各不相同, 要消耗1单位(80kcal)的热量所必需的运动时间也不一样。例如, 广播体操要连续做20分钟才可消耗1单位的热量(即80kcal)。因此, 这种运动消耗的热量非常少。

● 交谊舞

Ballroom dancing, 最早起源于欧洲, 是在古老的民间舞蹈的基础上发展演变而成的。

有氧运动的开展离不开医生

运动可促进肌肉中葡萄糖的消耗, 降低血糖值。胰岛素分泌不足或作用缺陷的人也可通过运动有效地利用葡萄糖。即糖尿病患者在进行饮食疗法的同时进行运动疗法, 可以有效抑制饭后血糖的上升, 使之维持在平稳的状态。

若是正在接受饮食疗法的患者过量运动, 或在注射胰岛素后运动, 都有可能会引起低血糖的发生。所以运动疗法开始之前要主动与医生商量, 决定运动的种类后再开展。

将消耗80kcal作为运动降糖的初级目标

运动中所消耗的热量, 是与运动强度密切相关的。我们在选择运动项目的时候要以消耗80kcal为目标, 这样才有利于长期地坚持下去。

下面, 我们列出了每一项运动平均消耗80kcal所需要的时间长度。每项运动强度越大, 花费的时间就会相对减少。

运动强度	运动项目	运动时间	消耗热量
最低强度运动	散步、做家务、打太极拳、开车购物	约30分钟	80kcal
低强度运动	跳交谊舞●、下楼梯、骑车、打台球	约20分钟	80kcal
中等强度运动	平地慢跑、溜冰、上楼梯、划船、打羽毛球	约10分钟	80kcal
高强度运动	跳绳、游泳、举重、打篮球	约5分钟	80kcal

所以, 对患者来说, 最好的运动项目要能够容易控制强度, 有利于全身肌肉运动, 并且不受条件、时间、地点的限制。既要符合自己的爱好, 又要操作性强, 便于病人长期坚持, 易于达到控制病情的目的。

每千克体重每分钟消耗热量一览表

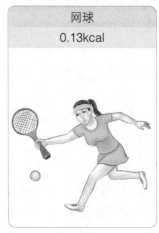

| 网球 |
| 0.13kcal |

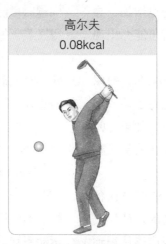

| 高尔夫 |
| 0.08kcal |

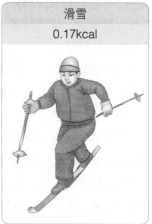

| 滑雪 |
| 0.17kcal |

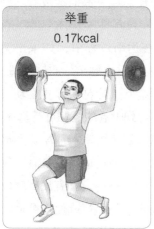

| 举重 |
| 0.17kcal |

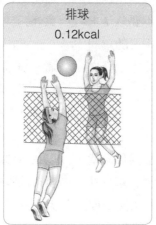

| 排球 |
| 0.12kcal |

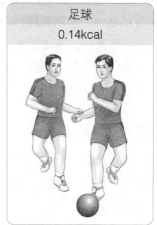

| 足球 |
| 0.14kcal |

其他					
步行	匀速	0.05kcal	游泳	自由泳	0.20kcal
	快走	0.08kcal		仰泳	0.16kcal
慢跑		0.16kcal	羽毛球		0.13kcal
登山		0.12kcal	滑冰		0.14kcal
门球		0.05kcal	柔道		0.13kcal
健美操		0.08kcal	篮球		0.14kcal

　　能量的消耗与自身体重和所花费的时间息息相关，所以我们可以通过下面这个公式来计算日常消耗的热量。

能量（kcal）= 总能量－消耗量 × 体重 × 所消耗的时间

用热水冲浴的话会使外周血容量增加，导致回心血量减少，体质较差者可能会出现头晕、恶心等症状。

•不要空腹运动。一般情况下，糖尿病患者不要在空腹的状态下进行运动。早晨起床时，血液黏稠度比较高，如果此时运动，出汗和水分的消耗会使血液更为黏滞，很容易发生心脑血管意外。

•结合其他疗法。运动疗法应与饮食或药物治疗相结合，否则单纯的运动疗法是起不到明显效果的。同时也应该认识到运动疗法是一个长期的过程，不要急于求成，要长期坚持、持之以恒、不可随意间断。只有坚持才能达到降糖、降脂、降血压、降低血液黏度的效应。

运动治疗的安全性

糖尿病患者进行适当的运动其目的就是为了辅助治疗，达到控制病情、减少并发症的发生。如果在运动中出现安全问题，危及身心健康，那就得不偿失了。因此，必须重视安全问题，听从专业医生的指导，不能自作主张。总的来说，糖尿病患者在进行运动时要注意以下一些安全问题：

（1）按时检测血糖。糖尿病患者在运动前后容易出现较大的血糖波动，因此，应该时刻监测血糖水平，保证运动安全。

（2）糖尿病患者室外运动时应随身携带一些糖果、饼干、甜饮料等食物，以便在运动中发生低血糖反应时可以及时服用。

（3）糖尿病患者外出运动时，应随身携带糖尿病救助卡和电话，以便在出现

问题时可随时通过电话与家人或急救站取得联系，争取抢治时间。

（4）年龄较大的患者，尤其有冠心病的糖尿病患者应随身准备急救药物，以防意外。

（5）尽量避免在恶劣的天气下运动，如酷暑、严寒或大雨中。

（6）糖尿病患者在进行体育锻炼时应避免一些剧烈的对抗性运动、用力过猛的运动和倒立性的运动，防止这些剧烈性运动引起血压急剧升高而造成心、脑血管意外。

（7）在运动过程中，如果出现如腿痛、胸痛、胸闷、憋气、眩晕、眼睛模糊、恶心等症状，应赶快停止运动，在原地休息或尽快到附近的医院进行治疗。

（8）糖尿病患者足部容易受损，所以在运动时，应使用适当的鞋具。每天要坚持洗脚并检查双脚，看有没有磨破、感染、红肿、青紫、水疱或血疱等症状，这些都是糖尿病足的发病基础，一旦发现要及时在医生的指导下治疗。

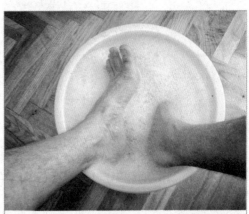

◎日常生活中要做到每天洗脚并检查双脚有没有运动造成损伤。

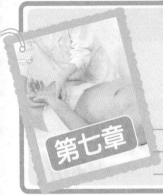

糖尿病的针灸疗法

第七章

注射胰岛素、口服降糖药是治疗糖尿病的常见方法，中医介绍，治疗糖尿病的同时，不妨配合针灸疗法，可以起到很好的降糖效果。

❤ 针灸疗法的作用机制

针灸（针刺）治疗糖尿病有着悠久的历史，我国中医古籍中就有许多关于针灸治疗糖尿病的记载。如《医学心悟·三消》中就记载有"治上消者，宜润其肺，兼清其胃；治中消者，宜清其胃，兼滋其肾；治下消者，宜滋其肾，兼补其肺。"近些年来，国外许多学者也对针灸治疗糖尿病进行了广泛的研究。如罗马尼亚学者研究证明了针灸糖尿病患者三阴交穴，可以调节生理功能正常的胰脏的胰岛素分泌。

针灸对糖尿病的治疗具有疗效可靠、副作用轻微、简便易行等特点，其作用机制主要有以下几个方面：

针灸相关穴位可调节胰脏的分泌功能，使胰岛素分泌增加，增强胰岛素靶细胞受体功能，加强胰岛素对糖原的合成代谢及氧化酵解和组织利用能力，从而降低血糖水平。糖尿病患者进行针灸治疗后，体内T3（三碘甲腺原氨酸）、T4（四碘甲腺原氨酸）含量下降，血液中甲状腺素含量降低，减少了对糖代谢的影响，也有利于血糖水平的降低。

针灸能起到通经活络、活血化瘀的作用，可以改善糖尿病患者血液的浓黏凝聚状态，降低血液黏滞性，减少糖尿病神经病变及血管病变，对脑梗死、心绞痛、肢体疼痛、下肢闭塞性血管病变、自主神经功能紊乱等糖尿病并发症有重要的实用价值，早期疗效更佳。

此外，针灸作用于周围神经，可以通过兴奋迷走神经和抑制交感神经调节自主神经功能，可以纠正糖尿病患者内分泌混乱状况，恢复其胰岛素的正常功能。

由以上可以看出，针灸疗法对防治糖尿病有着显著效果。但是，并不是任何类型的糖尿病患者都适合于针灸疗法。一般来说，糖尿病针灸疗法主要适用于以下几类患者：

（1）中等体形或肥胖型的2型糖尿病患者。

（2）病程较短的轻、中度糖尿病患者，针灸疗法对此类患者疗效最理想。

（3）部分糖尿病并发症患者，如糖尿病性高血脂、动脉粥样硬化、肢体疼痛、心绞痛、自主神经功能紊乱、皮肤瘙痒、早期神经源性膀胱等并发症，针灸疗法对这些糖尿病并发症有较好的疗效。

❤ 三消分型论治

糖尿病的针灸治疗，中医是以三消辨证为主，也有按阴阳、脏腑、气血、津液辨证施治。

上消型糖尿病

症状： 烦渴多饮，口干舌燥，善食易饥，尿频量多，舌红，苔薄黄，脉细滑数。

治疗法则： 清热润肠，生津止渴。

取穴： ①肺俞、胰俞、脾俞、鱼际；②心俞、胰俞、脾俞、少府；③身柱、八椎下。

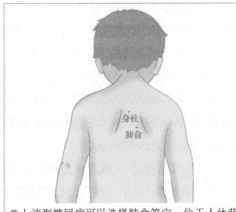

◎上消型糖尿病可以选择肺俞等穴，位于人体背部，在第3胸椎棘突下，旁开1.5寸。

操作： 针灸肺俞、心俞、胰俞、脾俞时以平补平泻手法向上或向下斜刺0.5～1寸，或向脊柱方面斜刺0.5～1.2寸；鱼际直刺0.5～0.8寸，用泻法；少府针灸0.3～0.8寸，用泻法；斜向上刺身柱穴0.5～1寸；斜向前上方刺八椎下1～1.5寸，令针感向前胸放散为佳。

加减： 如果患者出现咽喉干燥、疼痛、严重口渴等症状，可以加刺少商、金津、玉液等穴位。

作用： 对肺俞、胰俞、脾俞、鱼际施针，可以达到调和、激发脏腑功能的作用，以及养阴清肺、清热润燥、健脾养胃的促进脾胃运化、降血糖等作用。对心俞、胰俞、脾俞、少府施针，可以起到清心火、宣肺气、消肿痛、降浊利咽等作用。对身柱、八椎下施针，可以起到清热宣肺、安神止痛、调理内脏功能等作用。

中消型糖尿病

症状： 多食易饥，胃脘不适，口渴多饮，形体消瘦，便秘尿频，舌红苔黄，脉滑有力。

治疗法则： 清胃泻火，生津止渴。

取穴： ①胰俞、脾俞、胃俞；②胰俞、中脘、足三里；③胰俞、足三里、三阴交；④胰俞、至阳、脊中。

操作： 针灸肺俞、胰俞、脾俞时以平补平泻手法向上或向下斜刺0.5～1寸，或向脊柱方面斜刺0.5～1.2寸；对中脘直刺1～1.2寸，针灸手法不宜过重，否则容易导致呕吐；足三里直刺1～1.2寸，用艾条灸5～10分钟；三阴交从内向外直刺0.5～1寸，用艾条灸5～10分钟；至阳和脊中穴是向前上方斜刺1～1.5寸，令针感向胃脘处放散为佳。

作用： 对胰俞、脾俞、胃俞施针，可以降血糖、改善脾胃不和，起到健脾养胃、促进脾胃运化功能、燥湿利水等作用。对胰俞、中脘、足三里施针，可以燥湿导滞、调养胃气、行气止痛。中脘与足三里并用对于糖尿病患者多食晚饥、口渴欲饮等症状疗效很好。对胰俞、足三里、三阴交施针，可以有效改善糖尿病患者的脾胃功能，促进脾胃运化，降低血糖。

下消型糖尿病

症状：尿多尿频，尿色浑浊，口舌干燥，面色无华，口渴心烦，腰膝酸痛，肢冷畏寒，头晕眼花，男子不育，女子月经不调，舌淡苔白，脉沉细无力。

治疗法则：滋补肾阴、补气固精。

取穴：①胰俞、肾俞、太溪；②胰俞、肝俞、太冲；③中脘、气海、三阴交；④命门、太溪。

操作：胰俞、肝俞先直刺0.5～1寸，在得气、守气的基础上施以捻转、提插补泻手法，再斜向椎体方向刺1寸左右，留针半小时，每隔10分钟行针1次；肾俞采用平补平泻手法直刺0.8～1.2寸；太溪采用同步行针法，直刺0.3～0.5寸，或斜向外踝前方刺0.3～0.5寸，并留针半个小时，若阳虚者，

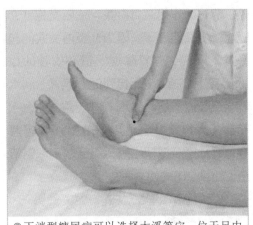

◎下消型糖尿病可以选择太溪等穴，位于足内侧，内踝后方，当内踝尖与跟腱之间的凹陷处。

加艾条灸5～10分钟；太冲采用同步行针法直刺0.5～1寸，并留针半个小时；命门直刺1寸左右，灸5～10分钟。

作用：对胰俞、肾俞、太溪施针，可起到疏通经络、激发肾气、活血祛瘀的作用，是治疗下消型糖尿病常用的方法。对命门、太溪施针，可以有效治疗命门衰型糖尿病，有培元补肾、壮阳固精、强健腰膝的功效。对胰俞、肝俞、太冲施针，可以有效治疗肝气郁结型糖尿病，能够起到疏肝解郁、理气活血的作用。

♥ 阴阳辨证论治

阴虚热盛型

症状：消谷善饥，渴嘉热饮，心烦易怒，口干舌燥，咽喉干燥，面色潮红，小便短赤，大便秘结，舌红苔黄，脉弦数。

治疗法则：滋阴清热。

取穴：①鱼际、太溪；②内关、三阴交；③胰俞、膈俞、肾俞、太溪。

操作：鱼际采用泻法直刺0.3～0.5寸；太溪采用补法直刺0.3～0.5寸；内关采用同步行针法直刺0.5～1寸；膈俞、胰俞采用平补平泻法向上或向下斜刺0.5～1寸，或向脊柱方向斜刺0.5～1.2寸；肾俞施以平补平泻手法直刺0.8～1.2寸。

作用：对鱼际、太溪施针，一补一泻，既能宣肺又能滋肾，可起到滋阴润

燥，清热的作用。对内关、三阴交施针，既能清上又能滋下，因为针灸内关穴能起到宽胸理气、养胃降逆、清心安神的作用，而针灸三阴交能起到健脾养胃、利水燥湿、疏通下焦的作用。对胰俞、膈俞、肾俞、太溪施针，可以有效治疗脾胃两虚、血脉瘀滞型糖尿病，能够起到滋阴清热、补肾的作用。

气阴两虚型

症状：头晕耳鸣，心慌气短，咽喉干燥，疲乏无力，失眠多梦，五心烦热，小便赤黄，大便秘结，舌红苔少，脉弦数。

治疗法则：益气养阴、生津止渴。

取穴：关元、列缺、照海。

操作：关元穴采用补法直刺0.8～1寸；残缺采用泻法斜向肘部刺0.2～0.3寸；照海采用补法直刺0.3～0.5寸。

作用：对关元穴施针，能有效起到补肾固脱、培元固本的作用。再配合针灸列缺、照海则能补肾水、降虚火、通调水道。

阴阳两虚型

症状：面色无华，肢冷畏寒，耳鸣耳聋，腰腿酸软，尿频腹泻，毛发干枯，性

功能下降，舌淡胖，脉沉细无力。

治疗法则：补阴育阳。

取穴：①命门、太溪；②气海、三阴交；③肾俞、命门。

操作：对命门穴直刺0.5～1寸，然后用艾条灸10～20分钟，艾炷灸5～15分钟；太溪采用同步行针法，直刺0.3～0.5寸，或斜向外踝前方刺0.3～0.5寸，并留针半个小时，若阳虚者，加艾条灸5～10分钟。

作用：对命门、太溪施针，可以有效起到滋阴壮阳、培元固本、补肾填精、疏通经络等作用。对肾俞、命门施针，可以培元固本、滋阴育阳、缩尿止浊，利水渗湿，还兼具疏肝理气、疏经活血的功效。

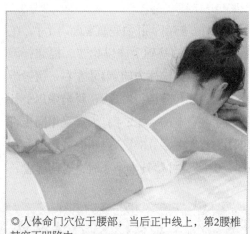

◎人体命门穴位于腰部，当后正中线上，第2腰椎棘突下凹陷中。

♥ 针灸疗法的常用针具

毫针

毫针是用金属制作的，一般以不锈钢所制者为佳，因为不锈钢毫针具有较高的强度和韧性，针体挺直滑利，能耐热和

防锈，且不易被化学物品腐蚀，所以目前被临床上广泛采用。毫针的长短，原来以"寸"计算，现在按法定单位"mm"（毫米）表示，临床上以25～75毫米的毫针较为常用。毫针的粗细，原来用"号数"表

示，现在按法定单位"mm"表示，临床上以0.32～0.38毫米的毫针最为常用。

管针

管针系一种用金属或塑料制成的小圆管，毫针置于管内，管身应略短于选用的毫针。使用时左手将管按在穴位上，右手指弹压管腔内毫针所露出的针尾，使针迅速刺入皮内，随后去管再进行运针。此法可避免进针时的痛感。

芒针

芒针是一种特制的长针，一般用较细而富有弹性的不锈钢丝制成，因形状细长如麦芒，故称之为芒针。它是由古代九针之一的"长针"发展而来，其长度分5寸、7寸、10寸、15寸等数种，临床应用一般以5～8寸长较多，8寸以上应用较少。芒针多用于深刺和沿皮下横刺法。

皮内针

皮内针是用极细的不锈钢丝特制的小针，针身长仅1～2分，它把一小段极细的针灸入皮内，供穴位皮下埋针治疗各种慢性病。有颗粒型、揿钉型两种：颗粒型皮内针一般针长约1厘米，针柄形似麦粒或呈环形，针身与针柄成一直线。揿钉型皮内针状如图钉，一个金属圆粒下垂出个细针尖，适合久留针，适用于耳郭穴位垂直浅刺埋针治疗各种慢性疾病。

皮肤针

皮肤针是针头呈小锤形的一种针具，

一般针柄长15～19厘米，一端附有莲蓬状的针盘，下边散嵌着不锈钢短针。根据所用针的数目多少不同，又分别称之为梅花针（五支针）、七星针（七支针）、罗汉针（十八支针）等。这种针具针灸时，一般疼痛较轻微，尤适用于小儿。

现代九针

现代九针即师氏新九针，包括镵针、磁圆针、鍉针、锋勾针、铍针、梅花针、火针、毫针、三棱针九种针具，是山西师怀堂先生在《灵枢》"九针"基础上，历时40余年反复临床研究应用、研制、革新后而成，故名曰"新九针"。

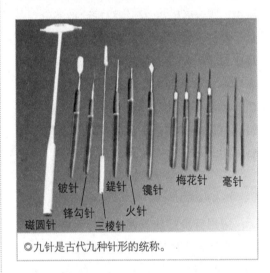

◎九针是古代九种针形的统称。

在进行针灸疗法选择针具时，应根据病人的性别、年龄的长幼、形体的肥瘦、体质的强弱、病情的虚实、病变部位的表里浅深和所取腧穴所在的具体部位，选择长短、粗细适宜的针具。如男性、体壮、形肥，且病变部位较深者，可选稍粗稍长的毫针；反之，就应选用较短、较细的针具。

针灸疗法的注意事项

注意消毒

针具消毒：采用针灸疗法时，事先必须对针具进行消毒。有条件时，可用汽锅消毒。或者可以用75%酒精消毒，将针具置于75%酒精内，浸泡30分钟，取出拭干后再用。置针的用具和镊子等，可用2%来苏溶液与1：1000的升汞溶液浸泡1～2小时后应用。对某些传染病患者用过的针具，必须另行放置，严格消毒后再用。

穴位消毒：在需要针灸的穴位，用75%酒精棉球拭擦即可。或先用25%碘酒棉球拭擦，然后再用75%酒精棉球涂擦消毒。

医者手部消毒：在施术前，医者应先用肥皂水将手洗刷干净，待干后再用75%酒精棉球擦拭即可。施术时医者应尽量避免手指直接接触针体，如必须接触针体时，可用消毒干棉球作间隔物，以保持针身无菌。

针灸切勿过深

采用针灸疗法需要注意对某些穴位不宜刺太深，不然有可能引发事故。

（1）针灸胸背穴位时，尤其要注意肺俞、膏肓、肩井等穴，不能刺太深，否则容易引发人工气胸，出现危险。

（2）对一些靠近脏器及大血管部位的穴位应该慎重，针章门、期门等穴，应该进行扪诊，保护肝脾。

（3）针风府、哑门等穴不可刺太深，尤其注意不能捣针。

（4）针灸腹部穴位时，应注意消毒，以免引起腹膜炎。对孕妇，慎刺腹部穴位。

有些穴位禁止针灸

我国古代留传下来的《针灸大成》中的禁针歌提出脑户、囟会、神庭、玉枕、承灵、角孙、承泣、神道、灵台、脑中、水分、会阴、横骨、气冲、箕门、承筋、手五里、三阴络、青灵、乳中等穴属于禁刺穴位。此外，还指出云门、鸠尾、缺盆、肩井不宜深刺，否则会引起晕针。对孕妇应禁刺合督、三阴交等穴位。

应注意患者的身体状态

根据针灸一般的治疗经验，如果在患者处于精神兴奋或饥饿、过饱、疲劳、口渴的状态下施行针灸疗法，很容易导致患者晕针。《灵枢·终始》中明确指出在大怒、大惊、过劳、过饱、过饥、过渴、房事、醉酒等状态下不宜进行针灸。当然，

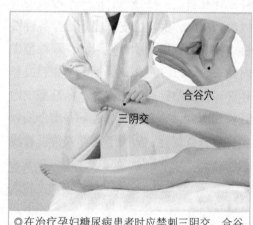

◎在治疗孕妇糖尿病患者时应禁刺三阴交、合谷等穴位。不然会引起生命危险。

合谷穴

三阴交

如果患者病情严重，必须进行施治，可在医生认为许可的情况下灵活掌握。

异常情况的处理

（1）晕针：晕针是针灸疗法中比较常见的异常情况，主要是因患者紧张、姿势不正确或针灸手法不熟练而引起的。当出现晕针现象时，医者应立即停止针灸，起出全部留针，令患者平卧，闭目休息，并饮少量温开水，周围环境应避免嘈杂。

（2）滞针：在针灸行针及起针时，术者手上对在穴位内的针体有涩滞、牵拉、包裹的感觉称滞针。出现滞针后，不要强行行针、起针，应令患者全身放松，并用手按摩针灸部位，使局部肌肉松弛。然后，轻缓向初时行针相反方向捻转，提动针体，缓慢将针起出。

（3）弯针：皮外弯针时，起针时应注意用手或镊子持住弯针曲角以下的针体，缓慢将针起出。皮下弯针时，应先令患者恢复到原来进针时姿态，并进行适当按摩，然后捏住针柄做试探性、小幅度捻转，找到针体弯曲的方向后，顺着针体弯曲的方向起针，切忌强行起针，以免钩撕肌肉纤维或发生断针。

（4）断针：当部分针体仍暴露在皮肤外，可立即用手或镊子起出残针。对于皮下断针，可用左手拇指、食指垂直下压针孔旁的软组织，使皮下断针的残端退出针孔外，并右手持镊子捏住断针残端起出断针。

（5）血肿：当出现皮下血肿时，应先持酒精棉球压按在针孔处的血肿上，轻揉片刻。如血肿不再增大，不需处理，到时会逐渐消失。

❤ 常用针法介绍

针灸疗法的针法有很多，其中最常用的是补泻法。补泻法又有许多种手法，下面就介绍几种常用的施针手法：

徐疾补泻法

进针时缓慢地刺入，少捻转，出针时非常迅速，这种手法为补法。进针时迅疾地刺入，多捻转，徐徐出针的手法是泻法。

提插补泻法

将针尖插入一定深度后，使针在穴内进行上、下进退的操作。针下"得气"后，先浅后深，重插轻提，提插幅度小，频率慢，操作时间短者为补法；先深后浅，轻插重提，提插幅度大，频率快，操作时间长者为泻法。

捻转补泻法

将针灸入一定深度后，以右手拇指和中、食二指持住针柄，进行一前一后地来回旋转捻动。当捻转中、拇指向前，实际是捻中带按为补；拇指向后，实际是捻中带提，为泻法。

复式补泻法

复式补泻法又分为两种：①烧山火

法：以爪切速刺，得气（酸胀感）后，搓针或行针，慢提紧按，三进到地部，产生发热后针由地部缓慢退出，急闭针孔；或将针速刺，入针得气后向一方搓针，针被裹紧后用力插针；或用爪甲向下刮针也能使全身产生发热的感觉。②透天凉法：以爪切速刺，随吸气后缓缓进针到地部得气

（麻感）后，捻转或紧提慢按，将针向上提急速出针，不闭针孔。

平针法

平针是介于补与泻之间的操作手法，不快不慢的左右捻转和上下提插，以得气为度，刺激量比较小。

电子治疗仪

目前在临床上使用的电子针灸治疗仪虽然种类很多，但原理都是以其所发出的电脉冲来加强穴位针灸作用。操作时，先针灸穴位得气，然后将电子针灸治疗仪的两极分别接在已刺入穴位的针柄上，选择好需要的波形，开启电源开关，将输出电位由0度逐渐调高至需要或所能忍受的强度，至预定治疗时间后，再将输出电位回复到0度，关闭电源，除去电极。

电子治疗仪种类

电子针灸治疗仪种类很多，从原理上主要有以下几种类型：

（1）蜂鸣式电子治疗仪：是一种利用电铃振荡原理，将直流电转换成脉冲电流。这种脉冲电流波形较窄，如针尖状，且不对称。由于耗电量大，有噪声，现在已很少使用。

（2）降压式交流电子治疗仪：是一种以一般市电交流电源，经变压器将电压降至25伏以下，再经电阻和电位器加以调控输出，以获得适当的刺激强度。由于频率不可调，现在也很少使用。

（3）音频振荡电子治疗仪：是一种利用音频振荡器，在20～200赫兹范围内，产生频率可调的正弦波电针仪，虽然频率与输出强度可调，但波形单纯，疗效较差。这种电针仪目前亦很少应用。

（4）晶体管噪声式电子治疗仪：此种电针仪的电源为直流6伏，噪声频率为15000～20000赫兹，调制频率为3～30赫兹，输出电压为0～50伏。

（5）声波电子治疗仪：是将音波发生器所产生的多种声源，如音乐、戏剧、歌曲、广播等声波输入电针仪，输出通过导

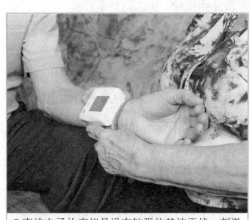

◎声波电子治疗仪是没有较强的基波干扰，刺激较为舒适。声电流比一般脉冲波镇痛效果好。

线与刺入穴位的针灸相连，从而产生一种错综复杂、参差不齐、随机瞬变的复合声电波刺激，故不易引起人体的适应性，从而长时间治疗时其作用不衰减。由于没有较强的基波干扰，刺激较为舒适，患者易接受。声电流比一般脉冲波镇痛效果好。

（6）脉冲式电针仪：此种电针仪近年来在国内外应用最广。采用间歇振荡器为脉冲发生器，由可变电阻改变电路的时间常数，控制脉冲频率。在振荡变压器上绕有多组相互隔离的输出绕组，各绕组的输出经电位器分压后输出。由多谐振荡器输出方波，可获疏密波及断续波与脉冲波形。但是这两种波形的频率是不可调的，方波产生的起伏信号可调制其幅度，可获起伏波及锯齿波等脉冲列波型。

市面上比较常见的电子治疗仪有海华速效治疗仪、肥胖症治疗仪、无针型针灸按摩治疗仪等。

电针灸激与手法运针灸激的比较

电针和手法运针是两种不同性质的刺激，电针是依赖电流的作用来兴奋穴位组织，而手法运针则是借助提插捻转等机械动作达到刺激穴位组织的目的。

实验证明，电针与手法运针的针感与传入神经纤维类别不同，前者以麻为主，主要经以Ⅱ类为主的粗纤维传入中枢，手法运针以酸胀感为主，主要经以Ⅲ类为主的细纤维传入中枢。电针和手法运针的针灸效应也不尽相同。因此，电针和手法运针应根据具体情况，分别采用。

需要注意的是如果电疗仪最大输出电压在40伏以上，那么最大输出电流应控制在1毫安以内，避免发生触电事故。调节电流量时，应逐渐从小到大，切勿突然增强，以防引起肌肉强烈收缩，患者不能忍受，或造成弯针、断针、晕针等意外。另外，对孕妇应该慎用电子针灸治疗仪。

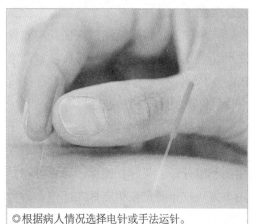

◎根据病人情况选择电针或手法运针。

💗 耳针疗法

耳针疗法是采用针灸刺激耳郭上的穴位或反应点，通过经络传导，以达到防治疾病的一种方法。治病范围较广，操作方便，并可用于某些外科手术麻醉，对糖尿病的治疗有积极作用。

操作方法

（1）耳穴探查：可分观察法、按压法、电阻测定法3种。

观察法：用肉眼在自然光线下，对耳

郭由下而上，从内至外，直接观察耳穴部有无变形、变色、丘疹、脱屑、结节、充血、凹陷、水泡等阳性反应。

按压法：经初步诊断后，在病变的相应耳穴用探针、毫针柄或火柴棒等物，用轻、慢而均匀的压力寻找压痛点。

电阻测定法：用特制的电子测定仪对耳穴皮肤电阻进行测定。

（2）核对穴位后，常规消毒，消毒范围视耳郭大小而定。用75%的酒精或先用2%碘酒，然后以75%酒精脱碘。

（3）刺激方法：

毫针灸法：针灸时用左手固定耳郭，右手进针，深度以穿入软骨但不透过对侧皮肤为度。

穴位注射：将药液注射在皮肤与软骨之间，使皮肤呈一小皮丘，每次注射药液0.1～0.3毫升。

埋针法：具体方法见皮肤针。

压丸法：即用小颗粒状药物贴敷于耳穴表面的一种简易刺激法。临床上多采用王不留行籽、菜籽、磁珠、绿豆等物，用小方块胶布固定在相应耳穴部位，俗称"埋豆"，留埋期间，嘱患者用手反复按压以刺激局部腧穴，每次1～2分钟，每日按压2～3次，以加强疗效，夏季可留置1～3天，冬季留置3～7天（本法临床应用最为广泛）。

刺血法：用三棱针在耳穴处点刺出血的一种治疗方法。具有祛瘀生新，镇静泄热，止痛的作用。

（4）留针：毫针一般留针10～30分钟，痛症可留针1～2小时或更长。留针期

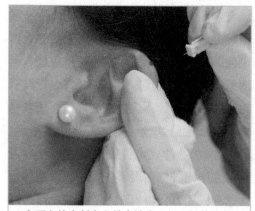

◎在耳穴处点刺出血具有祛瘀生新，镇静泄热，止痛的作用。

间可间歇捻针。

（5）出针：出针后用消毒干棉球按压针孔片刻，防止出血，或再涂以碘酒或酒精，以防感染。

（6）疗程：急性病每天1～2次，慢性病每日或隔日1次。8～12次为一疗程，间隔5～7天。

在针灸及留针过程中，患者感到局部热、麻、胀、痛或感觉循经络放射传导为"得气"，告知患者其为治疗作用，不要紧张，并密切观察有无晕针等不适反应。

临床应用注意事项

（1）严密消毒，预防感染。起针后如针孔发红，应及时处理，严防引起软骨膜炎。

（2）患者在过于饥饿、疲劳、精神紧张状态下，不宜立即进行。对年老体弱及高血压患者，针灸前后应适当休息，刺激量宜小，发生晕针，应及时处理。

（3）耳郭上有湿疹、溃疡、冻疮、感染、疤痕等，不宜耳针治疗，孕妇禁用耳针。

（4）对扭伤或肢体活动障碍的病人，进针后待耳郭充血发热时，嘱病人活动患部，

并在患部按摩，加艾条等，可提高疗效。

糖尿病患者的耳针疗法

取穴：肺、胰、胆、脾、肾、交感、内分泌，三焦、渴点、饥点。

操作：每次选3～5处穴，常规消毒后，快速刺入，小幅度捻转行针，直到患者耳郭局部或全部充血、发热、胀麻为止。留针30分钟，每间隔10分钟行针1次。隔日治疗1次，10次为1疗程。

糖尿病为慢性病症，更宜用揿型皮内针进行埋线法施治，将揿针置于相关穴位，并用胶布固定。留针的时间可根据季节不同而定，夏天一般1～2天，冬天则可3～7天。留置期间，每隔4小时左右用手按压埋针处1～2分钟，以加强刺激，提高疗效。

♥ 皮肤针疗法

皮肤针又可称梅花针，是一种丛针浅刺法，它以多支短针同时浅刺人体一定穴位，以达到防治糖尿病功效。

方法1

取穴：①任、督二脉，于胸腹背腰的循行段；②足太阳膀胱经第1、2侧线在背、腰部的循行段；③足阳明胃经、足太阴脾经循行膝关节以下部位。

操作：糖尿病患者采取俯卧位，医者先叩刺督脉、足太阳膀胱经第1、2侧线，各叩刺3遍，直到局部皮肤潮红但无渗血，患者稍感到疼痛为止。接着再以同样的方法叩刺任脉、足太阴脾经、足阳明胃经的皮部。

方法2

取穴：胸6～12夹脊，腰1～5夹背。

操作：用梅花针轻叩或中等强度叩刺，每次5～10分钟，隔日1次，10次为1疗程。

方法3

取穴：脊柱两侧、下腹部、腹股沟区（重点刺激腰骶部及其两侧与发现异常部位，并根据患者的症状，适当刺激局部）。

操作：用轻刺法或正刺法。先叩刺脊柱两侧3行各3遍，再重点刺激腰骶部及其两侧5行各4～5遍，发现异常的部位来回叩刺5遍，再行下腹部、腹股沟区做局部叩刺。每日1次，10次为1个疗程。

方法4

取穴：①肺俞、肝俞、神门；②肾俞、中脘、太渊；③脾俞、廉泉、三阴交、然谷；④关元、命门。

操作：用轻刺或正刺法。1～3组穴位，每次取1组，各叩刺20～30下，并每日艾灸

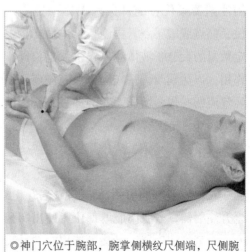

◎神门穴位于腕部，腕掌侧横纹尺侧端，尺侧腕屈肌腱的桡侧凹陷处。

每4组穴位。此法每日1次，10次为1疗程。

方法5

取穴：脊柱两侧、腹股沟区、肺俞、肾俞、中脘、关元、小肠俞、脐周围区、腰骶椎及其两侧发现异常的部位。

操作：用轻刺或正刺法。先叩刺脊柱两侧3行2遍，再重点刺激腰骶椎及其两侧5行各3遍，然后对腹股沟区、脐周围区与上述穴位皮区作局部刺激。此法每日1次，10次为1个疗程，连续治疗半年以上。

皮肤针的注意事项

（1）针具必须平齐、无钩，如有钩曲、不齐、缺损等，应及时修理或更换，方可使用。

（2）针灸前皮肤必须消毒。叩刺后皮肤如有出血，须用消毒干棉球擦拭干净，保持清洁，以防感染。

（3）操作时针尖须垂直上下，用力均匀，避免斜刺或钩挑。

（4）局部皮肤如有创伤、溃疡、疤痕形成等，不宜使用本法治疗。

♥ 水针疗法

水针又称穴位注射，是将水剂药物注入穴位，利用穴位的刺激作用和药物的药理作用，发挥综合效能，以达到防治疾病的一种注射方法。

水针疗法是针灸疗法与现代医学肌内注射方法相结合的产物。它是根据病症的不同，选择相应的穴位，利用带有长针头的注射器具代替毫针灸入人体一定的穴位、痛点或敏感点，再施行手法后，将一定数量的大分子液体注入穴位，延长针灸作用，以达到改善腧穴局部血液循环，使经气流畅，代谢增加，营养加强，有利于组织修复、疾病治疗。

针具

穴位注射一般可用1毫升、2毫升、5毫升注射器，若肌肉肥厚部位可使用10毫升、20毫升注射器。针头可选用5~7号长针头，临床上一般以长5号针头最常用。

常用药物和剂量

（1）常用药物

穴位注射法常用药物有：中药注射液，如复方当归注射液、丹参注射液、柴胡注射液、川芎嗪注射液、鱼腥草注射液、清开灵注射液等；西药注射液，如维生素B_1、维生素B_{12}注射液、维生素C、硫酸阿托品、泼尼松、盐酸普鲁卡因、利血平等。

（2）注射剂量

穴位注射用药剂量决定于注射部位、药物性质及浓度。一般耳穴每穴注射0.1毫升，头面部0.3~0.5毫升，四肢部1~2毫升，胸背部0.5~1毫升，腰臀部2~5毫升，5%~10%葡萄糖液每次可注射10~20毫升，而刺激性较大的药物和特异性药物（如激素、阿托品等）一般用量较小，每次用量多为常规量的1/10~1/3，中药注射液穴位注射常规量为1~4毫升。

操作步骤

取穴：①第3胸椎夹脊、胰俞、脾俞；②第10胸椎夹脊、胰俞、肾俞；③第8胸椎夹脊，第2腰椎夹脊、胰俞；④足三里、三阴交。

操作：左手绷紧皮肤，右手持注射器（吸药并已排除空气），针尖对准穴位，迅速刺入皮下，然后用针灸手法将针身刺至一定深度，并上下提插，得气后若回抽无血，即将药液缓慢注入，注入速度根据治疗需要，燥热较甚者，可快速注入；正虚体弱者，注放宜缓。在注射过程中，应密切观察患者病情，如出现晕针、折针等意外，应紧急处理。

疗程：病情急重者，每日1~2次；一般状况，每日或隔日1次，10次为1疗程。

注意事项

（1）严格执行无菌操作，防止感染。

（2）注意药物的性能、药理作用、剂量、药物的有效期、配伍禁忌、副作用及有无过敏反应，凡能引起过敏反应的药物，必须先做皮肤过敏试验，结果为阴性后，方可使用，副作用大或刺激性较强的药物不宜做穴位注射。

（3）选穴要准确，深浅度适宜，注药前应回抽，以免药液注入血管内、关节腔和脊髓腔。

（4）孕妇禁针穴位，不宜水针，年老体弱者选穴宜少，药液剂量酌减。

（5）选穴宜少而精，一般以1~2穴为宜，最多不超过4个穴。选择肌肉丰满的穴位，穴位应交替轮换，一穴不宜连续使用。

❤ 埋线疗法

埋线疗法是针灸的延伸，它是一种将人体可吸收的生物可降解线（羊肠线）埋入穴位，通过羊肠线这种异种蛋白组织对穴位产生持久而柔和的生理、物理和生物化学的刺激，达到长效刺激穴位，疏通经络，从而防治疾病的现代针灸替代疗法。现在主要采用注射或植线法。

在实施埋线疗法之前，得准备相关材料。需要准备的材料有：9号腰椎穿刺针1支，并将针心的前端磨平；把羊肠线（0~3号）剪成0.5厘米长的线段。

取穴：肺俞、胰俞、脾俞、三焦俞、肾俞、足三里、三阴交（均双侧取穴）。

操作：（1）戴消毒手套，按无菌操作标准进行相关操作。选取腧穴，用甲紫标记，然后对相应穴位皮肤进行消毒，将剪好的羊肠线段旋转于消毒过的腰穿针的前端，然后将针心插入。

（2）在标记好的穴位上先注入0.5%利多卡因局部麻醉，左手拇、食指夹紧或捏起皮肤，右手执笔式持穿刺针，对准穴位，迅速刺入，缓慢送针，得气后，一边退针，一边用针心将羊肠线推入组织内，拔针后用创可贴覆盖针眼处，1天后取下。

（3）每次选穴2~3处，10~15天埋线1次，2个月为1疗程。

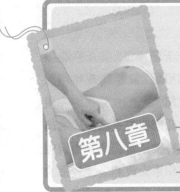

"三一二" 经络锻炼法

第八章

"三一二" 经络锻炼法是一套由 "三" 个穴位按摩、"一" 个腹式呼吸和 "二" 条腿为主的体育运动三种方式组成的比较完整的经络锻炼方法。

♥ 什么是 "三一二" 经络锻炼法

"三一二" 经络锻炼法的 "三" 即合谷、内关、足三里3个穴位的按摩，"一" 即意守望丹田的腹式呼吸，"二" 是指以两条腿为主的下蹲或其他体育运动。

"三" 即合谷、内关、足三里3个穴位的按摩，具体介绍见下页表。

"一" 即意守望丹田的腹式呼吸：腹式呼吸实际上是一种基本的气功锻炼，即内养功，顺式腹式呼吸。操作时要全身放松，可以在平卧，也可在端坐姿势下进行。意念集中在丹田，周身放松，尽量消除杂念，保持胸部不动。吸气时用鼻，慢慢地吸，意想所吸之气慢慢地到达丹田（小腹）。呼气时，腹肌尽量收缩，小腹凹进去。呼吸频率在初练时可每分钟10次左右，以后逐渐减少到每分钟4～5次为好。呼吸时要自然，不要紧张。每天早晚做2次，每次5分钟即可。

腹式呼吸主要是调动腹部九条经脉（双侧肾经、胃经、肝经、脾经及中间任脉）充实先天之气，促使肺泡通气量的增加，对腹腔各个脏腑起到天然按摩作用，刺激腹部经络气血活动。其中对胰脏等器官的按摩可以促进胰岛B细胞功能的恢复，对防治糖尿病有重要作用。

"二" 即双下肢为主的下蹲运动：人的两腿各有足三阴、三阳六条正经运行，这十二条经脉，加上奇经八脉，包括主管人体活动的阴跷和阳跷，主管阴阳平衡的阴维和阳维等。两条腿的下蹲活动，自然地激发了这近20条经脉的经气。另外腿部的肌肉运动，也通过神经的反射作用引起上肢躯干和全身运动，并刺激心血管呼吸中枢，增加心脏的输出量和肺的通气量，使全身气血的畅通，脏腑的功能达到一种新的平衡。

"三一二" 这三种方法就是一个完整的科学体系，三种锻炼方式缺一不可，长期坚持，对糖尿病及其并发症（高血压、心脏病等）有显著疗效。

"三"穴按摩方法		
	合谷	**内关**	**足三里**
位置	位于第一、二掌骨之间，与第二掌骨的中点平等，桡侧边缘处	位于腕部两条明显的肌腱之间，即从手腕横向上量3横指，食指与两筋相交处	位于髌骨下外侧凹陷的犊鼻穴下三寸，于胫骨粗隆旁开一横指处
取穴方法	用另一只手的拇指第一个关节横纹正对虎口边，拇指屈曲按下，拇指尖所指处就是合谷穴	从手腕横纹向上量三横指，手指与手臂两筋之间的交点就是内关穴	用除大拇指外的4指横放在犊鼻穴下，另一指手的大拇指放在胫骨的外侧，大拇指与小指的交点就是此穴
按摩方法	找到右手合谷穴后，以左手大拇指指尖为轴，大拇指垂直向下按压合谷穴，一紧一松，每两秒钟一次，力量要强。左手同样操作	找到左手内关穴后，将右手大拇指移至内关穴，其余四个手指紧握前臂，大拇指屈曲呈90°，指尖直按压内关穴，力量要强，有节奏地按压并配合些揉的动作，频率每两秒钟一次。右手同样操作	如果按摩右侧足三里穴，就用左手的拇指放在足三里穴位上，其他4个手指握住胫骨，然后以拇指垂直下按，频率同合谷穴，但力度要大，频率每两秒钟一次
作用	合谷穴是手阳明大肠经的重要穴位，按摩合谷穴可激发大肠经的气血，对糖尿病的治疗有辅助作用	内关穴属心包经，这条经从胸走手，直达心脏和肺脏，因此对心、肺疾病有特效。按摩此穴可镇静安神、养血益气、调节血压，对防治糖尿病有显著疗效	足三里属足阳明胃经，这条经从头走脚，纵贯全身，对五脏六腑的疾病，特别是脾胃失调，运化失控，消化系统的病有特效。按摩足三里穴可强身健体，对糖尿病也有明显治疗作用

♥ 穴位按摩的康复作用

　　人体的14条经脉是相互通连的立体网络系统，通过按摩任何一个穴都可以激活整个经络系统的功能。"三一二"经络锻炼法通过对合谷、内关、足三里三个穴位的按摩，可以激发这三个穴位所在的大肠经、心包经、胃经三条经络，使经络气血运行恢复正常。

　　合谷穴是手阳明大肠经的一个重要穴位，这条经脉从手走头，凡是头上的病，例如头痛、发热、口干、鼻炎、面麻、鼻血、咽喉和牙痛以及五官各种疾病都可以治。除了头痛外，大肠经循行部位的病都和这条经的气血运转不正常有关。像关节炎、肩周炎、网球肘也可以通过按摩合

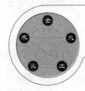

经络养生——**按摩降糖**

按摩又称推拿，古称按硗、案杌等，是中医中最古老的一种防病、治病的方法。它是人们在长期与自然和疾病的斗争中逐渐积累和总结的结果，早在先秦时代就有了相关记载。我国古代名医扁鹊、华佗等就运用按摩治疗了很多疾病。

●营卫

营指从饮食中吸收的营养物质，有生化血液，营养周身的作用；卫指人体抗御病邪侵入的功能。

②腧穴

人体脏腑经络之气输注出入的特殊部位。

▌ 按摩的功效

按摩疗法是根据中医四诊八纲辨证施治的原则，运用医者的双手（或肢体），在人体不同部位或穴位上施术，以达到体内阴阳平衡，扶正祛邪，进而预防和治疗病症的一门科学。概括起来，按摩的功效主要体现在七大方面：

- 提高机体的抗病能力
- 调节机体的脏腑功能
- 调节机体平衡和神经功能
- 促进气血运行，改善血液循环，促进局部炎症和水肿的消退
- 理筋散结，解痉止痛
- 润滑关节，松解粘连
- 正骨复位，恢复机体运动功能

▌ 按摩的主要手法

① 推法

以指、掌、拳或肘部着力于身体体表一定穴位上，进行单方向的直线或弧形推动的方法，称为推法。推法可在人体各部位使用，具有行气活血、疏通经络、调和营卫❶等作用。推法操作时，着力部位要紧贴皮肤，用力要稳，速度要缓慢均匀。

② 拿法

用大拇指与食指、中指或大拇指与其他四指相对用力，呈钳形，持续而有节奏地提捏或捏揉肌肤，称为拿法。主要包括三指拿、四指拿、五指拿三种。拿法刺激性较强，具有祛风散寒、通经活络、去瘀生新等作用。

③ 按法

将手指、手掌置于体表之上，先轻后重，逐渐用力向下压某个部位或穴位，称为按法。按法具有宁心安神、镇静止痛、矫正畸形等作用。根据施按部位的不同，一般有指按法、掌按法及肘按法三类。指按法适用于全身各部腧穴❷，掌按法常用于背腰下肢，肘按法常用于背腰、臀部、大腿等肌肉丰厚部位。

精确取穴——对症按摩

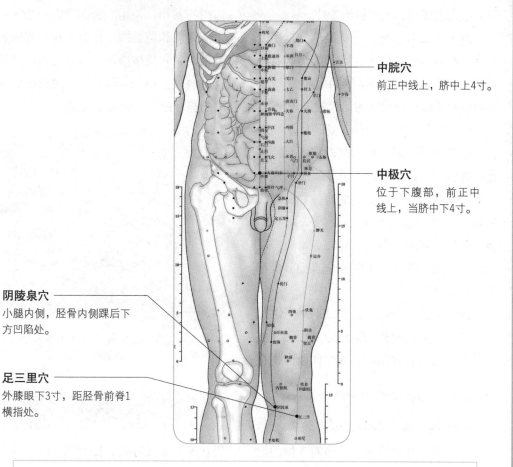

中脘穴
前正中线上，脐中上4寸。

中极穴
位于下腹部，前正中线上，当脐中下4寸。

阴陵泉穴
小腿内侧，胫骨内侧踝后下方凹陷处。

足三里穴
外膝眼下3寸，距胫骨前脊1横指处。

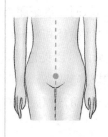

中极穴
按摩时间：1分钟
按摩力度：★★★★

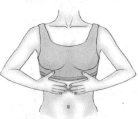

中脘穴
按摩时间：1分钟
按摩力度：★★★

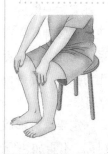

足三里穴
按摩时间：1分钟
按摩力度：★★★★

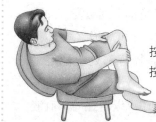

阴陵泉穴
按摩时间：1分钟
按摩力度：★★★★

谷、激发大肠经的气血得到治疗。

内关穴属心包经，这条经从胸走手，直达心脏和肺脏，因此对心、肺疾病有特效。可以预防心梗。同时对手心热、肘臂疼痛、腋下肿也有很好的治疗效果。

足三里属足阳明胃经，这条经从头走脚，纵贯全身，对五脏六腑的疾病，特别是脾胃失调，运化失控，消化系统的病有特效。同时胃经所经之处的病，如头痛、牙痛、精神失常、发热、鼻炎、口眼歪斜、颈肿、喉痹、胸闷、哮喘、高血压以及泌尿生殖系统病、下肢和全身关节炎都可以得以治疗。

按摩上述三个穴位，通过刺激可以加快经络的物质代谢和能量代谢，加快二氧化碳的排出和血液循环，减少代谢产物在体内的蓄积，使组织和细胞有一个良好的生活环境和更强的生命力。对于糖尿病患者来讲，穴位按摩可以有效改善胰脏等器官的血液供应和新陈代谢，改善胰岛细胞的功能，使血糖的调节恢复正常。

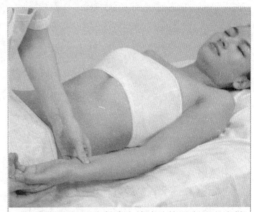

◎按摩内关穴可以有效改善胰脏等器官的血液供应和新陈代谢，改善胰岛细胞的功能。

腹式呼吸的康复作用

在腹部有九条重要的经络对人体的健康有着至关重要的作用，它们分别是正中的任脉，两旁相对称的肾经、胃经、肝经、脾经。胃经和脾经是后天之本，主管消化、营养；肾经是先天之本，主管人的精气、大脑和内分泌；肝经可以调节情志，与神经系统有关；任脉总管全身的阴脉。做意守丹田的腹式呼吸时，随着腹部的起伏，这九条经络都受到激发，加快了气血的运行，使先天和后天之气都得到加强，使人体的各器官都处于稳定平衡状态。

此外，腹式呼吸还可以增强局部血液循环和淋巴循环，增强肺通气量，改善缺氧状况；腹式呼吸直接对胸、腹腔各个脏腑起自然按摩作用，从而促进脏腑与经络的气血运行，促进血液循环和新陈代谢。对胰脏等器官的按摩，可以促进胰岛B细胞功能的恢复，使其分泌胰岛素和调节血糖的功能逐渐恢复，对防治糖尿病有着比较显著的作用。

临床试验证明，每天做一做意守丹田的腹式呼吸，可以使副交感神经兴奋性增强，从而调节消化系统功能，加快胃肠蠕动，促进食物的消化与吸收，促进血糖在肝脏转变为糖原储存起来。

做腹式呼吸时，一定要全身都放松，排除杂念。只有这样，才能加快肾上腺素、血管紧张素等化学物质的消除，使血压平衡、心跳和缓、血糖下降。

值得注意的是，对糖尿病并发心脑血管病的患者，要慎重把握呼吸的深度和频率，不要过度呼吸，避免出现头晕、心慌等不良反应。总之，糖尿病患者要根据自己的病情、体质来决定，不要刻意追求达到某种标准。

下蹲运动的康复作用

无数事实证明，下蹲运动对糖尿病及高血压、冠心病等并发症有着比较好的康复作用。这是因为下蹲可以扩张微、小动脉血管，减少心脏外周阻力，从而改善微、小动脉血管壁的弹性，有效降低血压。

下蹲时下肢肌肉的收缩刺激腿上的6条主要经脉（足三阴经和足三阳经），通过这6条经脉可激发全身经络的气血运行。当下蹲时，身体的重量向下压挤腿部肌肉的血管，加快下肢静脉血液流向心脏；当起来时，身体重量对下肢肌肉的挤压解除，心脏泵中的动脉血又会快速进入下肢。如此反复，加快了血液循环和新陈代谢。血液循环加快，可使胰腺等脏腑器官的营养和氧气供应得到充分改善，从而使糖尿病患者的胰岛素分泌细胞的功能恢复正常，可有效地控制糖尿病。

此外，下蹲运动能使脾经运化功能得到增强，从而促进血管壁粥样斑块的分解，降低血液的黏稠度，减少血液中的甘油三酯和低密度脂蛋白，增加血液中的高密度脂蛋白，促进脂代谢，可以有效防止动脉粥样硬化，对预防糖尿病并发心、脑血管有着积极作用。

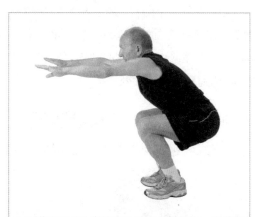

◎下蹲运动可以有效防止动脉粥样硬化，对预防糖尿病并发心、脑血管有着积极作用。

正确掌握"三一二"经络锻炼方法

"三一二"经络锻炼法是一种比较科学且系统的锻炼方法，科学、持续地练习，对糖尿病的治疗有着良好的辅助疗效。当然，前提就是必须正确掌握"三一二"经络锻炼的操作方法。

正确掌握穴位按摩的时间与力度

按摩合谷、内关、足三里三个穴位的时间，要根据糖尿病患者的病情、体质来决定。一般来说，3个穴位应该每天按摩两次，每次共5分钟。对糖尿病并发高血压的患者可以延长在这3个穴位上的按摩时间，可将按摩次数由每天的两次增加到每天3~5次。同时，加强对合谷穴、足三里穴的按摩。

一般的保健治疗，对合谷、内关、足三里这3个穴位的按摩采取每2秒钟一下的频率。因为每个人对穴位刺激的敏感度不同，可根据患者的可承受感觉来决定。若感觉不够强，可在穴位上左右、上下稍微移动手指，找到感觉最敏感的部位进行刺激。可以将每次按压穴位的时间延长，频率减少，边按边揉，使力达深处。

对合谷、内关、足三里3个穴位按摩，最好能达到有针灸一样的酸、麻、胀、窜的感觉，即所谓的"得气"，这样才能达到最佳的治疗效果。

正确掌握腹式呼吸的深度与意念

腹式呼吸仰卧位或坐位都可以，因

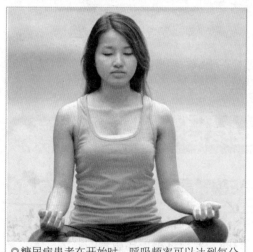

◎糖尿病患者在开始时，呼吸频率可以达到每分钟10次，以后可逐渐减到每分钟4~6次。

仰卧位身体能放松全身，故采取仰卧位效果最佳。呼吸要自然、均匀、平缓，不故意憋气。吸气时用鼻子慢慢地吸，呼气时，腹肌尽量收缩，小腹凹进去。呼吸的深度和频率要因人而异，一般来讲，糖尿病患者在开始时，呼吸频率可以达到每分钟10次，以后可逐渐减到每分钟4~6次，每天早晚做两遍，每遍5~10分钟左右。

做腹式呼吸时要排除杂念，心神入静，才能达到最佳的效果。只有在放松、入静的状态下，才能使紧张的大脑、神经得到休息，使交感神经的兴奋性下降，从而改善血液循环和新陈代谢，加快肾上腺素、血管紧张素等化学物质的消除，使血压平稳、心跳和缓、血糖下降。

要想尽快做到"心无杂念"，必须先做到"意守丹田"。在做腹式呼吸时，要想着小腹部脐下三寸的地方，做到胸部、肩部完全不动。如果实在不能集中精神，可把两只手轻轻放在小腹部，有意地吸引自己注意自己的丹田穴。

对于糖尿病合并心脑血管、哮喘病的患者，注意不可强迫使自己的呼吸频率达到4~6次，不然可能发生不良反应，这类患者应根据自己的病情灵活掌握，只要比以前有进步就行了。

正确把握下蹲的频率与运动强度

做下蹲运动时，要注意运动的频率与强度，应根据患者的体质、病情等因素进行综合考虑。对于身体虚弱的患者来讲，下蹲的幅度要小，频率应该放慢，当身体逐渐适应后可慢慢加大下蹲的幅度和频率，可先由半蹲到全蹲，逐渐过渡。运动强度一般以自己感觉到双腿发酸、心跳加快，有些气喘，但休息一二分钟可自行恢复为准。患有严重高血压、冠心病等并发症的糖尿病患者，严禁做全蹲，并且下蹲的时间不宜过长，一定要根据自我感觉来定。

正确把握其他运动方式的强度

运动锻炼时，要适当掌握运动强度。运动强度过大或时间过长，会引起劳累，使病情加重。运动强度过小，又达不到锻炼的效果。一般来讲，运动强度应以运动中和运动后感到全身发热、出汗或略微有些出汗、心跳加快、有些气喘，但休息片刻便可自行恢复为度。

❤ 找到合适自己的穴位

中医治病讲究辨证论治，不同的人，不同的病，不同的时间，要用不同办法处理。"三一二"经络锻炼也不例外。初次自己按摩，可能感觉不明显，就要改变自己的操作，如增加揉的动作，改变部位、循经找敏感点等；腹式呼吸和下蹲锻炼也要通过练习不断提高疗效，找到适合自己的力度和操作时间，甚至改变一种体育锻炼方式等。所以"三一二"不是一成不变的，而是根据经络理论逐渐找到能够给自己治病保证健康的方法，即找到自己的"三一二"。

那么应该如何找准合适自己的穴位呢？首先，要不断提高认识。"三一二"经络锻炼疗法是一种以经络理论为依据的实际操作，因此在锻炼过程中要时刻想到为什么要这样做，每一操作又和经络有什么关系，以及"三一二"的特点等。带着经络意识的操作有助于发现和体会到身体、症状的细微变化，从而不断提高对自己身体及病情的认识。其次，进行适当

调整。在进行"三一二"经络锻炼的过程中，不断总结和提高锻炼的效果，在掌握"三一二"基本方法和理论的前提下，可适当调整穴位按摩的力度，腹式呼吸的时间、深度和频率，下蹲或其他运动的时间与强度，以达到在锻炼后精力充沛、全身舒适、精神愉快为准。

总而言之，糖尿病患者通过"三一二"经络锻炼疗法，使自己的病情得到改善，那就说明已经找到了自己的"三一二"。

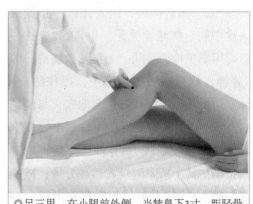

◎足三里，在小腿前外侧，当犊鼻下3寸，距胫骨前缘一横指（中指）。

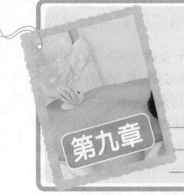

糖尿病的经络腧穴外治法

第九章

外治法因其历史悠久、操作简便、方法独特、疗效显著、适用面广、安全可靠等特点，倍受历代医家的重视与推崇。同样要遵循：整体观念、辨证论治。

按摩九法

方法1

（1）患者俯卧，医者施一指禅推法在背部两侧膀胱经每一侧线上进行治疗，自膈俞至肾俞，往返操作约10分钟，然后用拇指按揉胰俞、肝俞、胆俞、脾俞、胃俞、命门和局部阿是穴，以胰俞和局部阿是穴为重点，每处2~3分钟，其余穴位1分钟。接着，用轻柔而快速地滚法在背部脊柱两侧进行治疗，重点在胰俞穴，时间约5分钟，然后直擦督脉和膀胱经第一侧线，横擦腰部肾俞和骶部八区，以透热为度；最后施振法于大椎穴约1分钟。

（2）患者仰卧，医者先以一指禅推法推中脘、气海、关元，每穴约2分钟，然后用掌平推两胁肋、上腹及少腹部，约6分钟；接着在脐部用振法，操作约1分钟，用拇指指端按揉双侧曲池穴，每侧约1分钟；捏揉掌心第四掌骨与掌中纹相交处（手部胰反射区）5分钟，然后再用拇指指端按揉生殖腺测量穴1~2分钟；按揉双三阴交穴各2分钟；捏揉足底内缘，每一趾骨小头下方区域（足部胰反射区）5

分钟，最后擦涌泉，以透热为度。

方法2

（1）起势：平行站立，两脚分开与肩同宽，松静自然，舌抵上腭，两眼平行，轻轻闭合，安静3分钟。双掌从身体两侧向中合拢按于中丹田，做3个长嘘吸，然后双手相对外分开约60厘米，再反转掌心相对，合回至丹田处，连续3次。

（2）按摩承浆穴：接起势，两手以剑指相结合，中指尖轻置于承浆穴上，先左转后右转，各按摩18~36次，然后三按

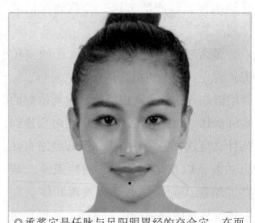

◎承浆穴是任脉与足阳明胃经的交会穴，在面部，当颏唇沟的正中凹陷处。

三呼吸。

（3）按摩中脘穴：两手相叠，置中脘穴上，先左转后右转，各按摩18～36次，然后三按三呼吸。

（4）按摩关元穴：两手相叠，置关元穴上，先左转后右转，各按摩18～36次，然后三按三呼吸。

（5）按摩期门穴：两手分开置胁下，以手心抚于期门穴，先由外向内转后由内向外转，各按摩18～36次，然后三按三呼吸。

（6）按摩肾俞穴：两手内劳宫穴置背后腰侧肾俞穴上，先由内向外转后由外向里转，各按摩18～36次，然后三按三呼吸。

（7）收式：中丹田开合3次，三嘘息。

上述步骤连续做3遍，每日早晚各练1次，每次1小时左右。

方法3

（1）按穴位：取肾俞、肺俞、脾俞、胰俞、合谷、曲池、足三里、三阴交等穴，用拇指在上述穴位上揉按，每穴按摩1分钟，力量由轻渐重，先躯干后四肢，以有酸胀感为度。

（2）拿四肢：四指与拇指相对应放于大腿上，由上而下，轻轻拿捏，一般从腹股沟拿到踝关节部。前面可拿捏5～10遍，后面再拿捏5～10遍，然后右手拿捏左上肢，从肩部拿至腕部，左手拿捏右上肢，从肩拿至腕部，10～20遍为宜，每日2～3次。

揉廉泉：端坐位，头稍向后仰，将拇指指腹放在廉泉穴处，食指放于承浆穴，做顺时针方向揉按，力量由轻渐重，局部

酸胀为宜，每日2～3次。

方法4

（1）摩腹：仰卧，两手掌根交替着力，以肚脐为中心，做顺时针方向或逆时针方向环转摩动100圈。

（2）推腹：两掌着力，分别置于两侧腹部，自上而下直推腹部约2分钟。

（3）擦腰骶：坐位，两手掌根着力，紧贴腰部，用力向下擦到骶部，反复操作持续1分钟。

（4）按摩穴位：坐位，两手拇指端着力，分别按摩承浆、百会、攒竹、太阳、劳宫、内关、合谷、足三里、三阴交、公孙穴，共操作3分钟。

（5）按揉膀胱经：患者俯卧，医者两手掌根交替着力，边推边揉，沿脊柱两侧膀胱经，从上至下反复操作3分钟，将胰俞、膈俞、肝俞、脾俞、肾俞作为重点治疗的部位。

（6）捏脊：患者俯卧，裸露脊背，医者两手自然屈曲成虚拳状，拇指伸张在拳眼上面，食指和中指横抵在患者尾骨

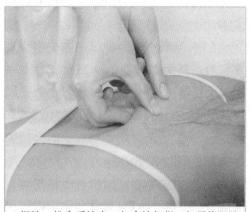

◎捏法，推拿手法名。与拿法相似，但需将肌肤提起。

上，两手交替沿脊骨背正中向颈部方向推进，随捏随推，如此反复3遍。

方法5

（1）开天法：四指并拢，从印堂往后推过百会穴，每次推200次，频率为70~100次/分。

（2）分顺法：四指并拢，从攒竹穴往颞部方向推，然后从耳上、耳后绕过风池穴，连续推200次，频率一般为60~100次/分。

（3）展翅法：大拇指尖部压在风池穴上，其他四指自由摆动，犹如仙鹤展翅，微微用力，连续做200次，频率一般在100次/分。

（4）振顶法：双手的手指紧紧按着头的顶部，微微颤动用力，连续做300次，频率在100次/分以上，速度要快而有力。

（5）回推上肢：一只手放在另一臂的内侧，从手腕部起往里推到腋部，每次3分钟，频率70~100次/分。

（6）回推下肢：双手从大腿内侧的根部往下推到脚踝部，然后再从足后跟部往上回推，每次5分钟，频率50~80次/分。

（7）摩腹：取仰卧位，两手掌指重叠着力，置于上腹部，从左向右自上而下，反复摩动约7分钟，操作时手法要轻柔，深度适宜，以腹部温热舒适为度。

（8）按足三里穴：用双手的拇指尖部按在足三里穴，徐徐用力。

（9）捏揉掌心：拇指与四指相对，捏揉另一手掌心的第4掌骨与掌中横纹相交界处约5分钟。

（10）捏揉足底：用手捏揉足底内缘第一跖、趾关节下方区域约5分钟。

方法6

（1）患者仰卧位，医者以双手在其腹部从上向下做拿法和揉法的治疗，反复5次，操作时将腹肌拿起后，要轻轻地向上提起并颤动，然后在其双小腿内侧做揉法、拿法、振法和擦法的治疗，约5分钟。

（2）患者俯卧位，医者在其腰背部两侧做揉法、振法、按法和滚法的治疗，约5分钟，然后在腰背部督脉和膀胱经循行的部位做掌擦法的治疗，反复5次。

（3）点穴：章门、期门、中脘、下脘、建里、水分、关元、中极、肺俞、胆俞、脾俞、胰俞、肝俞、胃俞、肾俞、梁门、阴陵泉、足三里、地机、三阴交、行间、涌泉。

方法7

（1）患者俯卧们，医者先用轻快柔和的滚法在背部沿膀胱经自上而下往返治疗5分钟，再分别按揉肺俞、膈俞、肾俞、胰俞、肝俞、胃俞、三阴交、诸穴，约10分

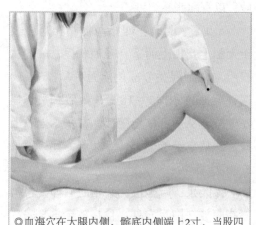

◎血海穴在大腿内侧，髌底内侧端上2寸，当股四头肌内侧头的隆起处；屈膝取穴。

钟。着重治疗肾俞、命门两穴。

（2）患者取坐位，医者先用推法平推胸腹部，兼用中指按揉膻中、鸠尾、中脘、关元诸穴，再斜推两胁肋，并配合按揉期门、章门穴，最后平推、搓抖双上肢。

方法8

取穴：章门、期门、中脘、下脘、建里、水分、关元、中极、梁门、阴陵泉、足三里、地机、三阴交、行间、涌泉。

操作：患者用双手在其腹部从上往下做拿法和揉法的治疗，然后在其双小腿内侧做揉法、拿法、振法和擦法的治疗。

方法9

（1）用手掌在胸部行揉推法20～30次，重点在胸部左侧的心前区。

（2）将一手放在另一手臂内侧，以手腕部至腋部行推法20～30次，两臂交替进行。

（3）用手掌自剑突至脐部行直线推法20～50次，再用手掌以丹田为中心行顺时针的环行推摩法50～100次。取穴：内关、中脘、期门、梁门、水分、天枢、气海、关元、中极。腹部穴位用中指按压，每穴1分钟。

（4）用双拇指揉按小腿内侧，操作时需一条腿屈膝并搭在另一条腿上，痛点部位多施手法。取穴：阴陵泉、足三里、三阴交、然谷、涌泉，各1分钟。

♥ 贴敷疗法

贴敷疗法是我国中医独特的疗法之一，它是以中医基本理论为指导，将中草药制剂，贴敷于相关穴位及病变局部的治病方法。贴敷疗法通过药物直接作用于患处，并通过透皮吸收，使局部药物浓度明显高于其他部位，作用较为直接，直达病所，作用较强。同时，因药物贴敷于体表，可以随时观察、了解病情变化，并随时加减更换，很少发生副作用，具有稳定可靠的特点。因而贴敷疗法从古至今深受医者和广大民众的喜爱。

贴敷方法

（1）根据所选穴位，采取适当体位，使药物能敷贴稳妥。贴药前，定准穴位，用温水将局部洗净，或用乙醇棉球擦净，然后敷药。

（2）对于所敷之药，无论是糊剂、膏剂或捣烂的鲜品，均应将其很好地固定，以免移动或脱落，可直接用胶布固定，也可先将纱布或油纸覆盖其上，再用胶布固定。

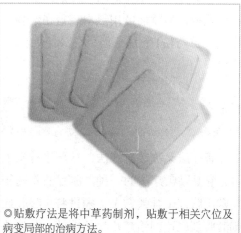

◎贴敷疗法是将中草药制剂，贴敷于相关穴位及病变局部的治病方法。

（3）一般情况下，刺激性小的药物，每隔1～3天换药1次，不需溶剂调和的药物，还可适当延长至5～7天换药1次；刺激性大的药物，应视患者的反应和发泡程度确定贴敷时间，数分钟至数小时不等，如需再贴敷，应待局部皮肤基本正常后再敷药。

糖尿病患者的贴敷疗方

糖尿病脐腰康复治疗带

药物：

脐部康复带：太子参30克，丹参30克，生地黄30克，山茱萸10克，玄参10克，菟丝子10克，黄连10克，黄芩10克，黄芪30克，山药15克，苍术10克。

腰部康复带：熟地黄15克，太子参15克，枸杞子15克，茯苓10克，泽泻10克，山茱萸10克，附子10克，鹿角10克，干姜10克。

用法：将上述药物分别研成细末。每次分别取适量药末（或加入二甲双胍40毫克研匀）装入12厘米大小的药袋内，分别覆盖脐部和腰部（以命门、肾俞为主），连续佩戴，临睡前可用热水袋盖在药袋上加温。中药粉1个月更换1次，3个月为一疗程。

吴茱萸贴法

药物：吴茱萸10克，醋3克。

用法：将吴茱萸捣烂，用醋调贴敷于足底涌泉穴，外用胶布贴住，每日换2次。

此法对糖尿病合并高血压、牙痛、赤眼等症有特殊疗效。

贴玉簪叶法

药物：鲜玉簪叶5～6片。

用法：先用清水把脚洗干净，然后将鲜玉簪叶两片遍贴肿胀处，外穿宽松袜子，或用纱布将足部包裹，连贴数日。此法对糖尿病合并足癣症有显著疗效。

贴敷疗法的注意事项

（1）对久病体弱消瘦以及有严重心脏病、肝脏病等的糖尿病的患者，使用药量不宜过大，贴敷时间不宜过久，并在贴敷期间注意病情变化和有无不良反应。

（2）对于孕妇、幼儿，应避免贴敷刺激性强、毒性大的药物。

（3）对刺激性强、毒性大的药物，贴敷穴位不宜过多，贴敷面积不宜过大，贴敷时间不宜过长，以免发泡过大或发生药物中毒。

（4）对于残留在皮肤的药膏等，不可用汽油或肥皂等有刺激性物品擦洗。

❤ 脐疗法

脐疗法又称敷脐疗法，从严格意义上讲，它是贴敷疗法的一种。脐疗法将药物贴敷于脐部（神阙穴），通过脐部吸收或刺激脐部以达到治疗疾病的功效。脐疗法通过皮肤吸收药物，药物极少通过肝脏，也不经过消化道，一方面可避免肝脏及各种消化酶、消化液对药物成分的分解破坏，从而使药物保持更多的有效成分，更好地

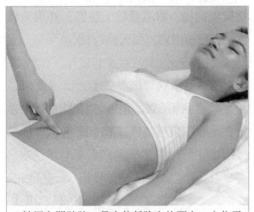

◎神阙穴即肚脐，是人体任脉上的要穴，它位于命门穴平行对应的肚脐中。

发挥治疗作用；另一方面也避免了因药物对胃肠的刺激而产生的一些不良反应。下面就介绍几种治疗糖尿病的脐疗法：

十味消渴膏

药物及剂量：生石膏50克，知母20克，玄参10克，生地黄6克，党参6克，黄连3克，天花粉2克，粳米少许。

用法：将上述药物共研成细末。每次取药粉250毫升，加入二甲双胍40毫升，混合研匀，然后将其纳入患者脐孔，盖以棉球，外用胶布固定。每3天换药1次。

益元滋阴膏

药物及剂量：党参30克，黄芪30克，生地黄30克，熟地黄30克，天冬30克，麦冬30克，五味子30克，苦参30克，枳壳30克，黄连30克，知母30克，泽泻30克，山药30克，牡蛎30克，乌梅30克，葛根30克，浮萍30克，天花粉30克，白茯苓30克，猪肚1个，麻油、黄丹各适量。

用法：除黄丹外，把其余药物装入猪肚内，浸入麻油中半天，然后再放入锅中，用文、武火煎熬，当颜色变成枯黄色后，过滤去渣，再熬油至滴水成珠，慢慢加入黄丹和益元散（滑石36克，炙甘草6克），用力搅拌至白烟冒尽，收膏。然后倒入冷水中浸泡3～5天去毒，每天换水1次，之后取出膏药置阴冷处贮存。用时将膏药置水浴上熔化，摊涂布上，每贴重20～30克。上消贴脐部和第6、7胸椎处；中消贴脐部及胃脘处；下消贴脐部。每3天更换1次。

消风散

药物及剂量：当归30克、生地30克，防风30克，蝉蜕30克，知母30克，苦参30克，胡麻仁30克，荆介20克，苍术30克，牛蒡子30克，石膏30克，甘草15克，木通15克。

用法：将上述药物共研成细末，每次取药末5克，酒精调和敷脐，外用胶布固定，每日换药1次。此药方对糖尿病合并皮肤瘙痒、风疹等有明显疗效。

其他脐疗法

上消敷脐糊

取天花粉30克，研成细末。然后取生萝卜、鲜藕各等量共捣取汁，与天花粉末调和成糊状，敷于脐部，外用塑料薄膜、胶布固定，每天换药1次。

中消敷脐糊

取石膏30克，黄连10克，麦冬10克，天花粉60克，山药60克，芒硝10克。将石膏、黄连、麦冬、芒硝共研成细末，山药、天花粉水煎取浓汁。然后将药末与药汁调和成糊状，取适量敷于脐部，外用塑料薄膜、胶布固定，每天换药1次。

下消敷脐糊

取黄芪30克，太子参15克，生地黄20克，黄精15克，荔枝核60克，山药60克，天花粉60克。将前4味药混合研成细末，后2味药水煎取浓汁。然后将药末和药汁调和成糊状，取适量敷于脐部，外用塑料薄膜、胶布固定，每天换药1次。

胰糊

取适量猪胰，低温烘干，研成细末。每次取猪胰粉6克，用人乳汁调成糊状，敷于脐部，塑料薄膜、胶布固定，每日换药1次。

❤ 温熨疗法

温熨疗法是我国中医传统的自然疗法之一，这是以具有一定温度的物体或是加热药物置于人体的特定部位，运用温热来刺激人体机能，从而达到治疗疾病的一种方法。

适合糖尿病患者的温熨方

盐熨法

药物及剂量：大青盐500克，花椒20克。

用法：将大青盐混合花椒炒熟，然后装入布袋，用绳子将袋口系紧，置于腹部、腰部或四肢关节处。

主治：因体虚而造成的腹痛、腰痛、四肢关节痛或小腹冷痛、小便清长、慢性腹泻等症。

功效：温通经络、活血行气、散寒止痛。

蚕沙熨法

药物及剂量：晚蚕沙500克，黄酒200毫升。

用法：将晚蚕沙与黄酒拌匀，分装在两个布袋里，放在锅内蒸10分钟，然后取出趁热置于脘腹、四肢及腰部。

主治：消化不良、脘腹胀痛、风寒湿痹、四肢关节肿胀疼痛。

功效：温通经络、调理脏腑、祛风散寒。

注意事项

（1）温熨过程中，药物或其他物体的温度不能太高，要防止烫伤等事故发生。

（2）阳证、热证、实证以及疮疡、疖肿等应禁用温熨疗法。

❤ 刮痧疗法

刮痧疗法的作用机制

刮痧疗法是中国传统的自然疗法之一，它以中医皮部理论为基础，用光滑扁平的器具（如牛角、玉石、火罐）等（必

要时可蘸上润滑液）在皮肤相关部位刮拭或是用手指对相关部位进行钳拉，以达到疏通经络、活血化瘀的效果。

刮痧疗法作用部位是体表皮肤，皮

肤是机体暴露于外的最表浅部分，直接接触外界，且对外界气候等变化起适应与防卫作用。而且皮肤中有大量的血管、淋巴管、汗腺和皮脂腺，它们参与机体的代谢过程。刮痧可使局部皮肤充血，毛细血管扩张，血液循环加快；刮痧的刺激可通过神经—内分泌调节血管舒缩功能和血管壁的通透性，增强局部血液供应而改善全身血液循环。

此外，刮痧对内脏功能有明显的调整阴阳平衡的作用，如肠蠕动亢进者，在腹部和背部等处使用刮痧手法可使亢进者受到抑制而恢复正常。由此可见，刮痧可以改善和调整脏腑功能，使脏腑阴阳得到平衡。

刮痧出痧的过程是一种血管扩张渐至毛细血管破裂，血流外溢，皮肤局部形成瘀血斑的现象，这样的血凝块（出痧）不久即能溃散，而起自体溶血作用，形成一种新的刺激素，能加强局部的新陈代谢，不但可以刺激免疫功能，使其得到调整，还可以通过向心性神经作用于大脑皮质，继续起到调节大脑的兴奋与抑制过程和内分泌系统的平衡。而糖尿病是由于体内胰岛素的绝对或相对的分泌不足而引起以糖代谢紊乱为主的全身性疾病，刮痧疗法通过调节神经系统和内分泌系统，在一定程度上可以帮助人体内胰岛素的分泌恢复正常，从而达到控制血糖水平，治疗糖尿病的效果。

刮痧疗法对皮肤有一定的损伤，所以一次刮完后要等过一段时间，一般为5～7天，再进行第二次刮痧。刮痧疗法和针灸、按摩等方法是一样的，都是对人体的穴位进行刺激，只不过使用的工具不同而已。所以刮痧也和针灸一样，有可能像晕针一样出现晕刮。因此，对空腹、过度疲劳者，低血压、低血糖、过度虚弱和神经紧张特别怕痛的患者要慎重使用刮痧疗法。

糖尿病的刮痧疗法

背部：大椎、肺俞、胰俞、肝俞、脾俞、命门、三焦俞、肾俞；

腹部：中脘、关元；

上肢部：曲池、太渊、鱼际、合谷；

下肢部：足三里、三阴交、内庭、太溪、太冲。

操作：腹部中脘、关元穴进行点揉，其他穴位采用刮法。

使用禁忌：刮痧时要严格消毒、以防止局部感染；出痧半个小时内不要洗凉水澡；在刮痧过程中，皮肤会出现红、紫、黑斑现象，这是一种正常的刮痧效应，不需要做特别处理。但若是患者出现四肢发冷、面色苍白等现象，应即刻停止，让患者休息。

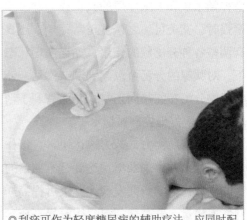

◎刮痧可作为轻度糖尿病的辅助疗法，应同时配合适当的降糖药物以及进行饮食控制。

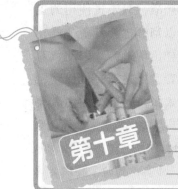

糖尿病的艾灸疗法

艾灸可以有效控制糖尿病，艾灸使病人的营养能得到有效地吸收和利用，从而提高人体的自身免疫功能和抗病防病能力，真正做到综合治疗，标本兼治。

❤ 艾灸疗法的作用机制

艾灸疗法是使用艾绒或其他药物制成的艾炷、艾卷，点燃后，在身体相应的穴位上施行熏灸，以温热性刺激，通过经络腧穴的作用，以达到治病防病目的的一种方法。艾灸可以达到温经散寒、扶阳固脱、消瘀散结、防病保健的功效，同时能够调整脏腑组织功能，促进体内新陈代谢，促进血液循环，增加红、白细胞的能量和吞噬细胞的吞噬功能，提高机体的免疫功能，从而增加机体的抗病能力。此外，灸疗对神经系统具有调节作用，在中枢神经系统和大脑皮层的兴奋或抑制过度增强时，艾灸可使之恢复正常；灸疗还具有调整各种分泌腺的作用，如在病理状态下，对胰腺的分泌可以起到调节作用，使胰腺的分泌功能趋向正常，从而有利于糖尿病患者更好地控制血糖水平。

艾灸借助火力、药力透达快，直接作用于病灶，并由表及里，达到标本兼治的目的。现代科学研究发现，艾灸可提高局部气血流量，升高局部温，缓解局部痉挛症状；能调整机体的免疫能力，内分泌功

能和自主神经功能，恢复失衡机体，艾叶中所含有多种药物成分及强烈的挥发物质，燃烧时药力可透入人体或吸入体内，起到温经活络，行气活血、祛湿散寒的效果；艾灸可提高白细胞及淋巴细胞的活动率，增强人体细胞及体液免疫能力；艾灸还可以刺激人体体液发生改变，有增强肾上腺可的松分泌及胸腺细胞活力的作用；另外，艾灸还具有增加心脏博动量，强心抗休克的作用。

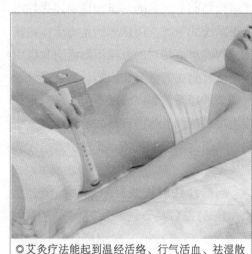

◎艾灸疗法能起到温经活络、行气活血、祛湿散寒的效果，对糖尿病患者非常有宜。

💙 灸法的原料和工具

艾灸疗法的主要原料为艾绒，艾绒是由艾叶加工而成。选用野生向阳处5月份长成的艾叶，风干后在室内放置1年后使用，此称为陈年熟艾。取陈年熟艾去掉杂质粗梗，碾轧碎后过筛，去掉尖屑，取白纤丝再行碾轧成绒。也可取当年新艾叶充分晒干后，多碾轧几次，至其揉烂如棉即成艾绒。

艾炷

艾炷可以自己制作，将适量艾绒置于平底磁盘内，用手指捏成圆锥形的小柱即可。艾绒捏压越实越好，根据需要，艾炷可制成拇指大、蚕豆大、麦粒大3种，称为大、中、小艾炷。燃烧一个艾炷称一壮。

艾条

将适量艾绒用双手捏压成长条状，软硬要适度，然后再将其搓卷成圆柱形，最后用面糊糊将纸边黏合，两端纸头压实，即制成长约25厘米，直径约1.5厘米的艾条。一般的中药店可以买到艾条。

灸盒

临床上为提高艾条的作用，可以使用灸盒。使用灸盒可以节省人力，延长艾条燃烧时间，同时还可以提高局部温度，并能一次对数个穴位施灸。灸盒一般用五合板制作而成，长20厘米、宽20厘米、高12厘米，盒中间放置一层铁丝网作为盒底。使用时，把艾绒或艾条放到铁丝网上点燃，将盒盖上，放在要灸的穴位即可。

间隔物

在间接灸时，需要选用不同的间隔物，如鲜姜片、蒜片、蒜泥、药瓶等。在施灸前均应事先备齐。鲜姜、蒜洗净后切成约2～3毫米厚的薄片，并在姜片、蒜片中间用毫针或细针灸成筛孔状，以利灸治时导热通气。蒜泥、葱泥、蚯蚓泥等均应将其洗净后捣烂成泥。药瓶则应选出相应药物捣碎碾轧成粉末后，用黄酒、姜汁或蜂蜜等调和后塑成薄饼状，也需在中间刺出筛孔后应用。

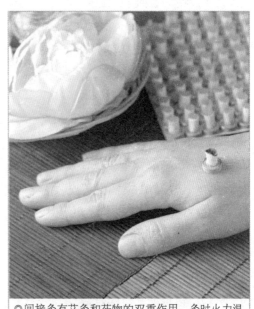

◎间接灸有艾灸和药物的双重作用，灸时火力温和，易被病人接受。

艾灸疗法的注意事项

艾灸的禁忌

由于艾灸以火熏灸，施灸不注意有可能引起局部皮肤的烫伤，另一方面，施灸的过程中要耗伤一些精血，所以有些部位或有些人是不能施灸的。

（1）凡暴露在外的部位，如颜面，不要直接灸，以防形成瘢痕，影响美观。

（2）皮薄、肌少、筋肉结聚处，妊娠期妇女的腰骶部、下腹部，男女的乳头、阴部、睾丸等不要施灸。另外，关节部位不要直接灸。此外，大血管处、心脏部位不要灸，眼球属颜面部，也不要灸。

（3）极度疲劳，过饥、过饱、酒醉、大汗淋漓、情绪不稳，或妇女经期忌灸。

（4）某些传染病、高热、昏迷、抽风期间，或身体极度衰竭，形瘦骨立等忌灸。

（5）无自制能力的人如精神病患者等忌灸。

艾灸的注意事项

（1）在施灸前，要使患者选择处于舒适的体位。医者施灸时要注意思想集中，不要在施灸时分散注意力，以免艾条移动，不在穴位上，徒伤皮肉，浪费时间。

（2）要注意体位、穴位的准确性，体位一方面要适合艾灸的需要，同时要注意体位舒适、自然，要根据处方找准部位、穴位，以保证艾灸的效果。

（3）现代人的衣着不少是化纤、羽绒等质地的，很容易燃着，因此，施灸时一定要注意防止落火，尤其是用艾炷灸时更要小心，以防艾炷翻滚脱落。

（4）要注意保暖和防暑。因施灸时要暴露部分体表部位，在冬季要保暖，在夏天高温时要防中暑，同时还要注意室内温度的调节和开换气扇，及时换取新鲜空气。

（5）要防止感染。化脓灸或因施灸不当，局部烫伤可能起疱，产生灸疮，一定不要把疮搞破，如果已经破溃感染，要及时使用消炎药。

（6）要掌握施灸的程序。如果灸的穴位多且分散，应按先背部后胸腹，先头身后四肢的顺序进行。

（7）注意施灸的时间。有些病症必须注意施灸时间，如失眠症要在临睡前施灸，不要饭前空腹时和在饭后立即施灸。

（8）要循序渐进，初次使用灸法，要注意掌握好刺激量，先少量、小剂量，如用小艾炷，或灸的时间短一些，壮数少一些。以后再加大剂量，不要一开始就大剂量进行。

（9）在施灸的过程中，患者有可能出现头晕、眼花、恶心、面色苍白、心慌、汗出等，甚至发生晕倒。出现晕灸后，要立即停灸，并躺下静卧，再加灸足三里，温和灸10分钟左右。

（10）注意施灸温度的调节。对于皮肤感觉迟钝者或小儿，用食指和中指置于施灸部位两侧，以感知施灸部位的温度，做到既不致烫伤皮肤，又能收到好的效果。

常用灸法介绍

直接灸

将大小适宜的艾炷，直接放在皮肤上施灸。若施灸时需将皮肤烧伤化脓，愈后留有瘢痕者，称为瘢痕灸。若不使皮肤烧伤化脓，不留瘢痕者，称为无瘢痕灸。

（1）瘢痕灸：施灸时先将所灸腧穴部位，涂以少量的大蒜汁，以增加黏附和刺激作用，然后将大小适宜的艾炷置于腧穴上，用火点燃艾炷施灸。施灸时由于火烧灼皮肤，因此可产生剧痛，此时可用手在施灸腧穴周围轻轻拍打，借以缓解疼痛。在正常情况下，灸后1周左右，施灸部位化脓形成灸疮，5～6周左右，灸疮自行痊愈，结痂脱落后而留下瘢痕。

（2）无瘢痕灸：施灸时先在所灸腧穴部位涂以少量的凡士林，以使艾炷便于黏附，然后将大小适宜的艾炷，置于腧穴上点燃施灸。一般应灸至局部皮肤红晕而不起泡为度。因其皮肤无灼伤，故灸后不化脓，不留瘢痕。

间接灸

间接灸是用药物将艾炷与施灸腧穴部位的皮肤隔开，进行施灸的方法。如生姜间隔灸、隔盐灸等。

（1）隔姜灸：是用鲜姜切成直径大约2～3厘米、厚约0.2～0.3厘米的薄片，中间以针灸数孔，然后将姜片置于应灸的腧穴部位或患处，再将艾炷放在姜片上点燃施灸。待艾炷燃尽，易炷再灸，灸完所规定的壮数，以使皮肤红润而不起泡为度。

（2）隔蒜灸：用鲜大蒜头，切成厚0.2～0.3厘米的薄片，中间以针灸数孔，然后置于应灸腧穴或患处，然后将艾炷放在蒜片上，点燃施灸。待艾炷燃尽，易炷再灸，直至灸完规定的壮数。

（3）隔盐灸：用纯净的食盐填敷于脐部，或于盐上再置一薄姜片，上置大艾炷施灸。一般可连续3～5壮，有温热感为宜。

（4）隔附子饼灸：将附子研成粉末，用酒调和做成直径约3厘米、厚约1～2厘米的附子饼，中间以针灸数孔，放在应灸腧穴或患处，上面再放艾炷施灸，直到灸完所规定壮数为止。

药条灸

药条灸：肉桂、干姜、丁香、木香、独活、细辛、白芷、雄黄、苍术、没药、

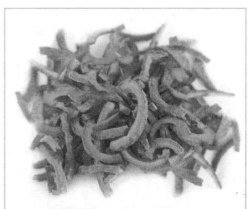

◎肉桂具有暖脾胃，散风寒，通血脉的功效。治腹冷胸满、呕吐噎膈等。

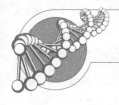

经络养生——**艾灸降糖**

艾灸是一种使用燃烧后的艾条悬灸人体穴位的中医疗法。它的特点是通过对人体穴位施灸，产生温热刺激作用，从而达到防病治病、长寿保健的功效。这种疗法最早可以追溯到古先民时期。艾灸疗法不仅在我国医学史上有重要作用，对于世界医学也做出了巨大贡献。

❶《名医别录》
简称《别录》，共3卷，成书于汉末。

❷《本草从新》
此书作者在明代汪昂所撰《本草备要》基础上重订而成，全书共18卷。

艾灸祛病养生的两大机理

艾灸的一般性治疗效应由两方面构成。

①艾灸产生的特殊的"药气"所引起的效应

《名医别录》❶曰："艾味苦，微温，无毒，主灸百病。"《本草从新》❷又指出："艾叶苦辛……纯阳之性，能回垂绝之阳……"灸法所采用的艾叶药性偏温，为纯阳之品，加之艾火产生的热力，所以使得灸法具有独特的温煦阳气，温通气血，温经散寒之功效。

②艾灸生热，其热刺激所引起的效应

艾灸是通过经络体表直接给予人体优良的温阳功效，这又是中药所不及的。艾灸生热，适量的热刺激施于适当的灸位便产生了治病效应。因此，在施灸过程中，患者会无一例外地感觉舒适。

艾灸的治疗原则

•辨证与辨经

疾病总是表现出相关的症状和体征。症候表现于一定的部位，有寒热、虚实的不同性质，并发生在疾病的不同阶段，这些病位、病性、病程，都成为辨证的主要内容。辨经，即是辨识疾病的具体部位。

•标本缓急

标与本、缓与急是一组相对的概念，在疾病的发生、发展过程中，标本缓急，复杂多变。标本缓急的运用原则有以下4点。

①治病求本：即针对疾病的本质进行治疗。

②急则治标：在特殊情况下，标与本在病机上往往相互夹杂，其症候表现为标病急于本病。

③缓则治本：在一般情况下，本病病情稳定，或虽可引起其他病变但无危急症候出现，或标本同病，标病经治疗缓解后，均可按"缓则治本"的原则予以处理。

④标本兼治：当标病与本病处于俱缓或俱急的状态时，均可采用标本兼治法。

中医之艾灸方法展示

瘢痕灸

在选好的穴位上涂些蒜汁。安放艾炷点燃施灸，需待艾炷燃尽，除去艾灰即可。

患者感到灼痛时，施灸者可用手轻轻拍打施灸部位四周，灸完需贴敷消炎药。

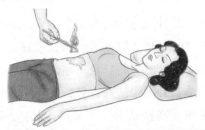 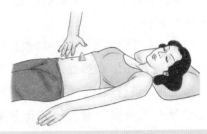

瘢痕灸：用小艾炷直接安放在穴位上施灸，灸后局部皮肤被烧伤，产生无菌性化脓现象，故又称化脓灸。这种灸法常用于治疗哮喘、慢性肠胃病、肺痨、瘰疬、痞块、癫痫以及久治不愈的皮肤溃疡病。

无瘢痕灸

先在选好的穴位上涂些凡士林或甘油，以使艾炷便于黏附。

然后选用中、小艾炷固定，从上端点燃，当燃剩2/5，未烧及皮肤但有灼痛感时更换艾炷，再灸3~6壮。

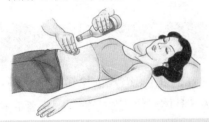 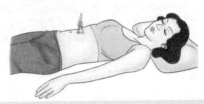

隔姜灸、隔蒜灸

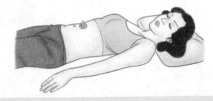

取姜片（蒜片），放在施灸穴位上，然后将艾炷置于姜片（蒜片）上点燃。

隔姜灸、隔蒜灸：用蒜片或姜片作隔垫物的一种施灸方法。

隔盐灸

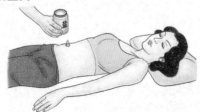

取食盐研细，填平脐窝。在盐上置艾炷点燃施灸。

隔盐灸：用食盐填平脐窝（神阙）作为隔垫物的一种施灸方法。

乳香、川椒各等分的细末6克，渗入艾绒中制成药条。施灸的方法分温和灸和雀啄灸。药条灸的作用要大于单独的艾条，一般用于体质虚寒严重者。

温和灸：施灸时将艾条的一端点燃，对准应灸的腧穴部位或患处，约距皮肤2～3厘米左右，进行熏烤。熏烤使患者局部有温热感而无灼痛为宜，一般每处灸5～7分钟，至皮肤红晕为度。

雀啄灸：施灸时，将艾条点燃的一端与施灸部位的皮肤并不固定在一定距离，而是像鸟雀啄食一样，一上一下活动地施灸。另外也可均匀地上、下或向左右方向移动或作反复地旋转施灸。

温针灸

温针灸是针灸与艾灸结合应用的一种方法，适用于既需要针灸又要施艾灸的病症。操作时，将针灸入腧穴得气后，并给予适当补泻手法而留针，继将纯净细软的艾绒捏在针尾上，或用一段长约2厘米左右的艾条，插在针柄上，点燃施灸，使热力通过金属针传入人体内，达到增加温热刺激的效果。待艾绒或艾条烧完后，除去灰烬，取出针。

♥ 灸法常用穴位与应用

8组常用的穴位

对糖尿病患者进行艾灸疗法时，最常见的是选用以下8组穴位进行施治。

①气海、关元、水泉；②华盖、梁门、神阙；③行间、中极、腹哀；④足三里、中脘、天枢；⑤命门、身柱、脾俞；⑥大椎、肝俞、三阴交；⑦脊中、肾俞、足三里；⑧肺俞、膈俞、肾俞。此外，如口干可以加灸小肠俞，有尿频症状可加灸大椎和劳宫。

施灸方法

在临床应用是，对糖尿病的艾灸主要以温和灸和隔姜灸最多。每次取1组穴位，每穴灸10壮。施灸时间每次在20分钟左右，以上8组穴位轮换施治，隔日灸1次。具体操作应根据糖尿病患者的病情、体质等情况选择最适合的方式。

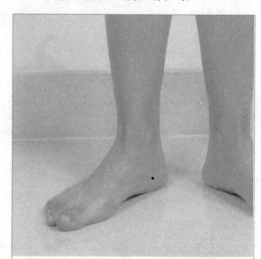

◎水泉穴在足内侧，内踝后下方，当太溪直下1寸，跟骨结节的内侧凹陷处。

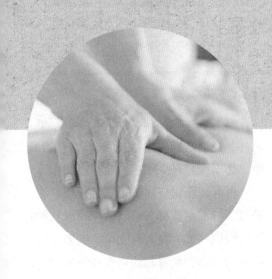

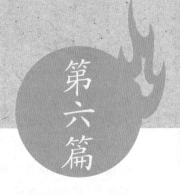

第六篇

糖尿病的保健与护理

●糖尿病往往会引发多种并发症,这给糖尿病患者及其家人的身心造成巨大的伤害,为了避免或者将这种伤害降到最低,就要加强对糖尿病患者的日常护理,对身体每一部分的特别护理,可以避免或者减少并发症的患病概率。

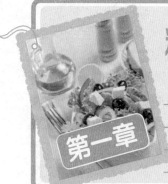

糖尿病患者的保健原则

第一章

糖尿病是一种终身性疾病，目前尚不能根治。"终身"是指从疾病确诊之日起，以后每天要坚持合理饮食及运动，控制好体重，多数患者还需长期使用药物，此外，还要定期查血糖及尿糖。要做到这些，必须掌握有关糖尿病的防治知识。

❤ 学习糖尿病知识

世界卫生组织的一位官员说过："高质量的糖尿病及其并发症的治疗，取决于对患者的糖尿病教育。"

目前，有许多糖尿病患者缺乏对糖尿病知识的了解，有些患者不去接受正规治疗，而是盲目轻信虚假广告，到头来不但没能根治，反而还赔钱葬命；有些患者不按照医嘱吃药，只凭个人感觉和喜好擅自增减药物剂量和品种；有些患者只顾埋头吃药，不懂得需要定期监测、定期复查，结果长期治不达标，还吃坏了肝肾；有些患者把胰岛素视为"毒品"，担心使用后会形成依赖，不按时服用，结果血糖长期高居不下，最后导致各种慢性并发症发生；还有些患者一味地控制饮食，而不懂得科学地配餐，导致频繁出现低血糖。所有以上这些，无一不是患者缺乏糖尿病知识的后果。

糖尿病是一种终身性疾病，目前尚不能根治。"终身"是指从疾病确诊之日起，以后每天要坚持合理饮食及运动，控制好体重，多数患者还需长期使用药物，

此外，还要定期查血糖及尿糖。要做到这些，必须掌握有关糖尿病的防治知识。

再有，糖尿病知识更新得很快，无论是诊断标准、达标要求、治疗理念及治疗手段较以往都有很大的变化。例如，1997年以后，诊断糖尿病的空腹血糖标准由过去的7.8毫摩尔/升，改为7.0毫摩尔/升；再如，以前在饮食治疗方面应用较多的是"食品交换份"概念，近年来，随着"食物血糖生成指数"概念的引入，目前主张，应将两者有机结合起来指导患者的饮食治疗；还有，目前防止糖尿病的各种新式武器纷纷问世，如胰岛素泵、新型胰岛素类似物、动态血糖监测系统等，使诊断手段更加丰富、治疗更加安全有效；再比如，以往按部就班、循序渐进式的阶梯治疗模式已逐渐被早期积极的理性治疗所代替。对于这些新知识、新理念，糖尿病患者应该多多了解，并加强学习。

综上所述，糖尿病的知识掌握得越多，患者驾驭疾病的能力就越强，就会少走弯路，避免上当受骗，从而更加积极主

动地配合医生的治疗，使血糖得到更好的控制，避免或推迟各种并发症的发生。所以，患者应积极参加由当地正规医院或糖尿病协会组织的糖尿病教育活动，增进对本病的了解，也可通过科普书籍和上网来获取糖尿病的防治知识。但要记住一点，知识一定要来源于科学、权威的渠道。如从一些以赢利为目的，极不负责任的所谓"糖尿病防治"宣传中获得的知识，结果将适得其反。

看病找正规的专科医生

糖尿病一旦确诊，就成为无法根治的终身疾病。很多糖尿病患者不能正视这一现实，总幻想有一种"偏方""秘方"或"新疗法"，既无毒副作用，又能药到病除，而且不需要饮食控制，于是开始听信"江湖医生"的家传秘方。比如，有些不法药商、游医，利用患者对中医、中药的信任和希望治愈的急切心理，自制所谓的"纯中药制剂"，打着"无毒副作用""可根治糖尿病"等幌子，取信于患者。为了牟取暴利，骗得患者的信任，就在中药里边添加价格便宜、降糖作用较强，但副作用较大的某些西药，由于配置不均，剂量不准，很有可能发生危及生命的严重低血糖。合并肾功能不全者，如果服用了添加了降糖灵的"纯中药制剂"，服用了添加了苯乙双胍的"纯中药制剂"，高；再比如，随着科技的发展，诸如"纳米技术""生物技术""核酸""基因工程"等已逐渐成为普通百姓的热门话题，一些不法商家断章取义地套用这些时髦的高科技名词为其产品进行不实的宣传，借以增加所宣传疗法的科技含量和诱惑力。如有报道说国外研究发现糖尿病的病因可能与基因有关，就有广告宣称发明的中药可以"修复致病基因，根治糖尿病"。事实上，截至目前，医学界对导致糖尿病的相关基因还没搞清楚，更谈不到什么"基因修复"了。

所有以上种种，往往使许多不明真相的糖尿病患者上当受骗，以致糖尿病不但没有好转，还造成了病情恶化，甚至诱发了其他疾病。所以，糖尿病患者看病不要听信于"江湖医生"的"家传秘方"，一定要到正规医院的糖尿病科或内分泌科找专科医生就诊。

糖尿病的科研与临床进展很快，非专科医生在这方面的知识更新往往有所欠缺，过去有些观念拿到现在已经过时甚至

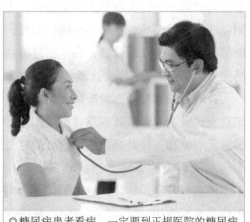

◎糖尿病患者看病，一定要到正规医院的糖尿病科或内分泌科找专科医生就诊。

是错误的。而糖尿病专科医生了解和掌握本专业的最新资讯，具有丰富的专业知识和临床经验，能给患者先进、科学、规范的治疗。通过系统、全面的检查，专科医生会告诉你，究竟有没有糖尿病，是1型、2型还是其他类型，目前病情发展到什么程度，是早期、中期还是晚期，是否已经出现糖尿病并发症，应如何控制饮食，是否需要药物治疗，如何用药等，专科医生会根据你的病情，制定出最佳治疗方案。

❤ 纠正不良的生活方式

糖尿病的病因复杂，除了遗传基因以外，更多的是由不良生活方式而引起的，如过量饮酒、吸烟、饮食结构不合理、睡懒觉、缺乏运动等。这些不良生活方式不但不利于糖尿病的治疗，甚至还会加重糖尿病患者的病情。所以，日常生活中，患者应该纠正这些不良的生活方式，以防病情恶化。

大量饮酒会加速糖尿病患者的血管硬化及高血压的发生和发展。已伴有高血压、心脑血管病者可诱发脑血管意外或心血管急症；大量饮酒还可引起胰腺炎，可损害胰岛功能，从而使糖尿病加重；大量饮酒、暴饮暴食，常是导致糖尿病酮症酸中毒的诱因之一；大量饮酒而不进食，可因肝糖原消耗而导致空腹低血糖。因此，糖尿病患者应该限制饮酒，在逢年过节或其他任何场合尽量都不要饮酒。

吸烟对人体有害，对糖尿病患者危害则更大：吸烟对呼吸道黏膜有刺激作用，易发生咽炎和支气管炎；烟中含有的尼古丁可刺激肾上腺分泌，对抗胰岛素的作用，使血糖升高，另外，尼古丁可使心率加快，血管收缩；对心、脑、眼、肾等病变产生不利的影响，加重糖尿病并发症的

危害。所以，糖尿病患者应该把烟戒掉。

众多的医学研究表明，饮食结构不合理是糖尿病增多及合并多种并发症的重要外因条件，因此，糖尿病病人饮食上应该做到"总量控制，营养平衡"，即总热量要有一定的限制，达到刚好满足日常生活所需即可；所摄入的碳水化合物、蛋白质和脂肪等营养素的比例要适宜，并按照这个比例合理地选择食物。为保证营养平衡，糖尿病患者应做到主食粗细搭配、副食荤素搭配、不挑食、不偏食；避免高糖、高脂、高盐饮食；适当增加膳食纤维的摄入量；要多饮水；宜少食多餐，进餐需定时定量；烹调以清淡为主，多用蒸、拌等方式。

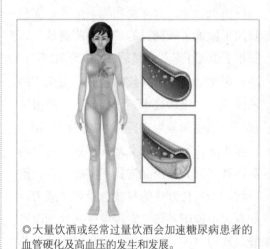

◎大量饮酒或经常过量饮酒会加速糖尿病患者的血管硬化及高血压的发生和发展。

很多人都有睡懒觉的习惯，偶尔睡个懒觉，对大多数健康人来说没什么大问题，但对糖尿病患者来说，很可能使其病情加重，血糖波动加大。这是由于凌晨4时到上午9时，是血糖最容易升高的时段。如果早晨没有起床按时服药、按时吃饭，整个白天的血糖规律就会被彻底打乱，会引起血糖的明显升高。因此，糖尿病患者要平稳降糖，应从改变不良睡眠习惯入手，晚上睡觉的时间不要太迟，最好在10时之前，而第二天早晨在6时至8时之间起床，将每天的睡眠时间保持在8小时左右。如果前一天晚上睡得晚，最好在第二天早晨8时之前起来，服用降糖药物或注射胰岛素并进食早餐后，再睡个"回笼觉"，这样才能尽量保证血糖不受睡眠改变的影响。

此外，在日常生活中，糖尿病患者还应避免多食懒动，选择适合自己的运动方式（如散步、广播操、太极拳、交谊舞、慢跑、爬楼梯等）运动，并达到所需的运动强度。

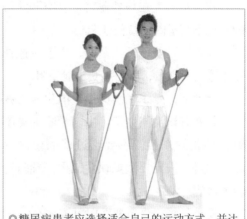

◎糖尿病患者应选择适合自己的运动方式，并达到所需的运动强度，起到缓解和治疗的目的。

💙 做好四季养生

如果血糖不能得到控制，就会出现血管和神经损害，同时，身体对抗感染的能力也随之下降。控制血糖是预防并发症的基础，但是个人生活自理的规划——自己每天可以做的简单事情。

春季养生

春季，万物复苏，生机勃勃，是室外运动的大好季节，在春回大地阳气生发的时候，糖尿病患者可以选择旅游踏青、散步、慢跑、太极拳、气功等体育锻炼以养护阳气。

起居上，春季适宜晚睡早起，并且要注意室内的开窗通风，以保持精神爽朗，心情舒畅。

衣着上，春季气温变化大，患者应注意增减衣服要随着气温的变化，尤其是早晚仍较凉，需更加注意。老年患者和儿童患者气弱体怯，易冷易热，更要慎重。

春季保肝尤为重要，因此，饮食上，糖尿病患者应多选清淡、爽口、偏于凉性的蔬菜、豆制品等，少吃一些肉食及大辛大热（参、茸）、酸、辣、油炸、烤、煎的食品。

夏季养生

夏季万物生长茂盛，是一年四季中阳气最盛的季节，气候炎热而生机旺盛，对于人体而言就是新陈代谢的旺盛时期，所以此时的养生要顺应夏季阳盛于外的特点。

起居上，夏季昼长夜短，作息也应顺应自然之道，做到晚睡早起。午后可以适当午睡以补充晚睡早起的睡眠不足，保持旺盛的精力。注意睡眠时不宜风扇对着头部直吹，更不宜在户外露宿，有空调的房间，也不宜室内外温差过大。

衣着上，夏季天热多汗，患者应选择宽松透气的衣服，以免皮肤排泄受阻。

饮食上，夏季气候炎热，消化能力减退，饮食宜以清淡爽口为主。少吃油腻不容易消化的东西。不要吃过多的生冷食品。另外，一定要注意饮食卫生，预防胃肠道疾病的发生。

夏季天热，患者要及时补充水分，但多数饮料都含有一定量的糖分，此时，应选择矿泉水、茶水等。

另外，夏季烈日酷暑，容易使人浮躁，爱发脾气，最易伤及心气，所以，患者要在暑热嘈杂环境里保持一种恬静愉快的心境，切忌发怒，心神得以保养，神情愉快，意气舒畅，使气机通畅，阳气得以生长，人体腠理才能通畅。

秋季养生

秋季天气由热转凉，早晚温差较大。此时阳气渐收，阴气渐长，属于阴阳互相转换时期。所以，秋季养生要顺应阳气渐降，万物收敛的特点。

秋季起居调养最重要的是要符合大气由疏泄到收敛这一规律。所以秋季要早睡早起，早一点儿起床有助于阳气舒长。

衣着上，初秋衣着仍以单衣为主，只是早晚逐渐凉快，年老体弱的患者应避免着凉。中秋早晚虽凉，但午间尚较热，所以患者不宜多穿，早晚可适当增加衣物。晚秋则由凉转冷，患者要根据体质、状态、气候、时间及时增减衣服。

饮食上，要以护阴防燥、滋肾润肺为主。秋季人们喜冷食及瓜果，但糖尿病患者不宜多吃，以免引起血糖升高。秋季干燥，应适量多饮水及时补充水分。

冬季养生

冬季气候寒冷、干燥，自然界的生物都进入了藏匿、冬眠状态，以蓄积能量，称之为"冬藏"。此时气候寒冷、阴气盛极，万物敛藏，人体阳气也处于内收阶段，新陈代谢相对缓慢，所以冬季养生关键在于"藏"。

起居上，冬季气候寒冷，夜长昼短，适宜早睡晚起，这是符合自然规律的，早睡能养阳，晚起能养阴，充足的睡眠也有利于阳气的沉潜和阴精的蓄积。

衣着上，患者应注意保暖，特别是背、腹、关节等处。而老年患者既保暖又不能过于臃肿，以使行动受限。另外，还要注意足部的保暖，每天坚持用温热水洗脚，且早晚搓揉脚心，以促进血液循环。

饮食上，冬季严寒，是进补的大好季节，此时进补很容易将进补的营养转化为能量而储存于体内。如果脑力渐弱，则应进食脊骨、核桃等食品；脏腑结热者可选用甘寒滑润的食物，如水果、蔬菜、豆类、海味等，滑以泄热，润以助阴；老年患者肝肾虚亏，应侧重于补肝肾。

❤ 合理安排作息时间

对于糖尿病患者来说，养成良好的作息习惯是非常重要的。生活作息规律，不仅能够稳定病情，预防并延缓并发症的出现，还有助于情绪的稳定，从而对于病情的稳定也有很大的帮助。临床调查证明，许多糖尿病患者出现血糖较大波动或突发糖尿病危症等情况，都与熬夜、突击工作、过于疲劳或生物钟紊乱有密切的关系。因此，合理地安排生活、合理地安排作息时间对于防治糖尿病是极其重要的。

睡眠规律与人体代谢、神经系统功能、血糖稳定都有着密切的关系，所以，糖尿病患者应合理安排睡眠时间。患者每天应保持7~8小时的睡眠，应尽量固定每天起床与睡觉的时间，尤其是起床时间，有规律地起床有助于晚上有规律地入睡。糖尿病患者宜早睡觉。因为熬夜会破坏体内的生物钟，干扰正常的代谢活动，使肾上腺素及去甲肾上腺素分泌增多，血糖增高，引起机体的抵抗力降低等。另外，患者应当养成每日适当午睡的习惯，每天在午后睡30~60分钟，不仅能缓解疲劳，还有助于血糖水平的稳定。

许多1型糖尿病患者发病年龄都比较年轻，他们既要承受病情较重的疾患，还不能耽误学习和工作，这对于患者的身体健康极为不利，因此，在学习和工作时就更要合理地安排时间，可以制定一份工作和学习计划，将每星期需要完成的任务合理分配，以免突击完成而导致过分疲劳。

良好的作息习惯还要求糖尿病患者有规律地进食，这也是糖尿病饮食治疗对患者的要求。患者不仅要定量、合理安排每日3餐的食物，更应保证定时，这还关系着患者的药物治疗和运动治疗，有助于血糖水平的稳定。需要注意的是，患者晚上不要食用有刺激性的东西，如巧克力、含咖啡因的苏打水和茶等，这些东西会延迟睡眠时间且不能保证睡眠质量。患者还应改掉晚饭进食时间过晚或吃夜宵的习惯，这对于糖尿病病情的稳定非常不利。

糖尿病患者运动时间要有规律。糖尿病病人运动的目的不仅仅是简单的锻炼身体，而是一种治疗手段。三天打鱼，两天晒网的运动，会使生活规律打乱，也会使血糖波动。今天运动了，血糖会有下降，明天不运动，血糖又会升高，这样血糖就很难调节好。所以患者要制定一份合理的运动计划，患者应选择低强度的运动项目，饭后运动最佳。

糖尿病患者制定好作息时间后应告知家人、朋友，以便配合和监督执行。有行为心理学研究表明：21天以上的重复会形成习惯，90天的重复会形成稳定的习惯。因此，开始的21天应当尽可能坚持按照作息时间表执行，以便利用生理节奏的规律，促进形成"生物钟"，从而养成良好的生活习惯。

运动降糖从"每天半小时"开始

运动，就是在不断探究"多大的强度最适合""多长时间内可以看见效果"等问题。而对于糖尿病患者而言，更为重要的却是多长时间的运动既可以不给身体带来负担，又能够对血糖控制起到积极的作用。

脉搏

动脉的搏动，身体健康的成年人安静时每分钟 70~75 次。

每天30分钟，与糖尿病并发症说再见

根据美国学者的最新研究，患有2型糖尿病的病人，如果经常从事体育运动，那么其死亡率远远比那些不爱运动，经常久坐的2型糖尿病患者低。我们如果每天能够坚持运动30分钟，那么就能够维持或者提高身体的健康水平，减少糖尿病并发症的风险，降低死亡率。

合理的运动组合在30分钟内完美呈现

对糖尿病患者来说，运动的原则是：规律、适当、安全、长期，并且运动量要由小到大。

尽管糖尿病患者极其需要参加体育运动，但是在运动过程中，他们必须遵循"量力而行，持之以恒"的原则。对糖尿病患者来说，不是任何一种运动都有利，也不是运动时间越长越好。

所以，糖尿病患者在进行体育锻炼时，合理安排好30分钟的运动计划就显得尤为重要了。

运动前：15分钟的准备活动

例如伸伸腰、踢踢腿、慢走，都可以达到活动全身肌肉和关节的效果，这是为了避免在运动中出现肌肉拉伤。

运动中：5~10分钟的运动项目

一般来说，在刚开始前不宜运动时间过长，坚持一个月后可以逐渐延长到20~30分钟。

运动后：5~10分钟的整理运动

运动突然停止很容易发生昏厥、心律不齐等情况。老年糖尿病患者血液循环系统适应能力差，对此更要警惕。

脉搏数——合理运动强度的保障

合理的运动强度可以通过每分钟的脉搏数计算出来。所以糖尿病患者在运动的同时，除了必要的运动记录外，脉搏的测量也是非常重要的。一旦觉得很累或是在运动之中身体出现不良反应，就应该立刻停下来，测一测我们的脉搏。

在脉搏的跳动中读懂运动强度

运动时的心跳数

50岁以下的中年人

1分钟内100~120下

50岁以上的中老年人

1分钟内100下

运动目标以"略微有些疲惫"为佳

如果累得连一句话都说不完整了，则代表运动强度过大。

脉搏的测量方法

用食指、中指、无名指放在其中一只手的动脉上。

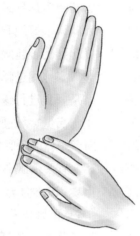

① 运动刚刚结束的10秒钟内，按左侧所画图的方法进行测量。

② 用10秒钟的脉搏跳动次数乘以6，估算出1分钟内的脉搏情况。

运动中出现不适应立即停止

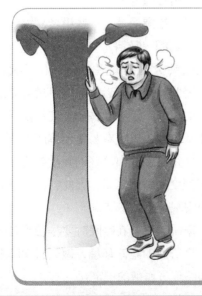

- 突然间心跳加快，脉搏跳动加剧
- 胸口有"锥子"刺般的疼痛
- 头晕眼花
- 疲劳感难以忍受
- 有很强的饥饿感，头顶冒冷汗，浑身打哆嗦
- 关节和肌肉有明显的疼痛

❤ 做到科学睡眠

中医认为，睡眠是人体一种规律性的自我保护性机制，对于人体糖代谢等多种生理机制有着举足轻重的作用。所以，科学的睡眠对于糖尿病患者来说有着极为重要的意义。

睡眠可以调解人体内脏功能。睡眠是一种相对平静的人体活动状态，在睡眠时机体对于血液的需要量减少，人体各个脏器的生理功能在夜间得到了较好的修复。血糖是人体各个脏腑器官正常工作的原动力，脏腑的功能状态与血糖浓度有着极为密切的关系，脏腑功能良好是血糖顺利分解、利用的保证。睡眠还可帮助个体调整心理。不良的心理情绪及过分兴奋的心理状态是血糖增高的一个重要因素，当人们情绪波动时，机体会分泌大量抵抗胰岛素的激素，使得血糖升高。因此，保证心理平和、情绪稳定是控制血糖增高的重要方法。

良好的睡眠是血糖的镇静剂，可以帮助糖尿病患者稳定血糖。因此，每一位患者都应做到科学的睡眠。情绪稳定是良好睡眠的首要前提。睡前情绪激动会造成神经系统兴奋，进而造成入睡困难；安静的环境是良好睡眠的保证。环境中的声音强度对于睡眠质量也有着较大的影响，相对安静的环境有利于人们较快地入眠，也能够促进人们的睡眠深度；光线和温度是睡眠环境的重要组成部分，适宜的光线强度、温度也是人们获得良好睡眠的必要条件；健康的身体也是良好睡眠的保证。一些疾病（包括糖尿病和糖耐量低减）会造成脏器损害，进而影响个体睡眠，甚至并发各种睡眠障碍；充足的睡眠是良好睡眠的必备条件。良好的睡眠需要质的保证，也需要量的保证；适宜的体育锻炼能够促进睡眠。研究证明，下午6点人体体力和耐力达到最高峰，希望增加活动量。因此，很好地利用这一时间稍做运动，可以起到促进睡眠的作用；适宜的卧具也能够很好地促进睡眠。床、被褥、枕头等卧具是人类进行睡眠的必备之物，床铺的大小、高低、软硬及被褥、枕头是否舒适，对于个体的睡眠有着最为直接的影响。

有关睡眠研究发现，在白天人体也会出现以4小时为间隔的睡眠节律，且以中午1点的睡眠最高峰最为明显。因此，如果条件允许的话，每天应尽量保证1小时的午睡。有研究指出，午睡不仅可以帮助人们恢复体力，也能够在一定程度上保持血糖的相对稳定。

需要提醒的是，一些患者喜欢睡前吃东西、喝酒、吸烟、与人争辩，这些不良习惯会使大脑神经兴奋，不利于顺利入睡。因此糖尿病患者睡前应尽量避免这些不良的习惯。还有一些患者使用安眠药等助睡眠措施，这很容易使个体产生睡眠依赖，使得患者脱离这些助眠措施后，出现不同程度的睡眠障碍，因此，应尽量避免使用安眠药等助眠措施。

糖尿病患者在睡眠时要尽量为自己营造一个舒适的睡眠环境，做到科学睡眠，并最终促进血糖的稳定。

❤ 糖尿病患者应严格遵从"七戒"

糖尿病患者要想有效地预防各种糖尿病急慢性并发症，改善生活质量，应该对自身疾病高度重视、积极治疗，但对于糖尿病的治疗应该把握好一个度，不能矫枉过正，否则，将会引发新的问题。在此，向糖尿病患者提出以下"七戒"。

戒运动过度

运动对糖尿病患者的益处是多方面的，如可增加机体热量消耗，改善胰岛素抵抗，降低血糖等。但运动要循序渐进，掌握好运动方式和运动强度，否则，也会适得其反。剧烈的运动，可兴奋交感神经，导致儿茶酚胺等胰岛素拮抗激素的分泌增加，使血糖升高。此外，运动时间过久、运动量过大（特别是在空腹状态下），会显著增加低血糖的危险。还要指出的是，并非所有的糖尿病病人都适合运动，如，合并肾功能损害患者、严重高血糖者、活动期眼底出血者等，都不适合运动。

戒降糖过度

糖尿病患者往往比较担心高血糖，但低血糖也有很大的危害，轻者表现为心慌、出汗、头晕、瘫软无力，重者会严重损害中枢神经，导致意识障碍、昏迷，乃至死亡。而且，低血糖会使交感神经兴奋性增加、血管收缩、血压升高，导致如心肌梗死、脑血栓等心脑血管意外。

戒节食过度

有些患者认为吃得越少越好，但过度节食或者偏食，将会引起营养不良、贫血、饥饿性酮症，降低机体的抵抗力和修复力。过度节食还会引起低血糖后血糖反跳性升高，不利于血糖的平稳控制。饮食治疗是要在保证病人基本生理活动所需的前提下，适当限制食物的总热量，同时保持营养平衡。

戒思虑过度

许多糖尿病患者整日忧心忡忡、焦虑不安，导致血糖升高或波动，糖尿病患者一定要正确对待疾病，既不能不重视，也不能被它吓倒，应力求保持心理平衡，以助血糖的平稳控制。

戒依赖过度

糖尿病患者不要过分依赖药物，药物治疗只是糖尿病治疗的一部分，同时还需要饮食治疗和运动治疗的配合；患者也不要过于依赖医生，糖尿病的治疗不单要靠医生，还要靠患者积极主动地参与，而不是被动地接受。

戒瘦身过度

肥胖是导致糖尿病的危险因素，超重者减肥，有助于改善胰岛素抵抗，提高降糖药物的疗效。但是，也并非越瘦越好，过于消瘦会导致营养状况恶化，机体免疫功能以及抗感染能力下降。糖尿病患者减肥的程度应当以符合标准体重为宜。

戒大意过度

有些糖尿病患者觉得糖尿病对身体并无大碍，采取不以为然的态度，既不按时用药，也不注意饮食；有些患者开始时很重视，时间一久就逐渐放松了警惕和要求。糖尿病的治疗要长期坚持，如果大意将会延误病情，并有可能造成严重的后果。

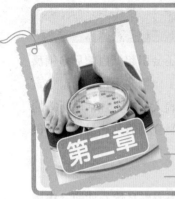

糖尿病患者的日常生活

第二章

糖尿病在我国是最常见的慢性病之一。但是很多患者往往更加关注糖尿病的检查和用药等环节，却对日常生活中的自我护理缺乏足够的了解。

❤ 学会自我检测病情

良好的治疗需要医患双方的配合，患者本身也是糖尿病治疗队伍中的重要一员，要想控制好血糖、纠正代谢紊乱，患者就必须学会自我血糖（或尿糖）监测及自我保健。那种单纯依靠自觉症状评估病情的做法是绝对错误的。

利用血糖仪，在家中定期进行自我血糖检测很有必要，血糖仪操作简单，患者可随时随地监测血糖。患者可根据血糖的变化及时调整胰岛素等药物的剂量，从而严格控制血糖。血糖仪的使用方法如下：

（1）检查血糖仪功能是否正常，试纸是否过期，试纸代码是否与血糖仪相符。每盒试纸都有编码，需在测量前根据试纸的编号调整仪器。

（2）采血针安装在采血笔内，根据皮肤厚薄程度调好采血针的深度。

（3）采集血样时要彻底清洗和干燥双手，温暖并按摩手指以增加血液循环，并将手臂短暂下垂，让血液流至指尖。

（4）用75％的酒精消毒指腹，待干。打开血糖仪开关，用吸血的血糖仪，就取一条试纸插入机内；用滴血的血糖仪，就取一条试纸拿在手上；手指不可触及试纸测试区，取出试纸后随手将盖筒盖紧。

（5）采血笔紧挨指腹，按动弹簧开关，针灸指腹。手指两侧取血最好，因其血管丰富而神经末梢分布较少，不仅不痛而且出血充分，不会因为出血量不足而影响结果。不要过分挤压，以免组织液挤出与血标本相混而导致血糖测试值偏低。

（6）用吸血的血糖仪，就将血吸到试纸专用区域后等待结果。用滴血的血糖仪，就将一滴饱满的血滴或抹到试纸测试区域后将试纸插入机内等待结果。不要追加滴血，否则会导致测试结果不准确。

（7）用棉棒按压手指10秒钟至不出血为止。

（8）监测值出现后记录，关机。检测完毕将采血针戴上帽后妥善处理。

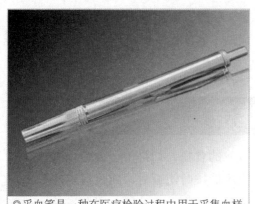

◎采血笔是一种在医疗检验过程中用于采集血样的工具。

那些经济有困难或血糖比较平稳的患者，也可用尿糖试纸，通过测尿糖来推断自己的血糖水平。测定尿糖的方法主要有两种，即班氏试液法和尿糖试纸法。

良好的治疗需要医患双方的配合，患者本身也是糖尿病治疗队伍中的重要一员，要想控制好血糖、纠正代谢紊乱，患者就必须学会自我血糖（或尿糖）监测及自我保健。那种单纯依靠自觉症状评估病情的做法是绝对错误的。

利用血糖仪，在家中定期进行自我血糖检测很有必要，血糖仪操作简单，患者可随时随地监测血糖。患者可根据血糖的变化及时调整胰岛素等药物的剂量，从而严格控制血糖。血糖仪的使用方法如下：

（1）检查血糖仪功能是否正常，试纸是否过期，试纸代码是否与血糖仪相符。每盒试纸都有编码，需在测量前根据试纸的编号调整仪器。

（2）采血针安装在采血笔内，根据皮肤厚薄程度调好采血针的深度。

（3）采集血样时要彻底清洗和干燥双手，温暖并按摩手指以增加血液循环，

并将手臂短暂下垂，让血液流至指尖。

（4）用75％的酒精消毒指腹，待干。打开血糖仪开关，用吸血的血糖仪，就取一条试纸插入机内；用滴血的血糖仪，就取一条试纸拿在手上;手指不可触及试纸测试区，取出试纸后随手将盖筒盖紧。

（5）采血笔紧挨指腹，按动弹簧开关，针灸指腹。手指两侧取血最好，因其血管丰富而神经末梢分布较少，不仅不痛而且出血充分，不会因为出血量不足而影响结果。不要过分挤压，以免组织液挤出与血标本相混而导致血糖测试值偏低。

（6）用吸血的血糖仪，就将血吸到试纸专用区域后等待结果。用滴血的血糖仪，就将一滴饱满的血滴或抹到试纸测试区域后将试纸插入机内等待结果。不要追加滴血，否则会导致测试结果不准确。

（7）用棉棒按压手指10秒钟至不出血为止。

（8）监测值出现后记录，关机。检测完毕将采血针戴上帽后妥善处理。

测定尿糖的方法主要有两种，即班氏试液法和尿糖试纸法。班氏试液法，是用滴管取班氏定性试剂1毫升（约20滴），放入试管中，再滴入2滴受检查的尿，混合后加热煮沸，观察其颜色的变化。当试剂不变色为（−），表示尿糖阴性，绿色为（＋），黄绿色为（＋＋），土黄色为（＋＋＋），砖红色为（＋＋＋＋），加号越多，表示尿含糖量越

大；试纸测试法，是将尿糖试纸浸入尿液变化，并按说明书上的比色对照，根据接近的颜色来判断尿糖加号。

一般，测尿糖不如测血糖准确，测尿糖不能反映低血糖。

外出活动做到五个"携带"

很多糖尿病患者担心自己在外出时发生低血糖或糖尿病急性并发症而不敢出门旅行或出门游玩，其实，糖尿病患者在血糖控制稳定的情况下是可以旅行或郊游的，不过，患者在外出活动时应注意以下"五个携带"。

（1）随身携带一张自制的糖尿病卡。卡上要注明自己姓名、年龄、住址、工作单位、联系电话、血型、所患糖尿病类型、正在使用的降糖药物名称等，此外，还要注明发生紧急情况时的联系人、联系医院及主管医师等。糖尿病患者救助卡如下。糖尿病病人要随身携带此卡，一旦发现意外，别人可根据此卡给予及时帮助，医生也可根据此卡迅速做出诊断，及时抢救处理。

（2）随身携带糖果或其他易于消化吸收的食物，如饼干、面包、果汁等，当不能按时吃饭时，或过度运动后出现头晕、手颤、出冷汗、四肢发软、心跳加快等低血糖反应时，可及时食用。

（3）随身携带水壶，尤其是远离城区时要带足饮水，口渴时要及时饮水，以免发生高渗性昏迷等危急情况。

（4）出差前一定要携带平日自测血糖或尿糖的试纸和仪器，不要因为外出而中断血糖和尿糖的监测。

（5）凡使用降糖药物治疗的患者，应随身携带正在使用的药物，不要因为外出而随意中断治疗。每天需要多次注射胰岛素的患者，建议你改用胰岛素泵，它不仅能免去你一日数次注射的麻烦，还能给你的外出生活带来更大方便和自由。

糖尿病患者自制卡

A面				B面
病人姓名	性别	年龄	民族	求助
长期就诊医院	病历号			我患有糖尿病，如果发现我神志迷糊或行为异常时，可能是低血糖造成的，请速将我衣袋中的糖块塞到我的嘴中或给我一杯糖水喝，同时请速送我到医院急诊治疗。如果我已昏迷、不省人事，更应送我到医院急诊、抢救，同时请通知我的家人和单位负责人。谢谢！
病人单位	电话	联系人		
病人住址	电话	邮编		
家属1姓名	单位	电话		
与病人关系	住址	邮编		
家属2姓名	单位	电话		
与病人关系	住址	电话		

❤ 老年糖尿病患者要注意管理细节

大多数老年糖尿病患者同时伴有多种慢性疾病，加上身体各个器官及代谢功能的退化，使老年糖尿病患者常常处于低血糖以及各种急慢性并发症的危险之中。针对其特殊性，在老年糖尿病患者的日常管理中应注意以下几个方面。

老年糖尿病患者要注意管理细节

防止低血糖

低血糖对老年人的危害很大，老年糖尿病患者由于自主神经受损，交感神经对低血糖反应减弱，易发生无症状性低血糖，不易被及时发现，而直接导致低血糖昏迷。另外，低血糖可兴奋交感神经，使心率加快，血管收缩、血压升高，进一步加重心脑缺血，诱发急性心肌梗死和脑血栓形成。因此，对老年人的血糖不宜控制过严。

需要提醒的是，老年糖尿病患者服用一些长效、强力磺胺类降糖药（如优降糖）时，易发生夜间低血糖。因此，尽量不要选用这类药物，即使服用，也应避免每日3次平均用药。

控制好餐后高血糖

有些老年糖尿病患者空腹血糖正常，但餐后血糖升高，而餐后血糖升高会增加心血管并发症发生的危险性。因此，必须控制好餐后高血糖。

注意药物的使用

降糖药一般是在肝内代谢，经肾脏排出，而老年糖尿病患者的肝、肾功能随年龄的增加而逐渐下降，有些患者还有肝炎、肾炎等病史，致使肝、肾功能不良。因此，患者用药前应先检查肝肾功能，肝肾功能不良时应慎重选药。否则，用药不当会进一步加重肝肾负担。需要提醒的是，肝功能异常时不能用双胍类及噻唑烷二酮类药物；肾功能异常时不能用格列吡嗪、格列齐特、二甲双胍等主要经肾脏排泄的药物。

老年糖尿病患者肝肾功能不良时，应及早应用胰岛素治疗，这是由于老年患者随着糖尿病病程的发展，胰岛B细胞功能会越来越差。尽早使用胰岛素，有助于保护和改善胰岛B细胞的功能，使血糖得到良好控制。使用胰岛素要从小剂量开始，防止剂量过大导致低血糖，尤其是要防止老人视力不好或注射器刻度不清而搞错剂量。

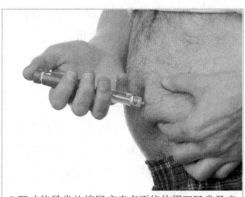

◎肝功能异常的糖尿病患者不能使用双胍类及噻唑烷二酮类的药物。可在医生的指导下用胰岛素控制血糖。

另外，有些降糖药老年糖尿病患者不宜使用：如格列本脲、苯乙双胍等。

小心各种并发症

老年糖尿病患者常伴有各种急慢性并发症，如心脑血管病、糖尿病肾病、白内障、眼底视网膜出血、下肢血管病变、糖尿病足等，因此必须积极治疗，以防病情进一步恶化，给患者带来极大的痛苦。

提高服药的依从性

由于身体器官老化衰退，老年患者往往记性不好，常忘记吃药，在药物种类过多时，还容易吃错药，吃重药，因此，在给老年患者确定治疗方案时，尽可能做到既要疗效好，又简单易行，而不应盲目地增加药物种类而给患者带来不必要的负担。

重视心理调适

许多老年糖尿病患者经过一般治疗后，效果不佳或病情反复时，容易出现急躁及忧郁心理，甚至出现悲观绝望的心理，常表现为焦虑、情绪低落、失眠及烦躁等异常心理状态，这必然导致精神负担加重，使病情形成恶性循环。所以，应该重视对老年患者的心理调适，医生及患者家属应让患者多了解糖尿病的有关知识，正确对待疾病，解除不必要的思想负担；帮助患者建立有规律的生活秩序；帮助患者学会自我情绪调节，遇到不良刺激时，要通过自我安慰等方式转移注意力，达到心理平衡。

♥ 儿童糖尿病患者要注意管理的特殊性

由于儿童糖尿病处理上的特殊性和复杂性，或由于缺乏专业医生的指导，很多儿童糖尿病患者得不到长期有效的治疗，导致早年便出现并发症或夭折。

针对儿童糖尿病的许多不同于成人的特点，在制定和实施治疗方案时必须注意以下问题。

儿童糖尿病患者年龄小，认知较差，掌握不了糖尿病自我管理的知识和技能，对于什么是糖尿病，糖尿病有什么危害，糖尿病应该怎么综合治疗等问题往往缺乏了解，这就要求医生和患儿家长更加细致和耐心地帮助和指导他们和糖尿病做斗争。还有，孩子天生爱玩好动，运动量难以控制，因此，运动量相对较大，在这方面患儿家长和医师也应给予关怀，既不能

让患儿不活动，也不能让其运动过量或过于激烈。再有，孩子比较嘴馋，尤其是甜食和水果更是孩子热衷的食物，其他同龄儿童都能吃各种好吃的东西，他们却必须受到限制，这对他们来说是一件很难接受的事情，家长和医生也应根据不同年龄段儿童的特点给予指导，提出要求。另外，少年、儿童正是长身体的时候，在饮食治疗方面提倡用计划饮食来代替控制饮食。

和成年糖尿病病人一样，糖尿病儿童也需要经常做血糖检查，但由于儿童天天上学，也害怕打针，采血很不方便，所幸的是儿童糖尿病血糖波动虽可较大，但他们的尿糖与血糖相符率较高，所以可以用监测尿糖的方法来观察病情的变化。

儿童糖尿病在药物治疗上的特点是，他

们绝大多数属于1型糖尿病，因此，要做长期打胰岛素的精神和物质准备，切勿听信巫医假药的欺骗宣传随意停用胰岛素去试用什么根治糖尿病的"家传秘方"或"新医疗法"，以免酿成大祸。另外，青春期是胰岛素依赖型糖尿病好发年龄，也是血糖波动和胰岛素需求量较大的时期，对这个问题要有充分的了解和足够的重视。

对糖尿病患者的婚育建议

糖尿病病人可以结婚，也可以生育。但是糖尿病患者的婚姻与生育毕竟与普通人不同。发病较早的年轻未婚患者，往往缺少这方面的知识或思想准备，对婚后的生活和生育出现的问题一筹莫展，给家庭生活带来了麻烦，投下了阴影。因此，患者对婚姻、生育方面可能出现的问题作好思想准备和预防措施是有益的。

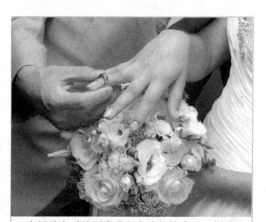

◎在婚前应对糖尿病进行充分的治疗，这样才能使健康状况得到充分的恢复，同时把自己的病情告知对方，使对方能够在心理上接受，取得理解婚姻才能长久幸福。

大多数糖尿病患者之所以犹豫烦恼结婚，主要是担心糖尿病的遗传问题。其实，除了少数糖尿病患者（如早年发病的成人糖尿病、线粒体突变糖尿病等）经分子遗传学证实为单基因突变所致的遗传性疾病外，绝大多数糖尿病患者仅具有遗传易感性，不等于必然会遗传糖尿病，但是也不可忽视糖尿病的遗传史。糖尿病虽然不是百分之百的遗传疾病，但是糖尿病除某些因素外，还有一定的遗传因素影响。流行病学统计表明，糖尿病双亲的子代发生糖尿病的概率要比非糖尿病双亲的子代高4倍。为减少下一代发生糖尿病的危险性，建议双方都患有糖尿病及双方都有糖尿病家族史者尽量避免生育。

糖尿病患者要重视婚前治疗与检查。由于发病于青少年时期的糖尿病一般多为1型糖尿病，患者往往病情较重，健康状况较差，从而会对婚后生活带来许多问题，甚至影响家庭和睦。因此，在婚前应对糖尿病进行充分的治疗，使健康状况得到充分的恢复。另外，对适合自己的糖尿病治疗方案与方法要掌握熟练，以便婚后继续治疗保持病情稳定。再者，患者婚前要认真进行体检，只有当医生认为糖尿病控制良好，无其他明显的并发症时才能允许结婚。同时应提醒糖尿病患者，在准备结婚之前，应将自己的病情完全告知对方，使对方能够在心理上接受，并在生活上给予支持，取得了理解的婚姻才是幸福的。

糖尿病妇女不宜多生，因为每一次怀孕和分娩都会给患糖尿病的女性带来巨大的精神和身体上的负担，而且有一定的风险。如果打算生育，那么迟生不如早生，因为随着病程的加长，糖尿病病情将逐年加重。在血糖控制不好或已出现如肾脏损害、视网膜病变、高血压及心脏病等并发症的情况下妊娠，无论是对胎儿还是对孕妇本人来说都是十分危险的。因此，凡患有糖尿病的女性，计划妊娠前一定要进行全面检查，请糖尿病专家及妇产科医生郑重评估后才可决定是否妊娠。已经受孕的糖尿病妇女，如伴有肾病、冠状动脉粥样硬化、眼底增殖性视网膜病变时，则应早期进行人工流产手术以终止妊娠；如果伴有高血压，最好也要终止妊娠，以免影响母子健康。

糖尿病患者的工作与就业

目前，医学界对于糖尿病不能根治，但其病情是完全能够控制的。糖尿病患者在病情得到良好控制的情况下，可以从事绝大多数工作。工作可使患者意识到自己并不是一天到晚病病歪歪的无用之人，而是社会所需之人，有助于患者实现自我存在的价值，树立自信心；工作使患者有广泛接触社会的机会，能让患者增加生活的乐趣，保持心情愉快；工作能使患者保持一定的运动量，这对患者降低血糖、减轻体重很有帮助，工作还能给患者带来一定的收入，能让患者维持生活，养家糊口。但是在实际生活中，许多单位的负责人不能正确对待身患糖尿病的就业者。有些人认为得了糖尿病就丧失了工作能力，把他们当作包袱，不使用也不培养，这也是为什么许多患者在就业时刻意隐瞒自己病情的原因。还有一些人认为糖尿病患者"能吃能喝，不像有病"，在分派工作时不能给予其适当的安排和必要的照顾。使他们过度疲劳，生活没有规律。这些做法都是不妥当的，因此，社会各界对于糖尿病患者的就业应予以保障和不受歧视，糖尿病患者在劳动就业方面的合法权益应当得到保护。

但也应当看到，糖尿病患者与健康人有所不同，他们需要规律的生活（尤其是注射胰岛素的患者）以及长期正规的药物治疗。间断用药会引起血糖升高及波动，生活不规律、体力消耗过大容易导致低血糖的发生。在职业及工种的选择上，患者应充分考虑这些因素。

以下工作对糖尿病患者不太适宜，应尽量避免。

（1）避免时间不规律的工作。特别是需要上夜班的工作，过多的夜班会打乱患者的作息时间，影响正常的饮食和用药。

（2）避免从事高空、高温、潜水作业及职业司机的工作，以免因低血糖而发生意外。

（3）避免随时加餐有一定困难的工作。

糖尿病患者出差与出游

有些糖尿病患者选择旅游来丰富生活，有些糖尿病患者因工作需要难免要出差，但在外出时，患者原有的生活规律被打乱，对患者的日常治疗会造成影响，外出过程中，患者随时可能发生意外。因此糖尿病患者有必要了解有关外出时的注意事项。

如果糖尿病患者准备旅游，首先应到医院做一次全面的体检，检查项目包括空腹血糖、餐后2小时血糖、心电图等，以便了解自身血糖控制情况及心脏功能。如果血糖控制良好、心电图正常，足部皮肤无破损及感觉障碍，那么就可以开始长途旅游。

患者出发前，应做好以下准备工作：

（1）携带糖尿病病情卡。此外，还有发生紧急情况时的联系人，联系医院及主管医师等，以备在发生低血糖昏迷或其他紧急情况时，别人可以根据卡片所提供的信息进行急救处理及转送。如出国旅游，随身携带的卡片最好用中文、英文和所在国家语言3种文字书写。

（2）带有足够的治疗药物，包括胰岛素、胰岛素笔、棉签、口服降糖药等。

（3）服装要休闲舒适，特别是准备两双舒适、合脚、轻便、松软、鞋底不太薄的鞋子。袜子要柔软、易吸水，还要有防寒的厚棉袜，最好是浅颜色，以便脚破损时易察觉。

（4）根据自身身体条件选择旅游地，透彻了解旅游地，包括地势、气候、风俗、旅游设施等。安排好旅程表、作息时间，尽量使旅游生活（用餐、用药及运动量等）贴近平时生活规律。

（5）携带便携式血糖仪、血糖试纸和血糖记录本。

特别需要注意的是，由于胰岛素在较高温度下会被破坏，所以，患者要将胰岛素放在隔热的旅行袋中保存。坐车时要随身携带，不要放在行李箱里托运。到达驻地时应将未用的胰岛素及时放入冰箱中储藏。在旅游中，由于运动量加大，或者火车、航班延误不能按时进餐等，患者有可能出现低血糖，因此外出时要随身携带饼干、糖果、甜饮料等，以备不时之需。患者在旅途中一旦出现虚弱无力、头痛头晕、精神不集中、出汗、颤抖等症状，说明出现了低血糖。此时，患者应饮用含糖饮料或吃少许食物。若出现复视、神志不清、昏迷，则为严重低血糖，应就地就医。对于要跨越时差的旅游，患者应及时调整口服降糖药及胰岛素的用量，同时调整饮食，以适应时差变化。

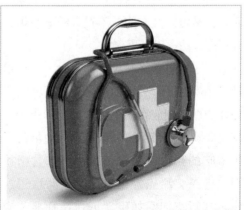

◎糖尿病患者出差或出游，随身一定要准备能够自救的物品，最好是能够带一个急救箱。

低血糖驾车等于"酒后驾车"

近年来，我国私家车普及迅速，车主当中有不少人是糖尿病患者。相对于一般人来说，糖尿病患者特别是1型糖尿病患者，驾车存在一定的风险，比较容易发生交通事故，其主要原因包括两个方面，一方面患者受低血糖的影响，即便是轻度低血糖也会使患者感到饥饿、心慌、焦虑、全身无力等症状，进而影响驾乘安全。程度严重时，中枢神经会出现问题，出现记忆力减退、注意力不集中等现象。如果再进一步发展则会出现精神障碍，如恍惚、嗜睡、反应迟钝，甚至昏迷，从而可能酿成严重的后果。

另一方面糖尿病慢性并发症同样会影响驾车安全。如，糖尿病视网膜病变或白内障会导致视力下降，患者会因视物模糊而引发车祸。再如，糖尿病神经病变可累及感觉及运动神经，导致患者感觉迟钝或感觉异常。此外，像血管病变和截肢等都会干扰驾驶员的正常操作和判断能力。

但是，糖尿病患者在病情比较平稳的时候，是可以开车的。不过，糖尿病患者开车应该注意以下事项：

糖尿病患者平时应严格定时、定量用药；患者在开车外出前最好测一下血糖，如开长途车则应在途中再次监测；患者行车时要随身携带糖尿病病情卡、血糖仪、平常吃的药物以及含糖食品，如含糖饮料、糖果、甜点等，以便必要时取用；患者在行车期间如出现低血糖征兆，应先将车安全停靠在路边，并立即监测血糖，补充含糖饮料及食物，待症状缓解、血糖恢复正常后方可继续驾车；患者平时应定时、定量进餐及灵活加餐，切忌空腹开车，因为空腹很容易引发禁食性低血糖症。这种低血糖症通常在禁食8小时后发生，症状包括头晕、记忆力丧失、中风和慌乱；患者还应定期到医院检查身体，最好半年左右一次，如果存在影响驾驶安全的慢性并发症，应避免再开车。

需特别注意的是，凡有过"无症状性低血糖"发作史的糖尿病患者，应避免驾车。随着病程的延长，糖尿病患者发生低血糖的一些症状会逐渐减弱甚至消失，以至于患者在无任何征兆的情况下直接进入神志不清阶段。患者往往感觉不到任何预兆，因此患者在驾车时很可能会酿成交通事故。

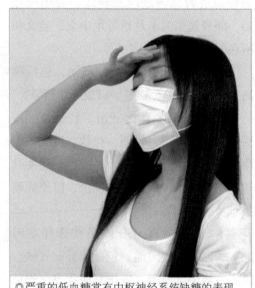

◎严重的低血糖常有中枢神经系统缺糖的表现，如意识模糊、肢体瘫痪昏睡、昏迷等。

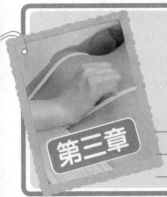

女性糖尿病患者的日常保健

第三章

在生活中女性糖尿病患往往会出现抑郁、肥胖、绝经、阴道感染等情况，那么就需要从小细节上去避免，如每天可以用温水清洗阴道，以保持阴道的卫生避免发生感染。

❤ 糖尿病与女性青春期

青春期是从性未成熟到具有潜在性生育力的过渡时期。在此期间,第二性征开始发育,激素及代谢变化亦随之发生。糖尿病对女性患者的生长发育、月经、生殖功能有明显影响。糖尿病是一种内分泌系统的疾病，它必然也影响到卵巢的分泌功能，这就会出现性激素分泌异常及相应的月经失调等各种症状。如果性腺还未开始发育时就已患上糖尿病，那么，糖尿病不仅会影响到患者的卵巢发育，导致性激素水平下降，还会相对延迟乳房初发育、阴毛初现和月经初潮的年龄。

女性青春期对糖尿病也有一定的影响。发生于青春期人体内分泌的变化会导致糖尿病患者的血糖波动。青春期的糖尿病患者血糖水平比青春期前明显升高且波动较大，过了青春期后，会有所改善。研究发现，在血糖水平一样的情况下，青春期或青春期后高血糖所引起的微血管病变比青春期前要严重得多，如视网膜病变，事实上，青春期前的糖尿病患者视网膜病变极为罕见。所以，在此期间，一定要严格控制血糖。

对于血糖的控制，主要是青春期患者及时对降糖药物（主要是胰岛素）的用量进行调整。研究表明，青春期血糖难以控制主要是患者所承受的社会、心理压力增加所致，因此，青春期糖尿病患者应增加胰岛素的剂量，否则会导致血糖居高不下。处于青春期阶段的Ⅰ型糖尿病女孩比男孩需要更多的胰岛素。另外，女性糖尿病患者的血糖水平还与月经周期有关，临床上常见育龄患者月经来潮前数天（黄体期）病情控制较差，即在同样的治疗条件下，血糖水平还会升高，因此，常须临时加大降糖药物的用量。还有，在青春期，患者的黎明现象比较明显，黎明现象的主要原因是午夜过后体内生长激素增多（垂体前叶分泌生长激素是有时间节律的），生长激素促使血糖升高，患者从凌晨3时左右开始，至上午8~9时，这段时间的血糖会逐渐升高，故青春期糖尿病患者应增加胰岛素的用量，尤其是增加睡前的中效胰岛素用量，以控制黎明现象。

除了及时对降糖药物的用量进行调整外，青春期糖尿病患者还应加大血糖检测的频度、注意学习关于糖尿病的知识、规律地生活、保持心情愉快、多做运动、合理地安排饮食，尽可能减少影响到血糖的因素，从而达到控制血糖的目的。在控制血糖的过程中，青春期糖尿病患者要谨遵医嘱，还需要家长的好好配合。

女性患者特殊时期的保健要诀

因女性生理的特殊性，一生中要经历妊娠、哺乳、更年期等特殊生理阶段，此时体内的激素会发生变化，这些都会对血糖产生影响。而血糖升高或明显波动会对女性糖尿病患者身体健康和生活质量造成一定程度的损害，因此，女性糖尿病患者在特殊时期做好自我保健尤为重要。

• 月经期时，血糖易升高，注意勤监测。女性在月经期间释放大量的雌激素和孕激素，加重胰岛素抵抗，所以血糖在月经期易升高。不同患者的血糖变化幅度不尽相同，如果想了解月经期对其血糖有多大影响，可在月经前、中、后各一周进行血糖监测，每天测2～4次，连测2～3个月。为减少血糖波动，女性患者在月经期应格外注意控制饮食、坚持运动，并酌情调整用药量。

• 性生活时，血糖会下降，预先作准备。高血糖会使体力受损，进而影响性生活的和谐。由于性生活也是一种体力活动，血糖会伴随着体力的消耗而下降，所以，女性糖尿病患者，特别是应用胰岛素治疗的患者，房事时应注意预防低血糖的发生。如准备行房，患者应酌情减少胰岛素用量。如已经注射过胰岛素，可在房事前适当吃些食物。

• 避孕时，勿服避孕药。口服避孕药中所含的雌激素和孕酮不但会引起血糖波动，还会导致血栓形成，增加罹患心脑血管疾病的风险，所以，育龄期的女性糖尿病患者不宜采用口服避孕药来避孕，也不宜选择宫内节育环避孕，避孕套、阴道隔膜避孕是女性糖尿病患者的最佳选择。

• 妊娠期时，须用胰岛素。女性糖尿病孕妇只要能够在妊娠期间将血糖严格控制在正常水平，同样可以生育一个健康可爱的宝宝。一般来说，患者最好提前3～6个月为怀孕做好准备，放弃其他治疗方法，改用胰岛素治疗。怀孕后的

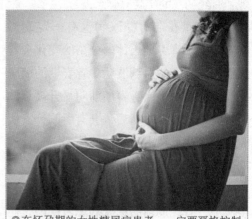
◎在怀孕期的女性糖尿病患者，一定要严格控制血糖，这对胎儿非常重要。

头3个月，应严格控制血糖，这对胎儿的正常发育十分重要。妊娠期间，患者每日应自测血糖至少4次，经常监测尿酮体，并定期接受营养师、糖尿病医师及妇产科医师的指导，科学安排饮食，及时调整胰岛素用量，以保持血糖稳定。

•哺乳期时，容易低血糖，酌减用药量。女性糖尿病患者若选择母乳喂养，婴儿吸奶时，会使母亲体内的血糖水平下降，此时应注意预防低血糖的发生。糖尿病乳母应经常吃些小点心、多喝些富含维生素、钙及蛋白质的汤水，酌减胰岛素用量，并注意监测血糖。

•更年期时，血糖易波动，心态要调整。更年期妇女因体内雌激素水平下降，身体对胰岛素的敏感性会相应增强，此时若不及时调整药量，女性糖尿病患者容易发生低血糖，特别是夜间低血糖。女性糖尿病患者在更年期除一般保健以外，还应尽量消除影响血糖水平的各种心理因素，如心烦易怒、喜怒无常、失眠多梦等，同时注意饮食、放松精神、保持心态平和。另外，更年期常见的潮热、出汗、抑郁及短期记忆丧失等症状容易与低血糖症状混淆，所以当怀疑自己发生低血糖时，最好先用血糖仪测一下，不要贸然吃下太多高糖食物。

糖尿病女性是否可以生育

许多糖尿病妇女都对怀孕心存恐惧，原因就在于，如果血糖控制不好，孕妇及胎儿将面临各种并发症的高风险。但是，糖尿病并非妊娠的绝对禁忌证，只要糖尿病妇女在妊娠前和妊娠期间控制好血糖，且无心、脑、肾、眼及其他严重的并发症，多咨询一些专业的医师，是完全可以生一个健康的宝宝的。

对患有糖尿病的女性来说，选择最佳的妊娠时机是非常重要的。由于胎儿的主要器官都是在孕期前8周形成的，如果在此期间血糖水平没有控制好，就会增加胎儿发育缺陷和流产的风险。糖尿病妇女至少应在受孕前3～6个月控制好血糖，以防受孕时高血糖影响胚胎正常发育。

糖尿病妇女计划妊娠前一定要咨询内分泌科和产科医师，并进行一次全面的体检和血糖控制评估，符合条件才可怀孕。具体的检查项目有：检查糖化血红蛋白（以了解近段时间血糖控制情况）、检查肾功能（如果有肾脏疾病

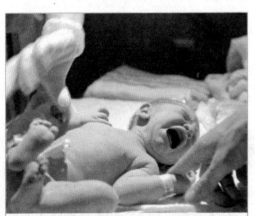

◎女性糖尿病患者只要控制好血糖，并通过一些必要的检查，无严重并发病，是可以生一个健康的宝宝。

史，或者血糖控制得不好，肾功能在妊娠期间会恶化，可导致水肿和高血压等）、眼科检查（未经治疗的糖尿病视网膜病变在妊娠期会恶化）、需查空腹及餐后血糖（以便确定患者糖尿病病情的轻重）、检查有无神经病变（神经病变会影响心脏与血压对妊娠生理需求的反应能力）。此外，患糖尿病10年以上，或者有心脏病某些症状的患者，建议做心电图检查；1型糖尿病患者还应评价甲状腺功能。

还应该注意的是，如果有糖尿病并发症的某种迹象，应在妊娠之前积极治疗，以便为健康妊娠打下良好的基础。如合并有严重的心血管疾病、高血压、肾功能不全、视网膜病变或神经病变等情况，则不宜受孕，因为妊娠会使这些疾病加重，甚至危及母婴生命。

♥ 糖尿病孕妇可分为两类

一类是在妊娠期发生或由于妊娠而诱发的糖尿病，叫做妊娠糖尿病。孕妇在妊娠期，胎盘会分泌出一种减弱胰岛素作用的激素，所以可能会引发糖尿病。这类孕妇约占糖尿病孕妇的80%，多见于高龄及肥胖孕妇，其他还有直系亲属中已出现过妊娠糖尿病病人的孕妇、直系亲属中有人得糖尿病的孕妇、以往妊娠时曾出现妊娠糖尿病的孕妇及生育过巨大胎儿（体重大于4千克）的孕妇。多数患者产后自然恢复正常，但也存在数年后再患糖尿病的可能性。此类孕妇在妊娠期一定要去医院勤做检查，以防病情加重对自身和胎儿的伤害。

另一类是妊娠前就确诊有糖尿病，之

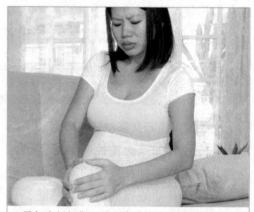

◎孕妇在妊娠期，胎盘会分泌出一种减弱胰岛素作用的激素，所以可能会引发血糖的升高。

后又怀孕，叫作糖尿病合并妊娠，这类孕妇占糖尿病孕妇的10%～20%，产后糖尿病仍持续存在。此类孕妇在妊娠期一定要控制好血糖。

♥ 糖尿病对妊娠的影响

糖尿病对孕妇的影响很大。第一，可使女性糖尿病病人怀孕机会减少，流产的可能增加。据统计，糖尿病患者妊娠后流产率为15%～30%，远高于非糖尿病孕妇。第二,使妊娠糖尿病妇女血糖波动较大。怀孕早期可因妊娠呕吐而发生低血糖症或者是空腹时出现酮症。由于胎盘能分泌多种抗胰岛素、升高血糖的激素,使病人对胰岛素的需要量大大增加,随着妊娠的继续,病人胰岛素的用量逐渐增多,直到分娩前,胰岛素用量达到高峰。分娩后,由于胎盘的影响消失,身体对胰岛素的需要急剧下降。第三,糖尿病孕妇较非糖尿病孕妇继发感染率高,且产后感染较严重。第四,可引起妊娠高血压综合征。此病发生率达13%~30%,是非糖尿病孕妇的3~4倍。若患者同时合并有糖尿病血管病变,则发生率可高达68%。第五,由于糖尿病会导致子宫收缩力差,可引起滞产和产后出血。第六,糖尿病还会使孕妇心肺功能不全,孕妇心肺功能不全的发生率为10%~25%,是非糖尿病孕妇的20~30倍。第七,糖尿病还可增加孕妇围产期死亡率。妊娠期高血压综合征、心肺功能不全、出血及感染等因素都会使孕妇围产期死亡率增加。

糖尿病对胎儿、婴儿的影响也很大。包括畸胎和巨大儿发生率增加、胎儿死亡率增加以及新生儿低血糖、呼吸窘迫综合征、高胆红素血症、红细胞增多症、低血钙、智力障碍等。糖尿病孕妇高血糖或低血糖均可导致畸胎,畸胎发生率是非糖尿病孕妇的2~3倍,畸胎包括肾脏畸形、肛门闭锁等;通常把体重超过4千克的新生儿称为巨大儿,糖尿病妇女所产的新生儿中,巨大儿的发生率为非糖尿病妊娠的10倍,多由孕妇高血糖引起;糖尿病可导致胎盘功能障碍、供氧减少,所以糖尿病孕妇围产期胎儿死亡率高达10%~15%;由于糖尿病孕妇的胎儿受高血糖的刺激,体内常有高胰岛素血症,分娩后母体的血糖供应突然中断,所以很容易造成新生儿低血糖。

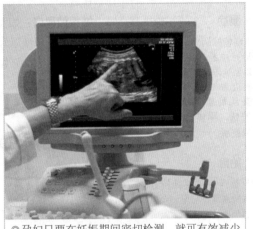

◎孕妇只要在妊娠期间密切检测,就可有效减少妊娠期母婴各种病症发生。

有关文献报告,妊娠期间血糖控制在6.7毫摩尔/升以下、6.7~7.8毫摩尔/升和7.8毫摩尔/升以上的早产率分别为4.3%、10.8%和34.0%;先兆子痫的发生率分别为3.6%、10.6%和28.2%。这些都充分说明控制血糖非常重要。希望糖尿病孕妇对自身能够引起足够的重视,只要将血糖控制良好(防止血糖过高或过低),妊娠期间密切检测,就可有效减少妊娠期母婴各种病症发生。

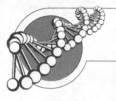

图解妊娠型糖尿病的类型和影响

妊娠糖尿病是指怀孕前未患糖尿病，而在怀孕时才出现高血糖的症状，其发生率在3％左右。筛检的方法是在怀孕24周到28周期间，喝75g糖水，一小时后验血糖即可。

❶ 低血糖症

Hypoglycemia，是由多种病因引起的血葡萄糖（简称血糖）浓度过低所导致的一组临床综合征。

❷ 酮症

1型糖尿病病人胰岛素治疗中断或剂量不足、2型糖尿病病人遭受各种应激时，糖尿病代谢紊乱加重，脂肪分解加快，酮体生成增多的症状。

❸ 胎盘

胎盘产生多种维持妊娠的激素，它是一个重要的内分泌器官。

❹ 妊娠中毒

妊娠中毒是指妊娠20周以后出现高血压、水肿及蛋白尿的症状，严重时可出现抽搐昏迷。

妊娠糖尿病与糖尿病妊娠的根本区别

孕妇如果不节制饮食，就很容易患上糖尿病。糖尿病和妊娠可以同时存在，即糖尿病妊娠和妊娠糖尿病。

糖尿病妊娠：患有糖尿病的病人怀孕了，病人患糖尿病在前，怀孕在后。

妊娠糖尿病：妇女在妊娠期间发生或者被发现患上糖尿病，患者怀孕在前，患糖尿病在后。

当然，也有的妊娠糖尿病患者可能在怀孕前就有了糖尿病，只是没有被发现而已。

糖尿病对产妇的四大可怕影响

糖尿病对妊娠有很大的影响，具体来说：

① 女性怀孕机会减少，流产的可能性增加

据统计，有的妇女甚至由于糖尿病的影响而多次造成流产。

② 妊娠期间血糖波动大，胰岛素依赖严重

尤其是在怀孕早期，可能会因为妊娠呕吐而发生低血糖症❶，或者在空腹时出现酮症❷。在怀孕期间，因为胎盘❸能够分泌多种对抗胰岛素和升高血糖的激素，所以病人对胰岛素的需要量会增加，直至分娩前，患者对胰岛素的使用量将会达到高峰。

③ 妊娠并发症和妊娠中毒的发生率增高

糖尿病孕妇羊水过多的发生率达到10％～30％，比非糖尿病孕妇高出20倍。糖尿病孕妇妊娠中毒❹的发生率大约是非糖尿病孕妇的5倍。

④ 肾糖阈下降，尿糖呈阳性

糖尿病孕妇在怀孕期间，不能通过尿糖监测血糖的变化，只能通过血糖测定来观察病情。因为在怀孕时，糖尿病患者的肾糖阈会下降。

妊娠糖尿病的判断进程

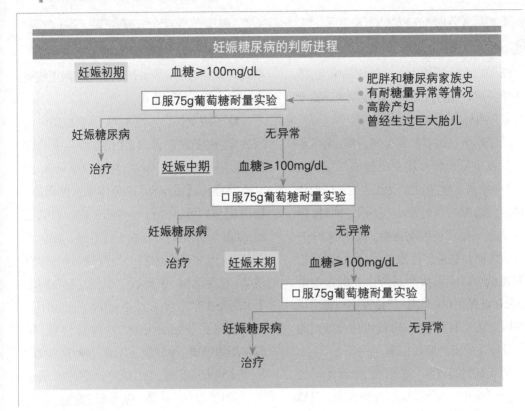

妊娠中激素的分泌

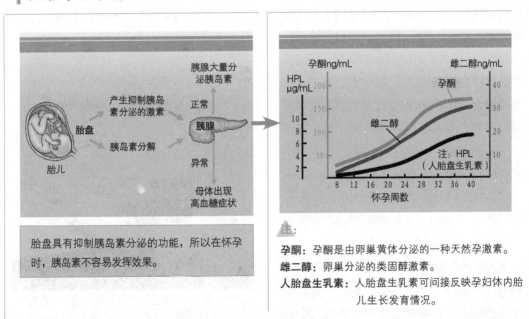

胎盘具有抑制胰岛素分泌的功能，所以在怀孕时，胰岛素不容易发挥效果。

注：
孕酮：孕酮是由卵巢黄体分泌的一种天然孕激素。
雌二醇：卵巢分泌的类固醇激素。
人胎盘生乳素：人胎盘生乳素可间接反映孕妇体内胎儿生长发育情况。

💗 如何生一个健康的宝宝

糖尿病女性要想生一个健康的宝宝,除了在孕前做好充分准备外,妊娠期间还需要付出更大的努力。

糖尿病孕妇需要经常监测血糖。有些孕妇一旦发生低血糖可能会迅速出现意识丧失,从而危及生命,因此,经常监测血糖变化有助于低血糖的及时发现与纠正。同时,糖尿病孕妇还要严格控制血糖。妊娠前3个月严格的血糖控制是非常重要的,此阶段严格控制血糖可以降低流产及新生儿畸形的危险。而在妊娠第12~36周,严格控制血糖可以减少巨大胎儿的发生率,降低母体分娩时的危险及新生儿围产期死亡率。

随着妊娠的进展,母体内的激素水平会发生显著变化,胰岛素抵抗逐渐加重,仅靠饮食治疗不足以把血糖控制良好,这就需要用药物来控制血糖。但口服降糖药可能造成如胎儿畸形、新生儿低血糖症及新生儿乳酸性酸中毒等不良影响,糖尿病孕妇应使用胰岛素治疗。在孕早期(妊娠头3个月),因胰岛素敏感性改变不很明显,胰岛素用量变化不是特别大,具体可根据空腹及餐后血糖水平调整胰岛素的剂量。孕中期,胰岛素敏感性逐渐降低,胰岛素用量应逐渐增加。到孕晚期,胰岛素用量有可能比平时增加2~3倍。分娩后,由于胎盘排出,胰岛素的拮抗激素迅速下降,故产后24~48小时内,胰岛素用量会大幅度减少(通常为原来用量的1/2~2/3),甚至暂时不需要胰岛素。若在胰岛素使用过程中,出现饥饿、出汗、心悸等低血糖症状时,应略进食物加以纠正。对于在妊娠中晚期最好以少吃多餐的方法来避免和纠正胰岛素加量后带来的副作用。

糖尿病女性在妊娠期间,饮食控制可适当放宽,应多进食富含蛋白质、维生素的食物,适当补充铁、锌、碘、叶酸等微量元素。同时还要坚持适量运动,避免体重过度增加。糖尿病孕妇可以进行一些低强度的有氧运动,如散步、游泳等,有助于将血糖控制在正常范围。但要避免剧烈、紧张或跳跃的体育运动。在运动前、中及后应严密监测血糖水平并随身携带零食,以防运动中出现低血糖。

糖尿病孕妇还应多去医院做检查。随着孕期的进展,糖尿病孕妇要逐渐增加就医及产前检查的次数,注意孕妇及其胎儿的监测,同时做血糖、尿糖、尿常规、血脂、肝肾功能和腹部B超检查,以确定胎儿的发育及健康程度、孕妇糖尿病及其并发症的程度,在专科医生的指导下,孕妇应该选择适当的时机进行分娩。

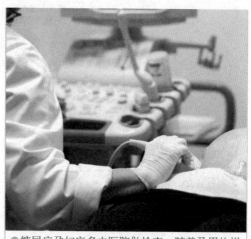

◎糖尿病孕妇应多去医院做检查。随着孕周的增加,孕妇要逐渐增加就医及产前检查的次数。

糖尿病孕妇如何定期检查

糖尿病孕妇妊娠期间身体变化多端，需要糖尿病专科，产科，儿科以及眼科医生的相互之间的密切合作，监测好糖尿病和产科方面的变化。随着孕期的进展，还要逐渐增加就医及产前检查的次数。除一般的产前检查内容外，糖尿病孕妇还须进行其他方面的监测。

孕妇应监测的指标

监测项目	监测意义
肾功能	糖尿病孕妇初诊时应详细检查肾功能，以后每1～2月复查。每次产前检查时应检查尿常规
眼底	初诊时应做眼底检查，判定是否有视网膜病变，以后每1～2月复查
血压	首先了解基础血压，严密观察血压变化，及时发现妊娠高血压综合征
宫底高度	结合B超检查，严密观察宫底高度变化，及时发现巨大胎儿或羊水过多
全天血糖谱	糖尿病孕妇常表现为空腹血糖正常而餐后血糖明显升高，单独检查空腹血糖并不能准确反映孕妇平均血糖情况，为此要求测定全天多个点的血糖，包括三餐前半小时、三餐后2小时、睡前以及凌晨3点时的血糖
尿糖及酮体	自妊娠4个月后肾糖阈下降，非葡萄糖（如乳糖）排出不断增多，许多孕妇血糖正常时尿糖即呈现阳性，所以妊娠期尿糖与血糖水平并不一致，不能借助尿糖间接判断孕妇血糖控制情况。由于糖尿病妊娠期间易出现酮症，故在监测血糖的同时还应测定尿中酮体，以便及时发现酮症
糖化血红蛋白	可反映取血前2～3个月的平均血糖水平
果糖胺	果糖胺是测定糖化血清蛋白的一种方法，能够反映检查前2～3周血糖控制情况，对管理妊娠糖尿病、监测需要应用胰岛素的患者和识别胎儿是否处于高危状态有意义

胎儿应监测的指标

监测指标	监测意义
B超	糖尿病孕妇在妊娠第18～20周须常规做B超检查，核对胎龄并排除胎儿致命性畸形。孕晚期应每3～4周复查一次B超，监测胎儿发育情况，及时发现羊水过多

续表

监测指标	监测意义
胎儿超声心动	糖尿病孕妇畸胎发生率高且先天性心脏病占首位，所以有条件者应进行胎儿超声心动检查，及时发现胎儿先天性心脏病
甲胎蛋白	糖尿病妊娠畸胎中神经管畸形占第二位，甲胎蛋白测定可筛查胎儿开放性神经管畸形
尿雌激素	孕30周后每周测1次；孕34～35周，每周测2次；孕36周每日测1次。尿雌
胎盘催乳素及雌二醇	连续动态观察可发现胎盘功能变化
胎心	孕32周开始每周1次无激惹试验，孕36周起每周2次，若无反应，应进一步行宫缩激惹试验
脐动脉血流	孕晚期利用多普勒超声测定胎儿脐动脉血流，也可反映胎儿宫内情况
羊膜腔穿刺	通过羊水可检查胎儿是否有开放性神经管损伤，还可确定胎儿肺的成熟度

糖尿病孕妇怎么吃

孕期的糖尿病患者吃得多了，害怕血糖上升，吃得少了，又害怕宝宝的营养不够。糖尿病孕妇要合理膳食，既要保证血糖控制达标，又要满足胎儿生长发育对营养物质的需求。

（1）合理控制总热量摄入。对于妊娠糖尿病患者而言，这是一条非常重要的饮食原则，有条件的可以由营养师制定食谱。妊娠初期不需要特别增加热量，妊娠中、后期总能量按每天30～35千卡/千克体重供给。肥胖孕妇在妊娠期不宜减体重，避免母体内的酮体增加，对胎儿造成不良影响，但总热量摄取不宜过多，以保证正常体重增长为宜；体重较轻或体质虚弱的孕妇，应该供给足够的热量，并根据血

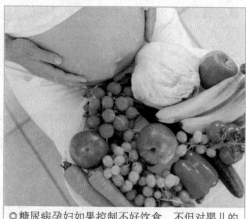

◎糖尿病孕妇如果控制不好饮食，不但对婴儿的健康不利，也会损害自身的健康。

糖、尿糖等病情随时调整饮食。

（2）蛋白质的供给要充足。蛋白质不仅是维持子宫和胎盘正常发育的重要营养物质，而且对胎儿的正常发育也很重要。糖尿病孕妇的蛋白质每日摄入量应在100克左右，而且保证其中的1/3以上为优质蛋白质，如鱼、禽、蛋、瘦肉、豆制品等。尤其要多吃一些豆制品，增加植物蛋白质。每天最好喝2杯牛奶，以获得足够钙质。但切不可以把牛奶当水喝，这样容易使血糖过高。

（3）注意补充维生素。妊娠时，人体对维生素D、叶酸的需求量会增加，尤其是叶酸，需要量要比平时增加2倍，因此糖尿病孕妇应该多吃一些含叶酸较多，而对血糖影响较小的食物，如绿叶青菜、豆类、动物肝脏、全麦面粉及橙子等。孕妇可饮用加入维生素D的牛奶，或多晒太阳，以增加对于维生素D的补充。

（4）多吃含铁、钙高的食物。铁是主要的造血物质，钙对胎儿的骨骼发育非常重要，因此，糖尿病孕妇应该多吃一些含铁、钙高的食物，如动物肝脏、瘦肉、虾皮、鱼、牛奶等。

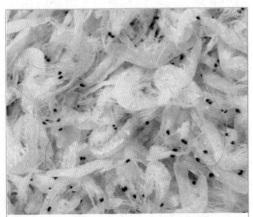

◎虾皮可为糖尿病孕妇补充铁、钙等营养，此外，动物肝脏、鱼、牛奶等也非常适合糖尿病孕妇食用。

（5）多摄取纤维含量高的食物。目前许多研究显示，膳食纤维，特别是可溶性纤维有控制餐后血糖上升幅度、改善葡萄糖耐量和降低胆固醇的作用，因此，在可摄取的分量范围内，多摄取些高纤维食物，如燕麦片、苦荞麦面、糙米等粗杂粮，水果中的草莓、菠萝和猕猴桃等含有较高的可溶性纤维、维生素和矿物质，在血糖控制良好的情况下，可少量食用。

（6）控制油脂类食物的摄入。适当控制脂肪的摄入，脂肪的摄入量不能超过总热量的30%。烹调用油以植物油为主，少吃油炸、油煎、油酥及肉皮、肥肉等食物。可以增加干果类食物的摄入量，也可以为身体提供较多的植物油。

（7）保持少量多餐的进食方式。为维持血糖水平平稳，避免酮症酸中毒发生，餐次分配非常重要。每天最好分3大餐和3小餐，除早、中、晚三餐外，在两餐之间可适当加餐，特别要避免晚餐与隔天早餐的时间相距过久，适宜的做法是在睡前补充一些点心。

（8）严格控制易被体内吸收的单糖。应该严格控制容易被体内吸收的单糖，如蔗糖、砂糖、果糖、葡萄糖、冰糖、蜂蜜、麦芽糖及含糖饮料、甜食等。要尽量选择纤维含量较高的主食，如以糙米或五谷饭取代白米饭，选用全谷类面包或馒头等，同时与一些根茎类蔬菜混合食用，如土豆、芋头、山药等，更有利于控制血糖。由于妊娠糖尿病孕妇早晨的血糖值较高，所以早餐食物的淀粉含量必须要少一些。

糖尿病孕妇如何运动

在妊娠期运动让一般人都联想到两个字：危险。可是作为糖尿病孕妇来说，如果能够进行适量的低强度运动，不仅能够起到控制血糖的作用，还能防止孕期体重超标，降低妊娠时患者的胰岛素抵抗，这对母婴双方均十分有益。

医学专家提醒糖尿病孕妇，在运动前要进行全面、系统的体检，并与医生一起制定一套适合自己的运动方案；孕妇在运动前最好选择舒适、透气的鞋袜，确定好自己的运动场地。孕妇运动前应自备适量的糖果，以防低血糖。

糖尿病孕妇宜采取低强度运动，运动项目应选择舒缓不剧烈的，如散步、缓慢的游泳和太极拳等。孕妇运动最好的方式是散步，只要身体和天气允许，最好每天出去散步。散步时要尽量避开有坡度或台阶的地方，特别是在妊娠晚期，以免摔倒。也不要去闹市散步，这些地方空气中的汽车尾气含量很高，过多吸入不利于胎儿的大脑发育。散步一开始时步子最好放慢些，大约走1公里左右。每周3次，逐渐增加距离。如果天气太热，出去散步要注意避开上午10点至下午3点这一段时间。

孕妇运动宜在饭后1小时左右，持续时间不宜过长或过短，一般20～30分钟较合适。运动量也不能太大，一般使心率保持在130/分以内，或者运动时心率最多比平时快50%即可。孕妇在运动前应当做热身运动，运动结束时也应再做一些更轻微的动作，逐渐结束运动。千万不要进行剧烈运动，如跑步、俯卧撑、打球等，这样会增加母婴发生意外的危险。

需要注意的是，糖尿病孕妇每次餐前（早餐、午餐、晚餐）休息30分钟，监测胎儿活动情况，如果此时无胎儿活动，则不要进行运动；如果胎儿24小时活动小于10次，也不要进行运动；如果出现规律宫缩，请立即去产科就诊。

但并非所有的糖尿病孕妇都适合运动，下列糖尿病孕妇，如：有先兆流产、习惯性流产而需保胎者、出现糖尿病急性并发症者、合并有妊娠高血压病者、血糖过高或过低，以及血糖波动较大者，均不宜运动。

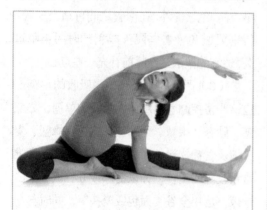

◎糖尿病孕妇宜采取低强度运动，如瑜伽、散步、缓慢的游泳和太极拳等。

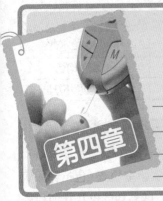

自我检测病情

第四章

糖尿病患者应时刻关注自身健康状况，定期检查对患者是很重要的，这有助于监控病情的发展，为药物的使用提供依据，增加药物的疗效，减少不良反应（低血糖等）。如果检查发现并发症还可及时治疗。

♥ 糖尿病患者定期检查方案

糖尿病患者定期检查指标如下表。

需要注意的是，血糖监测，若糖尿病患者用胰岛素治疗或病情不稳定需要调整药物剂量时，血糖监测次数需要更多，应测全天血糖谱一天7次，包括3餐前、3餐后2小时及睡前等，每周测2天。

患者应将检查结果作详细记录，并注明检查的日期，同时也要记录下自觉症状、每餐的进食量和热量、工作活动情况、有无低血糖反应的发生。这些都会为医生确定下一步治疗方案提供重要的参考资料。

糖尿病患者自我检测	
检查项目	检查频次
血压	至少每月测一次，必要时每周一次
脉搏	至少每月测一次，必要时每周一次
体重	至少每月测一次，必要时每周一次
腰围	至少每月测一次，必要时每周一次
尿常规	至少每月检查一次
血糖	至少每周测一次，一般选择不同时间，如空腹、早餐后2小时
糖化血红蛋白	每2~3个月检查一次
尿微量白蛋白	每年检查一次
眼部	每年检查一次，如有异常应增加随诊次数
血生化全项（包括肝功能、肾功能、血脂等）	每年检查一次，如有异常每3个月检查一次
心电图	至少每年一次

糖尿病患者血糖自我检测

时间	理想血糖水平	可接受水平	不可接受水平
餐前	4～7毫摩尔/升	7～10毫摩尔/升	>10毫摩尔/升
餐后2小时及睡前	4～8毫摩尔/升	8～11毫摩尔/升	>11毫摩尔/升

♥ 如何看懂化验单

一般情况得了大病，免不了要和各种化验单打交道，糖尿病亦不例外。因此，学会看化验单就成了每一位糖尿病患者的基本功。

下面，就对糖尿病实验室检查（包括糖尿病患者的尿液、血液、胰岛功能以及其他检查项目等）做一些简单分析。

医院检验化验单

姓名：　　　性别：男　年龄：60　送检号：　　　送检标本：血

检验项目	检验结果	参考值	
血糖(GLU)	8.4	3.9-6.1	mmol/L
总胆固醇（CHO）	5.9	0.0-5.17	mmol/L
甘油三酯（TG）	2.4	0.0-1.71	mmol/L
高密度脂蛋白(HDL)	1.6	0.7-2.0	mmol/L
低密度脂蛋白(LDL)	3.4	2.0—3.5	mmol/L
尿素（Ure）	6.8	1.7 - 8.3	mmol/L
肌酐（Cr）	79.3	44- 133	umol/L
尿酸（UA）	307	202-416	umol/L

送检医师：李医生　　送检日期：　　　检验日期：　　　检验师：

尿液

尿液检查方法简便且样品容易获得，可以在实验室进行，或者由患者自行检测。尿的检测常常是糖尿病诊断的第一步检查。

尿糖（U-GLU）

当血糖浓度增高到一定程度（≥8.9～10.0毫摩尔/升）时，肾小管不能将尿液中的葡萄糖全部吸收，尿糖就会增高呈阳性，化验单上用"+"号表示。尿糖可以反映出血

糖的情况，但它还受许多其他因素的制约，有时二者并不一致。因此，尿糖检查仅供参考，不能作为判定糖尿病的依据。

尿酮体

正常人尿中每日排出丙酮40～50毫克，用一般方法难以测出。当血中酮体增加时，尿中排出的乙酰乙酸和β–羟丁酸明显增加，就会出现尿酮体阳性。尿酮体检查是筛查试验，其结果阳性也可能是由于不能进食、呕吐造成的；结果阴性也不

能完全排除酮症，故准确性较差。可靠的试验是测定血中β-羟丁酸的含量，超过0.5毫摩尔/升，就提示有糖尿病酮症。

尿微量白蛋白（UAER）

糖尿病肾病早期改变是肾小球基底膜增厚、滤孔增大及电荷屏障消失，使分子量较小的血浆白蛋白容易滤过到尿液中。因此尿白蛋白排泄率是诊断早期糖尿病肾病的重要指标。尿微量白蛋白超过3.0毫克/24小时，或20微克/分钟，则提示有早期肾损害。此时如能严格地控制血糖、血压并配合其他治疗，肾功能多半可以恢复正常。

血糖（BS）

血糖是指血中的葡萄糖。空腹血糖（FPG）是指隔夜空腹（至少8~10小时除饮水外未进任何食物）于早餐前抽静脉血所测的血糖，它间接反映基础胰岛素的分泌功能。空腹血糖正常值3.9~5.6毫摩尔/升；餐后2小时血糖（P2hPG）是指进食后食物对胰岛B细胞产生刺激后B细胞分泌胰岛素的能力，可间接反映胰岛B细胞的储备功能。餐后2小时血糖正常值4.6~7.8毫摩尔/升。空腹血糖在6.1~7.0毫摩尔/升为空腹血糖受损（IFG），餐后2小时血糖在7.8~11.1毫摩尔/升为糖耐量受损（IGT）。空腹血糖受损和糖耐量受损统称为糖尿病前期；空腹血糖≥7.0毫摩尔/升或餐后2小时血糖≥11.1毫摩尔/升即可诊断为糖尿病。

葡萄糖耐量试验（OGTT）

口服7.5克葡萄糖，之后分别在半小时、1小时、2小时及3小时采血测血糖，并画出相应的血糖—时间曲线，即为口服葡萄糖耐量试验。

正常值参考标准：空腹血糖3.9~6.1毫摩尔/升，血糖在口服葡萄糖0.5~1小时达高峰，峰值<8.89毫摩尔/升，2小时后血糖<7.8毫摩尔/升，3小时后血糖恢复正常。

对空腹血糖正常或可疑升高，及餐后2小时血糖可疑升高等疑有糖尿病者，均须依赖葡萄糖耐量试验才能做出最后诊断。

糖化血红蛋白（HbA1C）和糖化血清蛋白果糖氨（GSP）

血糖易受外界因素干扰，当时化验只能反映即刻的血糖水平，不能反映采血前一段时间内的平均水平。而糖化血红蛋白可以反映采血前2~3个月的平均血糖水平，其正常值为4%~6%。糖化血清蛋白果糖氨反映的是此前2~3周内的平均血糖水平，其正常值为1.5~2.4毫摩尔/升。这个检测结果可以增加糖尿病检查的准确性。

胰岛素释放试验

口服葡萄糖75克，测定餐前及餐后血浆胰岛素水平。

正常值参考：空腹正常胰岛素值为5~25微单位/毫升，服糖后1小时上升为空腹的5~10倍，3小时后恢复至空腹水平。

临床意义：1型糖尿病患者胰岛素分泌严重缺乏，餐后胰岛素分泌也无明显增加，胰岛素释放曲线呈无反应型或低平曲线。2型糖尿病早期，空腹及餐后胰岛素水平可正常甚至略高，但胰岛素分泌高峰往往延迟至2~3小时后出现；2型糖尿病晚期，由于患者胰岛B细胞功能趋于衰竭，其胰岛素分泌曲线可与1型糖尿病相似。

在指导用药方面，如果存在胰岛素抵抗，治疗上应控制饮食、加强锻炼、减肥，选择改善胰岛素抵抗的药物，如双胍类及胰岛素增敏剂；如果胰岛素分泌严重缺乏，则应及时加用胰岛素治疗。

C-肽释放试验

C-肽与胰岛素是等分子释放的，因此，测定C-肽的量就能反映胰岛素的水平。C-肽分子要比胰岛素稳定，在体内保存的时间比较长，这对测定胰岛功能来说较为有利。测定C-肽可以不受注射胰岛素与否的影响。所以C-肽是反映自身胰岛素分泌能力的一个良好指标，有助于鉴别糖尿病患者得的是1型还是2型糖尿病。

正常值参考：健康人空腹血浆C-肽值为0.8~4.0微克/升，餐后1~2小时增加4~5倍，3小时后基本恢复到空腹水平。

血脂

我国糖尿病学会要求，糖尿病患者血脂应控制在：总胆固醇<4.5毫摩尔/升，甘油三酯<1.5毫摩尔/升，高密度脂蛋白胆固醇>1.1毫摩尔/升，低密度脂蛋白胆固醇<2.5毫摩尔/升。

糖尿病相关抗体

包括谷氨酸脱羧酶抗体、胰岛细胞抗体和胰岛素自身抗体等，主要用于糖尿病的分型。健康人以及2型糖尿病患者这3种抗体均呈阴性。1型糖尿病多呈阳性，其中，谷氨酸脱羧酶抗体诊断价值最高，其阳性率高达90%且可持续多年。

♥一定要重视血糖监测

血糖监测是进行糖尿病管理的有效手段，是糖尿病综合治疗中的一个重要组成部分。目前，心理治疗、血糖监测、运动治疗、药物治疗、饮食治疗已被国际糖尿病联盟定为糖尿病治疗的5大要素。对于糖尿病患者来说，血糖监测有着非常重要的作用，它有助于患者及时全面地了解血糖控制的情况，判定临床治疗效果；有助于患者找出血糖控制不佳的原因，如饮食、运动、用药等问题，为指导和调整患者的饮食、运动、用药等提供科学依据；有助于患者随时掌握血糖波动情况，及时发现低血糖或高血糖；有助于患者减少糖尿病各种并发症的发生和发展。所以，糖尿病患者一定要重视血糖监测。

以往，糖尿病患者必须定时去医院抽取静脉血监测血糖，这给患者带来许多不便，有些患者怕麻烦，很长时间不去查一次血糖，酿成了本可避免的严重后果。随着现代技术的发展和血糖测量仪的不断改进，目前，患者在家中通过使用血糖测量仪进行自我监测血糖已经成为可能。现在的血糖测量仪不仅方便、安全、质量有保证，而且其准确性也大大提高，得到临床的认可。在开始自我监测前，患者应由医生或护士进行检测技术和检测方法的指导，包括如何操作血糖测量仪，何时监测，监测频率、如何记录检测结果及检测结果不正常时应采取什么措施等问题。患者对检测结果要做好详细准确的记录，复诊时，将检测结果告知医生，以便医生了解病情和对治疗方案加以调整。

目前，仍有许多糖尿病患者对血糖监测不够重视，没有不适感觉时，就不做血糖监测，只有出现症状时，才想起来检测血糖，

这种做法显然不对。血糖轻度升高时，患者往往没有任何症状，但是长时间高血糖会引起一系列慢性并发症。还有，许多老年糖尿病患者由于感觉迟钝，尽管血糖很高，但没有如口渴、多饮、多尿等明显症状，如果平时不注意血糖监测，往往会导致严重后果。再就是，磺胺类药物继发性失效在临床上很常见，如果长期不监测血糖，药物失效了也不知道，吃了也等于没吃。所以，没有良好的血糖监测作保证，就谈不上良好的血糖控制，只有治疗与血糖监测并重，糖尿病治疗才能取得好的效果。

血糖监测的时点及意义

理想的血糖监测应当是全天候实时监测。我们可以选择一天中具有特定意义及代表性的若干时点，通过测定其血糖值来反映全天血糖的变化情况。一般地说，血糖检测根据时间的不同，可分为空腹血糖、餐前血糖、餐后2小时血糖、随机血糖（如睡前血糖、夜间血糖等），不同时间检测到的血糖，具有不同的临床意义。

空腹血糖

严格地讲，空腹血糖是指隔夜禁食8～12小时之后于次日早餐前所测的血糖（通常不超过早晨8点），午餐和晚餐前的血糖不在此列。这是因为血糖受多种因素影响，在清晨空腹时检查能较大程度地排除这些影响，反映真实病情。

空腹血糖主要反映患者在无糖负荷刺激状态下的基础胰岛素的分泌情况及患者

前一天晚上所用药物对整个夜间乃至次日清晨血糖的控制情况。对于长期使用降糖药物的患者来说，空腹血糖的良好控制具有重要的意义。

空腹高血糖有3种常见情况：一种是黎明现象。正常人在夜间12:00以后，生长激素和皮质醇的生成增加，该激素有升高

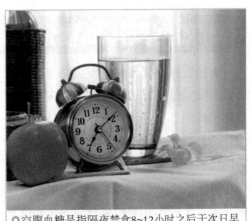
◎空腹血糖是指隔夜禁食8～12小时之后于次日早餐前所测的血糖。

血糖的作用，由于每个人在不同阶段产生的生长激素多少不同，故黎明现象不是每个人都会发生。可在夜间12:00和早7:00各测1次血糖，早7:00血糖高于夜间12:00血糖1.0毫摩尔/升以上者可诊断；一种是苏木吉现象。苏木吉现象常发生在夜间，是由于用胰岛素过量后引起低血糖，机体为了调整血糖，便产生了大量升糖激素，使血糖升高。特点是凌晨3:00左右血糖低于3.9毫摩尔/升；还有一种就是药量不足。其特点是睡前血糖高于空腹血糖或与空腹血糖相差无几。原因是晚间口服降糖药或胰岛素用量不足或进食过多。

需要注意的是，测空腹血糖最好在清晨6:00~8:00取血，采血前不用降糖药、不吃早餐、不运动。如果空腹抽血的时间太晚，所测的血糖值很难真实反映患者的治疗效果，其结果可能偏高或偏低。

餐前血糖

餐前血糖是指午餐和晚餐前的血糖，反映胰岛B细胞分泌功能的持续性。餐前血糖可指导患者调整将要吃入食物的量和餐前注射胰岛素或口服药的量。

餐后2小时血糖

餐后2小时血糖指早、中、晚餐后两小时测定的血糖，主要反映进餐后胰岛B细胞的分泌能力及饮食治疗和药物治疗的综合治疗。另外，测定餐后2小时血糖还有助于早期发现2型糖尿病。

睡前血糖

睡前血糖主要反映胰岛B细胞对晚餐后高血糖的控制能力。监测睡前血糖主要是为了指导患者夜间用药或注射胰岛素剂量，避免夜间发生低血糖。

凌晨3点血糖

监测凌晨3点血糖有助于鉴别空腹高血糖的原因，究竟是黎明现象还是苏木吉现象，因为这两种情况的临床处理截然不同。

❤ 如何安排血糖监测的次数

血糖监测是确保血糖控制安全达标的必要手段，血糖监测的次数取决于多种因素，包括治疗的类型、血糖控制的程度、短期内治疗是否需要调整，是否有其他突发疾病或特殊情形，如妊娠、手术等，但血糖的检测还有很多规律和技巧，过多监测血糖对血糖控制几乎无任何附加益处，血糖监测太稀疏又达不到效果。一般来讲，对血糖控制要求越高、血糖越不稳定，越是需要加强血糖监测。

对于血糖控制较稳定的患者，血糖监测的间隔可以较长些，可以每隔1~2周选择一天，查空腹血糖及餐后2小时血糖。

当患者近期血糖常常偏高时，应及时监测空腹血糖及餐后2小时血糖，以便较准确地反映出患者血糖升高的水平。如患者近期经常出现低血糖，则要注意检测餐前血糖和

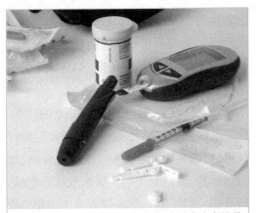

◎血糖监测的次数安排则要根据糖尿病患者的具体病情而定。

夜间血糖, 必要时, 还要在一天的不同时段测4~6次血糖, 以了解患者一天24小时中血糖的变化规律。

但是, 对于血糖控制不达标或病情不稳定、血糖忽高忽低的糖尿病患者、计划妊娠或妊娠期的糖尿病患者、经常发生无症状性低血糖的糖尿病患者（如老年患者或合并严重神经病变者）、处于应激状态

（如感冒发烧、严重感染、急性心脑卒中、严重创伤及围手术期）的糖尿病患者、最近诊断的糖尿病患者、日常生活习惯有所改变（如运动、旅行、饮食习惯改变等）的糖尿病患者、调整治疗方案期间的糖尿病患者, 则每隔3~4天就要监测一次全天血糖谱（4~8个时点）, 以便准确地了解患者全天血糖的波动情况。

需要提醒的是, 接受胰岛素强化治疗的患者（如带胰岛素泵者）, 特别是在调整胰岛素剂量、更换胰岛素剂型或注射次数等情况下, 应每日测定5~8次血糖（"5次"是指空腹、3餐后2小时及睡前血糖；"8次"是指3餐前后、睡前及凌晨3点的血糖）；口服降血糖药物治疗的患者, 在开始服药的前两周, 每周连续3天, 每天测5次血糖, 以便了解不同时间内血糖情况, 确定适宜的药物及剂量。血糖稳定后, 每周只需测1天的早餐前、餐后2小时和睡前血糖。

血糖化验要关注细节

对于糖尿病患者的治疗效果, 血糖是重要的检测标准, 在化验血糖前, 有一些细节是我们不能忽视的, 否则血糖结果不能真实反映患者现在的身体状况。

首先, 糖尿病患者在应激状态（如情绪波动、感冒发热等）下不要检测血糖, 这是由于患者情绪变化、感冒发热等应激因素会导致生糖激素（如儿茶酚胺、肾上腺素等）分泌增加, 当这类激素分泌过多时, 不但可以抑制胰岛素的分泌, 又可以加速肝糖原的分解, 使血糖明显升高。因此, 在应激状态下测

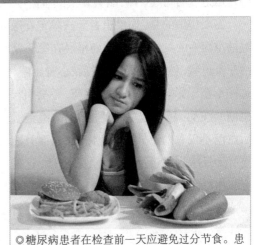

◎糖尿病患者在检查前一天应避免过分节食。患者应当在应激状态过后再去化验血糖。

得的空腹血糖往往高于平常的血糖水平，但这并不代表患者平时的病情。所以，患者应当在应激状态过后再去化验血糖。

其次，有些患者为了得到理想结果而在检查前一天过分节食，此时所测的血糖结果可能偏低一些，但却不能代表平常血糖控制的真实情况。为保证检查结果的真实可信，检查前一天进餐和用药应和平常一样，并保证夜间睡眠良好。另外，抽血化验前应避免剧烈运动、抽烟和饮用刺激性饮料如茶水、咖啡等。

再有，糖尿病患者化验空腹血糖前不要擅自停药。有些患者因为化验空腹血糖而擅自停药，检测血糖目的是为了了解用药期间患者血糖的控制情况，如果在检查当天停药，势必引起血糖波动，使化验结果不能准确反映治疗期间血糖的真实水平。不仅如此，停药还会使患者病情出现反复或加重。

还有，患者也不要在家注射完胰岛素后再去医院抽空腹血。由于到医院抽血在时间上难以预料，如果不能在半小时内抽完，势必延迟进餐时间，这样可能会发生低血糖。

需要提醒的是，如果患者无法确定在医院抽空腹血的具体时间，不妨早晨在家正常治疗及进餐，然后去医院测餐后2小时血糖。这样不至于影响正常进餐及用药，不会引起血糖的波动。越来越多的证据显示，检查餐后血糖不仅有助于早期发现糖尿病，而且能更好地反映进餐量及服药量是否合适，这是空腹血糖所不能代替的。

最后，以下几个方面糖尿病患者需要特别注意：

（1）采用口服降糖药治疗的患者。此类

患者化验空腹血糖时，若采血时间太晚，而使得早晨的药和中午的药相隔太近。因此，应酌情减少中午的药量，以免因两餐的药物作用相互叠加而造成低血糖。

（2）早、晚餐前注射预混胰岛素的患者。此类患者若因上午到医院抽血化验而使治疗延迟，可以在抽血之后查一下随机血糖。如果血糖高，可临时注射一次短效胰岛素，然后进餐。这样，既可在一定程度上消除治疗延误造成的血糖升高，同时又避免了检查当天早、晚两次预混胰岛素注射间隔太近。

（3）睡前注射中效胰岛素的患者。此类患者其降糖作用可以维持到次日8~9时。因此，化验空腹血糖的采血时间可稍晚一些。

（4）自身胰岛素分泌水平低下、存在清晨高血糖的患者。此类患者最好用血糖仪事先在家中完成空腹血糖的测定，记下结果后再去医院。由于医院门诊采血时间太晚，这样会延误病人早晨的胰岛素治疗，对全天血糖产生不利影响，因此，此类患者最好不要去医院化验空腹血糖。

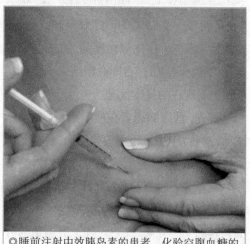

◎睡前注射中效胰岛素的患者，化验空腹血糖的采血时间要稍晚一些。